1	脳卒中・脳損傷
2	高次脳機能障害
3	神経筋疾患
4	高齢者の疾患
5	骨関節疾患
6	脊髄損傷
7	切断
8	膠原病
9	呼吸器疾患
10	循環器疾患
11	小児の疾患
12	精神疾患
13	がん
14	熱傷
15	疾患全般
16	一般検査
	参考資料
	評価法 INDEX
	略語 INDEX
	索引

リハビリテーション評価データブック

編集 **道免和久** 兵庫医科大学リハビリテーション医学教室・主任教授

医学書院

リハビリテーション評価データブック

発　行	2010 年 3 月 15 日　第 1 版第 1 刷©
	2021 年 3 月 15 日　第 1 版第 4 刷

編　者　道免和久
<small>どうめんかずひさ</small>

発行者　株式会社　医学書院

　　　　代表取締役　金原　俊

　　　　〒113-8719　東京都文京区本郷 1-28-23

　　　　電話　03-3817-5600（社内案内）

印刷・製本　アイワード

本書の複製権・翻訳権・上映権・譲渡権・貸与権・公衆送信権（送信可能化権を含む）は株式会社医学書院が保有します．

ISBN978-4-260-00826-6

本書を無断で複製する行為（複写，スキャン，デジタルデータ化など）は，「私的使用のための複製」など著作権法上の限られた例外を除き禁じられています．大学，病院，診療所，企業などにおいて，業務上使用する目的（診療，研究活動を含む）で上記の行為を行うことは，その使用範囲が内部的であっても，私的使用には該当せず，違法です．また私的使用に該当する場合であっても，代行業者等の第三者に依頼して上記の行為を行うことは違法となります．

JCOPY 〈出版者著作権管理機構　委託出版物〉

本書の無断複製は著作権法上での例外を除き禁じられています．複製される場合は，そのつど事前に，出版者著作権管理機構（電話 03-5244-5088，FAX 03-5244-5089，info@jcopy.or.jp）の許諾を得てください．

執筆者一覧(五十音順)

浅野	聡	ヘルスケアリンク㈱
新井	秀宣	兵庫医科大学地域総合医療学講座
石野	真輔	関西リハビリテーション病院リハビリテーション科
井谷	祐介	兵庫医科大学病院リハビリテーション部
井之川	真紀	兵庫医科大学病院リハビリテーション部
梅田	幸嗣	兵庫医科大学病院リハビリテーション部
大川	直子	兵庫医科大学病院リハビリテーション部
大黒	大輔	兵庫医科大学病院リハビリテーション部
大田	哲生	旭川医科大学病院リハビリテーション科・教授
奥谷	研	兵庫医療大学リハビリテーション学部作業療法学科
奥野	太嗣	潮田病院リハビリテーション科
香川	真二	兵庫医療大学リハビリテーション学部理学療法学科・講師
梶山	泰菜	兵庫医科大学病院リハビリテーション部
梶原	和久	兵庫医科大学病院リハビリテーション部
上村	洋充	大阪鉄道病院リハビリテーション科・技士長
上谷	清隆	兵庫医科大学病院リハビリテーション部
川本	聖子	神戸徳洲会病院リハビリテーション科
窪田	朋恵	兵庫医科大学病院リハビリテーション部
児玉	典彦	兵庫医科大学リハビリテーション部
坂本	己津恵	花の丘病院リハビリテーション科
佐久川	明美	熊本セントラル病院リハビリテーション科・医長
笹沼	直樹	兵庫医科大学病院リハビリテーション部
佐藤	健一	関西リハビリテーション病院リハビリテーション科
佐藤	満	昭和大学保健医療学部理学療法学科・准教授
佐野	恭子	兵庫医療大学リハビリテーション学部作業療法学科・准教授
塩嵜	加津	神戸徳洲会病院リハビリテーション科
宍貝	美保	神戸徳洲会病院リハビリテーション科
島田	眞一	伊丹恒生脳神経外科病院・副院長
白銀	暁	リハビリテーション科学総合研究所
曽田	幸一朗	兵庫医科大学病院リハビリテーション部
髙橋	香代子	北里大学医療衛生学部リハビリテーション学科・講師
竹林	崇	兵庫医科大学病院リハビリテーション部
田中	隆史	兵庫医科大学病院リハビリテーション部

谷田　夏奈	神戸徳洲会病院リハビリテーション科
髻谷　　満	兵庫医科大学病院リハビリテーション部
道免　和久	兵庫医科大学リハビリテーション医学教室・主任教授
土岐めぐみ	札幌医科大学リハビリテーション医学講座
中島　誠爾	関西リハビリテーション病院リハビリテーション科
中村　美里	西川整形外科リハビリクリニック
二宮　友美	神戸徳洲会病院リハビリテーション科
花田　恵介	兵庫医科大学病院リハビリテーション部
古川　　徹	兵庫医科大学病院リハビリテーション部
細川　まみ	兵庫医科大学病院リハビリテーション部
細見　雅史	兵庫医科大学リハビリテーション部
前原　亜実	兵庫医科大学病院リハビリテーション部
牧口　浩司	兵庫医科大学病院リハビリテーション部
松本　憲二	関西リハビリテーション病院・副院長
眞渕　　敏	兵庫医科大学病院リハビリテーション部・主任技師
水口裕香子	兵庫医科大学病院リハビリテーション部
水野　貴文	兵庫医科大学病院リハビリテーション部
宮越　浩一	亀田総合病院リハビリテーション科・部長
宮﨑　博子	京都桂病院リハビリテーションセンター・部長
宮本　純子	兵庫医科大学病院リハビリテーション部
森　　憲司	岩砂病院・岩砂マタニティリハビリテーション科・部長
森下慎一郎	兵庫医科大学病院リハビリテーション部
森下由架利	兵庫医科大学病院リハビリテーション部
山内　真哉	兵庫医科大学病院リハビリテーション部
山口　陽子	兵庫医科大学病院リハビリテーション部
山崎　弘嗣	昭和大学保健医療学部理学療法学科・講師
山崎　　允	兵庫医科大学病院リハビリテーション部
山本　紗世	兵庫医科大学病院リハビリテーション部
吉田　直樹	リハビリテーション科学総合研究所・主任研究員
若杉　樹史	兵庫医科大学病院リハビリテーション部

はじめに

　医療はさまざまな検査法の開発とともに発展してきた．数mlの採血を行うだけで，きわめて多くの情報量が得られる．客観的な数値データは，臨床研究を発展させ，統計学的検定から，数々のEBM (evidence-based medicine)を生む原動力となった．その結果，今や医療を受ける側も提供する側も，「検査結果」を信頼し，それに基づく治療方針を期待するようになった．

　リハビリテーション(以下リハビリ)医療の分野ではどうであろうか？　生化学データのように，検査機器によって瞬時に数百のデータを得る方法などは皆無である．ほとんどのデータは，機能評価によって，一つひとつ，療法士や医師の「目と手」で数値化しなければならない．時間も労力もかかる．また，「数字」のほとんどは順序尺度であるため，統計学的処理や解釈には慎重を要する．しかし，だからといってわれわれは機能評価を避けて通ることはできない．血圧を測定せずに降圧剤をコントロールする内科医がいないのと同様に，機能評価を実施することなくリハビリ治療を進めることはできない．

　既に数多くの機能評価がリハビリ医療現場では利用されているが，個々の施設でみれば，その数が限られているだけでなく，多職種で結果の解釈を共有するには至っていない．たとえば，カンファレンスで提示された高次脳機能障害の評価を，すべての職種が理解しているとは言い難い．また，優れた機能評価が存在するにもかかわらず，その存在が知られていない場合も多い．さらに，リハビリ医療は多面的な障害を扱うはずなのに，日常生活動作(ADL)評価だけが先行し，それだけでリハビリの治療効果全体を評価している錯覚に陥っている場合も多い．

　このような状況から，リハビリ医療の臨床で用いられる可能性があるすべての機能評価について，その概要および評価結果の数値の「意味」を知るポケットサイズのデータブックを企画した．あくまでも「数字にこだわる」というポリシーで編集したため，評価の方法については概要を掲載するのみであり，参

考文献の参照が必要である.

　主な使用イメージは,すべての療法士や医師が白衣のポケットに入れて持ち歩き,カンファレンスや評価報告書に提示される他職種の評価について片手で調べる,というものである.そして,その評価法が何を評価しているのか,その数字が正常なのか異常なのか,どの程度の異常値なのかをその場で知ることができる.研究論文を読み,学会発表を聞くときも,本書を片手に持っていれば,数字の意味が明らかになる.このようにリハビリ臨床や研究のあらゆる場面において,実務の補佐役としての使用方法を期待している.

　また,すべての評価法を「網羅」することを目標にしたが,毎年数十もの評価法が新たに登場するため,現実には網羅しているとは言い難い.当初リストアップした数百の評価法に加えて,過去10年程度の主なリハビリ関連雑誌のすべての論文を精査して追加したうえで,1,000を超える評価法から重要度などをもとに取捨選択した.最終的に残った評価法のなかには,時代の変遷とともに使われなくなった評価法や,逆に近年見直されてきた評価法もある.したがって,今後も改訂ごとに項目の追加や変更が必要であろう.

　とはいえ,本書のような形態の書籍はこれまでに例がなく,十分に有用であると自信をもっている.一方,改善点や変更すべき点があれば,これをひな形に機能評価のバイブルとして育てていくべく,読者からのフィードバックを期待したい.

　本書の最終段階の編集チェック作業では,井之川真紀,大川直子,鬐谷満,細見雅史,松本憲二,水口裕香子,森下慎一郎,吉田直樹の各先生方,ならびに兵庫医科大学リハビリテーション医学教室秘書の木村幸恵さん,三上圭子さんにご尽力いただいた.この場を借りて御礼申し上げたい.また,2001年に初めて本書の企画会議を開催して以来,10年近くにわたって辛抱強く執筆・編集を支えてくれた医学書院,そして,全国の数多くの仲間達に感謝したい.

　2010年2月

道免和久

目次

1. 脳卒中・脳損傷 —————— 1
2. 高次脳機能障害 —————— 43
3. 神経筋疾患 —————— 111
4. 高齢者の疾患 —————— 143
5. 骨関節疾患 —————— 161
6. 脊髄損傷 —————— 217
7. 切断 —————— 227
8. 膠原病 —————— 233
9. 呼吸器疾患 —————— 245
10. 循環器疾患 —————— 269
11. 小児の疾患 —————— 293

12. 精神疾患 — 343

13. がん — 363

14. 熱傷 — 371

15. 疾患全般 — 379

16. 一般検査 — 519

参考資料:一般検査の基準値　551

評価法 INDEX　561

略語 INDEX　583

索引　589

本書の使い方

I. 大原則
1. 本書はリハビリテーション医療で遭遇する可能性がある機能評価の概要と評価結果の意味を知ることを目的としている.
2. 本書だけで評価自体を実施することはできない. 参考文献や公式のマニュアルがあれば必ずそれを参照されたい.
3. 評価結果の解釈には, 研究レベルの記述も数多くあるので, 臨床的な解釈は他の情報と合わせて総合的に判断していただきたい.

II. 項目別解説

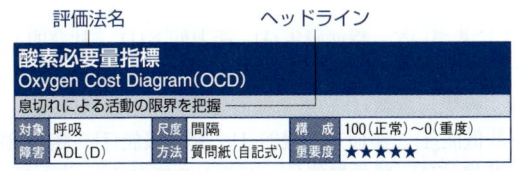

評価法名 ─── ヘッドライン

酸素必要量指標
Oxygen Cost Diagram(OCD)

息切れによる活動の限界を把握

対象	呼吸	尺度	間隔	構成	100(正常)〜0(重度)
障害	ADL(D)	方法	質問紙(自記式)	重要度	★★★★★

概要 垂直に示した100 mmの直線の一側に, 最低限の酸素消費(睡眠中)から最高度の消費(勢いよく坂道を登る)までの日常活動が記されている. 息切れのためにこれ以上できない活動を目安に縦軸に印をつけ, 0からの距離を測り, 患者の呼吸困難の指標とする.

評価値の意味 勢いよく坂道を登れる健常者の数値は100 mmである. O'Brienら(1994)の報告では, 慢性閉塞性肺疾患(COPD)患者の場合, 軽度の呼吸機能障害(69 mm), 中等度の障害(57 mm), 重度の障害(46 mm)間を弁別することが可能とされている.

文献
・Finch E, et al(著), 望月 久, ほか(監訳):リハビリテーション評価ガイドブック—帰結評価の考え方と進め方. pp171-172, ナップ, 2004

関連項目
・ヒュー・ジョーンズ分類 ⇒ 258頁
・修正版MRC息切れスケール ⇒ 259頁

(道免和久)

評価法名

➡ 英文のみの評価法は原文のまま, 公式の日本語が存在する場合は日本語名を併記した. 編者の判断で日本語化した評価法もある.

x 本書の使い方

ヘッドライン
➡「この評価法は何を評価しているか」が一目でわかるように記載した.

対象
➡疾患別に,脳卒中,脳損傷,高次脳機能,神経筋,高齢者,骨関節,脊髄損傷,切断,膠原病,呼吸,循環,小児,精神,がん,熱傷で分類した.
➡疾患別分類に入らない評価法は,15章に疾患全般(一般診察,生活習慣病,運動系,感覚系,嚥下障害,褥瘡,泌尿器,作業療法関連,言語療法関連,臨床心理,ADL,QOL,制度,ICU,その他)として分類した.
➡複数にまたがる場合,「脳卒中/脳損傷」「高齢者/精神」のように併記した.
➡主な一般検査も16章に掲載した.

障害
➡ICIDHに基づいて,機能障害(I),能力低下(D),社会的不利(H)を併記した.
➡分類は,疾患,意識(I),運動機能(I)*1),上肢機能(I),体幹・下肢機能(I),顔面運動機能(I),精神機能(I),嚥下機能(I),膀胱機能(I),感覚機能(I),バランス能力(D),歩行(D),呼吸機能(I),心機能(I),社会適応(H),知能(I),言語(I),行為(I),視空間認知(I),注意・記憶(I),前頭葉機能(I),コミュニケーション能力(D),体力(D),ADL(D),IADL(D),職業能力(D),QOL(H),精神・運動発達(I/D),療育環境(H),性格傾向(I),心理(I),疼痛(I),総合(I/D/H)*2),その他に分類した.
*1)「上肢機能」「体幹・下肢機能」など部位に分けられない項目.
*2)障害のうち,複数の評価項目を含む場合に用いる.
➡いずれにも当てはまらないものは"N/A"とした.

尺度
➡リハビリテーション医療では,厳密には順序尺度であるにもかかわらず,いくつかの根拠をもとに,間隔尺度「的」に利

用されている評価法が少なくない．そのため，このような評価法は，順序にも間隔にも分類できないという意味で「仮間隔」として別に分類した．
- 名義：順序に意味がない分類的なもの
- 順序：数値の大きさには意味がなく，順序にのみ意味があるもの
- 仮間隔：厳密には順序尺度だが，使用上は合計点を算出するなど間隔尺度のように扱っているもの
- 間隔：数値の間隔にも意味があるもの．比例尺度も含む

➡いずれにも当てはまらないものは"N/A"とした．

方法

➡どのようにしてその数値が得られるかを知る意味で，評価の方法を分類した．

①画像診断(例：コブ角，大腿骨前捻角)

②検体検査(例：血液検査，尿検査)

③生理検査：検体検査を除く循環機能，神経筋機能，呼吸機能検査(例：心電図，脳波，筋電図など)

④質問紙(自記式)：記述された質問項目に対し，被験者が自己評定により回答する方法(例：日常生活満足度，CMI健康調査表)

⑤質問紙(家族，専門職など)：記述された質問項目に対し，患者以外の家族などが回答する方法

⑥計測：機器などを用いて量や値を求める評価方法(例：ROMテスト，握力，筋力測定器)

⑦診察：直接患者に相対し問診，視診，触診などで行う評価方法(例：日本脳卒中重症度スケール，NYHA分類)

⑧観察：観察のみで行う評価方法(触診や機器を必要としない)(例：FIM，GCS，JCS)

⑨面接：患者と対面し，直接話して評価する方法(例：QWB)

⑩運動課題：患者に対して運動を中心とした課題を与えて評価する方法．認知を含まない(例：漸増シャトルウォーキングテスト，ブルンストロームステージ，徒手筋力検査，STEF)

⑪作業課題：患者に対して作業を中心とした課題を与えて評価する方法．認知を含む(例：線分二等分テスト，ハノイの塔

課題，内田クレペリン精神検査)
⑫言語・認知課題：患者に対して言語性の課題を与えて評価する方法．作業よりも認知系での出力が主(例：単語明瞭度検査，SLTA，三宅式対語記銘力検査)
➡複数の評価方法を含む検査は併記した〔例：WAIS-R【作業課題/言語・認知課題】，日本版ミラー幼児発達スクリーニング検査【観察/作業課題】〕
➡いずれにも当てはまらないものは"N/A"とした．

構成

➡評価法の点数の最大値と最小値を示し，大小のどちらが正常なのか，重度なのかがわかるようにした．範囲で表せない数値の場合は，"数値(cm)"のように単位とともに記載した．
➡異なる単位が2つある場合は，"数値(%, L)"のように両方の単位を記載した．また，3つ以上の場合は"数値(複合)"とした．
➡尺度欄が「名義」の場合は"分類"とした．
➡図を使うものについては"図で表記"とした．
➡複数のカテゴリーが使われている場合は"複合"とした．
➡いずれにも当てはまらない場合は"N/A"とした．

重要度

➡ MEDLINEの文献ヒット数などを参考に，次のように星(★)の数で分類・表記した．

★★★★★：絶対に知っていないといけない基本的評価法
　★★★★：3と5の間
　　★★★：施設によって使用，知っていたほうがよい評価法
　　　★★：1と3の間
　　　　★：あまり使わない，参考程度，過去の遺物，評価が定まっていない新評価法など

文献

➡オリジナル(あるいはそれに近い)文献，または読者にとって参考となる推奨文献を紹介している．

関連項目
→参照したほうがよい評価法．本書中の掲載頁を記した．

Ⅲ．その他の注意事項
評価法名について
→本書では原則として，評価法名は発表当時の名称を用いた．したがって，"痴呆""厚生省""文部省"などといった現在では名称変更などがなされている用語もそのまま用いている．

評価法の並び順について
→読者が参照しやすいよう，可能な範囲内で，関連のある評価法が並ぶように収載している．

1

脳卒中・脳損傷

世界脳神経外科連合の重症度分類
World Federation of Neurosurgical Societies(WFNS)の重症度分類

くも膜下出血患者の重症度分類

対象	脳卒中	尺度	順序	構成	Grade I (軽度)～V (重度)
障害	疾患	方法	診察	重要度	★★★★★

概要 意識障害の分類法であるグラスゴーコーマスケール(GCS)をもとに、神経脱落症状を加味して作成され、現在国際的に使用されている(表)．世界脳神経外科連合(WFNS)により提唱された．

評価値の意味 Grade Ⅲに入る症例が少ない．Grade Ⅰ～Ⅳは手術適応あり、Ⅴについては頭蓋内圧亢進症が原因であるもの(脳内出血や急性水頭症合併例)以外には手術適応はないとされる．

表　WFNSの重症度分類

	GCS score(点)	局所神経症状
Grade I	15	なし
Grade II	13～14	なし
Grade III	13～14	あり
Grade IV	12～7	有無問わず
Grade V	6～3	有無問わず

文献
・Drake CG：Report of the world federation of neurological surgeons committee on a universal subarachnoid hemorrhage grading scale. J Neurosurg 68：985-986, 1988

関連項目
・Hunt & Kosnikの重症度分類 ➡ 4頁
・グラスゴーコーマスケール ➡ 382頁

(石野真輔)

Allen Score for Prognosis of Stroke
脳卒中の診断のための予測スコア

対象	脳卒中	尺度	仮間隔	構成	50(脳出血の可能性高い)～-30(脳梗塞の可能性高い)
障害	疾患	方法	診察	重要度	★

概要 CTへのアクセスが難しい環境での予後予測方法として開発されたシステムで、臨床症状、意識レベル、足底反射、血圧や既往歴などからスコアをまとめる．

評価値の意味 スコアはおおむね-30～50点の間をとり、脳出血と脳梗塞の診断を予測する．+4未満のスコアで脳梗塞の可能性が90%以上．+24を超えると脳出血の可能性が90%以上．+14で脳梗塞と脳出血が同等の可能性．

文献
・Allen CM：Predicting the outcome of acute stroke：a prognostic score．J Neurol Neurosurg Psychiatry 47：475-480，1984

(土岐めぐみ)

フィッシャー分類
Fisher's Classification

くも膜下出血による血腫の分布をCT所見より4段階に分類					
対象	脳卒中	尺度	順序	構成	1(軽度)〜4(重度)
障害	疾患	方法	画像診断	重要度	★★★★★

概要 くも膜下出血による血腫の分布をCT所見に基づいて分類する．Group 3 に脳血管れん縮が多いとされている．

評価値の意味
・Group 1：くも膜下出血の認められないもの
・Group 2：びまん性にくも膜下出血が存在するか，大脳半球間裂，島回槽および迂回槽に 1 mm 以下の薄い層を認めるもの
・Group 3：局所的に血塊を認めるか，1 mm 以上のくも膜下出血の層を認めるもの，もしくはこの両方を認めるもの
・Group 4：びまん性にくも膜下出血を認めるもの，もしくはくも膜下出血がなくても脳内または脳室内に血塊を認めるもの

文献
・Fisher CM, et al：Relation of cerebral vasospasm to subarachnoid hemorrhage visualized by computerized tomographic scanning．Neurosurgery 6：1-9，1980

関連項目
・世界脳神経外科連合の重症度分類 ➡ 2頁
・Hunt & Kosnik の重症度分類 ➡ 4頁

(宮越浩一)

Guy's Hospital Score

CT検査によらない脳卒中の鑑別					
対象	脳卒中	尺度	仮間隔	構成	-30(脳梗塞)〜+50(脳出血)
障害	疾患	方法	診察	重要度	★

概要 CT が容易に施行不能な施設で脳梗塞と脳出血を鑑別するために考案された多変量解析．発症様式，意識障害，足底反射，拡張期血圧，動脈硬化性疾患，高血圧，stroke の既往，心疾患の 8 項目を変数としスコアリング．

評価値の意味 得点の低い例はより脳梗塞の疑いが強い．

文献
・Allen CM：Clinical diagnosis of the acute stroke syndrome．Q J Med 52：515-523，1983

関連項目
・Oxford Community Stroke Project(OCSP)分類(バムフォード) ➡ 8頁
(石野真輔)

Hunt & Kosnikの重症度分類
くも膜下出血患者の重症度分類

対象	脳卒中	尺度	順序	構成	0(未破裂動脈瘤)〜Ⅴ(瀕死)
障害	疾患	方法	診察	重要度	★★★★★

概要 くも膜下出血の重症度分類である Hunt & Hess 分類(1968)の改訂版.Grade 0 と I a が追加され 7 段階の分類となった.
・Grade 0:未破裂動脈瘤
・Grade I:無症状か,最小限の頭痛および軽度の項部硬直をみる
・Grade I a:急性の髄膜あるいは脳症状をみないが,固定した神経学的失調のあるもの
・Grade Ⅱ:中等度から重篤な頭痛,項部硬直をみるが,脳神経麻痺以外の神経学的失調をみない
・Grade Ⅲ:傾眠状態,錯乱状態,または軽度の巣症状を示すもの
・Grade Ⅳ:昏迷状態で,中等度から重篤な片麻痺があり,早期除脳硬直および自律神経障害を伴うこともある
・Grade Ⅴ:深昏睡状態で除脳硬直を示し,瀕死の様相を示すもの

重篤な全身性疾患(たとえば高血圧,糖尿病,著明な動脈硬化または慢性肺疾患),または脳血管撮影でみられる頭蓋内脳血管攣縮が著明な場合には,重症度を1段階悪いほうに移す.

評価値の意味 予後予測や治療方針の選択に必要であるが,主観的要素が入りやすく,観察者間での不一致や Grade Ⅲ と Ⅳ の区別があいまいという指摘があり,世界脳神経外科連合の重症度分類(WFNS)の分類が後に作成された.Grade I 〜 Ⅲ の症例では早期に再出血予防処置を行い,Grade Ⅳ では年齢・動脈瘤の部位を考慮し適応を判断,Grade Ⅴ においては原則として再出血予防処置の適応はないといわれる.

文献
・Hunt WE, et al:Timing and perioperative care in intracranial aneurysm surgery. Clin Neurosurg 21:79-89, 1974

関連項目
・世界脳神経外科連合の重症度分類 ➡ 2頁
(石野真輔)

日本脳卒中学会・脳卒中重症度スケール（急性期）
Japan Stroke Scale（JSS）

脳卒中急性期の総合的な機能評価で重症度を定量的に評価

対象	脳卒中	尺度	間隔	構 成	−0.38（軽症）〜26.95（重症）
障害	疾患	方法	診察	重要度	★★

概要 日本脳卒中学会で発表した脳卒中急性期の重症度判定評価法で，脳卒中患者の病態を定量的に評価する目的で考案された．評価項目は意識，言語，無視，視野欠損または半盲，眼球運動障害，瞳孔異常，顔面麻痺，足底反射，感覚系，運動系（手，腕，下肢）の12項目である．日本脳卒中学会はこのほか，脳卒中運動障害重症度スケール（JSS-M），脳卒中高次脳機能スケール（JSS-H），脳卒中うつスケール（JSS-D），脳卒中情動障害スケール（JSS-E），脳卒中うつ・情動障害同時評価表（JSS-DE）などのストロークスケールも作成している．

評価値の意味 従来の急性期脳卒中スケールでは，各項目を単純加算するような評価法が多く，問題となっていた．急性期 JSS では，conjoint 分析という統計理論を使って，評価項目に科学的根拠のある重み付けが行われているため，最終的に得られた重症度スコアが比例尺度であるところが特徴．およそ−0.38 と 26.95 の間の値をとり，数値が小さいほど軽症といえる．

文献
・日本脳卒中学会 Stroke Scale 委員会：日本脳卒中学会・脳卒中重症度スケール（急性期）Japan Stroke Scale（JSS）. 脳卒中 19：2-5，1997 ⇒日本脳卒中学会のホームページからダウンロード可能（http://www.jsts.gr.jp/jss10.html）．

関連項目
・Canadian Neurological Scale（CNS） ➡ 次項
・NIH 脳卒中スケール ➡ 7 頁

（土岐めぐみ）

Canadian Neurological Scale（CNS）

急性期脳卒中患者の神経症状の評価

対象	脳卒中	尺度	仮間隔	構 成	10（正常）〜1.5（重度）
障害	疾患	方法	診察	重要度	★★★★★

概要 グラスゴーコーマスケール（GCS）は意識障害の重篤な患者の評価に適しているが，意識障害が重篤でない患者の経過の評価には感度が鈍い．この GCS の欠点を補う目的で，意識障害の重篤でない，覚醒および傾眠状態患者（失語症の有無は問わない）の急性期の病状を評価するために考案された評価法．信頼性が高く，後に考案された NIH 脳卒中スケールと比較しても遜色はないとされる．ただ CNS のほうがシンプルであるために，神経学者のいない施設では CNS のほうが評価が正確と報告されている．

評価値の意味 覚醒もしくは傾眠状態の患者はセクション A, 昏迷・昏睡の患者はセクション B と分ける. セクション B の患者群は GCS での評価とし, セクション A はさらに口頭指示理解可能な A1 群と理解に障害の生じた A2 群に分けて意識状態, 見当識, 言語・運動機能を評価する. 各項目 0.5 点きざみで採点し, 合計点でも評価する.

文献
- Cote R, et al：The Canadian Neurological Scale：Validation and reliability assessment. Neurology 39：638-643, 1989
- Cheryl D, et al：Retrospective assessment of initial stroke severity：Comparison of the NIH Stroke Scale and the Canadian Neurological Scale. Stroke 32：656-660, 2001

関連項目
- NIH 脳卒中スケール ➡ 7 頁
- グラスゴーコーマスケール ➡ 382 頁

(石野真輔)

Hemispheric Stroke Scale
急性期脳卒中の神経障害重症度評価

対象	脳卒中	尺度	仮間隔	構成	0(正常)〜100(重度)
障害	疾患	方法	診察	重要度	★★

概要 施設間・検者間での統一評価が可能となるように, 1986 年に Adams らによって考案された急性期脳卒中の神経障害の評価スケール. 意識水準(15-GCS score), 言語機能, 大脳・脳神経症状, 運動機能, 感覚機能の 5 つの分野に分けて採点. 合計点は 0(正常)〜100(最重症)となる. 検者間の信頼性は 5 分野で 0.75〜0.95.

評価値の意味 意識水準(0〜12 点), 言語機能(0〜20 点), 大脳・脳神経症状(0〜17 点), 運動機能(0〜40 点), 感覚機能(0〜11 点)で各分野を総合(0〜100 点)し評価する. 総合点は Barthel Index との相関が強い.

文献
- Adams RJ, et al：Graded neurologic scale for the use in acute hemispheric stroke treatment protocols. Stroke 18：665-669, 1986
- Formisano R, et al：Late motor recovery is influenced by muscle tone changes after stroke. Arch Phys Med Rehabil 86：308-311, 2005

関連項目
- Orgogozo Score ➡ 7 頁
- Mathew Stroke Scale ➡ 11 頁
- グラスゴーコーマスケール ➡ 382 頁
- Barthel Index ➡ 463 頁

(石野真輔)

NIH脳卒中スケール
National Institutes of Health Stroke Scale(NIHSS)

脳卒中急性期の総合的な機能評価法

対象	脳卒中	尺度	仮間隔	構 成	0(正常)～42(重度)
障害	疾患	方法	診察	重要度	★★★★★

概要 脳卒中急性期診療における神経所見の変化を客観的に評価するスケールとして広く用いられている．評価項目は15項目からなり，意識水準，意識障害(質問，従命)，最良の注視，視野，顔面麻痺，上肢の運動(右，左)，下肢の運動(右，左)，運動失調，感覚，最良の言語，構音障害，消去現象と注意障害が含まれる．rt-PA(アルテプラーゼ)を用いた経静脈的線溶療法実施時には必須の評価法．

評価値の意味 粗点は0～42点で最重症は40点(最重症は失調を評価できないので)．米国脳卒中協会(American Stroke Association)が承認したWebを利用したトレーニングが可能．アルテプラーゼ静注療法の慎重投与の対象として，NIHSS 23以上であることが含まれている．同治療では必須の評価のため，脳卒中ケアユニット(SCU)では専門医以外でも，評価法使用の高い習熟が求められる．

文献
・Lyden PD, et al：NINDS rtPA Stroke Study Group；A modified National Institutes of Health Stroke Scale for use in stroke clinical trials：preliminary reliability and validity．Stroke 32：1310-1317，2001
・日本脳卒中学会医療向上・社会保険委員会 rt-PA(アルテプラーゼ)静注療法指針部会：rt-PA(アルテプラーゼ)静注療法 適正治療指針 2005年10月．脳卒中27：327-354，2005

関連項目
・日本脳卒中学会・脳卒中重症度スケール(急性期) ⇒ 5頁
・Canadian Neurological Scale(CNS) ⇒ 5頁

(土岐めぐみ)

Orgogozo Score

脳卒中の神経学的評価法

対象	脳卒中	尺度	仮間隔	構 成	100(正常)～0(重度)
障害	疾患	方法	診察	重要度	★★

概要 Orgogozoらによって提唱されたシルヴィウス領域の脳梗塞における神経学的評価法．いくつかの脳梗塞治療法のtrialにおいて，神経学的評価法として使用されている．評価項目は意識状態(0～15点)，言語による意思疎通(0～10点)，眼球の偏位(0～10点)，顔面麻痺(0～5点)，上肢の挙上(0～10点)，手の運動(0～15点)，上肢の筋緊張(0～5点)，下肢の挙上(0～15点)，足の背屈(0～10点)，下肢の筋緊張(0～5点)の10項目．精神状態，視野，感覚障害の3項目は再現性が悪かったため当初の項目から除外された．筋緊張の評価が項目に入っていることは欠点であるという意見もある．

評価値の意味 10項目を採点し合計点(0～100点)で評価．Barthel indexとは，Barthel index 60点までは関連性が高いがそれ以上の域では乖離がみられ，Barthel indexなどの機能的評価法と合わせて使用することを推奨している．

文献
- Orgogozo JM, et al：Development of a neurological score for the clinical evaluation of sylvian infarctions. Presse Med 12：3039-3044, 1983

関連項目
- Hemispheric Stroke Scale ➡ 6頁
- Mathew Stroke Scale ➡ 11頁
- Barthel Index ➡ 463頁

(石野真輔)

Oxford Community Stroke Project (OCSP) 分類 (バムフォード)
Oxford Community Stroke Project (OCSP) Classification (Bamford)

脳梗塞を4つのサブタイプに分類

対象	脳卒中	尺度	名義	構成	分類
障害	疾患	方法	診察	重要度	★★★

概要 画像に頼らず，神経症候の特徴から脳梗塞を分類する方法．TACI (total anterior circulation infarct：前方循環の皮質・皮質下を含む病変)，PACI (partial anterior circulation infarct：前方循環の主に皮質の部分的病変)，POCI (posterior circulation infarct：椎骨脳底動脈の後方循環の病変)，LACI (lacunar infarct：深部穿通枝の病変)の4つのサブタイプに分類し，その特徴から治療方針や予後の予測に利用する．

評価値の意味
- TACI (17％)：機能予後が悪く，また死亡率もほかに比べ2倍以上高い
- PACI (34％)：早期再梗塞の恐れが高い
- POCI (24％)：1年以内の再梗塞のリスクが高いが，良好な機能予後の期待ができる
- LACI (25％)：病変部位は小さいものの多くはハンディキャップを残す

文献
- Bamford J, et al：Classification and natural history of clinically identifiable subtypes of cerebral infarction. Lancet 337：1521-1526, 1991
- Mead GE, et al：How well does the Oxfordshire Community Stroke Project classification predict the site and size of the infarct on brain imaging? J Neurol Neurosurg Psychiatry 68：558-562, 2000

関連項目
- Guy's Hospital Score ➡ 3頁

(石野真輔)

Stroke Impairment Assessment Set(SIAS)

脳卒中の機能障害を定量化するための総合評価セット

対象	脳卒中	尺度	仮間隔	構 成	5または3(正常)〜0(重度)
障害	疾患	方法	観察	重要度	★★

概要 脳卒中の多面的な機能障害を定量化するための総合評価セット．評価に上下肢の非麻痺側機能項目が含まれている．

評価値の意味 麻痺側運動機能で0点は全く動かず，5点が正常であり，3点は課題可能であるがぎこちなさが含まれることを意味する．3点は重度〜中等度，4点は軽度のぎこちなさが含まれる．

腱反射，筋緊張では上下肢ともに0点：著明な亢進，1A点：中等度亢進，1B点：反射消失，2点：軽度亢進，3点：正常を意味する．感覚機能評価では触覚，位置覚ともに0点：感覚脱失，1点：中等度低下，2点：軽度低下，3点：正常．上肢関節可動域では，45°以下で0点，45〜90°で1点，90〜120°で2点，150°以上で3点であり，下肢関節可動域では10°以上の底屈障害では0点，0°までは1点，0〜10°で2点，10°以上で3点．睡眠を妨げる疼痛があれば0点，中等度疼痛で1点，軽度疼痛で2点，疼痛なしが3点．

腹筋力で座位不可能であると0点，抵抗なしで座位可能で1点，軽い抵抗で座位可能で2点，強い抵抗で座位可能で3点．垂直性では座位維持不可能で0点，指示ありでも側方に傾斜すると1点，指示すれば座位可能で2点，正常に座位可能であれば3点とする．視空間認知ではずれが15 cm以上で0点，15〜5 cmで1点，5〜2 cmで2点，2 cm以下で3点．言語機能では，全失語で0点，失語なしで3点，重度失語1点，軽度失語2点とし，失語が感覚性であるとA(1A, 2A)，運動性ではB(2A, 2B)と評価する．

非麻痺側機能として大腿四頭筋は徒手筋力検査(MMT)と同様の方法で測定し，重力に抗しないと0点，MMT4程度の中等度の筋力低下で1点，軽度筋力低下で2点，正常筋力で3点とする．握力では3 kg以下で0点，3〜10 kgで1点，10〜25 kgで2点，25 kg以上で3点．

文献
- 千野直一(編)：脳卒中患者の機能評価—SIASとFIMの実際．pp17-38, シュプリンガー・フェアラーク東京，1997
- 千野直一，ほか(編)リハビリテーションレジデントマニュアル 第2版．p219, p224, 医学書院，2001

関連項目
- Motor Assessment Scale(MAS) ➡ 13頁
- ブルンストロームステージ ➡ 15頁
- 徒手筋力検査 ➡ 438頁

(中島誠爾)

European Stroke Scale(ESS)

中大脳動脈の脳卒中患者を対象にした重症度評価法

対象	脳卒中	尺度	仮間隔	構成	100(正常)〜0(重症)
障害	疾患	方法	診察/運動課題	重要度	★

概要 中大脳動脈の脳卒中患者を対象に治療効果を見つけ，治療集団を適合させるために作成されたもの．脳卒中に特異的で，前兆と考えられる 14 項目から構成される．14 項目の詳細は，①意識レベル，②理解力，③会話，④視野，⑤注視，⑥顔面の動き，⑦腕を広げた位置を 5 秒間維持，⑧腕の挙上，⑨手関節伸展，⑩母指と示指のピンチ力，⑪背臥位で股関節と膝関節各 90°で 5 秒間維持，⑫背臥位で股関節と膝関節を曲げる，⑬足関節の背屈，⑭歩行．

評価値の意味 健常者は 100 点，最重症患者で 0 点．

文献
・Hantson L, et al：The European Stroke Scale. Stroke 25：2215-2219, 1994 ⇒原著．

関連項目
・NIH 脳卒中スケール ➡ 7 頁
・Stroke Impairment Assessment Set(SIAS) ➡ 9 頁
・Fugl-Meyer 脳卒中後感覚運動機能回復度評価法 ➡ 17 頁
・嚥下圧，咽頭通過時間，舌圧，咬合力など ➡ 422 頁　　　　(奥野太嗣)

Scandinavian Stroke Scale

脳卒中急性期の神経学的評価

対象	脳卒中	尺度	仮間隔	構成	58(正常)〜0(重度)
障害	疾患	方法	診察	重要度	★★★

概要 脳卒中急性期の神経学的評価．次の評価項目により構成されている．

・意識(正常：6 点，傾眠：4 点，言葉に反応：2 点)
・眼球運動(正常：4 点，注視麻痺：2 点，共同偏視：0 点)
・上肢筋力(正常：6 点，やや弱い：5 点，肘屈曲を伴う：4 点，動くが抗重力位は不可能：2 点，完全麻痺：0 点)
・手筋力(正常：6 点，やや弱い：4 点，いくらの動きを認める：2 点，完全麻痺：0 点)
・下肢筋力(正常：6 点，やや弱い：5 点，膝屈曲を伴う：4 点，動くが抗重力位は不可能：2 点，完全麻痺：0 点)
・見当識(時間，場所，人の名前を正しく言える：6 点，2 項目は正しい：4 点，1 項目は正しい：2 点，完全な失見当識：0 点)
・言葉(正常：10 点，語彙の制限を認める：6 点，「はい」「いいえ」は言えるが文章は不可能：3 点，「はい」「いいえ」のみ：0 点)
・顔面神経麻痺(正常：2 点，麻痺を認める：0 点)

- 歩行(介助なしで5m歩行可能:12点,なんらかの助けが必要な歩行:9点,他人の介助が必要:6点,介助なしで座れる:3点,ベッド上のみ,もしくは車いす移動:0点)

評価値の意味 最高得点は58点.点数が高いほど機能がよい.

文献
- Scandinavian Stroke Study Group:Multicenter trial of hemodilution in ischemic stroke:Background and study protocol. Stroke 16:885-890, 1985

関連項目
- NIH脳卒中スケール ➡ 7頁

(島田眞一)

Mathew Stroke Scale
包括的脳神経障害評価法

対象	脳卒中	尺度	仮間隔	構 成	100(正常)〜0(重度)
障害	疾患	方法	診察	重要度	★★★

概要 もともとはMathewにより考案されたグリセオールの治療効果判定のための脳神経障害評価法で,各種薬剤効果判定などに使用されている.やや古い評価法であり,その後の脳神経障害評価法の基礎となった評価法であるが,近年はあまり使用されない.検者間信頼性はあまり高くない,神経学的訓練を要する,判定にやや時間がかかるといわれる.

評価値の意味 認知(0〜14点),脳神経(0〜9点),言語(0〜23点),筋力(0〜20点),反射(0〜3点),感覚(0〜3点),全体的な障害度(0〜28点)の7項目に分かれ,各項目の素点を合計する.最良は100点.

文献
- Mathew NT, et al:Double-blind evaluation of glycerol therapy in acute cerebral infarction. Lancet 2:1327-1329, 1972

関連項目
- Hemispheric Stroke Scale ➡ 6頁
- Orgogozo Score ➡ 7頁

(石野真輔)

Modified Tardieu Scale
痙縮の評価尺度

対象	脳卒中	尺度	順序	構 成	0(正常)〜4(重度)
障害	運動機能(I)	方法	運動課題	重要度	★★★

概要 他動運動の範囲や速度,測定姿位を標準化した痙縮の評価方法.1954年にTardieuが提唱し,その後Heldらが関節可動域(range of motion;ROM)の項目を加え,さらにBoydらが筋を早く動かしたときの反応を測定する項目を加えて改変された.器具はゴニオメータのみを使用し,重力より遅い速度,重力と同じ速度,重力より速い速度

の 3 段階で関節を動かし，筋の反応の質（筋の抵抗，クローヌス）(quality of muscle reaction；QMR)を評価．

評価値の意味 この評価法は，QMR と ROM を測定する．

〈QMR〉
- 0：他動運動中の抵抗を感じない
- 1：他動運動中のわずかな抵抗を感じるが，明らかな引っかかりがない
- 2：他動運動に対する明らかな引っかかりがある
- 3：持続しない（伸長し続けた場合に 10 秒に満たない）クローヌスがある
- 4：持続する（伸長し続けた場合に 10 秒以上の）クローヌスがある

〈ROM〉
- 筋の最大短縮姿位からの関節角度を測定する

文献
- 竹内伸行，ほか：Modified Tardieu Scale の臨床的有用性の検討．理学療法学 33：53-61，2006
- Held JP, et al：Rééducation Motrice des Affections Neurologiques. pp31-42, JB Baillière et Fils, 1969

関連項目
- Tone Assessment Scale ➡ 33 頁
- Modified Ashworth Scale（MAS）➡ 386 頁

（児玉典彦）

上田式 12 グレード片麻痺機能テスト（上下肢）
Hemiplegia Function Test(U/E and L/E)

標準化された片麻痺上下肢の運動機能テスト

対象	脳卒中	尺度	順序	構成	12（軽度）〜0（重度）
障害	運動機能(I)	方法	運動課題	重要度	★★★

概要 本邦で多く利用されている片麻痺上下肢の回復段階の評価法．手指用とともに「上田式 12 グレード（法）」などとも呼ばれる．ブルンストロームステージの問題点（判定基準の不明確性，段階の少なさなど）を踏まえて発展させたもの．上肢用と下肢用に分かれており，それぞれ 11 種類あるサブテストの判定結果の組み合わせで，それぞれのグレードが決定される．

評価値の意味 グレードは 0（重度）〜12（軽度）まで．回復過程の考え方はブルンストロームステージを参照．グレードは次のようにブルンストロームステージを細分化する形で対応しており，カッコ内に示したように Ⅲ-2 などと表記されることもある（ブルンストロームステージ→12 段階グレード，の順で表示）．
- Ⅰ：0(Ⅰ)
- Ⅱ：1(Ⅱ-1)，2(Ⅱ-2)
- Ⅲ：3(Ⅲ-1)，4(Ⅲ-2)，5(Ⅲ-3)，6(Ⅲ-4)

脳卒中　13

- Ⅳ：7(Ⅳ-1)，8(Ⅳ-2)
- Ⅴ：9(Ⅴ-1)，10(Ⅴ-2)，11(Ⅴ-3)
- Ⅵ：12(Ⅵ)

文献
- 上田 敏，ほか：片麻痺機能テストの標準化—12段階「片麻痺グレード法」．総合リハ5：749-766，1977
- 上田 敏：目で見るリハビリテーション医学 第2版．pp44-46，東京大学出版会，1994

関連項目
- 上田式12グレード片麻痺機能テスト(手指) ➡ 14頁
- ブルンストロームステージ ➡ 15頁

(吉田直樹)

Motor Club Assessment
脳卒中後の運動障害を評価する尺度

対象	脳卒中	尺度	仮間隔	構成	104(正常)〜0(重度)
障害	運動機能(I)	方法	運動課題	重要度	★★★

概要 運動療法計画の立案や改善度合いをチェックする目的で作成された．「四肢の個別的運動(I)」「複数の筋を動員する運動(D)」の2つの下位尺度，合計28項目で構成されている．前者では，上肢機能7項目と下肢機能3項目について，さまざまな肢位での完成度を3段階で評定する．後者では，複雑な協調運動やバランスに関連する18項目について，介助の程度に基づく4段階評定を行う．

評価値の意味 本検査の得点範囲は0〜104点である．低得点ほど運動障害が重度であることを示す．

文献
- Ashburn A：A physical assessment for stroke patients. Physiotherapy 68：109-113，1982
- Masur H, et al：Scales and Scores in Neurology：Quantification of Neurological Deficits in Research and Practice. pp59-61, Thieme, 2004

関連項目
- Stroke Impairment Assessment Set(SIAS) ➡ 9頁
- Motricity Index(MI) ➡ 17頁

(道免和久)

Motor Assessment Scale(MAS)
脳卒中患者の運動機能と筋トーヌスに関する評価

対象	脳卒中	尺度	仮間隔	構成	52(正常)〜0(重度)
障害	運動機能(I)	方法	運動課題	重要度	★★★★★

概要 関連し合う機能的な運動項目を観察して脳卒中患者を評価する検査．運動機能8項目と筋トーヌス1項目からなり，各項目は0〜6点の7段階評価で採点される．運動機能の評価は，①背臥位から側臥位，

②背臥位からベッドサイド座位への起き上がり，③座位バランス，④座位から立位，⑤歩行，⑥上肢機能，⑦手の運動，⑧高等な手の活動，について行われる．運動機能では6点が最高の運動行動，筋トーヌスでは4点が正常(5点以上：過緊張，3点以下：低緊張)であることを指す．筋トーヌスを除いて，定義を追加した修正版も用いられている．

(評価値の意味) 点数が高いほど正常に近く，52点満点が正常．本検査に関する標準値の報告はないが，個々の項目は脳卒中患者の有効な帰結予測要因となることがわかっている．たとえば Loewen ら(1990)によると，1週間あるいは1か月時点での得点は，退院時の日常生活動作(ADL)やその他の機能的帰結と相関することが示されている．

文献
・Finch E, et al(著)，望月 久，ほか(監訳)：リハビリテーション評価ガイドブック―帰結評価の考え方と進め方．pp155-157，ナップ，2004

関連項目
・Fugl-Meyer 脳卒中後感覚運動機能回復度評価法 ➡ 17頁　　　(道免和久)

上田式12グレード片麻痺機能テスト(手指)
Hemiplegia Function Test(Hand)
標準化された片麻痺手指の運動機能テスト

対象	脳卒中	尺度	順序	構成	12(軽度)~0(重度)
障害	運動機能(I)	方法	運動課題	重要度	★★★★

(概要) 片麻痺手指の回復段階の評価法．上下肢用とともに「上田式12グレード(法)」などとも呼ばれる．ブルンストロームステージの問題点(判定基準の不明確性，段階の少なさなど)を踏まえて発展させたもの．手指用では，9種類あるサブテストの判定結果の組み合わせでグレードが決定される．

(評価値の意味)
・0：手指の屈曲不能
・1：連合反応で手指屈曲可能
・2~6：手指の集団屈曲および集団伸展の程度で判断されるレベル
・7~11：運動の分離の程度で判断されるレベル
・12：分離運動は十分で，つまみ・離しのスピードも十分なレベル

文献
・上田 敏，ほか：片麻痺手指機能テストの標準化―12段階手指機能テストおよび5段階上肢能力テスト．リハ医学 22：143-160，1985
・上田 敏：目で見るリハビリテーション医学 第2版．pp44-46，東京大学出版会，1994

関連項目
・上田式12グレード片麻痺機能テスト(上下肢) ➡ 12頁
・ブルンストロームステージ ➡ 15頁
・5段階上肢能力テスト ➡ 21頁　　　(吉田直樹)

脳卒中　15

片麻痺全身動作テスト
Total Body Motion Test in Hemiplegia

脳卒中片麻痺患者の動作能力の評価尺度

対象	脳卒中	尺度	仮間隔	構成	32(軽度)〜0(重度)
障害	運動機能(I)	方法	運動課題	重要度	★

概要　脳卒中患者の身体機能を，麻痺肢のみでなく体幹および非麻痺肢の機能を含んだ全身動作の可否により得点化したもので，寝返りから歩行に至るまでの過程を32項目の運動課題を用いて評価を行う．得点の変化による全身動作の回復過程を検討することで，リハビリテーションプログラムの再検討に役立てられている．本テストは各種の片麻痺関連のテストと相関が高く，特に「上田式12グレード片麻痺機能テスト上下肢」との相関はきわめて高い．

評価値の意味　麻痺側，非麻痺側の両側について，寝返り，膝立ち，立ち上がり，片足立ち保持などの動作課題を，できない(0点)，できる(1点)のどちらかで判定．32項目の総得点で評価し，点数が高いほど症状が軽いことを示す．

文献
・大川弥生，ほか：脳卒中後片麻痺における全身動作の回復過程に関する研究―予備的研究．リハ医学 25：377-381, 1988

関連項目
・上田式12グレード片麻痺機能テスト(上下肢) ⇒ 12頁　　　　　　(田中隆史)

ブルンストロームステージ
Brunnstrom Stage

脳卒中片麻痺の程度を数字で表現．ステージⅢが共同運動レベル

対象	脳卒中	尺度	順序	構成	Ⅵ(正常)〜Ⅰ(重度)
障害	運動機能(I)	方法	運動課題	重要度	★★★★★

概要　本邦では最も広く利用されている片麻痺評価法の1つ．片麻痺が「随意運動なし→連合反応→共同運動→分離運動→協調運動」のような回復段階をたどるという仮定から生まれた．片麻痺では，上肢，下肢にそれぞれ特徴的な屈筋共同運動と伸筋共同運動がみられるが，共同運動に支配されたレベルをⅢと定義する．広く利用されるなかで，数値データのように平均値や標準偏差が求められたが，その数値はあくまでも順序を示すだけの順序尺度であり，平均値を求めることは誤り．また，ステージの順序通りに回復するとは限らない．本邦ではさらに上田式12グレード法に発展し，多くの療法士が使用している．

評価値の意味
・ステージⅠ：随意運動が全くみられない状態
・ステージⅡ：連合反応のみ(麻痺側を動かしたときにみられる健常

側の反応)
- ステージⅢ:共同運動が支配(各関節の分離した運動はできないが,ステレオタイプな屈筋共同運動や伸筋共同運動が観察される)
- ステージⅣ:分離運動が一部可能(共同運動の支配が残存)
- ステージⅤ:分離運動が可能(共同運動は消失)
- ステージⅥ:正常と同じ(スピード,協調性ともに健常側とほぼ同じ)
- 補足:「ステージⅢ-1」のような記述は,上田式 12 グレード法を意味する.

文献
- Brunnstrom S:Movement Therapy in Hemiplegia;A Neurophysiological Approach. Harper & Row, 1970
- 上田 敏:目で見る脳卒中リハビリテーション. 東京大学出版会, 1981

関連項目
- 上田式 12 グレード片麻痺機能テスト(上下肢) ➡ 12 頁
- Fugl-Meyer 脳卒中後感覚運動機能回復度評価法 ➡ 17 頁　　　(道免和久)

Chedoke-McMaster Stroke Assessment
脳卒中患者の機能障害の評価

対象	脳卒中	尺度	仮間隔	構成	複合
障害	運動機能(I)	方法	運動課題	重要度	★★★★

概要 脳卒中患者の機能障害の評価法. この評価の目的は,①臨床症状より運動機能回復を段階付けする,②リハビリの結果を予測する,③身体機能の臨床的に重要な変化を測定する,ことにある. 身体的機能障害および能力低下を評価する. 身体的機能障害は肩の痛み,体幹のコントロール,上肢,手,下肢,足の機能を評価し,また能力低下の評価は粗大運動指数と歩行指数よりなる.

評価値の意味 身体的機能障害は 6 項目で,各々の運動機能回復のステージを 7 段階で評価する. 最高得点は 42 点. 能力低下については,粗大運動指数は 10 項目・計 70 点で評価,歩行指数は 5 項目・計 30 点で評価し,各々の合計で能力低下の評価をする. 最高得点は 100 点.

文献
- Gowland C, et al:Measuring physical impairment and disability with the Chedoke-McMaster Stroke Assessment. Stroke 24:58-63, 1993

関連項目
- NIH 脳卒中スケール ➡ 7 頁
- Scandinavian Stroke Scale ➡ 10 頁
- ブルンストロームステージ ➡ 15 頁　　　(島田眞一)

脳卒中　17

Motricity Index(MI)

脳卒中による運動麻痺の評価法

対象	脳卒中	尺度	仮間隔	構　成	100(正常)〜0(重度)
障害	運動機能(I)	方法	運動課題	重要度	★★★★

概要 徒手筋力検査(MMT)の方法で, 上肢3か所, 下肢3か所の筋力を評価したうえで, 加重平均により上肢, 下肢それぞれ100点満点の得点に換算する評価. 上肢は肩関節屈曲, 肘関節屈曲, 手指屈曲の3つのMMTを測定し, そのMMTに対応するweight(力)の平均値を上肢のMI得点とする. 同様に股関節屈曲, 膝関節屈曲, 足関節背屈のMMTに対するweightの平均値を下肢のMI得点とする. ブルンストロームに並んで, 脳卒中治療ガイドラインの運動麻痺評価法として挙げられており, ブルンストロームが共同-分離運動の側面から評価しているのに対して, MIは筋力による評価法であり, それぞれの側面から評価することが有用と考えられている.

評価値の意味 それぞれの運動課題に対するMMTのスコアに重み付けがされている. 手指屈曲に関しては, MMT 0, 1, 2, 3, 4, 5に対して各々0, 33, 56, 65, 77, 100, それ以外に関しては各々0, 28, 42, 56, 74, 100.

・上肢スコア=(肩関節屈曲スコア+肘関節屈曲スコア+手指屈曲スコア)/3
・下肢スコア=(股関節屈曲スコア+膝関節屈曲スコア+足関節背屈スコア)/3

文献
・Demeurisse G, et al：Motor evaluation in vascular hemiplegia. Eur Neurol 19：382-389, 1980

関連項目
・ブルンストロームステージ ➡ 15頁
・徒手筋力検査 ➡ 438頁

(坂本己津恵)

Fugl-Meyer 脳卒中後感覚運動機能回復度評価法
Fugl-Meyer Assessment of Sensorimotor Recovery After Stroke

脳卒中後の諸機能に関する定量的評価

対象	脳卒中	尺度	仮間隔	構　成	226(正常)〜0(重度)
障害	運動機能(I)	方法	診察	重要度	★★★★★

概要 本検査では, 運動麻痺の回復度, バランス, 感覚, 関節可動域および疼痛を定量的に評価する. 上下肢の随意運動, バランス, 感覚の3つの独立した機能障害のセクションから構成される. 検査項目はすべて0(機能していない), 1(機能しているが不十分), 2(完全に機能している)の3段階の順序尺度により得点化され, 運動機能が100点満点, その他を含めて226点を満点とする. 上下肢の随意運動のセク

ションは，ブルンストロームの回復段階を基礎とする階層的配置となっている．適用範囲は急性期から慢性期の脳卒中後遺症患者である．

評価値の意味 上下肢の随意運動（100点満点）のセクションは下位尺度のなかで最もよく使われており，過去のデータに基づいて脳卒中患者を重症度別に分類することができる．Duncan らは，0～35点を最重度，36～55点を重度，56～79点を中等度，79点～を軽度，の障害群としている．感覚，関節可動域，疼痛の得点に関しては，単独で使用するよりも上下肢の運動に影響を与える要素として理解することが望ましいとされる．

文献
・Fugl-Meyer AR, et al：The post-stroke hemiplegic patient. Scand J Rehabil Med 7：13-31, 1975
・Finch E, et al（著），望月 久，ほか（監訳）：リハビリテーション評価ガイドブック―帰結評価の考え方と進め方．pp124-127, ナップ，2004

関連項目
・ブルンストロームステージ ➡ 15頁
・Motricity Index（MI） ➡ 17頁

（眞渕 敏）

フレンチャイ上肢機能検査
Frenchay Arm Test

5つの動作遂行を通して麻痺側の上肢運動機能を評価

対象	脳卒中	尺度	仮間隔	構 成	5（正常）～0（重度）
障害	上肢機能（I）	方法	運動課題	重要度	★★★★★

概要 片麻痺患者に多く用いられる実用的上肢運動機能検査．5つの動作項目（コップの移動，コップで水を飲む，定規で線をひく，髪をとかす，洗濯バサミの取り外し）からなり，それぞれ麻痺側の運動機能を不可（0点）か可（1点）の2段階で評価．多少ぎこちなくても動作が可能であれば可（1点）として評価する．信頼性，妥当性ともに証明されているが，全か無かの2択ゆえに上肢運動機能の詳細な改善度を把握できないという欠点もある．

評価値の意味 得点範囲は0～5点．高得点ほど麻痺側の上肢運動機能が高いことを示す．

文献
・De Souza, et al：Assessment of recovery of arm control in hemiplegic stroke patients：1.arm function tests. Int Rehabil Med 2：3-9, 1980

関連項目
・Action Research Arm Test（ARAT） ➡ 19頁
・Arm Motor Ability Test（AMAT） ➡ 20頁
・Wolf Motor Function Test（WMFT） ➡ 20頁

（髙橋香代子）

脳卒中上肢機能検査
Manual Function Test(MFT)

経時的変化を測定する検査

対象	脳卒中	尺度	仮間隔	構 成	32(正常)～0(重度)
障害	上肢機能(I)	方法	運動課題	重要度	★★

概要 脳卒中早期リハビリテーション,神経学的回復の時期における上肢機能の経時的変化を測定・記録するために開発された検査で,SOT-5000 脳卒中上肢機能検査 MFT〔酒井医療(株)〕を使用する.検査は,上肢の運動(4中項目,16サブテスト),把握(2中項目,6サブテスト),手指操作(2中項目,10サブテスト)の合計32のサブテストで構成されている.各サブテストは0または1で判定し,32点満点を100として上肢機能スコア(MFS)を算出する.

評価値の意味 点数が高いほど良好な上肢機能であることを示す.発症からの期間とMFSとの関係は双曲線関数で表すことができるため,訓練開始後短期間の機能レベルの変化から将来の機能レベルを予測することができる.さらに中項目ごとのスコアをMFS標準回復プロフィール上にプロットすれば,プログラム立案が容易になる.

文献
・石川 齊,ほか(編):図解作業療法技術ガイド—根拠と臨床経験にもとづいた効果的な実践のすべて 第2版.p81,文光堂,2003

関連項目
・上田式12グレード片麻痺機能テスト(上下肢) ➡ 12頁
・ブルンストロームステージ ➡ 15頁
・手指機能指数テスト ➡ 458頁

(佐野恭子)

Action Research Arm Test(ARAT)

4つの動作遂行を通して麻痺側の上肢運動機能を評価

対象	脳卒中	尺度	仮間隔	構 成	114(正常)～0(重度)
障害	上肢機能(I)	方法	運動課題	重要度	★★★★★

概要 片麻痺患者に多く用いられる実用的上肢運動機能検査.①ブロックの把持(異なる大きさのブロックやボールの把持),②筒状の把握(異なる大きさの筒状物体の把握と移動),③つまみ(小さな物品のつまみ動作),④粗大動作(手を口に,など),の4つの動作項目と各々3〜6の下位項目(全19項目)からなる.麻痺側・健側ともに評価し,それぞれの下位項目に対し,動作が可能であれば3点を加算,全19項目の合計点を最終スコアとする.

評価値の意味 得点範囲は0〜114点(①:18点,②:12点,③:18点,④:9点,片側計57点の両側上肢合計点).高得点ほど麻痺側の上肢運動機能が高いことを示す.

文献
- Carroll D：A quantitative test of upper extremity function．J Chronic Dis 18：479-491，1965

関連項目
- フレンチャイ上肢機能検査 ➡ 18頁
- Arm Motor Ability Test(AMAT) ➡ 次項
- Wolf Motor Function Test(WMFT) ➡ 次々項 　　　　　　　　（髙橋香代子）

Arm Motor Ability Test(AMAT)

13の動作遂行を通して麻痺側の上肢運動機能を評価

対象	脳卒中	尺度	仮間隔	構成	176(正常)～0(重度)
障害	上肢機能(I)	方法	運動課題	重要度	★★★

概要 片麻痺患者に多く用いられる実用的上肢運動機能検査．13の動作項目(サンドイッチを食べる，髪をとかす，など)からなり，それぞれはいくつかの下位項目(計44項目)からなる．それぞれの下位項目(例：「サンドイッチを食べる」は，「サンドイッチを持つ」「サンドイッチを口に運ぶ」の下位項目に分けられる)に対して，麻痺側の運動機能を5段階〔0(動作不能)～4(健常レベル)〕で評価する．検者による質的評価も記録する．

評価値の意味 得点範囲は0～176点．高得点ほど麻痺側の上肢運動機能が高いことを示す．

文献
- Kopp B, et al：The arm motor ability Test：reliability, validity, and sensitivity to change of an instrument for assessing disabilities in activities of daily living．Arch Phys Med Rehabil 78：615-620，1997

関連項目
- フレンチャイ上肢機能検査 ➡ 18頁
- Action Research Arm Test(ARAT) ➡ 19頁
- Wolf Motor Function Test(WMFT) ➡ 次項 　　　　　　　　（髙橋香代子）

Wolf Motor Function Test(WMFT)

上肢運動機能を動作と物品操作のスピードで評価

対象	脳卒中	尺度	仮間隔	構成	複合
障害	上肢機能(I)	方法	運動課題	重要度	★★★★★

概要 米国において，特にconstraint induced movement therapy(CI)療法の効果判定に広く用いられている運動機能評価法の1つ．運動項目6項目〔前腕を机へ(肩の外転を用いて前腕を机の上へ乗せる)など〕と物品操作項目9項目〔鉛筆の把持・挙上(鉛筆を3指つまみでつまみ上げる)など〕の計15項目からなり，それぞれの動作に要する時間を測定し，上肢運動機能を客観的に評価する．全15項目の所要時間(秒数)

の合計を最終得点として扱う．また，動作の質については functional ability scale(FAS)を用いて，0(全く動かせない)～5(健常に近い動作が可能)の6段階で評価し，全15項目の合計点を最終得点として扱う．

評価値の意味 所要時間の最終得点(所要秒数)が低いほど，上肢運動機能が高いことを示す．また，FASの得点(0～75点)が高いほど，上肢運動機能が健常に近いことを示す．

文献
・Wolf SL, et al：Assessing Wolf Motor Function Test as Outcome Measure for Research in Patients After Stroke. Stroke 32：1635-1639, 2001
・高橋香代子，ほか：新しい上肢運動機能評価法・日本語版 Wolf Motor Function Test の信頼性と妥当性の検討．総合リハ 36：797-803, 2008

関連項目
・Action Research Arm Test(ARAT) ➡ 19頁
・Arm Motor Ability Test(AMAT) ➡ 20頁
・簡易上肢機能検査 ➡ 456頁

(髙橋香代子)

5段階上肢能力テスト

患側上肢の実用能力を評価するテスト

対象	脳卒中	尺度	仮間隔	構 成	レベル5(正常)～0(重度)
障害	上肢機能(I)	方法	運動課題	重要度	★★★

概要 5項目のテスト(封筒をハサミで切るときに固定をする，サイフからコインを出す，傘をさす，健側の爪を切る，健側袖口のボタンをとめる)をそれぞれ不能：0点，可能：1点として合計点：0～5点をレベル0～5の6段階で評価する．

評価値の意味
・レベル0：廃用手　　・レベル3：補助手A
・レベル1：補助手C　・レベル4：実用手B
・レベル2：補助手B　・レベル5：実用手A

文献
・上田 敏，ほか：片麻痺手指機能テストの標準化：12段階手指機能テストおよび5段階上肢能力テスト．リハ医学 22：143-160, 1985 ⇒原著．

関連項目
・上田式12グレード片麻痺機能テスト(上下肢) ➡ 12頁
・上田式12グレード片麻痺機能テスト(手指) ➡ 14頁

(奥野太嗣)

10秒テスト(脳卒中片麻痺手指機能評価用)

軽度脳卒中患者の上肢機能を簡単に評価

対象	脳卒中	尺度	間隔	構 成	数値(回)
障害	運動機能(I)	方法	運動課題	重要度	★★★★★

概要 脳卒中軽度片麻痺患者に対する簡易な上肢機能評価テスト．3

種類の運動課題があり，10秒の間に可能な限り速く動かす．まず健側から行い，次に患側の順で行う．

① Finger Individual Movement Test (FIMT)：母指から小指の順に屈曲，小指から母指の順に伸展する．各指の屈曲または伸展を1回とカウントする．屈曲と伸展はその患者ができる最大の可動域範囲まで行う．

② Hand Pronation and Supination Test (HPST)：座位にて測定しない一方の手掌を上に向けて膝の上に置き，測定をする他方の手掌と手背を交互に続けて叩かせる．回内，回外それぞれを1回とカウントする．回内，回外は90°以上行うようにする．できない場合はできうる最大可動域まで行う．

③ Finger Tapping Test (FTT)：座位にて健側の手掌を上に向けて膝の上に置き，その上に患側の手背を上に向けて置き，MP，PIP，DIP関節を屈曲位とし，手関節を支点として指先で手掌を叩く．叩くたびに1回とカウントする．手掌・膝の上での施行が困難な場合，机上でも可とするが，その場合は「机上にて施行」と記載する．

評価値の意味 回数が多いほど手指巧緻性が高い．①のFIMTと②のHPSTは，Nine-Hole Peg Testとの相関関係が認められている．

文献
・Hatanaka T, et al：A new evaluation method for upper extremity dexterity of patients with hemiparesis after stroke：the 10-second tests. Int J Rehabil Res 30：243-247, 2007 ⇒原著．

関連項目
・Nine-Hole Peg Test ➡ 455頁

(奥野太嗣)

トランクコントロールテスト
Trunk Control Test

ベッド上で行える簡便な体幹機能・能力評価法

対象	脳卒中	尺度	仮間隔	構成	100(正常)〜0(重度)
障害	体幹・下肢機能(I)	方法	運動課題	重要度	★★★

概要 主に脳卒中後遺症を対象としたベッド上で行える簡便な体幹機能・能力の評価法．基本動作4項目〔寝返り(左右両側)，起き上がり，座位保持〕を3段階(0, 12, 25点)で点数化し，合計したもの．基本的な動作から評価するため，回復に伴って飽和することがある．急性期の脳卒中患者において，回復の予測因子となりうるとの報告もある．

評価値の意味 0点はベッド上基本動作すべてに介助が必要な状態，100点はそれらすべてが自分で行える状態を意味する．100点であっても体幹機能・能力に問題がないことを保証するものではないことに注意．

文献
- Collin C, et al：Assessing motor impairment after stroke：a pilot reliability study. J Neurol Neurosurg Psychiatry 53：576-579，1990
- 田中正一，ほか：評価と訓練―片麻痺：脳卒中を中心に．総合リハ 30：615-619，2002

関連項目
- Stroke Impairment Assessment Set (SIAS) ➡ 9 頁

(白銀 暁)

歩行機能分類
Functional Ambulation Categories (FAC)

歩行の自立度を 6 段階で評価					
対象	脳卒中	尺度	順序	構 成	5(正常)〜0(重度)
障害	歩行(D)	方法	観察	重要度	★★★

概要 脳神経系疾患の患者(特に脳卒中患者)における歩行の自立度を検者が観察し，0(歩行不可)，1(介助)，2(軽介助)，3(見守り)，4(ほぼ自立)，5(自立)の 6 つのカテゴリーに分類．

評価値の意味 点数が高いほど歩行が自立している．

文献
- Holden MK, et al：Clinical gait assessment in the neurologically impaired：Reliability and meaningfulness. Phys Ther 64：35-40，1994

関連項目
- ハウザー歩行能力指標 ➡ 次項
- ウィスコンシン歩行スケール ➡ 24 頁
- Dynamic Gait Index ➡ 145 頁

(髙橋香代子)

ハウザー歩行能力指標
Hauser Ambulation Index (AI)

歩行能力について歩行補助用具を指標に評価					
対象	脳卒中	尺度	順序	構 成	0(正常)〜9(重度)
障害	歩行(D)	方法	観察	重要度	★

概要 脳神経系疾患の患者(特に脳卒中)における歩行能力指標として開発された．歩行能力を，使用している歩行補助用具と，補助用具なしでの歩行速度で 10 段階に評価する．

評価値の意味
- 0：歩行障害なし
- 1：独歩
- 2：歩様の異常，8 m 歩行速度が 10 秒以下
- 3：独歩，8 m 歩行速度が 20 秒以下
- 4：片側に杖を使用，8 m 歩行速度が 20 秒以下
- 5：両側に杖(歩行器など)を使用，8 m 歩行速度が 25 秒以下

- 6：両側に杖を使用，8 m 歩行速度が 20 秒以上，時折車いす使用
- 7：両側に杖を使用しても数歩のみ歩行可，車いすの使用度が多い
- 8：車いすのみ使用（トランスファー自立）
- 9：車いすのみ使用（トランスファーに要介助）

文献

- Hauser SL, et al：Intensive immunosuppression in progressive multiple sclerosis；A randomized, three-arm study of high-dose intravenous cyclophosphamide, plasma exchange, and ACTH. N Engl J Med 308：173-180, 1983

関連項目

- 歩行機能分類 ➡ 23 頁
- ウィスコンシン歩行スケール ➡ 次項
- Dynamic Gait Index ➡ 145 頁

（髙橋香代子）

ウィスコンシン歩行スケール
Wisconsin Gait Scale

脳卒中片麻痺患者の歩行を評価

対象	脳卒中	尺度	仮間隔	構 成	13.35（正常）〜42（重度）
障害	歩行(D)	方法	運動課題	重要度	★★

概要 脳卒中後の片麻痺患者の歩行を評価するもの．リハビリテーションの効果を評価する際に使用される．麻痺側下肢の動きを立脚期，つま先離地期，遊脚期，踵接地期に分け評価する．合計 14 項目で内容は麻痺側下肢への十分な荷重や麻痺側股関節の伸展といった歩行分析が含まれている．各項目は 1（正常）〜3（病的）の 3 段階で点数がつけられる．ただし，項目 1（歩行補助器具を使用しますか？）は 1〜5 点の 5 段階，項目 11（つま先離地期から遊脚中期にかけて膝の屈曲が起こりますか？）は 1〜4 点の 4 段階となっており，それぞれ 3/5，3/4 を掛けて計算する．

評価値の意味 合計得点で評価される．得点範囲は 13.35〜42 点で，得点が低いほどよい歩行であることを示す．

文献

- Rodriquez AA, et al：Gait training efficacy using a home-based practice model in chronic hemiplegia. Arch Phys Med Rehabil 77：801-805, 1996
- Pizzi A, et al：Gait in hemiplegia：evaluation of clinical features with the Wisconsin Gait Scale. J Rehabil Med 39：170-174, 2007

関連項目

- 転倒予防自己効力感尺度 ➡ 159 頁

（森下慎一郎）

Clinical Assessment Scale for Contraversive Pushing (SCP)

脳卒中の傾斜肢位を評価するスケール

対象	脳卒中	尺度	仮間隔	構 成	0(正常)〜2(重度)
障害	バランス能力(D)	方法	運動課題	重要度	★★★

概要
プッシャー症候群(体軸傾斜症候群)とは,姿勢バランスの低下により非麻痺側から麻痺側へ押し出し姿勢肢位の傾斜した状態をいう.SCP はプッシャー症候群の評価方法である.座位・立位での自然姿勢,座位・立位での非麻痺側の伸展,座位・立位での他動運動での抵抗,の3項目を評価する.抵抗を評価するとき,検者は被検者の胸骨と背部を持ち横方向に力を加え,そのときの抵抗を評価する.

評価値の意味

1. 姿勢(座位・立位時の自然肢位での姿勢)
 ・Score 1:対側へ倒れるほどの重度の体軸傾斜を認める
 ・Score 0.75:対側へ倒れないが重度の体軸傾斜を認める
 ・Score 0.25:対側へ倒れないが軽度の体軸傾斜を認める
 ・Score 0:著明な体軸傾斜を認めない
2. 伸展(座位・立位時の非麻痺側上下肢の伸展時の押す力の増加をみる)
 ・Score 1:素早く伸展を認める
 ・Score 0.5:姿勢まで変わらないが伸展あり
 ・Score 0:伸展なし
3. 抵抗(座位・立位時の他動運動での抵抗をみる)
 ・Score 1:抵抗を認める
 ・Score 0:抵抗を認めない

各項目について,それぞれ座位と立位時の点数評価を加筆する.最高点数は2点,各項目少なくとも1点以上あればプッシャー症候群といえる.

文献
・Karnath HO, et al:Prognosis of contraversive pushing. J Neurol 249:1250-1253, 2002
・Karnath HO, et al:The origin of contraversive pushing:evidence for a second graviceptive system in humans. Neurology 55:1298-1304, 2000

関連項目
・バランス安定性時間計測検査 ➡ 444 頁

(児玉典彦)

Motor Activity Log(MAL)
ADLにおける患側使用状況の評価

対象	脳卒中	尺度	仮間隔	構 成	複合
障害	上肢機能(I)/ADL(D)	方法	面接	重要度	★★★★★

概要 日常生活動作(ADL)への患側の使用状態を評価し,また患者の主観的な機能レベルを数量化する評価方法である.14の動作項目について,一定の期間中(先週1週間など)に患側をどの程度使用したか(amount of use;AOU)と,患側による動作の質(quality of movement;QOM)を0~5点の6段階で患者が自己評価するインタビュー形式で行う.動作項目としては,本・新聞・雑誌を持って読む,タオルを使って顔や身体を拭く,グラスを持ち上げる,歯ブラシを持って歯を磨く,髭剃り・化粧をする,鍵を使ってドアを開ける,手紙を書く・タイプを打つ,安定した立位を保持する,服の袖に手を通す,物を手で動かす,フォークやスプーンを把持して食事をとる,髪をブラシや櫛でとかす,取っ手を把持してカップを持つ,服の前ボタンをとめる,の14項目が問われる.

評価値の意味 AOU,QOM各々,合計点数を該当項目数で割ったものを最終得点とする.得点範囲は0~5点で,AOUが高得点ほどADLに患側上肢を使用しており,QOMが高いほど患側の運動機能が高いことを示す.

文献
・Uswatte G, et al:Reliability and validity of the upper-extremity Motor Activity Log-14 for measuring real-world arm use. Stroke 36:2493-2496, 2005

関連項目
・フレンチャイ上肢機能検査 ➡ 18頁
・Arm Motor Ability Test(AMAT) ➡ 20頁
・Wolf Motor Function Test(WMFT) ➡ 20頁

(髙橋香代子)

modified Rankin Scale(mRS), Rankin Scale
脳卒中の機能障害評価法

対象	脳卒中	尺度	順序	構 成	0(症状なし)~6(死亡)
障害	ADL(D)	方法	観察	重要度	★★★★★

概要 脳卒中後の評価方法で,現在はmRSを用いることが多い.評価者によって障害の程度の決め方に差が出るといわれているが,手術方法や薬物療法などのアウトカムとして広く用いられている.

評価値の意味
・Grade 0:全く症状なし
・Grade 1:なんらかの症状はあるが障害はない…通常の仕事や活動

はすべて行うことができる
・Grade 2：軽微な障害…これまでの活動のすべてはできないが身のまわりのことは援助なしでできる
・Grade 3：中等度の障害…なんらかの援助を要するが援助なしで歩行できる
・Grade 4：中等度から重度の障害…援助なしでは歩行できず，身のまわりのこともできない
・Grade 5：重度の障害…寝たきり，失禁，全面的な介護
・Grade 6：死亡

Rankin Scale には Grade 0 が含まれておらず，Grade 1 と Grade 2 の一部で表現が異なる．

文献
・Rankin J：Cerebral vascular accidents in patients over the age of 60. Ⅱ. Prognosis. Scot Med J 2：200-215, 1957
・van Swieten JC, et al：Interobserver agreement for the assessment of handicap in stroke patients. Stroke 19：604-607, 1988

関連項目
・Disability Rating Scale(DRS)/Rappaport Disability Rating Scale(RDRS) ➡ 38 頁
・グラスゴーアウトカムスケール ➡ 41 頁 （土岐めぐみ）

Nottingham Ten-Point ADL Index

脳卒中患者の簡便な ADL 評価法の 1 つ

対象	脳卒中	尺度	仮間隔	構成	10(正常)〜0(重度)
障害	ADL(D)	方法	運動課題	重要度	★

概要 185 人の脳卒中患者を用いた研究により，Northwick Park ADL Scale とリバーミード ADL スケールに基づいて作成された．項目は①カップで飲む，②食事をする，③顔と手を洗う，④ベッドから椅子へ移乗する，⑤屋内を歩行する(または車いすで移動する)，⑥トイレを用いる，⑦脱衣する，⑧着衣する，⑨温かい飲み物を作る，⑩浴槽に出入りする，の 10 項目からなり，後になるほど難易度が上がるように配列されている．

評価値の意味 動作を実際にしてもらい，介助なしで遂行可能な場合は 1 点，介助が必要な場合は 0 点と採点する．点数が高いほうが ADL レベルが高い．

文献
・Masur H：Scales and Scores in Neurology. pp401-412, Thieme, 2004

関連項目
・リバーミード ADL スケール ➡ 28 頁
・Northwick Park Index of Independence in ADL ➡ 466 頁 （松本憲二）

リバーミード ADL スケール
Rivermead ADL Scales

片麻痺患者用のADL・IADLスケール

対象	脳卒中	尺度	仮間隔	構成	93(正常)～31(重度)
障害	ADL(D)	方法	観察	重要度	★

概要 片麻痺患者を対象とした日常生活動作(ADL)・手段的ADL(IADL)評価法．セルフケア16項目，家事15項目からなる．家事については，さらに調理，買い出しなどの9項目と，洗濯，食器洗いなどの6項目に分けられる．検者は各項目に対して3段階〔1(要介助)，2(要言語指示)，3(自立)〕で評価．3項目以上連続で1点の場合，中断しその時点での点数を最終スコアとする．

評価値の意味 得点範囲は31～93点．高得点ほどADL・IADLの自立度が高いことを示す．

文献
・Whiting S, et al：An ADL assessment for stroke patients．Br J Occup Ther 43：44-46，1980

関連項目
・Nottingham Extended ADL Index ➡ 次項
・Barthel Index ➡ 463頁
・機能的自立度評価法 ➡ 466頁

(髙橋香代子)

Nottingham Extended ADL Index

在宅で生活している脳卒中患者のためのIADL評価法の1つ

対象	脳卒中	尺度	仮間隔	構成	21(正常)～0(重度)
障害	IADL(D)	方法	質問紙(自記式)	重要度	★★

概要 在宅患者の手段的日常生活動作(IADL)状況を，スタッフが直接在宅に出向くのではなく，郵送により調査するために開発された評価法．良好な信頼性が報告されている．「できる」活動ではなく「している」活動を調査する．採点法は，0点(しているが介助が必要，またはしていない)，1点(介助なしでしている，または困難はあるが介助なしでしている)の2件法．項目は以下の4領域・21項目．

・移動：①外出，②階段昇降，③自動車への乗り降り，④不整地歩行，⑤道路の横断，⑥公共交通機関
・台所内での活動：①自力で食べる，②温かい飲み物の用意，③温かい飲み物をほかの部屋へ運ぶ，④洗い物，⑤温かい軽食を作る
・家事活動：①外出時の自分のお金の管理，②小さな衣服の洗濯，③買い物，④大きな衣服の洗濯
・余暇活動：①新聞や本を読む，②電話，③手紙，④所用での外出，⑤庭の手入れ，⑥車の運転

評価値の意味 得点が高いほうがIADLの自立度・活動度が高いこと

を示す.

文献
- Noun F, et al：An extended activities of daily living scale for stroke patients. Clin Rehabil 1：301-305, 1987

関連項目
- フレンチャイ拡大 ADL 尺度 ➡ 470 頁

(松本憲二)

日本語版 SS-QOL

脳卒中患者の QOL 評価法

対象	脳卒中	尺度	仮間隔	構 成	5(良好)～1(不良)
障害	QOL(H)	方法	質問紙(自記式)	重要度	★★★

概要 1999 年に Williams らが開発した脳卒中の疾患特異的尺度を日本語に翻訳したもの．下位項目数は，身辺動作 5，視覚 3，言語 5，動作 6，仕事 3，上肢機能 5，思考 3，性格 3，気分 5，家庭内役割 3，社会的役割 5，活力 3 の 12 の領域からなり，各領域が 3～6 の下位項目からなる．合計 49 項目．

評価値の意味 各項目に 1～5 の 5 段階の選択肢で回答し，領域内の項目の平均点を算出する．点数が高いほど QOL が高い．

文献
- 毛利史子, ほか：日本語版 Stroke Specific QOL(SS-QOL)の作成と慢性期の脳卒中者の QOL 評価．総合リハ 32：1097-1102, 2004

関連項目
- Stroke Impact Scale(SIS) ➡ 次項

(二宮友美)

Stroke Impact Scale(SIS)

脳卒中患者の QOL 評価

対象	脳卒中	尺度	仮間隔	構 成	100(QOL 高)～0(低)
障害	QOL(H)	方法	質問紙(自記式)	重要度	★★★★★

概要 脳卒中が患者の QOL へ及ぼす影響を評価する．軽度から中等度の脳卒中患者に特異的とされている．原本は英語による自己記入式の質問紙．多数の変法があるが，2003 年に Duncan により開発された Version 3.0 が最新．これは 8 領域〔筋力，記憶，感情，コミュニケーション，日常生活動作(ADL)・手段的 ADL(IADL)，移動能力，手指機能，社会参加〕・59 項目に分かれており，言語障害，認知障害のある患者にも適応可能．回答が困難な項目には検者が例を挙げたり，助言を与えたりしても構わない．評価に要する時間はおよそ 15～20 分．少なくとも 1 年間，一定の基準で評価することが望ましい．身体機能だけを評価する縮小版として，SIS-16 がある．

評価値の意味 各項目の粗点を 1～5 点の 5 段階で点数化し，SF-36 と同様の計算アルゴリズムを用いて，それぞれの領域の得点(0～100 点)

を算出．点数が高いほど QOL は高い．臨床上，有意な変化は 10〜15 点とされている．ただし，「脳卒中の回復度」の項目だけは 0〜100 点のビジュアルアナログスケール（100 点：完全回復）のため，どの領域にも属さずに単独で評価する．

文献
- Duncan PW, et al：Rasch analysis of a new stroke-specific outcome scale；The Stroke Impact Scale. Arch Phys Med Rehabil 84：950-963, 2003
- Duncan PW, et al：The Stroke Impact Scale Version 2.0 Evaluation reliability, validity and sensitivity to change. Stroke 30：2131-2140, 1999

関連項目
- SF-36 ➡ 481 頁

（井谷祐介）

リバーミード運動機能指標
Rivermead Mobility Index(RMI)

寝返りや歩行など基本動作に対する運動機能を評価

対象	脳卒中/脳損傷	尺度	仮間隔	構成	15（正常）〜0（重度）
障害	運動機能(I)	方法	観察/面接	重要度	★★★★★

概要 片麻痺患者や脳外科患者に多く用いられる運動機能検査．14 の質問項目（寝返りなどの基本動作から歩行・階段昇降まで）と，1 項目の観察（10 秒間の立位保持）からなる．各項目に対して，可（1 点）か不可（0 点）で評価する．

評価値の意味 得点範囲は 0〜15 点．高得点ほど運動機能が高いことを示す．

文献
- Collen FM, et al：The Rivermead Mobility Index；a further development of the Rivermead Motor Assessment. Int Disabil Studies 13：50-54, 1991
- 前島伸一郎，ほか：Rivermead Mobility Index 日本語版の作成とその試用について．総合リハ 33：875-879, 2005

関連項目
- リバーミード ADL スケール ➡ 28 頁
- Barthel Index ➡ 463 頁
- 機能的自立度評価法 ➡ 466 頁

（髙橋香代子）

リバーミード運動機能検査（上肢）
Rivermead Motor Assessment(Arm Section)

11 の動作遂行を通して麻痺側の上肢運動機能を評価

対象	脳卒中/脳損傷	尺度	順序	構成	11（正常）〜0（重度）
障害	上肢機能(I)	方法	運動課題	重要度	★★★★★

概要 片麻痺患者や脳外科患者に多く用いられる上肢運動機能検査．

静的動的運動制御，協調動作の2項目からなる．静的動的運動制御として，上肢の空間での保持，空間での肘関節の屈伸，ボールへのリーチなど4つの下位項目がある．協調動作として，セラピーパテをフォークとナイフで切る，ネクタイをしめるなど7つの下位項目がある．検者は各項目に対して，可(1点)か不可(0点)で評価し，合計点を算出する．

評価値の意味 得点範囲は0〜11点．高得点ほど麻痺側の上肢運動機能が高く，11点は日常生活動作(ADL)において問題なく使用できる上肢機能レベルであることを示す．

文献
・Lincoln NB, et al：Assessment of motor function in stroke patients. Physiotherapy 65：48-51, 1979

関連項目
・Action Research Arm Test(ARAT) ➡ 19頁
・Arm Motor Ability Test(AMAT) ➡ 20頁
・Wolf Motor Function Test(WMFT) ➡ 20頁

(髙橋香代子)

Loewenstein Occupational Therapy Cognitive Assessment(LOTCA)

脳損傷後の認知障害の検査法

対象	脳卒中/脳損傷	尺度	仮間隔	構成	4または5(正常)〜1(重度)
障害	総合(I/D)	方法	作業課題/言語・認知課題	重要度	★★★

概要 頭部外傷や脳卒中後の認知機能障害に対する評価で，20の課題が見当識，視覚認知，視覚-運動機構，思考活動の4つの領域に分けられている．ちなみにLOTCA 2は，初期評価と継続評価用に改訂されたもので，LOTCA-Gはより高齢者向けで継続評価向きに作られている．

評価値の意味 それぞれの課題は，1(低い)〜4または5(高い)までに評価付けられ，領域特有の素点が与えられ，点数が高いほど基本的な認知能力で問題がないことになる．

文献
・Itzkovich M, et al：LOTCA Loewenstein Occupational Therapy Cognitive Assessment Manual. Maddak, 1990

関連項目
・標準高次視覚検査 ➡ 72頁
・Motor-Free Visual Perception Test(MVPT) ➡ 72頁
・Rivermead Perceptual Assessment Battery(RPAB) ➡ 73頁
・Birmingham-Object-Recognition-Battery(BORB) ➡ 73頁

(土岐めぐみ)

Arnadottir OT-ADL 神経行動学的評価
Arnadottir OT-ADL Neurobehavioral Evaluation(A-ONE)

観察型の ADL 遂行能力評価. 高次脳機能障害の評価

対象	脳卒中/脳損傷	尺度	仮間隔	構成	複合
障害	ADL(D)	方法	観察	重要度	★

概要 16 歳以上の脳皮質由来の中枢神経障害を対象とした日常生活動作(ADL)の遂行を観察して判断する臨床評価である. 信頼性は評価者間信頼性, 再テスト信頼性, 構成概念妥当性は認められている. また, この評価は観察技術が必要とされるため, 評価者の観察技術が未熟な場合は, 標準高次視知覚検査(VPTA)や標準高次動作性検査(SPTA)などと併用することが望ましいとされている. 評価は 2 部構成で, 第 1 部には機能的自立尺度(functional independence scale;FIS)と神経行動学的障害尺度(neurobehavioral impairment scale;NIS)があり, さらに, NIS は特異的神経行動の障害尺度(neurobehavioral specific impairment scale;NSIS)と広範な神経行動学的障害尺度(neurobehavioral pervasive impairment scale;NPIS)の 2 つの下位尺度に分かれている. FIS は更衣, 整容衛生, 移乗と可動性, 食事, コミュニケーションの 5 つの ADL 領域と 22 の下位項目に分かれている. 第 2 部は神経行動学サマリーシートと機能局在化表, 脳処理経路図である. 第 1 部では各下位項目の自立レベルを FIS 得点として評価する. 同時に ADL 遂行中に観察できる神経行動学的障害のタイプと重症度を NIS の得点として評価する.

評価値の意味 得点は各項目 4 点法と 2 点法を項目によって使い分け採点する. 正常範囲は FIS の得点は全項目 4 点, NIS の得点は全項目 0 で示され, それ以下は障害域とみなされる.

文献
・Arnadottir G:The Brain and Behavior;Assessing Cortical Dysfunction Through Activities of Daily Living. CV Mosby, 1990 ⇒原book.
・西川拡志:Arnadottir OT-ADL 神経行動学的評価(A-ONE). OT ジャーナル 38:540-548, 2004

関連項目
・BIT 行動性無視検査日本版 ➡ 70 頁

(竹林 崇)

Spasm Frequency Scale

痙縮によるスパスムの評価

対象	脳卒中/神経筋疾患	尺度	順序	構成	0(正常)〜4(重度)
障害	運動機能(I)	方法	観察	重要度	★★★

概要 障害部位のスパスムが 24 時間の間に何度起こったかをカウントし, 0〜4 の 5 段階に分類する. 痙縮のある患者の病態の評価や, ま

たボツリヌス毒素などの薬物療法後の治療効果判定に用いられることが多い.

評価値の意味
- 0：スパスムなし
- 1：1回以下/日
- 2：1～5回以下/日
- 3：5～9回/日
- 4：10回以上/日

文献
- Snow BJ, et al：Treatment of spasticity with botulinum toxin；A double-blind study. Ann Neurol 28：512-515, 1990

関連項目
- Modified Ashworth Scale（MAS）⇒ 386頁

（石野真輔）

Tone Assessment Scale

MAS の改訂版として作られた痙縮の評価法

対象	脳卒中/神経筋疾患	尺度	仮間隔	構成	0（正常）～40（重度）
障害	運動機能(I)	方法	診察	重要度	★★★

概要 Ashworth scale や Ashworth scale-modified（MAS）は使用に際してのガイドラインがなく，認知障害のある患者は除外されていた．また，姿勢（posture）や動作に関連して起こる反応（associated reaction）についての項目がなかった．これらの改善を目的に1999年に作られた痙縮の評価法．しかし，特に姿勢の評価や動作時の反応の項目においては再現性，検者間信頼性は低いとされる．

評価値の意味 1～12の設問．合計点数が高いほど痙縮が重度（カッコ内の数字は点数）．

- 設問1～3は姿勢の評価：1.手が下肢の上に静置できる(0)・不可(1)，2.肩が水平である(0)・水平でない(1)，3.足が床に平らにつく(0)・不可(1)
- 設問4～9は他動時の反応：4.座位手関節伸展前腕正中位で指が伸びる（MAS相当の0～5の6段階），5.座位で口元の手から2秒以内に肘を十分に伸展する（MAS相当0～5），6.座位で膝を屈伸する（MAS相当0～5），7.臥位下肢伸展位で足関節を底屈位20°より10°背屈する（MAS相当0～5），8.股膝90°屈曲位より2秒以内に下肢を十分に伸展する（MAS相当0～5），9.股伸展のまま膝を屈曲する（MAS相当0～5）
- 設問10～12は動作時の反応：10.健側上肢を頭上に上げた際の患側の肘の屈曲度〔0～3（角度に応じて点数）〕，11.立ち上がりの際の患側の肘の屈曲度〔0～3（角度に応じて点数）〕，12.立ち上がりの際に足が床に接地可能(0)・不可(1)

設問4～9の項目はMAS同等に0～5の6段階で示され，MASよりも詳細な評価法として使用されている．

文献
- Watkins CL, et al：Prevalence of spasticity post stroke. Clin Rehabil 16：515-522, 2002
- Gregson JM, et al：Reliability of the Tone Assessment Scale and the modified Ashworth scale as clinical tools for assessing poststroke spasticity. Arch Phys Med Rehabil 80：1013-1016, 1999

関連項目
- Modified Ashworth Scale(MAS) ➡ 386頁

(石野真輔)

Yanagihara 40点法

本邦で最もよく用いられている顔面神経麻痺の重症度評価法

対象	脳卒中/神経筋疾患	尺度	仮間隔	構成	40(正常)〜0(重度)
障害	顔面運動機能(I)	方法	観察	重要度	★★★★

概要 1976年に柳原らが発表した顔面神経麻痺重症度評価法の1つで,本邦で最もよく用いられている.ほかの顔面神経麻痺重症度スケールとの相関も良好であることは確認されている.ただし,この評価法には病的な共同運動などの後遺症に関する項目は含まれていない.評価項目は,安静時,額のしわ寄せ,まばたき,弱く閉眼,強く閉眼,患側のみの閉眼,鼻にしわを寄せる,口笛を吹く,歯をむき出す,下口唇を引き下げる,の10項目.

評価値の意味 各項目は,0〔全く動かせない(完全麻痺)〕〜4(正常)の5段階で採点され,最もよい得点は40点である.

文献
- Berg T, et al：Agreement between the Sunnybrook, House-Brackmann, and Yanagihara facial nerve grading systems in Bell's palsy. Otol Neurotol 25：1020-1026, 2004

関連項目
- House-Brackmann Facial Nerve Grading System ➡ 次項
- Sunnybrook Facial Nerve Grading System ➡ 35頁

(松本憲二)

House-Brackmann Facial Nerve Grading System

国際的に最も普及している顔面神経麻痺の重症度評価法の1つ

対象	脳卒中/神経筋疾患	尺度	順序	構成	I (正常)〜VI(重度)
障害	顔面運動機能(I)	方法	観察	重要度	★★★★★

概要 欧米で最も用いられている顔面神経麻痺重症度スケール.本邦でも国際的な共通性を求める立場からしばしば用いられる.

評価値の意味 8個の後遺症を含む機能面(安静時,額のしわ寄せ,閉眼,口角の運動,共同運動,拘縮,けいれん,全体的印象)を総合して,

Grade I（正常），II（軽度麻痺），III（中等度麻痺），IV（やや高度麻痺），V（高度麻痺），VI（完全麻痺）に分類する．

文献
- Berg T, et al：Agreement between the Sunnybrook, House-Brackmann, and Yanagihara facial nerve grading systems in Bell's palsy. Otol Neurotol 25：1020-1026，2004

関連項目
- Yanagihara 40 点法 ➡ 34 頁
- Sunnybrook Facial Nerve Grading System ➡ 次項　　　　（松本憲二）

Sunnybrook Facial Nerve Grading System

顔面神経麻痺の重症度評価法の 1 つ

対象	脳卒中/神経筋疾患	尺度	仮間隔	構成	100（正常）〜0（重度）
障害	顔面運動機能(I)	方法	観察	重要度	★★

概要　1996 に Ross らが発表した顔面神経麻痺の比較的新しい grading system．正常側と比較しての，①安静時の対称性（目，頬，口）について，正常（0 点）〜異常（1〜2 点）で採点（スコアは得点を 5 倍して 20 点満点），②随意運動時の対称性（額にしわをよせる，軽く目を閉じる，口を開けて笑う，歯をむき出す，口をとがらす）について，それぞれ，なし（1 点）〜正常（5 点）の 5 段階で採点（スコアは得点を 4 倍して 100 点満点），③随意運動の際の病的共同運動の発現について，なし（0 点）〜強度（3 点）の 4 段階で採点（スコアは得点のままの 15 点）．

評価値の意味　総スコア＝随意運動のスコア－安静時対称性のスコア－共同運動スコアとする．改善するにつれて点数が上がる．最高点は 100 点，最低点は 0 点となる．

文献
- Ross BG, et al：Development of a sensitive clinical facial grading system. Otolaryngol Head Neck Surg 114：380-386，1996

関連項目
- Yanagihara 40 点法 ➡ 34 頁
- House-Brackmann Facial Nerve Grading System ➡ 34 頁　　（松本憲二）

Rancho Los Amigos Levels of Cognitive and Functioning Scale (LCFS)

脳外傷者の認知機能の回復過程を数字で評価

対象	脳損傷	尺度	順序	構成	VIII（正常）〜I（重度）
障害	意識(I)	方法	観察	重要度	★★

概要　脳外傷患者を対象に意識障害からの回復過程を追跡する評価法．患者の行動から見当識や記憶，問題解決能力，また社会的・情緒

的・知的能力などを評価する．治療計画やリハビリテーション開始の指標として利用される．

評価値の意味
- Ⅰ：無反応
- Ⅱ：一般的な反応
- Ⅲ：限局的反応
- Ⅳ：混乱し興奮
- Ⅴ：混乱し不適切な反応，興奮はなし
- Ⅵ：混乱しているが適切な反応
- Ⅶ：適切だが自動的な反応
- Ⅷ：適切かつ合目的的な反応

文献
- Rancho Los Amigos Medical Center：Levels of Cognitive and Functioning. Dawney, 1980
- 神奈川リハビリテーション病院脳外傷リハビリテーションマニュアル編集委員会（編）：脳外傷リハビリテーションマニュアル．医学書院，2001

関連項目
- グラスゴーアウトカムスケール ➡ 41頁
- グラスゴーコーマスケール ➡ 382頁

(梶山泰葉)

Glasgow Assessment Schedule (GAS)
脳外傷後遺症の重症度を評価する尺度

対象	脳損傷	尺度	仮間隔	構成	0(正常)～120(重度)
障害	その他	方法	作業課題/診察	重要度	★★

概要 脳外傷後遺症の重症度を区別し，経過を追う目的で作られた尺度．患者の回答と課題遂行，および観察，客観的情報により点数化する．Personality change, subjective complaints, occupational functioning, cognitive functioning, physical examination, activities of daily life の6領域・計38問で構成されており，15～30分で実施できる簡便な検査である．

評価値の意味 各設問の点数配分はおおむね，0(障害なし)，1(軽度障害)，2(重度障害)の3段階で，高得点ほど障害が重度であることを示す．本尺度は脳外傷後遺症を網羅してはいるものの，いくつかの領域については精度について再考の余地があるとされる．

文献
- Livingston MG, et al：The Glasgow Assessment Schedule：clinical and research assessment of head injury outcome. Int Rehabil Med 7：145-149, 1985

関連項目
- グラスゴーアウトカムスケール ➡ 41頁

(佐野恭子)

精神神経科検査表
Neuropsychiatric-Inventory(NPI)

認知症患者の精神症候を重症度と頻度の両面から評価

対象	脳損傷	尺度	順序	構 成	0(正常)〜3(または4)(重度)
障害	総合(I)	方法	面接	重要度	★★★★

概要 1994年,Cummingが脳病変を有する患者の精神症候を評価することを目的として開発.妄想,幻覚,興奮,うつ,不安,多幸,無為,脱抑制,易刺激性,異常行動の10項目について,その有無および重症度と頻度を評価する尺度.重症度のみを評価するアルツハイマー型認知症行動尺度(Behaved-AD)や頻度のみを評価する痴呆行動障害尺度(DBDスケール)と異なり,重症度と頻度の両方を評価することが特徴.

評価値の意味 重症度は0〜3点の4段階,頻度は0〜4点の5段階で評価.点数が高いほど障害が強い.それぞれの項目に主質問と下位質問が設置され,主質問で当該精神症候の存在が疑われる場合は,下位質問を行ってその有無を確認する.

文献
- Cumming JL, et al:The Neuropsychiatric-Inventory:comprehensive assessment of psychopathology in dementia. Neurology 44:2308-2314, 1994 ⇒原著.

関連項目
- Clinical Dementia Rating(CDR) ➡ 94頁
- 痴呆行動障害尺度(DBDスケール) ➡ 102頁
- アルツハイマー病評価尺度 ➡ 103頁
- アルツハイマー型認知症行動尺度 ➡ 158頁

(宮崎博子)

Patient Competency Rating Scale(PCRS)

日常的な活動の遂行に関する患者の認識度合の評価

対象	脳損傷	尺度	仮間隔	構 成	150(自立)〜0(不可)
障害	IADL(D)	方法	質問紙(自記式/家族/専門職)	重要度	★★★★

概要 日常の身体的活動(例:食事の準備,更衣)と社会的活動(例:約束を守る,集団での会話)に関する30の質問に対して,5(簡単にできる)〜1(できない)の5段階で回答する.本検査では脳損傷者用,重要な他者用(家族,友人),医療者用の3つの書式があり,互いの回答を比較して立場による認識の差を知ることができる.

評価値の意味 回答者間で点数の差が大きいほど互いの認識に乖離があることを意味する.脳損傷者が自身の能力について過大(または過小)評価をしている場合や,家族と医療者で評価が異なる場合には,なんらかの解決策を講じる必要がある.

文献
・Prigatano GP, et al：Neuropsychological Rehabilitation After Brain Injury. Johns Hopkins University Press, 1986

関連項目
・アウェアネス質問表 ➡ 79頁

（佐野恭子）

神経行動学的機能調査表
Neurobehavioral Functioning Inventory(NFI)

脳損傷者の日常生活における心理・社会的行動障害の検査

対象	脳損傷	尺度	仮間隔	構成	76(問題なし)～380(重度)
障害	社会適応(H)	方法	質問紙(自記式/家族)	重要度	★★★

概要 脳損傷（特に脳外傷）者の日常生活における心理・社会的行動障害の検出を目的とした評価．スケールはうつ症状，体性感覚，記憶/注意，コミュニケーション，怒り，運動の6つからなり，計76項目について「全くない」～「常にある」の5段階で評定する．本検査では障害者と家族のそれぞれに記入を求める．

評価値の意味 結果は，平均50（標準偏差10）としてTスコアが算出されるように設定されている．つまり50±10点の間にあれば明らかな異常とはいえない．しかし，合計点や各項目における評定が障害者と家族の間で異なる場合は，両者の認識の乖離（多くは障害者の病識低下）を示唆することとなり，その程度について考える意義は大きい．

文献
・渡辺 修：Neurobehavioral Functioning Inventory(NFI)―神経行動学的機能調査表の紹介．臨床リハ9：59-61, 2000
・Kreutzer JS, et al：Validation of a neurobehavioral functioning inventory for adults with traumatic brain injury. Arch Phys Med Rehabil 77：116-124, 1996

関連項目
・Patient Competency Rating Scale(PCRS) ➡ 37頁
・アウェアネス質問表 ➡ 79頁

（佐野恭子）

Disability Rating Scale(DRS)/Rappaport Disability Rating Scale(RDRS)

頭部外傷患者向けに作られた機能障害尺度

対象	脳損傷	尺度	仮間隔	構成	0(正常)～30(重度)
障害	総合(D)	方法	診察	重要度	★★★

概要 頭部外傷患者向けに作られた機能障害尺度で，昏睡状態から社会復帰までを採点できる．一人の患者を入院中から外来まで，1つの尺度で評価できるところが特徴．8項目からなり，それぞれの合計得点で0～29点となり，点数が高いほど機能障害が強いことを意味する．

評価値の意味 以下の項目で評価．カッコ内の点数が，それぞれの取りうる点数．合計点数は，全く障害がなければ0点，29点はほぼ植物状態，30点は死を示す．
・開眼(eye opening)：0～3点
・コミュニケーション能力(communication ability)：0～4点
・運動反応(motor response)：0～5点
・食事への意識〔feeding(cognitive ability only)〕：0～3点
・排泄への意識〔toileting(cognitive ability only)〕：0～3点
・清潔への意識〔grooming(cognitive ability only)〕：0～3点
・機能レベル(身体的，精神的，感情的，社会的機能)(level of functioning)：0～5点
・雇用適性(employability)：0～3点

文献
・Rappaport M, et al：Disability rating scale for severe head trauma：coma to community．Arch Phys Med Rehabil 63：118-123, 1982

関連項目
・グラスゴーアウトカムスケール ➡ 41頁　　　　　　　　　　（土岐めぐみ）

Mayo-Portland Adaptability Inventory(MPAI)

脳損傷(外傷)者における生活適応，社会参加状況の評価

対象	脳損傷	尺度	仮間隔	構成	0(良好)～118(重度)
障害	IADL(D)	方法	質問紙(家族)	重要度	★★★★

概要 脳損傷(外傷)者の急性期以降(退院後)の適応状況を把握する目的で作成され，訓練計画立案に有用な障害領域が効率的に組み込まれた検査．Part A～Cでは「abilities」「adjustment」「participation」の3領域・計29項目についてその障害程度を5段階で評価する．なおPart D「pre-existing and associated conditions」では，受傷前・後の状態を評価者がどうとらえているかを回答する．

評価値の意味 総合判定にはPart A～Cの合計点を換算したTスコアを用いる．Tスコアは平均50(標準偏差10)になるように設定されており，脳外傷者のデータでみると，30点以下：転帰良好，40～50点：軽度～中等度障害，50～60点：中等度～重度障害，60点以上：非常に重度の障害，と解釈できる．さらに各PartのTスコアから問題の所在を詳細に分析することも可能である．

文献
・Malec JF, et al：Refining a measure of brain injury sequelae to predict postacute rehabilitation outcome：rating scale analysis of the Mayo-Portland Adaptability Inventory(MPAI)．J Head Trauma Rehabil 15：670-682, 2000

関連項目
・神経行動学的機能調査表 ➡ 38頁　　　　　　　　　　　　（佐野恭子）

Functional Assessment Measure(FAM)

外傷性脳損傷患者の"している ADL・IADL"を介助量で評価

対象	脳損傷	尺度	仮間隔	構 成	84(完全自立)～12(最大介助)
障害	ADL(D)/IADL(D)	方法	観察	重要度	★★

概要 Santa Clara Valley Medical Center で開発され,機能的自立度評価法(FIM) 18 項目に新たに 12 項目を追加したもの.脳外傷(TBI)患者用の能力低下の評価尺度であり,FIM と同様に 7 段階で評価する.TBI 患者では認知機能,精神機能,社会的側面が問題となることが多く,比較的若年で受傷するため,在宅での社会生活を考慮して開発された.雇用や家事などを含む評価により社会復帰上の問題点を明確にでき,リハビリテーション計画の立案に役立つ.

〈FAM 項目〉
・運動項目:嚥下,自動車移乗,輸送機関利用
・認知項目:読解,文章構成,会話明瞭性,感情,障害適応,雇用・家事・学業,見当識,注意,安全確認

評価値の意味 採点基準は,完全自立:7点,修正自立:6点,監視・準備:5点,最小介助:4点,中等度介助:3点,最大介助:2点,全介助:1点.合計点は 12～84 点で点数が高いほど自立度も高い.

文献
・藤原俊之:Functional Assessment Measure(FAM).臨床リハ 11:449,2002
・Hall KM, et al:Characteristics and comparisons of functional assessment indices:Disability Rating Scale, Functional Independence Measure, and Functional Assessment Measure. J Head Trauma Rehabil 8:60-74,1993

関連項目
・Disability Rating Scale(DRS)/Rappaport Disability Rating Scale(RDRS) ➡ 38 頁
・機能的自立度評価法 ➡ 466 頁

(大川直子)

Community Integration Questionnaire(CIQ)

社会的不利の評価

対象	脳損傷	尺度	仮間隔	構 成	29(社会参加高い)～0(重度)
障害	社会適応(H)	方法	質問紙(自記式)	重要度	★★★★★

概要 脳外傷患者の社会的参加状況を評価するために開発された.15 項目の質問事項からなり,質問方法は自己評価でも電話インタビューでもよい.所要時間は約 15 分である.質問 1～5 までは日常において買い物や食事,家事を誰が行うか,子どもの面倒を誰がみているかなどの家庭内活動を問うもの,質問 6～11 は映画や外食などの余暇活動

を行っているか,信頼できる友人がいるかなどの社会活動を問うもの,質問 12 および 13〜15 は就労や就学,ボランティア活動への参加などの生産性を評価するものである.

評価値の意味 総合点は 0〜29 点の範囲であり,総合点が高いほど社会参加の度合いが高いと評価する.ただし,受傷前に低いレベルであることもあり,受傷前の状況を把握することが大切である.

文献
・米本恭三,ほか(編):リハビリテーションにおける評価 Ver.2. 臨床リハ別冊,医歯薬出版,2000

関連項目
・Craig Handicap Assessment and Reporting Technique(CHART)
  ➡ 486 頁
(塩嵜加津)

グラスゴーアウトカムスケール
Glasgow Outcome Scale(GOS)

脳損傷患者の治療効果の指標

対象	脳損傷	尺度	順序	構 成	GR(正常生活)〜D(死亡)
障害	ADL(D)	方法	診察	重要度	★★★★★

概要 もともと頭部外傷の評価法として作られたが,脳血管障害の外科治療や救急治療の成績の評価法として広く使われている.

評価値の意味 5 段階評価で次の通り.
・GR:good recovery(正常生活に復帰)
・MD:moderate disability(日常生活は自立)
・SD:severe disability(介護に依存した生活)
・VS:vegetative state(植物状態)
・D:death(死亡)

文献
・Jennett B, et al:Assessment of outcome after severe brain damage. Lancet 1:480-484, 1975
・青木重陽,ほか:リハビリテーションにおけるアウトカム評価尺度—Glasgow Coma Scale, Japan Coma Scale, Glasgow Outcome Scale, Disability Rating Scale(解説). 臨床リハ 14:1040-1044, 2005

関連項目
・modified Rankin Scale(mRS), Rankin Scale ➡ 26 頁
・Disability Rating Scale(DRS)/Rappaport Disability Rating Scale(RDRS)
  ➡ 38 頁
(土岐めぐみ)

2

高次脳機能障害

Hachinski Ischemic Score (Hachinski Score)

多発脳梗塞性認知症とアルツハイマー型認知症を鑑別するためのスコア

対象	高次脳機能	尺度	仮間隔	構 成	複合
障害	疾患	方法	診察	重要度	★★★★

概要 血流低下に伴う局所症状を診断し, 脳血管性認知症における多発脳梗塞性認知症とアルツハイマー型認知症を鑑別する虚血スコア. 簡便であるため臨床において広く使用されているが, 基準や信頼性の面ではまだ不明な点があるため, CT や MRI など画像診断と合わせて評価する必要がある. 約20%の脳血管障害の既往がない場合には有用ではない. 発症の状況, 進行度, 夜間せん妄, うつ状態, 高血圧・脳卒中・動脈硬化症などの既往, 神経症状など13項目において0~2点の2~3段階で評価し, 総合得点が0~4点であればアルツハイマー型認知症, 7点以上であれば多発脳梗塞性認知症であると示唆することができる.

評価値の意味

〈特徴〉
- 急激な発症:2点
- 段階的増悪:1点
- 症状の消長:2点
- 夜間せん妄:1点
- 抑うつ:1点
- 身体的訴え:1点
- 人格が比較的よく保たれる:1点
- 他のアテローム硬化の合併:1点
- 感情失禁:1点
- 高血圧の既往:1点
- 脳卒中の既往:2点
- 神経学的局所症状:2点
- 神経学的局所徴候:2点

〈合計〉
- 4点以下:アルツハイマー型認知症
- 7点以上:脳血管性認知症

文献
- Hachinski VC, et al:Cerebral blood flow in dementia. Arch Neurol 32:632-637, 1975

関連項目
- 精神障害の分類と診断の手引き ➡ 344 頁

(窪田朋恵)

ABS 尺度
Agitated Behavior Scale

急性期脳外傷者の興奮状態の評価

対象	高次脳機能	尺度	仮間隔	構 成	14(問題なし)~56(重度)
障害	意識(I)	方法	観察	重要度	★★

概要 急性期脳外傷者に高頻度で認められる興奮状態を観察により評価する. 脱抑制, 攻撃性, 不安定性に関する計14項目について, 1(認

められない)〜4(著明に認められる)の4段階でチェックする.

評価値の意味 得点が高いほど重大な興奮状態を呈していることを意味する.興奮状態の長期化が後の認知機能に与える影響も重視される現在,興奮状態改善を目的とする投薬,カウンセリング,行動変容法といった治療の有効性を知るためにも経時的に評価されるべきである.

文献
・Bogner J, et al：Reliability of the Agitated Behavior Scale. J Head Trauma Rehabil 14：91-96, 1999

関連項目
・神経行動学的機能調査表 ⇒ 38頁

(佐野恭子)

知能指数
Intelligence Quotient(IQ)

知能検査の結果の正規化値

対象	高次脳機能	尺度	間隔	構成	平均100
障害	知能(I)	方法	N/A	重要度	★★★★★

概要 知能指数は知能検査の結果を次に述べる方法で正規化した値.知能検査にはウェクスラー式(ウェクスラー児童用知能検査,ウェクスラー成人知能検査など)やビネー式(田中・ビネー式知能検査,鈴木・ビネー式知能検査など)をはじめ多くの方式がある.以前のものは[(精神年齢÷暦年齢)×100]あるいは[(検査得点÷所定の年齢の平均得点)×100]などの計算法が用いられていたが,現在ではDIQ(Deviation IQ)と呼ばれる次式が用いられることが多い.

[(検査得点−所定の年齢の平均得点)÷所定の年齢の標準偏差]
 ×15(または16)+100

言語・文化の影響があるため,本邦では日本版が用いられる.検査方法によっては動作性IQと言語性IQに分ける場合ある.

評価値の意味 標準が100.検査方法によって意味が異なるので,評価値の意味は「関連項目」に挙げた各検査項目を参照のこと.異なる年齢の被検者の知能はIQでは比較できない.同じ被検者でも異なる知能検査ではIQも異なる場合がある.

文献
・村上宣寛：IQってホントは何なんだ？―知能をめぐる神話と真実. 日経BP社, 2007 ⇒知能とその測り方の研究の歴史,問題点などを述べた本.

関連項目
・ウェクスラー成人知能検査 ⇒ 47頁
・ウェクスラー児童用知能検査 ⇒ 326頁
・鈴木ビネー知能検査 ⇒ 328頁
・田中ビネー知能検査 ⇒ 328頁

(吉田直樹)

レーヴン色彩マトリックス検査
Raven Colored Progressive Matrices(RCPM)

非言語性知的能力の評価

対象	高次脳機能	尺度	間隔	構成	36(正常)〜0(重度)
障害	知能(I)	方法	作業課題	重要度	★★★★★

概要 一部が欠落した図柄が表示され,被検者はその部分に合致する図を6つの選択肢から選ぶ.11歳以下の主要な認知過程を評価することができる.各セットは,被検者が類推に基づいて判断できる知的処理の発達段階を評価できるように配列されている.

評価値の意味 知的能力の発達には,①図形の異同判断,②図形の方向とほかの対象物の理解,③知覚された特徴の論理的推理方法としての利用,④全体の構成要素への分解とそれらの重要度の判断,⑤体系化された個々の実在を形作るものとしての2つあるいはそれ以上に分離した図形の理解,の5段階があるといわれる.24点(36点満点)以下の場合は知的能力低下があると考えてよい.本検査はWAIS-Rの動作性知能(PIQ)との関連が深い.

文献
・杉下守弘,ほか:日本版レーヴン色彩マトリックス検査手引.日本文化科学社,1993

関連項目
・コース立方体組み合わせテスト ➡ 50頁

(佐野恭子)

Short Orientation-Memory-Concentration Test

認知機能を6項目の簡単な質問で評価

対象	高次脳機能	尺度	仮間隔	構成	0(正常)〜28(障害)
障害	知能(I)	方法	面接	重要度	★★★

概要 現在の年と月と時間,20からの数字と月(Decemberから)の逆唱,本人とは無関係な住所の遅延復唱の6項目の質問に答えることで,見当識や記憶,注意の集中に障害があるかどうかを測定する.誤りがあった場合,項目ごとに設定されている重みを乗じて誤答点数を加算していく.

評価値の意味
・0〜4:正常な認知機能
・5〜9:認知機能に障害が疑われる
・10〜:認知機能に障害あり

文献
・Katzman R, et al : Validation of a short orientation-Memory Concentration Test of cognitive impairment. Am J Psychiatry 140 : 734-739, 1983

関連項目
・改訂長谷川式簡易知能評価スケール ➡ 48頁

(佐藤 満)

ウェクスラー成人知能検査
Wechsler Adult Intelligence Scale-Third Edition (WAIS-Ⅲ)

標準化された全般的知能を測る評価

対象	高次脳機能	尺度	仮間隔	構成	平均100
障害	知能(I)	方法	言語・認知課題	重要度	★★★★★

概要 ニューヨーク大学のベルビュー病院の心理学部長であったWechslerは知能を「自分の環境に対して合目的的に行動し、合理的に思考し、効果的に処理する個々の能力の集合的または全体的なものである」とし、ウェクスラー・ベルビュー検査を出版した。それが1955年にWAIS、さらに1981年にWAIS-R、1997年にWAIS-Ⅲとして改訂された。本邦では、1958年にWAISが出版され、1990年にWAIS-R、2006年にWAIS-Ⅲが出版されている。WAIS-Ⅲは16歳0か月〜89歳11か月まで適応されている偏差IQを求める分析的知能検査である。IQは言語性IQ(VIQ)、動作性IQ(PIQ)、全検査IQ(FIQ)を求めることができる。下位検査は全部で14項目からなり、言語性の下位検査は単語、類似、算数、数唱、知識、理解、語音整列の7検査、動作性の下位検査は絵画完成、符号、積木模様、行列推理、絵画配列、記号探し、組合せの7検査からなる。

評価値の意味 各下位検査の粗点は、平均10、標準偏差3の評価点として換算され、下位検査得点間の比較が可能となる。これらの下位検査の評価点合計からVIQ、PIQ、FIQが求められ、平均100、標準偏差15の偏差IQとして求められる。WAIS-ⅢではIQ以外に因子分析の結果をもとに群指数として、言語理解、知覚統合、作動記憶、処理速度という平均100、標準偏差15の群指数を求めることができる。

文献
・Wechsler D：Wechsler Adult Intelligence Scale 3rd ed. The Psychological Corporation, 1997 ⇒原著.
・Wechsler D(原著)、日本版WAIS-3刊行委員会(訳編)：WAIS-3成人知能検査法 実施・採点マニュアル. p51, 日本文化科学社, 2006 ⇒ WAIS-Ⅲのマニュアル. 施行方法を詳しく記載.

関連項目
・ウェクスラー児童用知能検査 ➡ 326頁

(竹林 崇)

ミニメンタルステートテスト
Mini-Mental State Examination (MMSE)

脳機能の全般的スクリーニング検査

対象	高次脳機能	尺度	仮間隔	構成	30(正常)〜0(重度)
障害	知能(I)	方法	面接	重要度	★★★★★

概要 脳機能の全般的スクリーニング検査として広く使用されている。問題は見当識、記銘、注意と計算、再生、言語の要素を含む11項目で構成されている。道具(検査用紙、鉛筆、時計、大・小の紙)さえ

準備できれば，ベッドサイドでも短時間で実施できる．

評価値の意味 カットオフポイント（23点/30点満点）以下であればなんらかの問題ありと判断する．脳損傷部位がわかっている場合は，本検査の結果を単にスクリーニングとして終わらせるのではなく，減点項目から障害を見きわめ，適切な検査を選択し，より詳細な評価を進めることに活用されるべきである．

文献
・土肥信之，ほか（編）：精神機能評価 増補版．pp31-51，医歯薬出版，1992

関連項目
・改訂長谷川式簡易知能評価スケール ➡ 次項
・国立精研式痴呆スクリーニングテスト ➡ 97頁 　　　　　　　　　　　（佐野恭子）

改訂長谷川式簡易知能評価スケール
Hasegawa Dementia Scale-Revised(HDS-R)

簡易な認知症の評価法

対象	高次脳機能	尺度	仮間隔	構 成	30（正常）〜0（重度）
障害	知能(I)	方法	面接	重要度	★★★★★

概要 最も多く用いられている認知機能検査．9つの下位テストで構成．口頭命令動作・書字・図形模写などの運動性検査を含まず，運動障害の影響を排除した状態で判定される．

評価値の意味 30点満点で20点以下がabnormal（認知症）．重症度判定基準は設けられていない．参考値（臨床的各重症度群の平均値±標準偏差）は normal：24.3±3.9，軽度：19.1±5.0，中等度：15.4±3.7，高度：10.7±5.4，非常に高度：4.0±2.6 とされる．

文献
・田川皓一（編）：神経心理学評価ハンドブック．pp152-157，西村書店，2004

関連項目
・Motor Assessment Scale(MAS) ➡ 13頁
・ウェクスラー成人知能検査 ➡ 47頁
・ミニメンタルステートテスト ➡ 47頁
・国立精研式痴呆スクリーニングテスト ➡ 97頁 　　　　　　　　　　　（宮本純子）

時計描画検査
Clock Drawing Test

簡便な認知症スクリーニングテスト

対象	高次脳機能	尺度	順序	構 成	5（正常）〜0（重度）
障害	知能(I)	方法	作業課題	重要度	★★★★★

概要 アルツハイマー型やその他のタイプの認知症に対しての神経学的テストあるいはスクリーニングツールとして用いられている簡便な

テスト．1983年以来，12以上の異なる採点法が提唱されている．ここではShulman(1993)らのスコア法を示す．被検者にあらかじめ10cm程度の円が描かれた紙片を見せ，時計の文字盤の数字を書き入れさせ，さらに11時10分に時計の針を合わせさせる．

評価値の意味 採点法は次の通り．3点以下は認知症とされる．

- 5点：完全な時計
- 4点：軽度の視空間の誤り(数字の間隔が不規則，数字を枠外にはみ出して書くなど)
- 3点：数字の配列はほぼ正常だが時計の時刻のみが不正確(短針が10を指すなど)
- 2点：数字の配列に中等度の視空間の誤りがあり10，11の位置がわからないもの(右側のみの記載，右と左の誤り，12，13…などの保続など)
- 1点：高度の視空間の誤り(1/4円内のみでの数字の記載など，2点の内容より重度のもの)
- 0点：時計の特徴が全くないもの(数字なし，名前を書くなど)

文献
- Shulman K, et al(著)，福居顯二(監訳)：臨床家のための認知症スクリーニング―MMSE，時計描画検査，その他の実践的検査法．新興医学出版社，2006

関連項目
- ミニメンタルステートテスト ➡ 47頁

(松本憲二)

Crichtonの高齢者行動評価尺度
Crichton Geriatric behavioral Rating Scale

認知症重症度の判定検査

対象	高次脳機能障害	尺度	仮間隔	構成	11(問題なし)～55(最重度)
	知能(I)	方法	面接	重要度	★

概要 1964年に開発された，精神疾患患者を対象とした尺度の1つ．評価項目は機能障害と精神症状に関するもので構成されており，歩行，見当識，会話，新人接触，不穏，服装，食事，用便，睡眠，気分(客観的と主観的)の11項目である．

評価値の意味 項目ごとに症状がスコアで記されており，当てはまる症状のスコアを1～5点で点数化し，総得点(11～55点)で程度を判定する．1点は問題なしで，数字が大きくなるほど重度認知症症状を示している．

文献
- 吉野文浩，ほか：特集 痴呆の評価法―観察式行動尺度とその問題点．Dementia Japan 10：293，1996

関連項目
- ミニメンタルステートテスト ➡ 47頁

- 改訂長谷川式簡易知能評価スケール ➡ 48頁
- 国立精研式痴呆スクリーニングテスト ➡ 97頁 (宍貝美保)

Interview for Deterioration in Daily Living Activities in Dementia(IDDD)

認知症患者のADLと介護量の評価

対象	高次脳機能	尺度	仮間隔	構　成	0(障害なし)～165(重度障害)
障害	知能(I)	方法	面接	重要度	★

概要 食事，更衣，整容などの基本的日常生活動作(BADL)から，買い物，電話応答などの応用的ADLまで，介助を要したか否かについての33項目の質問を介助者に面接して実施．1, 2, 3, 8, 9の5段階評価の合計で査定する．所要時間15分．

評価値の意味
- 1：ほとんど介助不要
- 2：ときどき介助を要する
- 3：しばしば介助を要する
- 8：評価不能
- 9：適応外

合計値が大きいほど重症で介助量が多い．最重症は165点．

文献
- Tuenisse S, et al：Interview to determine deterioration in daily functioning in dementia. Tijdschrift voor Gerontologie en Geriatrie 22：53-59, 1991 ⇒原著．

関連項目
- Disability Assessment for Dementia(DAD) ➡ 93頁
- N式老年者用日常生活動作能力評価尺度 ➡ 107頁
- 身体的自己管理尺度 ➡ 148頁

(宮崎博子)

コース立方体組み合わせテスト
Kohs Block Design Test

非言語性のIQ算出が可能な検査

対象	高次脳機能	尺度	間隔	構　成	平均100
障害	知能(I)	方法	作業課題	重要度	★★★★★

概要 ろうあ児，老人用に標準化された知能検査で，17個の積み木を組み合わせるテスト．見本として提示された模様と同じ模様を作っていく．短時間で施行でき，非言語性なので，失語症患者の知能測定にも使用されることが多い．ただし，積み木課題であるため，麻痺がある場合や構成障害が認められる場合には，正確な評価ができない．

評価値の意味 採点は得点算出表によって行う．制限時間内に課題が遂行できなければ，得点は与えられない．得られた総得点から，別表の精神年齢換算表により精神年齢(MA)を決め，次に暦年齢修正表よ

り被検者の暦年齢(CA)を求める．そこから次の式で知能指数(IQ)を求める．

・IQ = MA ÷ CA × 100

なお，暦年齢18歳以上は，たとえ40歳以上でもCAは16歳0か月として計算する．

文献
・Kohs SC(著)，大脇義一(編)：コース立方体組み合わせテスト使用手引き．三京房，1996

関連項目
・レーヴン色彩マトリックス検査 ➡ 46頁
・Benton視覚記銘検査 ➡ 60頁

(宍貝美保)

Porteusの迷路
Porteus Maze Test

非言語性知性の評価

対象	高次脳機能	尺度	間隔	構成	数値(Q得点，検査年齢)
障害	知能(I)	方法	作業課題	重要度	★★

概要 Porteusの迷路は3歳以上を対象に作成されており，難易度の異なる14課題からなる．時間制限はない．被検者は鉛筆を離さず，かつ後戻りをせずに，できるだけ早く正確にゴールすることが求められる．誤り数と所要時間より，Q得点(quality score)と検査年齢(test age)が得られる．

評価値の意味 非言語性知性のほか，計画性や問題解決能力，さらには視空間処理能力も評価することができる．各種言語性知能検査に比べて，Kohs立方体組み合わせテストとの相関が特に高い．

文献
・鹿島晴雄，ほか(編)：よくわかる失語症と高次脳機能障害．p391，永井書店，2003

関連項目
・レーヴン色彩マトリックス検査 ➡ 46頁
・コース立方体組み合わせテスト ➡ 50頁
・ハノイの塔課題 ➡ 86頁

(佐野恭子)

改訂版ピーボディ絵画語彙検査
Peabody Picture Vocabulary Test-Revised (PPVT-R)

全般的知的能力，認知障害のスクリーニング検査

対象	高次脳機能	尺度	仮間隔	構成	複合
障害	知能(I)	方法	言語・認知課題	重要度	★★★

概要 10～20分で施行できる単語語彙の理解力テスト．全般的知的能力や認知障害のスクリーニングとして，または右半球の視覚刺激と

左半球の単語知識との統合能力を調べる検査として有用である．本検査は練習5項目+2種計175項目で構成されているが，175項目のうち実際に使用するのは，被検者の暦年齢に相応した40項目である．各項目は多項選択式で，検者が刺激単語を呼称した後，被検者は選択肢である4つの写真のなかから単語の意味を適切に描いている1枚を選択する．

評価値の意味 米国では2歳半〜40歳11か月のデータが標準化されており，検査結果は暦年齢ごとの標準得点と照らし合わせて解釈される．本検査の成績はウェクスラー成人知能検査改訂版(WAIS-R)における言語性IQ(VIQ)ならびに全検査IQ(FIQ)と中等度の相関性を持つとされる．

文献
・Golden CJ, et al(著), 櫻井正人(訳)：高次脳機能検査の解釈過程―知能，感覚-運動，空間，言語，学力，遂行，記憶，注意. pp23-24, pp73-76, 協同医書出版社, 2004

関連項目
・ウェクスラー成人知能検査 ➡ 47頁
・ウェクスラー児童用知能検査 ➡ 326頁
・WPPSI知能診断検査 ➡ 331頁

(眞渕 敏)

行動心理徴候
Behavioral and Psychological Symptoms of Dementia(BPSD)

認知症の周辺症状のこと

対象	高次脳機能	尺度	N/A	構 成	N/A
障害	知能(I)	方法	観察	重要度	★

概要 認知症の中核症状によって引き起こされる心理症状，精神症状，行動症状のこと．認知症の経過中のある時期に60〜90%の患者に出現する．内容は次のように大別される．

・行動症状：活動的な障害(焦燥・不穏状態，多動，徘徊，不適切な活動，認知的無為)，攻撃性(言語的，身体的)，食欲・摂食障害(概日リズムの障害)，社会的に不適切な行動
・心理症状：感情の障害(不安，易刺激性，抑うつ症状，大うつ病性障害，情緒不安定)，アパシー(無気力)，誤認と妄想症候群(物を隠されたり盗んだりされる，妄想・猜疑的，長年住んでいる家がわが家ではない，配偶者/介護者が偽物である/不実を働いている/自分は見捨てられている，死んだ親族・知人が生きている)，幻覚(幻視，幻聴，幻臭，幻触)

評価値の意味 上記の症状が1つでもあればBPSDありとされる．BPSDがあれば，治療可能な特定の誘因(便秘，感染，代謝障害，疼痛などの内科的病態)を探し出す努力を行う．

文献
・国際老年精神医学会(著), 日本老年精神医学会(監訳)：プライマリケア医

のための BPSD ガイド. アルタ出版, 2005
関連項目
・Clinical Dementia Rating (CDR) ➡ 94 頁

(松本憲二)

等速打叩課題

脳損傷後における注意の持続能力(ヴィジランス)の障害度判定

対象	高次脳機能	尺度	間隔	構成	打叩数平均値, 打叩数標準偏差
障害	注意・記憶(I)	方法	運動課題	重要度	★

概要 ある一定の期間注意を維持できるかどうかを短時間で評価する課題. 健側上肢に持った鉛筆を1秒に1回の速度で, 5分間机に叩き続ける. 10秒ごとの打叩回数(計30ブロック)を記録し, 各ブロックの打叩数の平均と標準偏差を求めて, 平均を「反応傾向度」, 標準偏差を「反応動揺度」とする.

評価値の意味 健常者での反応傾向度の平均値は $9.4±1.5$ で, 標準偏差の範囲の2倍($±3.0$)を超える6.4以下または12.4以上で非標準と判定. また, 健常者での反応動揺度の平均値は $0.6±0.1$ で, 標準偏差の範囲の2倍($±0.2$)を超える0.4以下または0.8以上で非標準と判定する.

文献
・坂爪一幸, ほか:臨床的「ヴィジランス」検査の試み(II)—脳損傷側の左右差, 臨床症状との対応及び遂行パターン差の検討. 失語症研究 7: 289-299, 1987

関連項目
・臨床的注意評価スケール ➡ 次項
・注意機能スクリーニング検査 ➡ 55 頁
・標準注意検査法 ➡ 66 頁
・注意評価スケール(Ponsford) ➡ 68 頁

(佐藤 満)

臨床的注意評価スケール
Ponsford and Kinsella's Attentional Rating Scale

脳損傷者の注意障害を日常生活の観察から評価

対象	高次脳機能	尺度	仮間隔	構成	0(正常)〜56(重度)
障害	注意・記憶(I)	方法	観察	重要度	★★

概要 注意を覚度・選択性・持続性の面からとらえた14項目の観察事項を, 0(全く認められない)〜4(絶えず認められる)の5段階で評価し, その総得点がスコアとなる.

評価値の意味 注意障害の程度が比較的軽症の脳損傷者(頭部外傷・右半球の脳血管障害)で15点前後のスコア.

文献
・先崎 章, ほか:臨床的注意評価スケールの信頼性と妥当性の検討. 総合

リハ 25：567-573，1997
<u>関連項目</u>
・聴覚性検出検査（聴覚的語音反応検査）➡ 次々項
・注意機能スクリーニング検査 ➡ 55頁
・標準注意検査法 ➡ 66頁

(佐藤 満)

Paced Auditory Serial Addition Test(PASAT)
脳損傷後における情報処理能力の障害程度の評価

対象	高次脳機能	尺度	間隔	構成	60(最高)～0(最低)
障害	注意・記憶(I)	方法	言語・認知課題	重要度	★★★★★

概要 注意を継続させる能力を評価する検査．1～9の1桁の数字を音声で連続して提示し，前後の数字の和を口頭で回答する．数字の提示はあらかじめ録音されたものを使用するので，回答の有無にかかわらず，一定のペース(1秒または2秒間隔)で行われる連続した60回の正答数を得点とする．数字の提示間隔を長くすると，情報処理能力に加えて，記憶能力が必要になるとされる．対象者の教育歴や数学的能力の影響は小さいとされるが，年齢の影響は大きい．

評価値の意味 健常者への1秒間隔の提示では，20歳代で34点，30歳代で30点，40～50歳代で24点，60歳代で14点程度の正答数．

<u>文献</u>
・豊倉 穣，ほか：情報処理速度に関する簡便な認知検査の加齢変化．脳と精神の医学 7：401-409，1996

<u>関連項目</u>
・聴覚性検出検査（聴覚的語音反応検査）➡ 次項
・注意機能スクリーニング検査 ➡ 55頁
・標準注意検査法 ➡ 66頁

(佐藤 満)

聴覚性検出検査（聴覚的語音反応検査）
Audio-Motor Method
聴覚刺激を用いて注意の選択性と持続性を評価

対象	高次脳機能	尺度	間隔	構成	正答率(%)，的中率(%)
障害	注意・記憶(I)	方法	言語・認知課題	重要度	★★

概要 似ている5種類の語音「ト・ド・ポ・コ・ゴ」を1秒おきにランダムに5分間提示し，目標語音「ト」に対してタッピングなどの合図による反応を求める．目標語音は1分間に10回出現し，正答刺激は計50個である．正解・不正解を合わせた総反応数と正答数を測定し，正答率(正答数/総正解刺激数)と的中率(正解数/総反応数)を算出する．総反応数は反応の量的側面を，的中率は反応の質的側面を反映するとされる．

評価値の意味 正答率は右半球損傷者61%，左半球損傷者で67%と大

きな差はないが，右半球損傷者は総反応数が増加するため的中率が59％(左半球損傷者79％)と低くなる．健常者では正答率，的中率はともに90％程度．

文献
・水野雅文，ほか：右半球損傷の神経心理学的特徴—"注意力検査"による検討．総合リハ 19：221-224，1991

関連項目
・等速打叩課題 ➡ 53 頁
・臨床的注意評価スケール ➡ 53 頁
・注意機能スクリーニング検査 ➡ 次項
・標準注意検査法 ➡ 66 頁
・注意評価スケール(Ponsford) ➡ 68 頁

(佐藤 満)

注意機能スクリーニング検査
Digit Cancellation Test(D-CAT)

簡便な注意機能障害スクリーニング検査

対象	高次脳機能	尺度	仮間隔	構成	数値(偏差値50)
障害	注意・記憶(I)	方法	作業課題	重要度	★★★

(概要) 2001 年，八田らにより処理速度の低下，注意障害(主に注意の焦点化・維持機能を評価)を簡便に評価する目的で開発された．検査は，1分間でランダムに並んだ数字のなかからある数字(全3施行：1回目数字1文字，2回目数字2文字，3回目数字3文字)の抹消を行うという4～5分程度で施行可能な簡便なもの．第1～3施行における作業量，見落とし率，第1施行と第2・第3施行との作業変化率について使用手引きを参照し，年代・性別ごとの表から偏差値で評価する．

(評価値の意味) 作業量，見落とし率，作業変化率とも偏差値50が正常．たとえば60～69歳男性の偏差値50における作業量は第1施行：250～255，第2施行：202～205，第3施行：150～152で，見落とし率は各4.24～4.92，7.71～8.64，10.46～11.53，作業変化率は，第2施行では0.819～0.830，第3施行では0.607～0.616となっており，抹消する数字が多くなれば作業量は減少し，間違いが多くなる．また，虚報(間違った数字を抹消)は正常では認められず，存在すれば注意の集中と維持の両方に問題があると考えられる．

文献
・伊藤保弘，ほか：頭部外傷(TBI)患者の情報処理速度の低下および注意障害—簡便評価法(D-CAT)による検討．情報文化研究 14：43-57，2001

関連項目
・臨床的注意評価スケール ➡ 53 頁
・標準注意検査法 ➡ 66 頁
・かなひろいテスト ➡ 83 頁

(松本憲二)

Trail Making Test(TMT)

注意障害の評価

対象	高次脳機能	尺度	間隔	構 成	数値(秒)
障害	注意・記憶(I)	方法	作業課題	重要度	★★★★★

概要 注意能力を調べる目的で作成された検査.Aでは1~25の数字がランダムに印刷された検査用紙を用い,被検者は速やかに鉛筆で数字を順につないでいくことが要求される.Bは1~13の数字とあ・か行とさ・しの12個の平仮名を交互に(1-あ-2-い-3・・・)つなぐものである.それぞれにおける所要時間と誤り方,またBとAの所要時間の差が評価される.

評価値の意味 Aでは注意の持続・維持と選択性,Bではさらに注意の分配性,転換性をみることができる.鹿島ら(1986)によると,64歳以下の健常者はAで平均84.5秒,Bで平均117.0秒である.このことから,所要時間の差(B-A)はおおよそ30秒前後が平均値と考えられる.本検査に関してもStussら(2001)により前頭葉内局在が指摘されている.

文献
・鹿島晴雄,ほか:注意障害と前頭葉損傷.神経研究の進歩 30:847-858,1986

関連項目
・かなひろいテスト ➡ 83頁
・Modified Stroop Test ➡ 87頁

(佐野恭子)

再認検査
Recognition Test

再認記憶の障害程度を図形や文字の提示で評価

対象	高次脳機能	尺度	間隔	構 成	正答率(%)
障害	注意・記憶(I)	方法	作業課題/言語・認知課題	重要度	★★★

概要 以前経験したかどうかについての確認である再認記憶(recognition memory)の検査.真偽法,多肢選択法などさまざまな手法があり,与えられる刺激材料もさまざまで,言語性記憶課題(単語)と非言語性記憶課題(図形など)に分けられる.視覚提示・聴覚提示,直後・遅延など刺激提示方法もさまざまある.単語ないし図形を12~30個程度提示した後,同数の不提示刺激を混ぜた刺激を順に示し,先に提示された刺激かどうかを判定させる形式が臨床では標準的である.単独の検査として行われることはまれで,認知機能検査バッテリーの1項目であったり,ほかの記憶検査と併用して実施される.

評価値の意味 言語性記憶課題では健常群は90%以上の正答率.アルツハイマー型認知症初期,前頭葉損傷,パーキンソン病などでは,記

憶の内容そのものを再生する検査と比べて比較的機能が保たれることが知られており，70～90％の正答率を示す．

文献
・鹿島晴雄：前頭葉損傷と recency memory の障害．臨床精神医学 32：1529-1533，2003

関連項目
・日本版リバーミード行動記憶検査 ➡ 59頁
・ウェクスラー記憶検査 改訂版 ➡ 63頁
・新近性検査 ➡ 64頁

(佐藤 満)

自(叙)伝的記憶検査の質問表
Autobiographical Memory Interview (AMI)

記憶検査に用いられる評価法

対象	高次脳機能	尺度	仮間隔	構成	複合
障害	注意・記憶(I)	方法	言語・認知課題	重要度	★★★

概要 患者の人生暦を child-hood（就学前，小学校，中学，高校），early adult life（職業，結婚，子どもなど），recent life（現在入院している病院，前に入院していた病院など）の3期に区分し，それぞれに質問項目を定めている．設問は意味記憶とエピソード記憶から成り立っている．

評価値の意味 意味記憶の最高点21点．エピソード記憶では最高点9点とする．その項目や内容を分析し，検討することで逆向性健忘の期間や意味記憶，またエピソード記憶間の乖離について定量的な評価を行う．

文献
・Kopelman MD, et al：The Autobiographical Memory Interview. Thames Valley Test Co, 1990
・田川皓一(編)：神経心理学評価ハンドブック．pp135-136，西村書店，2004

関連項目
・社会的出来事検査 ➡ 次項

(谷田夏奈)

社会的出来事検査

逆向性健忘の評価法

対象	高次脳機能	尺度	N/A	構成	N/A
障害	注意・記憶(I)	方法	面接	重要度	★★

概要 有名人に関係した出来事や社会的な大事件など，さまざまな出来事を利用する逆向性健忘の評価法．1994年に作成された．質問項目は社会的事件，有名人，当時の流行など社会的出来事に関するもの．10年代ごとに10～20題ずつの設問で構成されている．

評価値の意味 年代ごとの設問に4者択一で回答してもらい，正解できなかった設問の年代から逆向性健忘の期間や時間勾配の検出が可能．個人的な興味や個人の生活環境に影響されやすいので注意が必要である．

文献
・深津玲子，ほか：長期記憶に対する年齢の影響．臨床神経34：777，1994
・田川皓一(編)：神経心理学評価ハンドブック．pp136-137，西村書店，2004

関連項目
・自(叙)伝的記憶検査の質問表 ➡ 57頁

(谷田夏奈)

数字記憶範囲
Digit Span Test

数唱による即時記憶の検査

対象	高次脳機能	尺度	間隔	構成	数値(単語数)
障害	注意・記憶(I)	方法	言語・認知課題	重要度	★★★★★

概要 数唱は，聴覚言語性即時記憶の代表的な検査である．検査者が1秒に1つずつ提示するランダムな数字(順唱は3桁，逆唱は2桁から開始)を直後に再生する方法．ウェクスラー成人知能検査(WAIS-Ⅲ)やウェクスラー記憶検査(WMS-R)の下位検査に準拠して実施することが多い．ほかに，単語リストの再生(聴覚言語性)，5物品記銘(言語性＋視覚性)，視覚性記憶範囲(視覚性)などの検査法がある．

評価値の意味 数唱(順唱)は，7±2桁の再生が可能なら正常とされる．即時記憶は注意・集中力の影響を大きく受け，数唱ができれば全般的注意と聴覚言語性即時記憶は保たれていると判断される．一方，数唱が悪いというだけでは，即時記憶障害，注意障害，失語の影響など複数の可能性を考慮しなくてはならない．同様に，即時記憶が悪くても近時記憶がよい場合があるため，数唱以外の記憶検査を実施する必要がないとはいえない．

文献
・石合純夫：高次脳機能障害学．pp166-167，医歯薬出版，2003

関連項目
・ウェクスラー成人知能検査 ➡ 47頁
・ウェクスラー記憶検査 改訂版 ➡ 63頁

(佐野恭子)

日常記憶質問紙
Everyday Memory Questionnaire(EMQ)

日常生活上の記憶障害に関する認識の評価

対象	高次脳機能	尺度	仮間隔	構成	27(障害なし)〜243(大いに問題)
障害	注意・記憶(I)	方法	質問紙(自記式)	重要度	★★★

概要 Baddeley の考案による日常記憶の評価法. 日常記憶についての問題が書かれた 27 項目(例:物を置いた場所を忘れる,身のまわりの品物をなくす)に対して,その出現頻度を9段階〔1(最近6か月で一度もない)〜9(日に一度以上)〕で評定する.

評価値の意味 合計点の範囲は 27〜243 点となり,点数が高いほど,日常記憶上の問題が大きいと回答者がとらえていると判断できる. 本検査では,合計点と各項目について一般健常者の平均的な評定値が設定されている(平均合計点 58 点). さらに,本検査の利用価値は,障害者と第3者(療法士,家族など)それぞれの評定を比較することで,障害に対する認識のずれを見出せる点にある. 日本版リバーミード行動記憶検査(RBMT)に添付されている"生活健忘チェックリスト"も同様の目的を有している.

文献
・西本武彦:日常記憶研究の動向. 早稲田大学大学院文学研究科紀要 哲学・史学編(通号 40). pp3-19, 早稲田大学, 1994

関連項目
・日本版リバーミード行動記憶検査 ➡ 次項

(佐野恭子)

日本版リバーミード行動記憶検査
Rivermead Behavioural Memory Test(RBMT)

日常生活に関連する記憶の評価

対象	高次脳機能	尺度	仮間隔	構成	24(正常)〜0(重度)
障害	注意・記憶(I)	方法	言語・認知課題	重要度	★★★★

概要 Wilson ら(1985)によって,日常生活に類似した状況における障害を予測するために作られた. 過去の知見を盛り込み,記憶のさまざまな側面を含むように幅広い素材と課題が設定されている. 具体的には,人物姓名の記銘と遅延再生,未知相貌や日常物品の記銘と再認,物語の記銘と遅延再生,道順の記銘と遅延再生,予定記憶,見当識など下位検査 11 項目で構成されている. なお,本検査は既存の記憶検査と高い相関を有する. さらに,「生活健忘チェックリスト」によって生活上の記憶障害を評価することができる.

評価値の意味 標準プロフィール点(24 点満点)とスクリーニング点(12 点満点)で評価される. スクリーニング点は正常範囲か否かを大まかに知るときに用いるが,リハビリテーションにおいて専門的な検

討を必要とする場合は標準プロフィール点を使用する．いずれも年齢群別にカットオフ点が設定されている(標準プロフィール点の場合，39歳以下：19点/20点，40〜59歳：16点/17点，60歳以上：15点/16点)．標準プロフィール点が12点に満たない場合は独居，就労，就学が困難といわれている．

文献
・綿森淑子，ほか：日本版/RBMT リバーミード行動記憶検査―記憶のリハビリテーションのための診断・判定検査．千葉テストセンター，2002

関連項目
・日常記憶質問紙 ⇒ 59頁

(佐野恭子)

Benton 視覚記銘検査
Benton Visual Retention Test

視覚認知，視覚記銘，視覚構成力の評価

対象	高次脳機能	尺度	間隔	構成	10(正常)〜0(重度障害)
障害	注意・記憶(I)	方法	作業課題	重要度	★★★★★

概要 視覚認知，視覚記銘，視覚構成能力を調べる．1セット10枚の図版を一定時間提示し，そこに描かれている単純な図形を記憶して再生描画する．施行方法は提示時間により A(10秒提示後再生)，B(5秒提示後再生)，C(模写)，D(10秒提示＋15秒後再生)の4種類がある．正答数と誤謬数の2つの尺度で評価する．

評価値の意味 正答数は作業の全般的能力，誤謬数は障害による特殊な誤りを表す．誤謬には6分類がある(省略，ゆがみ，保続，回転，置き違い，大きさの誤り)．検査成績と知能，成績と暦年齢との間には有意な関係がある．たとえば15〜44歳では，施行Aの基準は，正答数8点(IQ 95〜109に相当)で「平均」，6点(IQ 70〜79)で「境界」となる．また誤謬数は3点(IQ 95〜104)で「平均」，6点(IQ 70〜79)で「境界」とされる．

文献
・高橋剛夫：ベントン視覚記銘検査使用手引 増補2版．三京房，1995

関連項目
・レイの複雑図形検査 ⇒ 69頁

(佐野恭子)

三宅式記銘力検査

言語性の記憶検査

対象	高次脳機能	尺度	順序	構成	10(正常)〜0(重度)
障害	注意・記憶(I)	方法	言語・認知課題	重要度	★★★★

概要 検査者は，2つの単語が対になった組を1組ずつ音読して被検者に復唱・記憶させた後，対の一方のみを示してもう一方の単語を答えさせる．この手続きを3回実施して成績を評価する．検査は有関係

対語(男-ひげ,空-星など)10組と無関係対語(喧嘩-香水,柱-切符など)10組を用いる.

評価値の意味 正常値の正式な標準化はまだ行われていないが,石合ら(1997)は60歳代健常者のデータとして,3回目の成績が有関係対語で平均9.9(標準偏差±0.7),無関係対語で平均5.4(標準偏差±2.9)を挙げている.そのほか,成績の変化を学習効果の有無としてとらえたり,追想錯誤数と忘却数の関係から,被検者の記銘の特徴を推察することもできる.

文献
・石合純夫:高次神経機能障害.p179,新興医学出版社,1997

関連項目
・レイの聴覚性言語学習検査 ➡ 62頁

(佐野恭子)

論理的記憶(物語再生)
Logical Memory(Paragraph Recall)

短い物語の即時・遅延想起で論理的記憶を評価

対象	高次脳機能	尺度	間隔	構成	10(WMS-Rは50)～0(重度)
障害	注意・記憶(I)	方法	言語・認知課題	重要度	★★★★★

概要 「誰が・いつ・どこで・何をした」という短い例文を読み聞かせ,直後と30分後に想起・再生することで,論理的記憶の障害を測定する.ウェクスラー記憶検査法(WMS-R)やN式精神機能検査などの検査項目の一部であり,通常これらの例文のどれかが用いられる.高齢でも比較的得点が保たれ,教育歴の影響も受けづらい検査とされる.遅延再生課題は軽度認知機能障害(MCI)のスクリーニングに用いられる.

評価値の意味 10個の記憶単位語からなるN式精神機能検査の例文の正解単位数を得点とした場合,70歳代の健常な高齢者で直後再生8点(標準偏差1.5),遅延再生7点(標準偏差2.0)程度.遅延再生で年齢平均の標準偏差の1.5倍を下回ると記憶障害が疑われるとされる.

文献
・杉下守弘(訳):日本版ウェクスラー記憶検査法(WMS-R).日本文化科学社,2001
・福永知子,ほか:新しい老人用精神機能検査の作成—N式精神機能検査.老年精神医学5:221-231,1988

関連項目
・日本版リバーミード行動記憶検査 ➡ 59頁
・ウェクスラー記憶検査 改訂版 ➡ 63頁
・N式精神機能検査 ➡ 99頁

(佐藤 満)

Cognitive Failures Questionnaire(CFQ)

日常生活に即したレベルで記憶障害を評価する尺度

対象	高次脳機能	尺度	仮間隔	構 成	0(正常)〜100(重度)
障害	注意・記憶(I)	方法	質問紙(自記式)	重要度	★★★

概要　「約束を忘れたことに気づかないことがあったか」「人とぶつかったことがあったか」など,日常生活で起こりそうな25項目の失敗について,最近半年の間に自分がどのくらいの頻度で誤りを犯していたと思うかを,0(全くない)〜4(非常に頻繁にある)の5段階で回答する.

評価値の意味　点数が高いほど誤りの頻度が多いことを示す.用意された検査場面や課題からではなく,日常生活で起こりうる失敗を質問にすることで,被検者が抱える記憶面の問題をとらえやすくなる.

文献
・Broadbent DE, et al：The Cognitive Failures Questionnaire(CFQ) and its correlates. Br J Clin Psychol 21：1-16, 1982

関連項目
・日常記憶質問紙 ➡ 59頁
・Cognitive Failures Questionnaire for others(CFQ 他者用) ➡ 67頁

(佐野恭子)

レイの聴覚性言語学習検査
Rey's Auditory Verbal Learning Test(RAVLT)

言語性記憶,単語学習能力を評価する検査

対象	高次脳機能	尺度	間隔	構 成	15(正常)〜0(重度)
障害	注意・記憶(I)	方法	言語・認知課題	重要度	★★★

概要　短期記憶容量を超えた言語素材の学習能力を評価するために作られた検査.互いに無関係な15単語からなるリストAを聴覚的に提示して直後に再生させる手続きを5回繰り返した後,干渉後再生(15単語からなるリストBを干渉課題として,聴覚的提示と即時再生を1回のみ行った後,単語リストAの再生を求める),さらにその30分後に遅延再生と再認課題を実施する.

評価値の意味　5回の施行による再生単語数から学習曲線が得られるほか,5回目の正答数と干渉後再生正答数または遅延再生正答数との比較によって,易干渉性または易忘却性,時間的順序障害の有無がわかる.また,再生と再認のずれから記憶過程の特徴の推測が可能である.判断の目安として,第1施行の正答数が4単語以下の場合には注意障害の可能性があるとされる.前向性健忘患者では学習効果が得られにくく,遅延再生でも3単語以上の忘却がみられる.作話や時間的順序障害については前頭葉障害との関連が示唆される.

文献
- 田川皓一(編)：神経心理学評価ハンドブック．pp129-140，西村書店，2004
- 橋本律夫，ほか：記憶障害の評価法．江藤文夫，ほか(編)：高次脳機能障害のリハビリテーション Ver.2．臨床リハ別冊，pp168-174，医歯薬出版，2004

関連項目
- 三宅式記銘力検査 ➡ 60頁

(佐野恭子)

ウェクスラー記憶検査 改訂版
Wechsler Memory Scale-Revised(WMS-R)

総合的な記憶検査

対象	高次脳機能	尺度	仮間隔	構成	平均100
障害	注意・記憶(I)	方法	言語・認知課題	重要度	★★★★★

概要 国際的によく使用されている総合的な記憶検査で，さまざまな側面から記憶を測定することができる．認知症をはじめとする種々の疾患の記憶障害を評価するのに有効．検査問題を原版に忠実に翻訳し，標準化も原版と同じように行ったので，海外の研究との比較が可能となっている．標準化するにあたり，すべての被検者にウェクスラー成人知能検査改訂版(WAIS-R)を実施し，データ分析を行っているので，知能との関係をみることができる．情報と見当識，精神統制，図形の記憶，論理的記憶Ⅰ・Ⅱ，視覚性対連合Ⅰ・Ⅱ，言語性対連合Ⅰ・Ⅱ，視覚性再生Ⅰ・Ⅱ，数唱，視覚性記憶範囲の計13項目の下位検査からなる．適用年齢は16歳0か月～74歳11か月．なお，海外では大幅に改善されたWMS-Ⅲが出版されているが，日本版はまだない．

評価値の意味 「情報と見当識」を除いた12の下位検査に，検査ごとに粗点の重み付けをする．そこから，言語性記憶(即時)，視覚性記憶(即時)，一般的記憶，遅延再生，注意/集中力の5つの指標が得られ，それぞれIQのように平均が100で，標準偏差が15となっている．

文献
- 杉下守弘(訳)：日本版ウェクスラー記憶検査法(WMS-R)．日本文化科学社，2001
- 紺野加奈江：失語症言語治療の基礎―診断法から治療理論まで．pp116-117，診断と治療社，2001

関連項目
- Benton視覚記銘検査 ➡ 60頁
- 三宅式記銘力検査 ➡ 60頁

(宍貝美保)

カリフォルニア言語学習検査
California Verbal Learning Test(CVLT)

言語学習,記憶能力を評価する検査

対象	高次脳機能	尺度	間隔	構成	16(正常)~0(重度)
障害	注意・記憶(I)	方法	言語・認知課題	重要度	★★★

概要 Delis らによって作成された,言語刺激の学習・記憶方略や過程を評価する検査.16 単語からなるリスト A(各々 4 単語がランダムに含まれた 4 つの意味的カテゴリー)を聴覚提示し,直後に再生させる手続きを 5 回繰り返す.その後,干渉買い物リスト B(リスト A の 2 カテゴリーを含む 4 カテゴリー)を 1 回提示し,再生を求める.続いて,リスト A の短期遅延自由再生,手がかり再生を求める.20 分間,非言語的テスト課題を行い,長期遅延自由再生,手がかり再生および再認テストを実施する.さらに 10 分後に強制選択式再任テストを施行する.

評価値の意味 通常,検査には 60 歳以下では 47 分,61 歳以上では 54 分程度の時間を要す.再生と再認の程度,順行・逆行干渉の程度,学習方略,施行ごとの学習比率,短期・長期情報保持能力,検査努力の程度などがわかる.さらに再生における干渉エラー,反復エラーなどのタイプ分析が可能である.特徴としては側頭葉切除,コルサコフ症候群,ハンチントン病ではすべての学習指標において,アルツハイマー病では再生より再認で成績低下を認める.パーキンソン病では学習,再生,および再認の程度で著明な成績低下を認め,反復回答する傾向にある.

文献
- Delis DC, et al: California Verbal Learning Test Adult Version Manual, 2nd ed. Psychological Corporation, 2000
- 松井三枝:California Verbal Learning Test. 日本臨床 61(増刊号): 274-278, 2003

関連項目
- 三宅式記銘力検査 ➡ 60 頁
- レイの聴覚性言語学習検査 ➡ 62 頁
- ウェクスラー記憶検査 改訂版 ➡ 63 頁
- アルツハイマー病評価尺度 ➡ 103 頁

(川本聖子)

新近性検査
Recency Test

新近性記憶の障害程度を図形と文字の提示で評価

対象	高次脳機能	尺度	仮間隔	構成	正答率(0~100%)
障害	注意・記憶(I)	方法	診察	重要度	★★★

概要 時間的順序に関する記憶,いわゆる新近性記憶(recency memory)の検査.複数の情報の組織化に関する機能が評価でき,主に前頭葉機能の検査として用いられる.鹿島らの方法では,図形ないし単語が2つ表示されたカードを順に8枚提示し,その後にすでに提示された2つを示してどちらがより後に出たものかを答える.これを20回検査してその正答率が成績となる.記憶の再認検査(recognition test)と併せて検査できる.

評価値の意味 前記の方法では,前頭葉損傷群での正答率の平均は48.5%,その他の大脳部位損傷群での正答率は63.0%である.

文献
・鹿島晴雄:前頭葉損傷と recency memory の障害.臨床精神医学 32:1529-1533, 2003

関連項目
・再認検査 ➡ 56頁
・日本版リバーミード行動記憶検査 ➡ 59頁
・ウェクスラー記憶検査 改訂版 ➡ 63頁

(佐藤 満)

日本語版 Short-Memory Questionnaire(SMQ)

記憶障害を定量的に評価

対象	高次脳機能	尺度	仮間隔	構成	4.2(軽度)~4(重度)
障害	注意・記憶(I)	方法	面接	重要度	★★

概要 Koss らによって開発され,家族への問診によりアルツハイマー病患者の記憶障害を定量的に評価する方法として有用性が確認されている short-memory questionnaire(SMQ)の日本語版.質問項目は14項目あり,各項目を4段階〔できない(1点),時にはできる(2点),だいたいできる(3点),いつもできる(4点)〕で評価する.7番目と13番目の項目は合計点から減点する.

評価値の意味 満点 46 点.カットオフ値 39/40 点でアルツハイマー病 42 名中 42 名,健常者 54 名中 51 名を正しく分類.

文献
・牧 徳彦,ほか:日本語版 Short-Memory Questionnaire アルツハイマー病患者の記憶障害評価法の有用性の検討.脳と神経 50:415-418, 1998

関連項目
・多面的初期痴呆判定検査 ➡ 95頁
・国立精研式痴呆スクリーニングテスト ➡ 97頁
・N 式精神機能検査 ➡ 99頁

(島田眞一)

標準注意検査法
Clinical Assessment for Attention(CAT)

本邦で開発された新しい注意評価法

対象	高次脳機能	尺度	間隔	構成	数値(複合)
障害	注意・記憶(I)	方法	言語・認知課題	重要度	★★

概要 日本高次脳機能障害学会が注意の標準的な評価法として開発した．注意の3つの側面である選択機能，維持機能，制御機能を測定する7つの課題〔span（数唱・視覚性スパン），抹消・検出検査（視覚性抹消課題・聴覚性抹消課題），symbol digit modalities test（SDMT），記憶更新検査，paced auditory serial addition test（PASAT），上中下検査，continuous performance test〕からなる．信頼性の検討は終了している．

評価値の意味 各課題の結果から「CATプロフィール」を作成し，グラフ化される．各課題・評価スケールの年代別の平均値・カットオフ値が設定されており，被検者の成績がこの値以下であれば脳損傷に起因する注意障害をその個人が有することを示している．

文献
・日本高次脳機能障害学会（編）：標準注意検査法・標準意欲評価法 Clinical Assessment for attention (CAT)・Clinical Assessment for Spontaneity (CAS)．新興医学出版社，2006

関連項目
・Paced Auditory Serial Addition Test(PASAT) ➡ 54頁

(松本憲二)

Attention Network Test(ANT)

注意の各側面を定量的に測定する検査

対象	高次脳機能	尺度	間隔	構成	数値(msec)
障害	注意・記憶(I)	方法	作業課題	重要度	★★★★

概要 Fanらは「注意」を3つの独立した側面である，①注意の維持（alerting），②注意の選択（orienting），③遂行の調節（executive control）のnetworkに分類し，それぞれを評価する検査を開発した．被検者はコンピュータのディスプレイ上のさまざまな刺激課題を行い，その反応時間を計算し，それぞれのnetworkの機能を評価できる．「迅速（30分以内）」かつ「簡単」なテストであることが特徴とされ，注意の評価のみならず，脳機能画像の賦活などにも用いられ精力的な研究が行われている．JIN FANのホームページ（http://www.sackler-institute.org/users/jin.fan/）からダウンロードできる．

評価値の意味 健常者の平均（±標準偏差）は，① alerting：47（±18）msec，② orienting：51（±21）msec，③ executive control：84（±25）msecで，時間が長くなるほどそのnetworkは障害を受けていることを示す．

文献
・Thomas SR, et al：Working memory capacity and attention network test performance. Appl Cognit Psychol 20：713-721, 2006

関連項目
・標準注意検査法 ➡ 66頁
・簡易前頭葉機能検査 ➡ 83頁

(松本憲二)

Cognitive Failures Questionnaire for others (CFQ 他者用)

日常的な記憶障害の程度を他者の目で評価する尺度

対象	高次脳機能	尺度	仮間隔	構 成	0(正常)～32(重度)
障害	注意・記憶(I)	方法	質問紙(専門職)	重要度	

概要 Cognitive Failures Questionnaire が被検者自身の評価を点数化する尺度であるのに対して，本尺度はその周囲にいる他者の目で評価することを目的としている．8つの質問に対して0(全くない)～4(非常に頻繁にある)の5段階で回答する．

評価値の意味 高得点ほど問題があることを表す．Cognitive Failures Questionnaire における回答との比較により，記憶障害者の自己認識と他者の評価の間に生じるずれを確認することができる．

文献
・Broadbent DE, et al：The Cognitive Failures Questionnaire(CFQ) and its correlates. Br J Clin Psychol 21：1-16, 1982

関連項目
・日常記憶質問紙 ➡ 59頁
・Cognitive Failures Questionnaire(CFQ) ➡ 62頁

(佐野恭子)

Short Memory Questionnaire (SMQ)

観察法による認知症の評価法

対象	高次脳機能	尺度	仮間隔	構 成	46(正常)～4(重度)
障害	注意・記憶(I)	方法	観察/面接	重要度	★

概要 アルツハイマー病における記憶障害を，患者の介護者が観察によって評価する．日常生活における記憶障害に関して14項目の質問からなる．「ほとんどない」から「ほとんどいつも」までの4段階(1～4点)で採点し，合計点数で評価する．14項目のうち2項目は反対の意味の質問(家族の誕生日を忘れているか，など)で，その項目は点数を減算するため，合計点は4～46点となる．

評価値の意味 合計点が40点以下で認知症が疑われる．観察式の評価法は，対象者本人の協力が得られない場合などでも判定が可能であるという利点があるが，観察式検査を用いて正しい判定を行うためには，対象者の日常生活状況を正しく把握する必要がある．そのために

は，対象者の家族や身近な人たちから，いかに正しい情報を引き出すかが重要になる．

文献
- Koss E : Memory evaluation in Alzheimer's disease : Caregivers' appraisals and objective testing. Arch Neurol 50 : 92-97, 1993

関連項目
- ミニメンタルステートテスト ➡ 47頁
- Clinical Dementia Rating(CDR) ➡ 94頁

(坂本己津恵)

ガルベストンの見当識と健忘テスト
Galveston Orientation and Amnesia Test(GOAT)

脳外傷者を対象に，見当識と記憶から認知機能の障害度を判定

対象	高次脳機能	尺度	仮間隔	構 成	100(正常)〜0以下(重度)
障害	注意・記憶(I)	方法	質問紙(専門職)	重要度	★★★★★

概要 頭部外傷後の回復段階における認知機能の変化を，見当識や受傷前後の記憶を問う15個の質問への回答から評価する．誤答するごとに決められた点数を100点から減じて点数化するため，0点を下回ることもある．健忘失語では判定を誤る可能性あり．本邦での使用頻度は少ない．

評価値の意味
- 100〜76：正常
- 75〜66：ボーダーライン
- 65〜：認知機能の障害

文献
- Levin HS, et al : The Galveston Orientation and Amnesia Test ; A practical scale to assess cognition after head injury. J Nerv Ment Dis 167 : 675-684, 1979

関連項目
- Rancho Los Amigos Levels of Cognitive and Functioning Scale(LCFS) ➡ 35頁
- グラスゴーコーマスケール ➡ 382頁

(佐藤 満)

注意評価スケール(Ponsford)

頭部外傷者用の日常生活場面での評価

対象	高次脳機能	尺度	仮間隔	構 成	0(良)〜56(悪)
障害	注意・記憶(I)	方法	観察	重要度	★★★

概要 注意に関するさまざまな観察事項14項目を，0(全く認めない)〜4(絶えず認められる)の5段階，合計56点で評価する．14項目は次の通り．①眠そうで，活力(エネルギー)に欠けてみえる，②すぐに疲れる，③動作がのろい，④言葉での反応が遅い，⑤頭脳的ないし

は心理的な作業(計算など)が遅い，⑥言われないと何事も続けられない，⑦長時間(約15秒以上)宙をじっと見つめている．⑧1つのことに注意を集中するのが困難である，⑨すぐに注意散漫になる，⑩一度に2つ以上のことに注意を向けることができない，⑪注意をうまく向けられないために，間違いをおかす，⑫何かをする際に細かいことが抜けてしまう(誤る)，⑬落ち着きがない，⑭1つのことに長く(5分間以上)集中して取り組めない．

③で麻痺のある場合には，そのことないしはその身体部位の動作の障害は除外ないし差し引いて評価する．④および⑤で失語や認知症がある場合にも，それを含めて評価する．

評価値の意味 ①⑥⑦は覚度を，②⑬⑭は持続性を，残りは選択性で，③④⑤は情報処理速度を，⑧⑨は転導性の亢進を，⑩⑪⑫は複数のものや重要な細部に注意が向けられないことを反映する．

文献
・Ponsford J, et al：The use of a rating scale of attentional behaviour. Neuropsychol Rehabil 1：241-257, 1991 ⇒原著．
・先崎 章，ほか：臨床的注意評価スケールの信頼性と妥当性の検討．総合リハ 25：567-573, 1997 ⇒ほぼ忠実に日本語訳にしたもの．

関連項目
・Paced Auditory Serial Addition Test(PASAT) ➡ 54頁
・聴覚性検出検査(聴覚的語音反応検査) ➡ 54頁
・Trail Making Test(TMT) ➡ 56頁
・数字記憶範囲 ➡ 58頁
・抹消試験 ➡ 70頁
・Modified Stroop Test ➡ 87頁

(奥野太嗣)

レイの複雑図形検査
Rey-Osterrieth Complex Figure Test

構成能力，注意力，視覚性記憶力の評価

対象	高次脳機能	尺度	間隔	構成	36(正常)～0(重度)
障害	注意・記憶(I)	方法	作業課題	重要度	★★★★

概要 はじめに複雑図形を模写した後，見本を伏せて3分後に遅延再生を行う．模写では課題への集中力，部分に対する注意力，構成能力，図形を組織化する能力などを，遅延再生では前向性健忘の有無を評価することができる．結果はTaylor(1995)にならい，図を18のパーツに分けて位置と形の正確さから各々を2点満点で採点する．

評価値の意味 模写自体が不完全であれば記憶以外の要素を精査する必要がある．健常者30名〔平均68.1歳，ミニメンタルステートテスト(MMSE)27～30点〕のデータでは，模写35.7±0.6点，3分後再生18.8±5.7点が正常範囲とされている．

文献
・石合純夫：高次脳機能障害学．pp169-172, 医歯薬出版, 2003

70 2. 高次脳機能障害

関連項目
・コース立方体組み合わせテスト ➡ 50 頁
・Benton 視覚記銘検査 ➡ 60 頁

(佐野恭子)

抹消試験
Cancellation Test

半側空間無視の障害度を机上で判定

対象	高次脳機能	尺度	仮間隔	構 成	数値(複合)
障害	注意・記憶(I)/視空間認知(I)	方法	作業課題	重要度	★★★★★

概要 線分,文字,図形などが記された検査用紙のなかの標的に印を付ける.単一の標的に印を付ける課題(多数の短い線分に印を付ける Albert の線分抹消試験など)や標的刺激のほかに,外乱刺激をちりばめたなかから標的刺激を探して印を付ける選択的抹消課題(星印抹消試験や Weintraub 試験など)といったさまざまな手法がある.標的刺激の正答数や見落とした数,所要時間などが評価対象となる.

評価値の意味 行動性無視検査(BIT)の線分抹消試験(最高 36 点)では 34 点が,文字抹消試験(最高 40 点)では 34 点が,星印抹消試験(最高 54 点)では 51 点がそれぞれカットオフ値.1 つでも見落としがあると陽性とする文献もある.

文献
・小泉智枝,ほか:半側空間無視診断における抹消試験遂行時間の意義—BIT パーソナルコンピュータ版による検討.神経心理学 20:170-176,2004

関連項目
・BIT 行動性無視検査日本版 ➡ 次項

(佐藤 満)

BIT 行動性無視検査日本版
Behavioral Inattention Test(BIT)

半側空間無視の体系的評価

対象	高次脳機能	尺度	仮間隔	構 成	通常検査 146(正常)~0(重度)
障害	視空間認知(I)	方法	作業課題	重要度	★★★★★

概要 従来の半側空間無視の検査(各種抹消テスト,線分二等分テスト,模写など)では採点基準や正常値が定められていなかった.本検査は半側空間無視をターゲットとして作成,標準化された検査.上位検査は通常検査と行動検査に,通常検査は線分抹消,文字抹消,星印抹消,模写,線分二等分,描画の検査に分かれている.行動検査は日常生活を反映するように想定された 9 課題で構成され,半側空間無視に伴い生じる日常生活上の問題を予測したり,リハ課題を決める材料

としても用いられる.

評価値の意味 通常検査では,合計得点がカットオフを決める材料 131 点以下で「確実な半側空間無視」,132 点以上の場合は下位検査の1つでもカットオフ点以下があれば「無視を疑う」.行動検査では合計得点 68 点以下あるいは下位検査の1つでもカットオフ点以下であれば「無視の可能性大」となる.通常検査が正常でも行動検査で障害を認める場合があるが,この場合は,通常検査程度の複雑さでは検出されない無視がある,あるいは行動検査の低得点が無視以外の高次脳機能障害に関係しているという可能性が考えられる.半側空間無視の評価に際しては,点数に加えて反応を詳細に分析し,場合によってはほかの検査も実施した後で総合的に判断する必要がある.

文献
・石合純夫(BIT 日本版作製委員会代表):BIT 行動性無視検査 日本版.新興医学出版社,1999

関連項目
・レイの複雑図形検査 ➡ 69 頁
・抹消試験 ➡ 70 頁
・線分二等分テスト ➡ 次項

(佐野恭子)

線分二等分テスト
Line Bisection Test

半側空間無視の評価

対象	高次脳機能	尺度	間隔	構成	一側偏倚 0(正常)~100(重度)
障害	視空間認知(Ⅰ)	方法	作業課題	重要度	★★★★★

概要 半側空間無視の検出に使用する.一般的には 200 mm の線分を中央に配置した A4 用紙を提示し,被検者に線分の中央だと思う位置に印を付けさせる.指や筆記用具を使って寸法を測ろうとした場合は「あくまでも目分量で」と指示する.正しい中央の位置から被検者が付けた印までの,一側への偏位の程度を測定する.

評価値の意味 左右 8 mm 以上の偏りを「問題あり」とする.半側空間無視は右利き者の右半球損傷後に左空間で生じることが多く,線分の長短によってその出現様相は異なる(線分が長くなると偏りが助長される).結果が陽性であれば,生活空間における症状の出方との関連を観察する.

文献
・田川皓一(編):神経心理学評価ハンドブック.pp237-238,西村書店,2004

関連項目
・抹消試験 ➡ 70 頁
・BIT 行動性無視検査日本版 ➡ 70 頁

(佐野恭子)

標準高次視知覚検査
Visual Perception Test for Agnosia(VPTA)

高次視知覚障害の検査

対象	高次脳機能	尺度	仮間隔	構成	0(正答)～2(誤り)
障害	視空間認知(I)	方法	作業課題	重要度	★★★

概要 視知覚障害の総合的評価法．視知覚の基本機能，物体・画像認知，相貌認知，色彩認知，シンボル認知，視空間の認知と操作，地誌的見当識の7項目がある．半側空間無視，構成障害，物体失認，相貌失認などを包括的に評価することができる．

評価値の意味 誤り得点で，得点が高いほど悪い(2点:全くの誤り反応・指定された時間超えなど，1点:遅延反応と指定された時間内での正答もしくは不完全反応，0点:即反応)．各項目の合計得点によって，成績プロフィールに記載することで，どのような障害があるのかを特定することができる．

文献
・日本高次脳機能障害学会(編):標準高次視知覚検査マニュアル 改訂版. 新興医学出版社, 2003

関連項目
・標準高次動作性検査 ⇒ 88頁

(宍貝美保)

Motor-Free Visual Perception Test(MVPT)

視覚認知機能の検査法

対象	高次脳機能	尺度	仮間隔	構成	36(正常)～0(重度)
障害	視空間認知(I)	方法	作業課題	重要度	★★★

概要 18～80歳まで対応可能な視覚認知の検査法．36の複数選択のテストからなり，視覚識別，図地識別，空間関係，視覚的閉鎖，視覚記憶の5つの視覚認知を評価する．

評価値の意味 正答すると1点ずつ獲得し，0～36点の総合点となる．高得点ほど一般的な視覚認知に問題がないことを意味する．

文献
・Colarusso RP, et al:The Motor-Free Visual Perception Test(MVPT). Academic Therapy Publications, 1972

関連項目
・Loewenstein Occupational Therapy Cognitive Assessment(LOTCA) ⇒ 31頁
・標準高次視知覚検査 ⇒ 前項
・Rivermead Perceptual Assessment Battery(RPAB) ⇒ 73頁
・Birmingham-Object-Recognition-Battery(BORB) ⇒ 73頁

(土岐めぐみ)

Rivermead Perceptual Assessment Battery (RPAB)

頭部外傷や脳卒中に対する視覚認知検査

対象	高次脳機能	尺度	順序	構成	複合
障害	視空間認知(I)	方法	作業課題	重要度	★★

概要 視覚認知の評価バッテリーで，16のサブテスト（絵画照合，物体照合，色覚照合，サイズ認識，系列，半身動物，欠損物品，図地認識，配列図，ボディイメージ，左右形状コピー，左右単語コピー，3次元コピー，立方体コピー，抹消，自己認識）からなる．頭部外傷や脳卒中後の認知機能の評価として使われているが，日本語版はない．16～92歳まで標準化されている．

評価値の意味 各サブテストについて個別に評価．3ないし4のサブテストで得点に失敗すると視覚認知障害が疑われる．

文献
- Whiting S, et al：The Rivermead Perceptual Assessment Battery. NFER-Nelson, 1985

関連項目
- Loewenstein Occupational Therapy Cognitive Assessment (LOTCA) ➡ 31頁
- 標準高次視知覚検査 ➡ 72頁
- Motor-Free Visual Perception Test (MVPT) ➡ 72頁
- Birmingham-Object-Recognition-Battery (BORB) ➡ 次項

(土岐めぐみ)

Birmingham-Object-Recognition-Battery (BORB)

脳損傷患者の視覚認知の評価法

対象	高次脳機能	尺度	仮間隔	構成	128（良好）～0（重度）
障害	視空間認知(I)	方法	言語・認知課題	重要度	★★★

概要 HumphreyとRiddochが作成した脳損傷患者の視覚認知の評価法．統覚型・連合型視覚失認，物体失認，視覚失語，構成障害，半側無視などの評価に有用である．14のパート〔1：模写，2：長さの弁別，3：大きさの弁別，4：向きの弁別，5：位置の弁別，6：重なった文字・図形・絵の弁別（弁別時間を測定），7, 8：見る角度・距離を変化させた対象の異同の弁別，9：記憶からの絵の描画，10：記憶からの絵の弁別（実在するもの・しないもの），11：同種の絵の弁別，12：関連する絵の弁別，13, 14：描画の命名〕からなる．

評価値の意味 パート1と9は採点なし（形態で，構成障害の判断を行う）．パート6は時間測定で刺激形態により正常値は異なる．

- 例：重なった2文字の弁別の正常下限は1ページで25.7秒
- その他のパートの（正常平均－2標準偏差）/満点は，2：22/30，3：23/30，4：20/30，5：27/40，7：19/25，8：16/25，10：104/128，

11:26/30, 12:22/30, 13:8/15, 14:64/76, であり, 得点が高いほど該当項目の機能が良好であることを示す.

文献
・Riddoch JM, et al:Birmingham Object Recognition Battery. Psychology Press, 1993

関連項目
・標準高次視知覚検査 ⇒ 72頁

(松本憲二)

実用コミュニケーション能力検査
Communication ADL Test(CADL)

失語症者における日常コミュニケーション能力の検査

対象	高次脳機能障害 コミュニケーション能力(D)	尺度	仮間隔	構成	136(自立)〜0(全面介助)
		方法	言語・認知課題	重要度	★★★

概要 日常コミュニケーション場面での言語行動を評価する目的で, 日本人の失語症患者向けに作成・標準化された検査. 日常生活に近い場面を想定した34の検査項目からなり, 検査指示は口頭言語と文字を併用できるように配慮されている. 成績プロフィールは課題の難易度別に表示される.

評価値の意味 得点によって, 以下の5段階のコミュニケーションレベルに分類される.

・段階1(0〜33点):全面介助 ・段階4(93〜115点):実用的
・段階2(34〜67点):大半援助 ・段階5(116〜136点):自立
・段階3(68〜92点):一部援助

文献
・綿森淑子, ほか:実用コミュニケーション能力検査—CADL検査. 医歯薬出版, 1990
・綿森淑子:実用コミュニケーション能力検査(CADL)と失語症訓練について. 失語症研究 13:191, 1993

関連項目
・標準失語症検査 ⇒ 76頁

(佐野恭子)

機能的コミュニケーションプロフィール
Functional Communication Profile(FCP)

コミュニケーション行為を定量化する古典的検査

対象	高次脳機能障害	尺度	仮間隔	構成	100(正常)〜0(重度)
	言語(I)	方法	言語・認知課題	重要度	★

概要 特定の言語機能ではなく, 行為としてのコミュニケーション能力を定量化するために1960年代に作成された草分け的な尺度. 運動, 意図, 理解, 読解, その他の5つのサブセクションを得点化するため

の45個のコミュニケーション行為のテストからなる．観察により「正常」から「無反応」まで9段階で評価する．現在はこの発展形にあたる尺度(実用コミュニケーション能力検査など)が主流であり，ほとんど使われない．

評価値の意味 パーセンタイル得点85をカットオフ値として，85～100を正常とし，20以下を重度の障害とする文献あり．

文献
・河内十郎，ほか(監訳)：失語症言語治療の理論と実際 第3版．pp165-166，創造出版，2003
・McClenahan R, et al：Factors influencing accuracy of estimation of comprehension problems in patients following cerebrovascular accident, by doctors, nurses and relatives. Eur J Disord Commun 27：209-219, 1992

関連項目
・実用コミュニケーション能力検査 ➡ 74頁

(佐藤 満)

トークンテスト
Token Test

軽微な聴覚的言語理解障害の検出

対象	高次脳機能	尺度	間隔	構成	39(正常)～0(重度)
障害	言語(I)	方法	言語・認知課題	重要度	★★★★

概要 聴覚的把持(即時，短期記憶)と聴覚的言語理解(統語理解)をみる課題からなる．軽微な聴覚的言語理解障害の検出を目的に作成された．5種類の色と2種類の形，2種類の大きさのトークンを被検者の前に並べ，口頭指示に対する反応を調べる．年齢を問わず実施でき，言語理解力に関する精度は高い．原版の実施には1時間以上を要するため，本邦では笹沼(1975)の短縮版(Part A～Fの合計39項目)が広く使われる．

評価値の意味 日本語版トークンテストでは，カットオフ値を項目得点で32点としている．またPartによる課題の特徴から症状を把握することができる(Part A～Eはメッセージの長さと理解・把持力，Part Fは統語理解に関する項目)．本テストの得点は失語症の重症度を反映するとされる(宇野ら，1984)が，そのほかに年齢，知能，教育年数との相関も考えられている．

文献
・上里一郎(監修)：心理アセスメントハンドブック 第2版．pp529-539，西村書店，2001

関連項目
・標準失語症検査 ➡ 76頁

(佐野恭子)

Speech Questionnaire
失語症患者の言語機能評価法

対象	高次脳機能	尺度	仮間隔	構 成	19(正常)〜0(重度)
障害	言語(I)	方法	質問紙(専門職)	重要度	★★

概要 言語聴覚士以外のスタッフでも施行可能な失語症患者の言語機能の評価法.14の表出に関する質問と,5つの理解に関する質問にチェックするシステム.

評価値の意味 0〜19点の範囲をとり,問題なければ19点となる.

文献
・Lincoln NB:The speech questionnaire;An assessment of functional language ability. Int Rehabil Med 4:114-117,1982

関連項目
・機能的コミュニケーションプロフィール ➡ 74頁　　　　　(土岐めぐみ)

失語症鑑別診断検査(老研版・DD検査)
総合的な失語症の評価検査

対象	高次脳機能	尺度	仮間隔	構 成	100(軽度)〜0(重度)
障害	言語(I)	方法	言語・認知課題	重要度	★★★★★

概要 日本語の特徴および文化的背景を考慮に入れて開発された.Z得点プロフィールや重症度尺度の併用により,失語症の有無,タイプ,重症度を明らかにする.検査時の面接に始まり「聞く過程」「読む過程」「話す過程」「書く過程」「数と計算」の5部門と,42の下位検査および4個の参考課題から構成されている.

評価値の意味 重症度が重症度尺度項目の合計から自動的に判定される.重症度は得点により最重度(0〜9),重度(10〜39),中等度(40〜69),軽度(70〜100)の4段階に分けられる.

文献
・紺野加奈江:失語症言語治療の基礎―診断法から治療理論まで.pp86-87,診断と治療社,2001

関連項目
・標準失語症検査 ➡ 次項
・WAB失語症検査 ➡ 77頁　　　　　(宍貝美保)

標準失語症検査
Standard Language Test of Aphasia(SLTA)

総合的な失語症の評価検査

対象	高次脳機能	尺度	仮間隔	構 成	6(正常)〜1(重度)
障害	言語(I)	方法	言語・認知課題	重要度	★★★★★

概要 本邦で開発された失語症検査.聴く(聴覚的言語理解),話す(口

頭言語表出），読む(音読・読字理解），書く(自発書字・書き取り），計算(四則筆算)の５つの大項目からなり，その下に合計 26 の下位項目がある．日本語の特徴に即した内容になっている．各項目のモダリティで同じ単語が用いられていることが多いため，それぞれの比較が容易である．所要時間は 60～90 分．

評価値の意味 段階 6・5 を正答とする．日本失語症学会(編)の標準失語症検査記録用紙には非失語症者 150 人の平均値と－1 標準偏差が記されていて軽度失語症状の検討に参考になる．

- ・6：よどみない迅速な完全正答　・3：ヒント後の正答
- ・5：一定時間以内の正答　　　　・2：ヒント後の不完全反応
- ・4：不完全反応　　　　　　　　・1：ヒント後の誤答

文献
- ・日本高次脳機能障害学会(編)：標準失語症検査マニュアル 第 2 版．新興医学出版社，2003
- ・田川皓一(編)：神経心理学評価ハンドブック．pp168-169，西村書店，2004

関連項目
- ・失語症鑑別診断検査(老研版・DD 検査) ➡ 76 頁
- ・WAB 失語症検査 ➡ 次項

(宍貝美保)

WAB 失語症検査
Western Aphasia Battery(WAB)

失語指数が算出可能な失語症検査

対象	高次脳機能	尺度	仮間隔	構 成	100(正常)～0(重度)
障害	言語(I)	方法	言語・認知課題	重要度	★★★★★

概要 本邦で広く利用されている失語症検査の１つで，WAB をもとに日本語版としたもの．8 つの項目からなる．失語指数が算出できるため，失語症の回復・増悪を評価しやすい．また，失語症の検査項目以外に失行，半側空間無視の検査，非言語性知能検査などを含んでおり，大脳皮質指数を算出できるのが特徴である．検査得点から，ブローカ失語，ウェルニッケ失語，全失語などの分類を試みている唯一の検査でもある．

評価値の意味 得点が高いほど良好となっている．得点は，Ⅰ.自発話：20, Ⅱ.話し言葉の理解：10, Ⅲ.復唱：10, Ⅳ.呼称：10, Ⅴ.読み：10, Ⅵ.書字：10, Ⅶ.行為(右手)：10・(左手)：10, Ⅷ.構成：10.

- ・失語指数(AQ) = (Ⅰ + Ⅱ + Ⅲ + Ⅳ) × 2
- ・大脳皮質指数(CQ) = (Ⅰ + Ⅱ) × 2 + Ⅲ + Ⅳ + Ⅴ + Ⅵ + Ⅶ + Ⅷ

文献
- ・WAB 失語症検査(日本語版)作製委員会(編)：WAB 失語症検査 日本語版．医学書院，1986

関連項目
・レーヴン色彩マトリックス検査 ➡ 46頁
・ウェクスラー成人知能検査 ➡ 47頁
・標準失語症検査 ➡ 76頁 　　　　　　　　　　　　　　　　　　　　(二宮友美)

言語流暢性課題
Word Fluency Test(WFT)

語想起課題ともいわれ，使用頻度の高い前頭葉機能の評価法の1つ

対象	高次脳機能	尺度	間隔	構成	数値(語)
障害	言語(I)	方法	言語・認知課題	重要度	★★★★★

概要 言語機能や前頭葉機能を反映する神経心理学的検査の1つ．動物，果物，乗り物など指示されたカテゴリーの単語をできるだけ多く表出する意味カテゴリー流暢性検査(category fluency test(CFT))と，「し」「い」「れ」などのそれぞれの文字から始まる単語をできるだけ多く述べる文字流暢性検査(letter fluency test(LFT))がある．

評価値の意味 健常群の平均値(語数)は次の通り．

〈意味カテゴリー流暢性検査〉
・動物：11.1(平均)±3.5(標準偏差)
・果物：8.6(平均)±2.5(標準偏差)
・乗物：8.2(平均)±2.7(標準偏差)
　8〜10語くらいが障害の有無の境界と考えられている．

〈文字流暢性検査〉
・し：4.4(平均)±2.7(標準偏差)
・い：4.7(平均)±2.3(標準偏差)
・れ：3.4(平均)±2.0(標準偏差)

文献
・大沢愛子，ほか："もの忘れ外来"における認知症と言語流暢性課題．高次脳研 26：327-333，2006
・石合純夫：高次神経機能障害．新興医学出版社．1997

関連項目
・改訂長谷川式簡易知能評価スケール ➡ 48頁
・簡易前頭葉機能検査 ➡ 83頁 　　　　　　　　　　　　　　　　　　(二宮友美)

アウェアネス質問表
The Awareness Questionnaire (AQ)

脳損傷者の障害に対する認識度合いを調べる検査

対象	高次脳機能	尺度	仮間隔	構成	85〜90(改善) 17〜18(悪化)
障害	前頭葉機能(I)	方法	質問紙(自記式/他者)	重要度	★★★★★

概要 Shererら(1998)により，脳外傷後のアウェアネス(自己認識，気づき)の障害を測定する尺度として開発された質問表で，脳内出血，脳腫瘍，低酸素脳症などといった脳外傷以外の脳損傷者に対して使用することも可能である．本質問表は①脳外傷者，②家族または重要な他者，③脳外傷者と近しい関係の臨床家，のそれぞれが記入する3つのフォームで構成されている．質問項目数は①②向け：17項目，③向け：18項目である．さまざまな課題をこなす能力を受傷前と比較して「非常に悪くなった」から「非常によくなった」までの5段階で判定する．

評価値の意味 脳外傷者の自己認識の程度，回答者または課題による認識の違いとその程度などを知ることができる．

文献
・Sherer M, et al：The awareness questionnaire：factor structure and internal consistency．Brain Inj 12：63-68，1998

関連項目
・Patient Competency Rating Scale (PCRS) ⇒ 37頁　　　　　　　(佐野恭子)

脳外傷者の認知-行動障害尺度(TBI-31)

脳外傷後の認知-行動障害の総合的な評価法

対象	高次脳機能	尺度	仮間隔	構成	0(正常)〜7(重度)
障害	前頭葉機能(I)	方法	観察	重要度	★★

概要 神奈川県総合リハビリテーションセンターにより開発された脳外傷者の認知-行動障害を生活場面の観察に基づいて評価する尺度．実際の脳外傷患者の解析から，脳外傷後遺症の特徴的な行動障害として，①健忘，②易疲労性・意欲の低下，③対人場面での状況判断力の低下，④固執性，⑤情動コントロール力の低下，⑥現実検討力の低下，⑦課題遂行力の低下，の7因子・31項目を取り上げた．

評価値の意味 上記①〜⑦における各項目数と内容は次の通り．
① 9項目：数分前に伝えたことを忘れている，など
② 5項目：何もしたがらない，など
③ 3項目：その場に不適切な発言をする，など
④ 3項目：いったん思い込むとなかなか修正できない，など
⑤ 3項目：ちょっとしたことがきっかけで怒鳴る，など

⑥4項目：危険なことをしているのに自分では安全だと思っている，など
⑦4項目：決まった日課にそって行動できるが，変更や追加があると対応できない，など

　全31項目を0(全くない)〜4(いつも)の5段階評価で採点．結果は健常者の平均を0とし，健常者の標準偏差を単位としたZスコアでレーダーチャートにより示される．数値の高い領域が問題領域とみなされる．

文献
・久保義郎，ほか：脳外傷者の認知―行動障害尺度(TBI-31)の作成―生活場面の観察による評価．総合リハ 35：921-928，2007

関連項目
・Community Integration Questionnaire(CIQ) ➡ 40頁　　　　(松本憲二)

標準意欲評価法
Clinical Assessment for Spontaneity(CAS)

本邦で開発された新しい意欲評価法

対象	高次脳機能障害 前頭葉機能(I)	尺度	仮間隔	構成	0(正常)〜4(重度)
		方法	質問紙(自記式)/観察	重要度	★★★

概要　日本高次脳機能障害学会が意欲の標準的な評価法として開発した．狭義の意欲のみならず，かなり広義における「自発性の障害」を対象として評価する．構成は，①面接による意欲評価スケール(表情，視線など：15項目)，②質問紙による意欲評価スケール(いろいろなことに興味があるなど：33項目)，③日常生活行動の意欲評価スケール(食事をする，電話をするなど：16項目)，④自由時間の日常行動観察(行為・談話の質)，⑤臨床的総合評価(臨床的印象に基づく)，からなる．①，③，④(談話の質)，⑤においては0(正常)〜4(重度)の5段階，②と④(行為の質)においては0(正常)〜3(重度)の4段階で評価する．信頼性の検討は終了している．

評価値の意味　①〜③については％評価値(合計得点/総得点× 100)を求め，④と⑤については粗点をもとに「CASプロフィール」を作成．各課題・評価スケールの年代別の正常値が測定されており，年代ごとにカットオフ値が決定されている(例：③〜⑤ではカットオフ値は1点．50〜70歳代であれば①は3点，②は33点)．被検者の得点がカットオフ値以上であれば，脳損傷に起因する意欲障害をその個人が有することを示す．

文献
・日本高次脳機能障害学会(編)：標準注意検査法・標準意欲評価法 Clinical Assessment for attention (CAT), Clinical Assessment for Spontaneity (CAS). 新興医学出版社，2006

関連項目
・自発性評価法(S-Score) ➡ 次項
・Vitality Index(鳥羽) ➡ 144 頁

(松本憲二)

自発性評価法(S-Score)
脳損傷患者の自発性を客観的に評価

対象	高次脳機能	尺度	順序	構 成	4(正常)〜0(重度)
障害	心理(I)	方法	観察	重要度	★★

概要 慶應義塾大学月が瀬リハビリテーションセンターで開発された. 主に頭部外傷や脳卒中後に自発性低下を示す患者に対して行われる. 評価項目は, 食事や整容, 入浴, 更衣など検査者が決め, それらを評価基準に沿って自発性を評価する.

評価値の意味 評価基準は次の通り.
・0:不動・拒否…介助してもやらない, やれない
・1:代行・強制…一緒に行う必要がある
・2:誘導・助言…促せば行う
・3:模倣・指摘…周囲の人の真似をする. 指摘すれば行う
・4:自発…自分から進んで行う
・I:Impossible…機能障害によりできない
・U:Unnecessary…将来もする必要がない
・N:Not Clear…機能障害か自発性低下か不明瞭

文献
・涌井富美子, ほか:脳障害患者に対する新しい自発性評価表(S-Score)使用の試み. 総合リハ 21:507-510, 1993

関連項目
・標準意欲評価法 ➡ 80 頁

(塩寄加津)

慶應版ウィスコンシンカード分類検査
Wisconsin Card Sorting Test(WCST), Keio-Version
概念ないしセットの転換障害の評価

対象	高次脳機能	尺度	仮間隔	構 成	達成カテゴリー数(CA): 8〜0(重度)
障害	前頭葉機能(I)	方法	作業課題	重要度	★★★

概要 概念ないしセットの転換と維持に関する能力を検討するカード分類検査. 色(赤, 緑, 黄, 青), 形(三角形, 星, 十字, 円), 数(1〜4個)の組み合わせによる48枚のカードを用い, 被検者は提示されたカードがどのカテゴリーに分類されたものかを判断する. 正反応が6回続くとカテゴリーは予告なく変更されるため, 被検者は正誤のフィードバックに基づいて随時カテゴリーの選択を考え変更しなければならない. 成績は, 達成カテゴリー数(CA), Nelson型の保続数

(PEN), Milner 型の保続数(PEM), セットの維持困難(DMS)などで分析する.

評価値の意味 CA は連続正答が達成されたカテゴリー数で, 概念の転換の程度を総体として表す指標である. PEN は直前の誤反応と同じカテゴリーに分類した誤反応数, PEM は正しいカテゴリー達成後に次の分類に変わっても前のカテゴリーにこだわる誤反応数, DMS は 2 以上 5 以下の連続正答の後の誤反応数を指す. CA の正常値は 64 歳以下では 4 以上, 65 歳以上では 3 以上である. 前頭葉背外側面の病巣では保続性誤りの増加と CA の減少, さらに右背外側部の病巣では DMS も増加する. 上内側部病巣では保続の増加や CA の減少に比べると DMS は少ない. 一方, 眼窩面病巣では保続と CA については異常を認めないが, DMS が多いことが分かっている.

文献
- 田渕 肇, ほか: 遂行機能障害の評価法. 江藤文夫, ほか(編): 高次脳機能障害のリハビリテーション Ver.2. 臨床リハ別冊, pp176-181, 医歯薬出版, 2004
- 石合純夫: 高次脳機能評価学. pp204-207, 医歯薬出版, 2003

関連項目
- Trail Making Test(TMT) ⇒ 56 頁
- Modified Stroop Test ⇒ 87 頁

(佐野恭子)

後出し負けじゃんけん
ステレオタイプの抑制障害の評価・訓練

対象	高次脳機能	尺度	間隔	構 成	数値(回数)
障害	前頭葉機能(I)	方法	面接	重要度	★★★

概要 「じゃんけんは勝つもの」というステレオタイプを利用した課題として用いる. 治療者は先にじゃんけんの手を出しておき, 患者に後出しで治療者の手に負けるようにできるだけ早く手を出すことを指示する.

評価値の意味 前頭前野損傷者では負けるように出すことを理解していてもつい勝つ手を出してしまうという「ステレオタイプの抑制障害」が認められる. はじめに勝つパターンでじゃんけんをしてから移行すると, 課題としての難度はより高くなる. 最近の研究では, 左補足運動野がステレオタイプな動作を抑制する機能や葛藤条件の監視に関与していることが示唆されたという.

文献
- 田川皓一(編): 神経心理学評価ハンドブック. 西村書店, 2004
- 福永篤志, ほか: 後出し負けじゃんけん時の補足運動野の役割. 高次脳機能研究 25: 242-250, 2005

関連項目
- Modified Stroop Test ⇒ 87 頁

(佐野恭子)

かなひろいテスト

前頭葉機能障害のスクリーニング検査

対象	高次脳機能	尺度	仮間隔	構　成	複合
障害	前頭葉機能(I)	方法	言語・認知課題	重要度	★★★

概要 浜松方式高次脳機能スケールのサブテストの1つ．前頭葉機能障害や認知症の検査で，ひらがなのみで書かれた物語を黙読し，内容も把握しながら，同時に「あ，い，う，え，お」の母音のみにマルをつけていく検査で，目標文字に対する抹消課題である．無意味綴り(仮名拾いテストI)と，物語文(仮名拾いテストII)の2つを実施する．無意味綴りの2分間の間に，何個チェックできたか，何個見落としたか，また何個母音以外の仮名にチェックしてしまったかなどをみる．物語文は内容をどれだけ理解できたかも記載する．

評価値の意味 正解数は，無意味綴りが60個で，物語文は61個．5つの年齢別5群の粗点平均値は，無意味綴りでは10〜40歳：40，41〜50歳：37，51〜60歳：33.4，61〜71歳：26，71歳以上：21.6である．また物語文では10〜40歳：38.2，40〜50歳：34.3，51〜60歳：27.8，61〜70歳：20.4，71歳以上：18.6である．

文献
・今村陽子：臨床高次脳機能評価マニュアル2000 改訂第2版．pp43-51，新興医学出版社，2000

関連項目
・浜松方式高次脳機能スケール ⇒ 88頁

(宍貝美保)

簡易前頭葉機能検査
Frontal Assessment Battery (FAB)

前頭葉機能の簡便なスクリーニング検査

対象	高次脳機能	尺度	仮間隔	構　成	18(正常)〜0(重度)
障害	前頭葉機能	方法	言語・認知課題	重要度	★★★★

概要 2000年に発表され，素早く実施できて，従来の神経心理検査に比べて診断・鑑別の精度が高いことから，主に認知症の進行具合をチェックしたり，前頭側頭型認知症(FTD)を診断・鑑別する検査として幅広く利用されている．FABは，前頭前野が関与するとされている6つの課題(概念化課題，知的柔軟性課題，行動プログラム課題，反応の選択課題，抑制課題，把握行動課題)からなる．

評価値の意味 満点は，6つの課題×3点の合計18点．8歳以上であれば健康な人の場合満点がとれるとされる．平均スコア([ ]内は標準偏差)は，健康群：17.3[0.8]，パーキンソン病(PD)群：15.9[3.8]，多系統萎縮症(MSA)群：13.5[4.0]，大脳皮質基底核変性症(CBD)群：11.0[3.7]，アルツハイマー型認知症(AD)：12.6[3.7]，進行性核上性麻痺(PSP)：8.5[3.4]，前頭側頭型認知症(FTD)：7.7[4.2]と

報告されている．なお，15点以下であれば認知症が疑われ，10点を下回るとFTDの可能性が非常に高くなるとされる．

文献
・Dubois B, et al：The FAB；A Frontal Assessment Battery at bedside. Neurology 55：1621-1626，2000

関連項目
・Trail Making Test(TMT) ➡ 56頁
・慶應版ウィスコンシンカード分類検査 ➡ 81頁
・遂行機能障害症候群の行動評価 ➡ 85頁 　　　　　　　　　　　(松本憲二)

ギャンブリング課題
前頭前野腹内側部損傷例の行動障害を直接的にとらえる検査

対象	高次脳機能	尺度	間隔	構成	複合
障害	前頭葉機能(I)	方法	作業課題	重要度	★★★★★

概要 本検査は，4つのトランプの山から1回に1枚ずつ(100回まで)カードを引くとその都度報酬金をもらうか罰金を払わなければならない仕組みになっている．4つのうち2つの山はハイリターン・ハイリスク(bad deck)，残りの2つはローリターン・ローリスク(good deck)で，結果的には後者が得をする．被検者は「どのトランプを引くかは自由だが，できるだけ手持ちのお金を増やさなければならない」と教示される．

評価値の意味 健常者は繰り返し試行することでgood deckの山を引く回数が増えるが，前頭前野内側部損傷例ではbad deckを引き続ける回数が多く，その傾向は後半になるほどむしろ高くなる．前頭前野内側部損傷により，一度報酬を得られた反応の抑制が困難になるか，あるいは将来の見直しに対する全般的な感度の低下が起こると考えられる．

文献
・Bechara A, et al：Emotion, decision making and the orbitofrontal cortex. Cereb Cortex 10：295-307，2000
・加藤元一郎：前頭葉と情動―特に眼窩脳の機能について．神経心理学 17：110-120，2001

関連項目
・遂行機能障害症候群の行動評価 ➡ 85頁 　　　　　　　　　　　(佐野恭子)

遂行機能障害症候群の行動評価
Behavioural Assessment of the Dysexecutive Syndrome(BADS)

6種類の下位検査と質問紙で行動の遂行機能を判定

対象	高次脳機能	尺度	仮間隔	構成	24(正常)～0(重度)
障害	前頭葉機能(I)	方法	作業課題/言語・認知課題	重要度	★★★★★

概要 前頭葉損傷後の行動障害にかかわる遂行機能を評価する．遂行機能障害は通常の神経心理学検査では反映されにくいため，より行動的で生態学的妥当性を評価する検査バッテリーとして開発された．カードや道具を使った日常生活場面に近い6種類の検査は，課題の達成度や所要時間から0～4点の5段階に評価され，その合計が評価値となる．原版では，日本人にとって馴染みの薄い検査課題が含まれるため，内容を一部改変した日本語版が作成されている．

評価値の意味
・健常群平均：18.1点
・前頭葉損傷群平均：9.5点
・脳損傷群全体平均：11.5点

文献
・田渕 肇：BADS (Behavioural Assessment of the Dysexecutive Syndrome)．臨床精神医学 36：107-109, 2007

関連項目
・神経行動学的機能調査表 ➡ 38頁
・神経行動尺度 ➡ 91頁

(佐藤 満)

Tinkertoy Test(TTT)

遂行機能の系統的評価

対象	高次脳機能	尺度	仮間隔	構成	12(正常)～1(障害)
障害	前頭葉機能(I)	方法	作業課題	重要度	★★★★★

概要 形の異なる50ピースの部品を組み合わせて遊ぶ玩具(Tinkertoy)を用い，制限時間なしで好きなものを自由に創作させる．自分で何を作るかを決め(目標設定)，どの部品をどう使うか(計画立案)，組み立て(計画実行)，修正する(効果検証)能力が求められる．比較的自由度の高い検査である．

評価値の意味 採点は，物品使用数(1点：20個以上，2点：30個以上，3点：40個以上，4点：50個)，可動性(1点：部分，2点：全体)，対称性(1点：2方向，2点：4方向)，名称，立体性，安定性，構成(各0～1点)，誤り(－1～0点)の8項目について行う．典型的な前頭葉損傷では，使用部品が少なく画一的でユニークさに欠ける反面，構成がきちんとしている．複数の目標の設定と，それを計画的・効率的に実現する遂行機能について，質的側面からの解釈ができる．

文献
- 鹿島晴雄,ほか(編):よくわかる失語症と高次脳機能障害. pp391-392, 永井書店,2003
- 山本吾子,ほか:Tinkertoy Test. 脳と精神の医学 10:445-449, 1999

関連項目
- Porteusの迷路 ➡ 51頁
- 遂行機能障害症候群の行動評価 ➡ 85頁
- ハノイの塔課題 ➡ 次々項

(佐野恭子)

Design Fluency Test
非言語性アイデアの流暢性評価

対象	高次脳機能	尺度	間隔	構成	数値(個数)
障害	前頭葉機能(I)	方法	作業課題	重要度	★★★★

概要 4本の線を使って,無意味で抽象的なデザインを4分間でできるだけ多く描かせる方法(線数指定条件),線数を指定せず5分間で同様にデザインを描かせる方法(自由条件)がある.なぐりがきや有意味なデザインは許容しない.「呼称できる絵」「向きが回転したものを含む同じデザインの保続」「線数の誤り(線数指定条件)」を誤反応とし,デザイン総数から誤反応数を除いたものを新規の産出数とする.

評価値の意味 保続数をデザイン数で割った保続パーセントは,右半球病変と左前頭葉病変で高率となる.新規の産出数は前頭葉病変で低下する.一般的な検査ではないが,誤反応パターンを観察すると症例ごとの特徴が把握できる.

文献
- 石合純夫:高次脳機能障害学. pp212-213, 医歯薬出版, 2003

関連項目
- 言語流暢性課題 ➡ 78頁

(佐野恭子)

ハノイの塔課題
Tower of Hanoi Puzzle

遂行機能障害の評価

対象	高次脳機能	尺度	仮間隔	構成	9(正常)~0(重度)
障害	前頭葉機能(I)	方法	作業課題	重要度	★★★★★

概要 Goelらの変法(1995)を修正したものが汎用される.被検者は,3本の棒に差し込まれた異なる大きさの積木を目標位置まで動かすことが要求されるが,ルールとして「積木は一度に1回だけ動かす」「積木は棒から棒へ動かす」「棒に差し込まれた積木はいつも下から大きい順になっている」がある.難度に配慮された全9項目について,制限時間2分で実施する.成績は,所要時間,移動回数,積木を1回移

動してからもとの位置に戻した回数,ルール違反などで質的に評価される.類似した検査に,ロンドン塔課題や Tower of Toronto がある.

評価値の意味 行動企画-監視-結果確認および誤った場合の修正などに関する能力を評価することができる.遂行機能に問題があると,戸惑い,ルール違反,同じ工程の繰り返し,迂回作業の増加などが観察される.なお,本検査を訓練課題として用い,手続き記憶や認知的技能獲得の学習効果をとらえることも可能と考えられる.

文献
- 鹿島晴雄,ほか:認知リハビリテーション.pp162-165,医学書院,1999
- 三井 忍:高次神経障害の評価.岩崎テル子,ほか(編):標準作業療法学専門分野—作業療法評価学.p211,医学書院,2005

関連項目
- Porteus の迷路 ➡ 51 頁
- 遂行機能障害症候群の行動評価 ➡ 85 頁

(佐野恭子)

Modified Stroop Test
前頭葉機能障害の評価

対象	高次脳機能	尺度	間隔	構成	数値(秒)
障害	前頭葉機能(I)	方法	言語・認知課題	重要度	★★★★★

概要 読みの流暢性(reading fluency)から発展した検査である.読みの流暢性課題(Part 1)ではタテ4×ヨコ6=計24個の色刺激についてその色名をできるだけ早く答える簡単なものであるが,Part 2 では色を表す漢字がそれと異なる色で書かれた刺激が提示されており,被検者は後者(実際の色)を答えなければならない.

評価値の意味 健常者データでは,Part 2 の所要時間平均 28 秒,Part 2 と Part 1 の時間差平均 11.5 秒である.Part 2 で時間延長や誤りが著しい場合,前頭葉障害によるステレオタイプの抑制障害,または同時的干渉効果や注意の分配能力に問題ありと判断できる.Stuss ら(2001)はストループ課題における両側上内側部損傷(特に前帯状回)の役割を重視している.

文献
- 鹿島晴雄,ほか:認知リハビリテーション.pp159-161,医学書院,1999
- 鹿島晴雄:前頭葉.平山惠造,ほか(編):脳卒中と神経心理学.pp2-11,医学書院,1995

関連項目
- Trail Making Test(TMT) ➡ 56 頁
- 遂行機能障害症候群の行動評価 ➡ 85 頁

(佐野恭子)

標準高次動作性検査

包括的な失行の検査

対象	高次脳機能	尺度	仮間隔	構 成	0(正常)〜100(重度)
障害	行為(I)	方法	作業課題/言語・認知課題	重要度	★★★

概要 包括的な失行検査の1つ.麻痺,失調などの運動障害,全般的な精神障害,知能障害と失行症との境界症状を把握することができる.13の大項目から構成され,91の小項目に分けられている.所要時間は1時間半強.

評価値の意味 0〜2点の3段階評価で行い,得点が高いほど誤反応が多くなる.項目数は,顔面動作6,物品を使う顔面動作4,上肢(片手)・習慣的動作12,上肢(片手)・手指構成模倣6,上肢(両手)・客体のない動作3,上肢(片手)・連続的動作2,上肢・着衣動作2,上肢・物品を使う動作40,上肢・系列的動作2,下肢・物品を使う動作4,上肢・描画(自発)4,上肢・描画(模倣)4,積木テスト2.各項目別に誤った項目数から誤反応率(0〜100%)を算出し,項目別に評価を行う.

文献
・日本高次脳機能障害学会(旧日本失語症学会)(編):標準高次動作性検査(SPTA)改訂第2版.新興医学出版社,2003

関連項目
・標準高次視知覚検査 ➡ 72頁
・標準失語症検査 ➡ 76頁

(二宮友美)

浜松方式高次脳機能スケール
Hamamatsu Higher Brain Function Scale

高次脳機能障害のスクリーニング検査

対象	高次脳機能	尺度	仮間隔	構 成	19(正常)〜0(重度)
障害	総合(I)	方法	作業課題/言語・認知課題/質問紙(自記式)	重要度	★★★

概要 浜松リハビリテーションセンターにて開発された,15分程度で施行できる,比較的簡便な高次脳機能障害のスクリーニング検査.構成は,①利き手,②図形模写と直線の二等分および図形の再生,③見当識,④言語性の記憶,⑤統合的な能力を必要とする大脳機能評価からできている.また,検査項目の適当な選択により,高齢者の知的機能の把握にも使用できる.

評価値の意味 下位検査ごとに表記された,5群の年齢別換算表(10〜40歳,41〜50歳,51〜60歳,61〜70歳,71歳以上)に従って,粗点を評価点に換算する.評価点はプロフィールに記載.70歳代以下では,平均値は10±2点の範囲とされる.

文献
・今村陽子:臨床高次脳機能評価マニュアル 2000 改訂第2版. pp93-121, 新興医学出版社, 2000

関連項目
・ミニメンタルステートテスト ➡ 47頁
・改訂長谷川式簡易知能評価スケール ➡ 48頁
・かなひろいテスト ➡ 83頁

(宍貝美保)

ハルステッド・レイタンの神経心理学的テストバッテリー
Halstead-Reitan Neuropsychological Test Battery

脳損傷の有無を判定する総合的な神経心理学的評価法

対象	高次脳機能	尺度	仮間隔	構成	HII:0(正常)〜1.0(重度) GNDS:0(正常)〜168(重度)
障害	総合(I)	方法	作業課題/言語・認知課題	重要度	★★★★★

概要 脳損傷者の行動上の特徴を定量的に測定することを目的に,1930年代に原型が考案され,改訂と標準化がなされた総合的な神経心理学的評価法. 15歳以上が対象(9〜14歳と5〜8歳用の別バージョンあり). 視覚,聴覚,触覚,コミュニケーション,空間認識,判断能力,運動,注意,集中,記憶など広範囲にわたる神経系と脳機能を評価して,脳損傷の有無と程度を判定する. 脳損傷部位の検討には,結果は多義的で不確かだが,認識力,言語,記憶に関するテストを追加し,現在では脳損傷者を同定する方法として最もよく使われる方法の1つである. 総合的な得点を示す指標として Halstead Impairment Index (HII) と General Neuropsychological Deficit Scale (GNDS) がある.

評価値の意味

〈Halstead Impairment Index (HII)〉
・0.0〜0.2:正常
・0.3〜0.4:軽度の脳損傷
・0.5〜0.7:中程度の脳損傷
・0.8〜1.0:重度の脳損傷

〈General Neuropsychological Deficit Scale (GNDS)〉
・0〜25:正常
・26〜40:軽度の障害
・41〜67:中程度の障害
・68〜:重度の障害

文献
・Reitan RM, et al : The Halstead-Reitan neuropsychological test battery : Theory and clinical interpretation 2nd ed. Neuropsychology Press, 1993

関連項目
・ウェクスラー成人知能検査 ➡ 47頁
・ルリア・ネブラスカの神経心理学的テストバッテリー ➡ 次項
・神経心理検査アーバンズ ➡ 91頁 (佐藤 満)

ルリア・ネブラスカの神経心理学的テストバッテリー
Luria-Nebraska Neuropsychological Battery

脳損傷による広範囲の機能を判定する神経心理学的評価法

対象	高次脳機能	尺度	仮間隔	構 成	50(平均)±10(標準偏差)
障害	総合(I)	方法	作業課題/言語・認知課題	重要度	★★★★★

概要 脳機能と行動との関連についての Luria の概念に対応する枠組みをもとに,正常値の提供のために標準化されたテストバッテリー.Form I とその改良版の Form II があり,Form II では 12 の臨床的尺度(運動,リズム,触覚,視覚,受容性言語,表出性言語,書字,音読,計算,記憶,知能,中期記憶)に計 279 個の評価項目があり,各項目は 0(正常な反応),1(ボーダーライン上の反応),2(異常な反応)のいずれかに採点される.そのほかに,各項目の検査中における観察記録といった質的な採点カテゴリーもある.特定の領域で生じうる障害のスクリーニング手段として利用するために,一部の尺度だけを抜き出して測定することもある.本邦での利用頻度は少ない.

評価値の意味 各尺度の総得点から検査フォームにある表で偏差値を求めて得点とする(平均 50,標準偏差 10 の分布から偏差値の得点を求めている).カットオフ値は対象者の年齢や教育歴により 50〜70 の範囲で変動するが,その平均はおよそ 60.カットオフ値より高い得点は障害があると判定する.なお,各評価項目の素点は正常が 0 という採点法から,重度の脳損傷者では容易に 100 を上回る偏差値得点となりうる.

文献
・Golden C : The Luria-Nebraska Neuropsychological Battery : Forms I and II : Manual. Western Psychological Services, 1985

関連項目
・ウェクスラー成人知能検査 ➡ 47頁
・ハルステッド・レイタンの神経心理学的テストバッテリー ➡ 89頁
・神経心理検査アーバンズ ➡ 91頁 (佐藤 満)

神経心理検査アーバンズ
Repeatable Battery for the Assessment of Neuropsychological Status (RBANS)

認知症や精神疾患に使用される総合的な神経心理学検査

対象	高次脳機能	尺度	仮間隔	構成	複合
障害	総合(I)	方法	言語・認知課題	重要度	★★★★★

概要 RBANS は 1998 年に Randolph らにより米国で開発・標準化され，12 の下位検査，および各々の検査において 5 つの認知領域(即時記憶，遅延記憶，視空間・構成力，言語力，注意力)からなる．軽度の認知障害を感知できる．所要時間が短い(30 分以内)form A, form B という 2 つの等価な検査がある．学習効果を回避できるなどの特徴があり，米国では主に医療や教育の臨床シーンで使われており，疾患の進行評価，手術の術前・術後の評価，治療効果，薬効，リハビリテーション計画で有用とされている．現在日本語版の標準化が進められている．

評価値の意味 20～89 歳の正常集団において，20～39 歳，また 40 歳からは 10 歳きざみで標準化がされており，正常集団の平均値，標準偏差をもとに，インデックススコアが設定されている(正常を 100 とする)．総得点の比較だけでなく下位検査の成績により高次脳機能障害の全体像を把握することができる．

文献
・Randolph C, et al：The repeatable battery for assessment of neuropsychological status (RBANS)：preliminary clinical validity．J Clin Exp Neuropsychol 20：310-319, 1998

関連項目
・ウェクスラー成人知能検査 ⇒ 47 頁
・改訂長谷川式簡易知能評価スケール ⇒ 48 頁

(坂本己津恵)

神経行動尺度
Neurobehavioral Rating Scale (NRS)

脳外傷後の行動の障害度を 27 項目の質問で判定

対象	高次脳機能	尺度	順序	構成	ない(正常)～きわめて重度の 7 段階
障害	総合(I)	方法	質問紙(自記式)	重要度	★★★★

概要 頭部外傷後の行動遂行障害に関する自記式の質問紙で，認知/活気，メタ認知，身体/不安，言語の 4 領域の 27 項目の質問で構成される．特徴は患者と支援者の両者が独立して回答し，その結果を比較すること．5 分ほどで回答可能なので，回復過程で連続した評価を実施するのに適している．本邦での使用頻度は少ない．

評価値の意味 27 項目の各行動に関する質問に「ない」から「きわめ

て重度」の7段階で回答したものが結果となる．項目ごとに比較評価する(患者/支援者間，回復過程の時系列間)．

文献
・Levin HS, et al：The neurobehavioural rating scale：assessment of the behavioural sequelae of head injury by the clinician. J Neurol Neurosurg Psychiatry 50：183-193，1987

関連項目
・Rancho Los Amigos Levels of Cognitive and Functioning Scale(LCFS) ➡ 35頁
・脳外傷者の認知-行動障害尺度(TBI-31) ➡ 79頁　　　　　　　　(佐藤 満)

ベンダー・ゲシュタルト検査
Bender-Gestalt Test

ゲシュタルト発達成熟度(小児)，構成・視覚認知能力(成人)の評価

対象	高次脳機能/小児	尺度	N/A	構成	複合
障害	精神・運動発達(I/D)/視空間認知(I)	方法	作業課題	重要度	★★★

概要 被検者はさまざまなまとまりやパターンの反復を含む模様や図形を描くよう求められる．成績は，描写の正確さ，混乱の程度，描画の仕方などで評価される．子どもではゲシュタルト発達成熟度，成人では構成能力，視覚認知能力を調べることができる．

評価値の意味 Benderは年齢基準表によってゲシュタルト発達の正常・異常判断を行った(例：6歳0か月では図版I，IV，Vの模写が可能)．本検査は難易度が低いため，IQの高い被検者の場合には中核的障害が隠れてしまうが，IQ 79を下回る被検者では器質的損傷を示す誤りを検出できる．また，頭頂葉損傷やアルツハイマー病，統合失調症の鑑別にも用いられる．

文献
・Golden CJ, et al(著)，櫻井正人(訳)：高次脳機能検査の解釈過程—知能，感覚—運動，空間，言語，学力，遂行，記憶，注意．pp83-88，協同医書出版社，2004

関連項目
・コース立方体組み合わせテスト ➡ 50頁
・TAT絵画統覚検査 ➡ 501頁　　　　　　　　　　　　　　　(佐野恭子)

Vineland Adaptive Behavior Scales (VABS)

毎日の生活における個人的または社会的なスキルの評価

対象	高次脳機能	尺度	仮間隔	構 成	100(平均)±15(標準偏差)
障害	精神・運動発達 (I/D)	方法	観察	重要度	★★★

概要 精神遅滞，発達上の遅れ，機能的なスキル障害や言語障害を含む広範囲にわたる障害の診断または評価に使用する．ほかの鑑別疾患から自閉症とアスペルガー症候群を予測するためにも使われる．VABS second edition (Vineland-Ⅱ) では，調査面接版，保護者評価版，増補面接版，教師評価版に改変されている．対象年齢が広がり，頭部外傷後や認知症にも対応できるようになっている．

評価値の意味 次の4つの領域の点数は，平均100，標準偏差15で算出される．4領域のそれぞれの副領域は平均15，標準偏差3で算出される．

・コミュニケーション：受容性，表出性，文書
・日常生活スキル：個人，家庭内，地域内
・社会化：対人関係，遊びと余暇，対処スキル
・運動スキル：粗大，巧緻

文献
・Sparrow SS, et al：Diagnostic uses of the Vineland adaptive behavior scales. J Pediatr Psychol 10：215-225, 1985

関連項目
・新版 S-M 社会生活能力検査 ➡ 300 頁
・K-ABC 心理・教育アセスメントバッテリー ➡ 330 頁　　　(土岐めぐみ)

Disability Assessment for Dementia (DAD)

在宅認知症患者を対象とした ADL 障害の評価尺度

対象	高次脳機能/高齢者	尺度	仮間隔	構 成	100(正常)～0(重度)
障害	ADL(D)/IADL(D)	方法	面接	重要度	★

概要 在宅生活を送る，主にアルツハイマー型認知症の高齢者を対象に，基本的，手段的および余暇活動を含む10項目(衛生，着衣，排泄，摂食，食事の用意，電話をかける，外に出かける，金銭の取り扱いと通信，薬の服用，余暇と食事)から構成される．各項目を，行動の開始，計画・段取り，有効な遂行の3要素で判定する．認知機能障害を持つ患者の日常生活動作(ADL)評価が目的であり，運動機能障害を有する場合は適用ではない．各ADLを「できる」「できない」ではなく，「した」「しなかった」で評価する．所要時間15～20分．

評価値の意味 過去2週間において，10項目それぞれのADLを手助

けや促しなしに，患者が「したか・しなかったか」を査定．1(はい)，0(いいえ)，×(該当せず)で評価し，「はい」の数を，全10項目から「該当せず」とされた項目数を引いた数で割って，パーセンテージを算出する．低いほど障害が高度．

文献
・Gélinas I, et al：Development of functional measure for persons with Alzheimer Disease；The Disability Assessment for Dementia. Am J Occup Ther 53：471-481, 1999 ⇒原著．

関連項目
・Interview for Deterioration in Daily Living Activities in Dementia(IDDD) ➡ 50頁
・N式老年者用日常生活動作能力評価尺度 ➡ 107頁
・身体的自己管理尺度 ➡ 148頁

(宮崎博子)

Clinical Dementia Rating(CDR)
アルツハイマー型認知症の重症度を評価する尺度

対象	高次脳機能/高齢者	尺度	仮間隔	構成	複合
障害	疾患	方法	診察	重要度	★★★★★

概要 A.記憶，B.見当識，C.問題解決と判断，D.社会生活，E.家庭生活と趣味・関心，F.パーソナルケアの6つの認知領域について，それぞれを独立して，0：健常，0.5：認知症の疑い，1：軽度，2：中等度，3：重度の5段階で評定する(パーソナルケアに0.5は設定されていない)．総合評価は，6項目について障害の軽いほうから重いほうへ順位付けを行う(×1～×6)．複数項目が同じ場合は，表の上の項目(A)から順位を付ける．重症度判定は×3または×4のレベルとし，×3と×4のレベルが異なる場合は，記憶の障害度に近いほうとなる．ただし，記憶(M)の障害度と2段階以上の乖離がみられたときは調整を要する．① M=0, CDR>0.5の場合→0.5, ② M=0.5, CDR>1の場合→1, ③ M>0, CDR=0の場合→0.5.

評価値の意味 点数が高いほど認知症が重度である．たとえば，CDR=1以上は明らかな認知症，CDR=0.5は最軽度アルツハイマー型認知症(very mild AD)と位置づけられている．

文献
・Morris JC：The Clinical Dementia Rating(CDR)；Current version and scoring rules. Neurology 43：2412-2414, 1993 ⇒改訂版．
・音山若穂，ほか：Clinical Dementia Rating(CDR)日本語版の評価者間信頼性の検討．老年精神医学雑誌 11：521-527, 2000 ⇒日本語版CDRについての検討．

関連項目
・ミニメンタルステートテスト ➡ 47頁

- 改訂長谷川式簡易知能評価スケール ➡ 48頁
- 柄澤式「老人知能の臨床的判定基準」➡ 96頁
- N式老年者用精神状態尺度(NMスケール) ➡ 100頁
- N式老年者用日常生活動作能力評価尺度 ➡ 107頁

(奥野太嗣)

・評価法名は発表当時のもの

多面的初期痴呆判定検査
Multiphasic Early Dementia Examination (MEDE)

認知症の初期症状を検出することを目的とした検査

対象	高次脳機能/高齢者	尺度	仮間隔	構成	0(健常)~15(重度)
障害	知能(I)	方法	言語・認知課題	重要度	★★

概要 1995年,認知症の早期発見・早期対応のために本邦で開発された評価法.構成は次の3領域.

1) 知的機能検査(A式:5尺度):エピソード記憶,意味記憶,数の操作,短期記憶,知覚判断連続作業
2) 自己評価検査(b式:以下の尺度について30問)
 ・中核症状:記憶障害(一般物忘れ,自己懐疑物忘れ,障害物忘れ)
 ・周辺症状:情緒不安定,身体不調,意欲低下
3) 他者評価検査(c式:測定因子はb式と同一):当該者の身のまわりの者による評価で,本人と他者との評価のずれを把握し判定の理解を深める.

この尺度ごとの粗点をマニュアル記載の各年代の健常者データからの逸脱の程度を測ることによって,0点(健常),1点(疑健常),2点(境界),3点(障害)の判定を行う.

評価値の意味 A式は①各尺度の得点が0~2点の場合は,合計が0~3点:健常,4~6点:疑健常,7~10点:境界に分けられる,②各尺度の得点で3点が1つでもある場合は,合計が3点:軽度障害,6~9点:中度障害,12~15点:重度障害に分けられる.b.c式は全体の判定は行わず,各尺度での判定を0点:健常,1点:疑健常,2点:境界,3点:障害域として行う.

文献
- 福井嗣泰(編著):MEDEマニュアル〔多面的初期痴呆判定検査手引き〕.千葉テストセンター,1995

関連項目
- ウェクスラー成人知能検査 ➡ 47頁
- ミニメンタルステートテスト ➡ 47頁
- 改訂長谷川式簡易知能評価スケール ➡ 48頁

(松本憲二)

Neurobehavioral Cognitive Status Examination(NCSE)
簡便で領域ごとの能力が判定できる知能評価法

対象	高次脳機能/高齢者	尺度	仮間隔	構成	12(正常)〜0(重度)
障害	知能(I)	方法	診察/言語・認知課題	重要度	★★★★

概要 簡単に施行できる知能評価法の1つ．8領域(覚醒水準，見当識，注意，言語，構成能力，記憶，計算，論理)の下位検査から構成されている．検査結果をプロフィールとして図示するため介護職員や家族に検査結果を説明する際に活用しやすい．別々に評価できるのが特徴．日本語版も作成された．

評価値の意味 覚醒水準は「正常」か「障害」で記し，採点はされない．その他の各領域・項目ごとの得点の正常値([ ]内は障害を疑わせる閾値)は，見当識：12[8]，注意：8[5]，言語理解：6[4]，言語復唱：13[9]，言語呼称：9[5]，構成能力：5[3]，記憶：12[8]，計算：4[2]，論理類似：6[4]，論理判断：5[3]．点数が高いほど機能がよいことを示す．

文献
・松田 修, ほか：日本版 Neurobehavioral Cognitive Status Examination (NCSE)の作成―信頼性と妥当性の検討(第1報). 老年精神医学雑誌 12：1177-1186, 2001

関連項目
・ミニメンタルステートテスト ⇒ 47頁
・改訂長谷川式簡易知能評価スケール ⇒ 48頁

(松本憲二)

柄澤式「老人知能の臨床的判定基準」
Karasawa Dementia Scale(KDS)
日常生活の観察から高齢者の知的レベルを大まかに判定

対象	高次脳機能/高齢者	尺度	順序	構成	(−)(優秀)〜(+4)(重度低下)
障害	知能(I)	方法	観察	重要度	★★★

概要 日常生活における被検者の言動や態度，作業遂行能力などから，高齢者の知的レベルを大まかに判定する行動観察尺度．本人に直接テストできない場合でも判定可能だが，誰を観察者にするかで結果が異なるのが難点．判定者は面接・問診技術を習得していることが必要．日常生活能力，日常会話・意思疎通，具体的例示を参考にしながら，「ぼけなし」から「ぼけあり最高度」まで，正常2段階，異常衰退4段階の，計6段階で判定する．

評価値の意味 正常は(−)(±)に分かれ，(−)は活発な知的活動が持続する優秀老人，(±)は普通の正常レベル．異常は(+1)〜(+4)まで

4段階に分けられ,それぞれ軽度,中等度,重度,最重度に分類される.

文献
- 柄澤昭秀:行動評価による老人知能の臨床的判定基準.老年期痴呆3:81-85,1989 ⇒原著.
- 柄澤昭秀:柄澤式「老人知能の臨床的判定基準」.大塚俊男,ほか(監修):高齢者の知的機能検査の手引き,pp55-58,ワールドプランニング,1991

関連項目
- ミニメンタルステートテスト ➡ 47頁
- 改訂長谷川式簡易知能評価スケール ➡ 48頁
- 国立精研式痴呆スクリーニングテスト ➡ 次項

(宮崎博子)

・評価法名は発表当時のもの

国立精研式痴呆スクリーニングテスト
National Institute of Mental Health Screening Test for Dementia (NIMH-STD)

高齢者認知症の疫学的スクリーニングテスト

対象	高次脳機能/高齢者	尺度	仮間隔	構成	20(正常)~0(問題あり)
障害	知能(I)	方法	面接	重要度	★★★

概要 1985年,大塚らによって,健康な高齢者のなかから認知症の疑いのある高齢者をスクリーニングする目的で作成された.地域のなかで活動する保健師やコメディカルスタッフが,認知症が疑われる人を容易に早期発見し適切な助言や指導を行うのに適した簡易テストで,健康に近い人が対象.スクリーニングが目的であり,認知症の程度を段階付けるものではない.記憶,見当識,一般常識に加え,論理的思考を評価するやや難しい問題も含まれている.個別面接による質問形式.16の設問項目,20の採点項目よりなり,○が1点の○×法で20点満点.10分以内で回答できればよい.家族・関係者より生年月日,既往歴,健康状態の聴取が必要.英語版も公表されている.

評価値の意味 20~16点:正常,15~11点:境界,10~0点:問題ありの3区分に判定.区分に応じた具体的な指導方針が記載されている.

文献
- 大塚俊男,ほか:痴呆スクリーニング・テストの開発に関する研究.精神衛生研究32:39-48,1985 ⇒原著.
- 大塚俊男:国立精研式痴呆スクリーニングテスト.大塚俊男,ほか(監修):高齢者の知的機能検査の手引き,pp21-26,ワールドプランニング,1991

関連項目
- ミニメンタルステートテスト ➡ 47頁
- 改訂長谷川式簡易知能評価スケール ➡ 48頁
- 柄澤式「老人知能の臨床的判定基準」➡ 96頁

(宮崎博子)

精神機能障害評価票(メンフィス)
Mental Function Impairment Scale(MENFIS)

老年期認知症の精神機能障害を多元的に観察評価

対象	高次脳機能/高齢者	尺度	仮間隔	構成	0(障害なし)~78(重度障害)
障害	知能(I)	方法	面接	重要度	★

概要 1991年,本間らによって開発された精神機能評価表.老年期認知症の中核にみられる精神機能障害を,認知機能,動機付け機能,感情機能の3つの主たる機能の障害と仮定し,3つの下位尺度,13の評価項目により判定する〔認知機能障害(場所の見当識障害,時間の見当識障害,最近の記憶の障害,昔の記憶の障害,会話理解の障害,意思表示の障害,判断の障害),動機付け機能障害(自発性の障害,興味・関心の障害,気力の障害),感情機能障害(感情表現の多様性の障害,感情表現の安定性の障害,感情表現の適切性の障害)〕.介護者と患者に対する面接で,広く医療スタッフが使用可能.

評価値の意味 0~6点の7段階で評価.全く障害なしが0点,完全な障害が6点.合計点は0~78点で,高得点ほど障害が重度.各項目の偶数得点にアンカーポイントが設けられている.

文献
・本間 昭,ほか:老年期痴呆を対象とした精神機能障害評価票の作成.老年精神医学 2:1217-1222,1991 ⇒原著.
・新井平伊:老年精神医学関連で用いられる測度.観察式による痴呆の行動評価(2)―MENFIS.精神医学雑誌 7:810-815,1997

関連項目
・ミニメンタルステートテスト ➡ 47頁
・N式精神機能検査 ➡ 99頁

(宮崎博子)

Blessed-Dementia Scale

介護者による認知症の評価

対象	高次脳機能/高齢者	尺度	仮間隔	構成	0(障害なし)~22(重度)
障害	知能(I)	方法	質問紙(介護者)	重要度	★★★★★

概要 行動面・精神面の変化19項目(日常の行動上の変化:8項目,性格・関心・意欲の変化:11項目)と,食事・更衣・排泄の3項目について,前者は2段階評価(0:なし,1:あり),後者は4段階評価(0:完全にできる~3:できない)で,介護者が記入する.

評価値の意味 合計点数が高いほど障害が重度と判断される.

文献
・Blessed G, et al: The association between quantitative measures of dementia and of senile change in the cerebral grey matter of elderly

subjects. Br J Psychiatry 114：797-811, 1968

関連項目
・ミニメンタルステートテスト ➡ 47頁
・改訂長谷川式簡易知能評価スケール ➡ 48頁
・国立精研式痴呆スクリーニングテスト ➡ 97頁 （佐野恭子）

Hodkinson Mental Test
英語版の簡易知能評価スケール

対象	高次脳機能/高齢者	尺度	仮間隔	構成	10（正常）～0（重度）
障害	知能(I)	方法	面接	重要度	★

概要 別名 abbreviated mental test score（AMTS）。高齢者の知能評価法として世界的に広く使用されている。検者が質問紙の内容を面接し施行する。年齢、生年月日、現在の年、月、時間、地名、大統領の氏名、世界大戦の年、20から1へ逆に数える、先に伝えた住所の想起、の10項目を正解（1点）、不正解（2点）の2段階で評価する。

評価値の意味 得点範囲は0～10点で、高得点ほど認知機能が高い。6点以下が認知障害と判断される。

文献
・Hodkinson HM：Evaluation of a mental test score for assessment of mental impairment in the elderly. Age Ageing 1：233-238, 1972

関連項目
・ミニメンタルステートテスト ➡ 47頁
・改訂長谷川式簡易知能評価スケール ➡ 48頁 （髙橋香代子）

N式精神機能検査
Nishimura's Screening Test for Dementia（N-STD）
高齢者の知的機能を広範囲に測定

対象	高次脳機能/高齢者	尺度	仮間隔	構成	100（正常）～9（重度）
障害	知能(I)	方法	面接/作業課題	重要度	★★★

概要 1988年に西村らによって作成された高齢者用の知的機能検査。スクリーニング検査のほか重症度評価に用いられる。検査内容は、記憶、見当識、計算のほか、構成概念、図形模写、空間認知、運動構成機能などの課題も加えて、より広範囲に知的機能を測定することを目的とする。個別面接の質問方式。年齢、月日、指の名、運動メロディ、時計、果物の名前、引き算、図形模写、物語再生、逆唱、書き取り、読字の12問に、それぞれの粗点に対応した数値を加算して合計する。課題の読み聞かせは点数化しない。言葉を媒介にできない重度認知症には、行動観察式のN式老年者用精神状態尺度（NMスケール）やN

式老年者用日常生活動作能力評価尺度(N-ADL)を併用する.

評価値の意味 合計点は9〜100点. 95点以上を正常, 94〜85点を境界, 84〜60点を軽度認知症, 59〜35点を中等度認知症, 34点以下を重度認知症の5段階に評価.

文献
・福永知子, ほか:新しい老人用精神機能検査の作成—N式老年精神機能検査. 老年精神医学 5:221-231, 1988 ⇒ 原著.
・西村 健, ほか:N式老年者用精神機能検査. 大塚俊男, ほか(監修):高齢者のための知的機能検査の手引き. pp27-34, ワールドプランニング, 1991

関連項目
・ミニメンタルステートテスト ➡ 47頁
・改訂長谷川式簡易知能評価スケール ➡ 48頁
・N式老年者用精神状態尺度(NMスケール) ➡ 次項
・N式老年者用日常生活動作能力評価尺度 ➡ 107頁　　　　　　　　(宮崎博子)

N式老年者用精神状態尺度(NMスケール)
Nishimura's Mental State Scale for the Elderly (NMS)

高齢者の精神機能を日常生活の行動観察によって評価

対象	高次脳機能/高齢者	尺度	仮間隔	構成	50(正常)〜0(重度障害)
障害	知能(I)	方法	観察	重要度	★★★★

概要 高齢者, 認知症患者の日常生活における実際的な精神機能を, さまざまな角度からとらえた行動観察による評価尺度. 認知症有無のスクリーニングや重症度評価に利用できる. 行動観察により評価を行うことから, 被検者に拒否されることなく, 疎通困難な場合や, 視聴覚障害, 運動障害のある場合にも評価可能. N式老年者用日常生活動作能力評価尺度(N-ADL)と合わせて判定することで, より総合的な病像が推測できる. 専門家以外でも場所を選ばず短時間で評価できるよう, 具体的事項が帰された手引書も用意されている. 家事・身辺整理, 関心・意欲・交流, 会話, 記銘・記憶, 見当識の5項目について, 各項目を10, 9, 7, 5, 3, 1, 0点の7段階で評価する. それぞれの重症度にはアンカーポイントが設けられている.

評価値の意味 合計点は0〜50点〔カッコ内の数字は寝たきり老人(N-ADLで歩行・起坐が1点)の場合で, 会話, 記銘・記憶, 見当識の3項目の合計で算定する〕. 50〜48点(30〜28点):正常, 47〜43点(27〜25点):境界, 42〜31点(24〜19点):軽度認知症, 30〜17点(18〜10点):中等度認知症, 16〜0点(9〜0点):重度認知症.

文献
・小林敏子, ほか:行動観察による痴呆患者の精神状態評価尺度(NMスケール)および日常生活動作能力評価尺度(N-ADL)の作成. 臨床精神医学 17:1653-1668, 1988 ⇒ 原著.

- 小林敏子：N式老年者用精神状態尺度(NMスケール). 大塚俊男, ほか(監修)：高齢者のための知的機能検査の手引き. pp43-52, ワールドプランニング, 1991

関連項目
- 柄澤式「老人知能の臨床的判定基準」 ➡ 96頁
- N式精神機能検査 ➡ 99頁
- N式老年者用日常生活動作能力評価尺度 ➡ 107頁　　　　　　　　(宮崎博子)

コーエン・マンスフィールド Agitation 評価表
Cohen-Mansfield Agitation Inventory(CMAI)

非専門家が査定できる認知症高齢者の行動異常評価尺度

対象	高次脳機能/高齢者	尺度	仮間隔	構成	29(正常)〜203(重度)
障害	精神機能(I)	方法	面接	重要度	★★★★

概要 広く使われているアルツハイマー型認知症行動尺度(Behaved AD)が, 専門家が用いることを前提にしていることに対し, 認知症性高齢者にみられる行動障害を, 非専門家が評価することを目的に, 1986年, Cohen-Mansfieldにより開発された尺度. 攻撃的行動と非攻撃的行動の2つのカテゴリーの全29項目. 攻撃的行動は, つばを吐く, 悪態をつく, 蹴る, 叫ぶ, 噛み付く, 物を壊すなど. 非攻撃的行動は, あてもなくウロウロする, 物を不適切に取り扱う, 何度も同じ行動を繰り返すなど. 所要時間10〜15分.

評価値の意味 評価の前日に, 表記の行動を起こした頻度を, 1(全くなし), 2(1週間に1回未満), 3(1週間に1ないし2回), 4(1週間に数回以上), 5(1日に1〜2回), 6(1日に数回以上), 7(1時間に数回以上または常時休みなく)の7段階で評価する. 総得点は29〜203点. 高得点ほど問題行動が多い.

文献
- Cohen-Mansfield J：Agitated behaviors in the elderly. Ⅱ. Preliminary results in the cognitively deteriorated. J Am Geriatr Soc 34：722-727, 1986 ⇒原著.
- 本間 昭, ほか：コーエン・マンスフィールド agitation 評価票(Cohen-Mansfield Agitation Inventory：CMAI)日本語版の妥当性の検討. 老年精神医学 13：831-835, 2002

関連項目
- Behavior Rating Scale for Dementia of the Consortium to Establish a Registry for AD(CERAD-BRSD) ➡ 108頁
- アルツハイマー型認知症行動尺度 ➡ 158頁　　　　　　　　(宮崎博子)

the Rapid Dementia Screening Test (RDST)

認知症のスクリーニングテスト

対象	高次脳機能/高齢者	尺度	仮間隔	構成	12（正常）〜0（認知症の疑い強）
障害	総合(I)	方法	面接	重要度	★★★★★

概要 ドイツで発表された認知症スクリーニングテスト．言語流暢性検査と数字変換課題の2課題からなる．特徴としては，①施行および採点時間が3〜5分と短い，②特別な用具や技術を必要としない，③日常生活場面に近い課題である，④感度と特異性があることが挙げられる．

評価値の意味 0〜12点で採点され，合計得点が7点以下は認知症が疑われる．4点以下は認知症が強く疑われるとされている．

文献
・酒井佳永，ほか：認知症スクリーニング検査 the Rapid Dementia Screening Test (RDST) 日本語版の有用性．老年精神医学雑誌 17：539-551, 2006

関連項目
・ミニメンタルステートテスト ➡ 47頁
・改訂長谷川式簡易知能評価スケール ➡ 48頁 　　　　　　　　　（塩寄加津）

・評価法名は発表当時のもの

痴呆行動障害尺度 (DBDスケール)
Dementia Behavior Disturbance Scale (DBDS)

認知症患者の問題行動と介護負担を介護者により評価

対象	高次脳機能/高齢者	尺度	仮間隔	構成	0（正常）〜112（重度）
障害	総合(I)	方法	質問紙（家族）	重要度	★★★

概要 認知症患者の行動異常の客観的評価や経過観察の方法として信頼性が高く，介護負担を反映しうる評価法．同じことを何度も聞く，日常的な物事に関心を示さない，同じ動作を繰り返す，不適切な泣き笑い，暴力を振るう，食べ過ぎる，失禁するなど全28項目．介護者との面談または介護者が自分で記載する．所要時間10〜15分．

評価値の意味 異常行動の出現頻度を，0（なし），1（ほとんどない），2（ときどきある），3（よくある），4（常にある）の5段階で評価．合計点は0〜112点．高得点ほど行動異常が重篤．

文献
・Baumgarten M, et al：Validity and reliability of the Dementia Behavior Disturbance Scale. J Am Geriatr Soc 38：221-226, 1990 ⇒原著．
・溝口 環ほか：DBDスケール（Dementia Behavior Disturbance Scale）による老年期痴呆患者の行動異常評価に関する研究．日老医誌 30：835-840, 1993

関連項目
・コーエン・マンスフィールド Agitation 評価表 ➡ 101 頁
・Behavior Rating Scale for Dementia of the Consortium to Establish a Registry for AD (CERAD-BRSD) ➡ 108 頁
・アルツハイマー型認知症行動尺度 ➡ 158 頁

(宮崎博子)

アルツハイマー病評価尺度
Alzheimer's Disease Assessment Scale (ADAS)
アルツハイマー病の認知機能障害の推移の評価

対象	高次脳機能/高齢者	尺度	仮間隔	構成	複合
障害	総合(I)	方法	診察	重要度	★★★★★

概要 1983年，経時的な得点の変化を評価して認知機能障害の推移を把握することを目的として Mohs らによって開発された認知機能検査．アルツハイマー型認知症に対するコリン作動性薬物の薬効評価など，臨床治験に広く用いられる．評価方法は個別面接の質問方式で，認知機能尺度(ADAS-cog)と非認知機能尺度(ADAS-non cog)の2つの下位尺度により構成される．認知機能尺度は，アルツハイマー病で障害されやすい記憶，言語，行為の3領域を想定し，単語再生，口頭言語能力，言語の聴覚的理解，自発語における換語困難，口頭命令に従う，手指および物品呼称，構成行為，観念運動，見当識，単語再認，テスト教示の再生能力の11項目．非認知機能尺度は，涙もろさ，抑うつ気分，集中力の欠如，検査に対する協力度，妄想，幻覚，徘徊，多動，振戦，食欲の亢進・減少の10項目．所要時間30分以上．

評価値の意味 認知機能尺度11項目は合計0〜70点．非認知機能尺度10項目は合計0〜50点．正常は0点で高得点ほど障害が強い．認知機能尺度は，これのみで独立した認知機能検査として用いられることが多い．本尺度は，算出された得点によって認知症の重症度を判定するものではなく，継時的に複数回施行し，得点変化によって認知機能の変化を評価するものである．

文献
・Mohs RC, et al : The Alzheimer's Disease Assessment Scale ; An instrument for assessing treatment efficacy. Psychopharm Bull 19 : 448-450, 1983 ⇒原著.
・Rosen W, et al : A new rating scale for Alzheimer's disease. Am J Psychiat 141 : 1356-1364, 1984
・本間 昭 : Alzheimer's Disease Assessment Scale (ADAS). 大塚俊男，ほか(監修) : 高齢者のための知的機能検査の手引き. pp43-52, ワールドプランニング, 1991

関連項目
・精神神経科検査表 ➡ 37 頁

- 痴呆行動障害尺度（DBD スケール）➡ 102 頁
- アルツハイマー型認知症行動尺度 ➡ 158 頁

（宮崎博子）

ザリット介護負担尺度
Zarit Burden Interview

介護負担を明確に定義し科学的・定量的に評価

対象	高次脳機能/高齢者	尺度	仮間隔	構成	0（負担感なし）～88（負担感大）
障害	QOL（H）	方法	質問紙（介護者）	重要度	★★★★★

概要 Zarit は 1980 年に介護負担を「親族を介護した結果，介護者が情緒的・身体的健康，社会生活および経済状態に関して被った被害の程度」と定義し，身体的負担，心理的負担，経済的困難などを総括し，介護負担として測定可能にした尺度を作成．この尺度は 22 項目から構成され，さまざまな場面における介護負担感に関する質問で，0（思わない），1（たまに思う），2（ときどき思う），3（よく思う），4（いつも思う）の5段階で評価〔22 問目は全体として介護がどのくらい大変かを，0（全く負担ではない），1（多少負担に思う），2（世間並みの負担である），3（かなりの負担である），4（非常に大きな負担である）の5段階で評価〕．1997 年に荒井らにより日本語版が作成された．

評価値の意味 合計点は 0～88 点で，点数が高いほど負担感は大きい．評価項目は下位尺度として personal strain（介護そのものによって生じる負担）と role strain（介護者が，介護を始めたためにこれまでの生活ができなくなったことにより生じる負担）の2つの面からの介護負担度を測定できるように作成されている．したがって，総得点のみではなく，下位尺度を解析することも重要．介護負担は全世界に共通する問題であり，国際的に用いられている本尺度を使用することは有用と思われる．

文献
- Zarit SH, et al：Relatives of the impaired elderly：correlates of feelings of burden. Gerontologist 20：649-655, 1980
- Arai Y, et al：Reliability and validity of the Japanese version of the Zarit Caregiver Burden Interview. Psychiatry Clin Neurosci 51：281-287, 1997
- 荒井由美子：Zarit 介護負担スケール日本語版の応用．医学のあゆみ 186：930-931, 1998

関連項目
- 介護家族負担感尺度 ➡ 157 頁
- 主観的負担感尺度 ➡ 484 頁

（大田哲生）

Caregiver Burden Scale

介護者の負担を自覚症状から評価

対象	高次脳機能/高齢者	尺度	N/A	構 成	N/A
障害	QOL(H)	方法	質問紙(介護者)	重要度	★★★

概要 認知症患者の家族介護者に対して,実際に感じている介護負担感を平易に評価するために開発された評価法.日常のさまざまな介助内容 15 項目に対して,それぞれ,「患者がその介助を必要としているか?」「実際に介護者がその内容を介助したか?」「それが介護者のストレスを増加させたか?」の 3 つの質問を yes/no で評価する.

評価値の意味 被検者のプロフィールによる,介護負担感の比較などに利用できる.また,各評価項目における 3 つの質問の回答の傾向をみることによって,客観的な介護負担量と負担感とが単純な相関関係にないなどの傾向をみることができる.抑うつ傾向の検査などの組み合わせによって,必要な介護,行っている介護,介護負担感のそれぞれの項目が影響しているかなどを評価することができる.

文献
・Caroline A:A measure of perceived burden among caregivers. Eval Health Prof 16:205-211, 1993

関連項目
・Screen for Caregiver Burden(SCB) ➡ 次項

(坂本己津恵)

Screen for Caregiver Burden(SCB)

介護者の負担感の評価

対象	高次脳機能/高齢者	尺度	仮間隔	構 成	複合
障害	QOL(H)	方法	質問紙(家族)	重要度	★

概要 介護者の負担をすばやく評価するために開発された評価法で,特にアルツハイマー病患者の介護者である配偶者を対象として開発された.25 項目の質問からなり,「objective burden」(起こりうる嫌な経験そのもの)と「subjective burden」(経験によって起きた負担感)の両面が含まれる.

評価値の意味 必要な介護内容や,介護に伴う不安状況(徘徊のおそれなど)などに関する 25 項目の質問に対して,以下にしたがってスコアリングする.

・0 点:起きていない
・1 点:起きているが,ストレスになっていない
・2 点:軽度のストレスになっている
・3 点:中等度のストレスになっている
・4 点:高度なストレスになっている

objective burden(客観的負担)は，ストレスの大小にかかわらず，起きていない(0点)，起きている(1点)でスコアリングし，合計する．subjective burden(主観的負担)は上記にしたがってスコアリングし合計する．

文献
・Vitaliano PP, et al：The screen for caregiver burden. Gerontologist 31：76-83, 1991

関連項目
・Caregiver Burden Scale ➡ 105頁

(坂本己津恵)

機能的評価ステージ
Functional Assessment Staging Test(FAST)

認知症高齢者の認知機能障害を行動観察により評価

対象	高次脳機能/高齢者	尺度	順序	構成	1(正常)～7(重度)
障害	総合(I/D)	方法	観察	重要度	★★★★★

概要 Reisbergらが1984年，先に発表したglobal deterioration scale(GDS)やbrief cognitive rating scale(BCRS)として発表したものをもとに作成した．アルツハイマー型認知症患者の重症度を日常生活動作(ADL)の変化に基づき，正常老化も含めて7段階に分類した行動評価尺度で，臨床病期と重症度を判定する．認知症の前段階の状態が記述されているほか，高度の認知機能の低下についても，細かく下位段階が設けられているなどの特徴があり，病状の進行に応じた具体例を示している．介護者の情報に基づいて評価する観察法．対象者はアルツハイマー病に限らない．

評価値の意味 1(正常)，2(年齢相応)，3(境界状態)，4(軽度)，5(中等度)，6〔やや高度(6の下位段階に5段階を設定)〕，7〔高度(7の下位段階に6段階を設定)〕の7段階に評価．

文献
・Reisberg B, et al：Functional staging of dementia of the Alzheimer type. Ann NY Acad Sci 435：481-483, 1984 ⇒原著．
・石井徹郎：Functional Assessment Staging(FAST)．大塚俊男，ほか(監修)：高齢者の知的機能検査の手引き．pp59-64, ワールドプランニング，1991
・本間 昭：痴呆の行動評価．老年精神医学雑誌1：403-424, 1990

関連項目
・ミニメンタルステートテスト ➡ 47頁
・アルツハイマー病評価尺度 ➡ 103頁

(宮崎博子)

N式老年者用日常生活動作能力評価尺度
Nishimura's Activity of Daily Living Scale (N-ADL)

高齢者の日常生活能力を行動観察によって評価

対象	高次脳機能/高齢者	尺度	仮間隔	構成	100(正常)〜9(重度)
障害	知能(I)	方法	面接/行動課題	重要度	★★★

概要 高齢者,認知症患者における実際的な精神機能を,多様な行動や日常生活動作(ADL)能力を多角的にとらえて評価する行動観察尺度.このN-ADLのパターンとN式老年者用精神状態尺度(NMスケール)の評価を合わせて判定することにより,認知症の病像をある程度推測できるが,N-ADLのみでは介護の難易度は判定しにくい.歩行・起坐,生活圏,着脱衣・入浴,摂食,排泄の5項目を正常〜重度の7段階(10, 9, 7, 5, 3, 1, 0点)に重症度分類.各重症度にはアンカーポイントが設けられている.

評価値の意味 10点:正常,9点:境界,7点:軽度,5・3点:中等度,1・0点:重度.各項目の評価をみて介護の必要性を考慮する(例:歩行・起坐,生活圏が10点近くてほかの項目が低いときは,徘徊の多い老人の可能性).

文献
- 小林敏子,ほか:行動観察による痴呆患者の精神状態評価尺度(NMスケール)および日常生活動作能力評価尺度(N-ADL)の作成.臨床精神医学 17:1653-1668, 1988 ⇒原著.
- 小林敏子:N式老年者用日常生活動作能力評価尺度(N-ADL).大塚俊男,ほか(監修):高齢者のための知的機能検査の手引き.pp89-94, ワールドプランニング, 1991

関連項目
- Interview for Deterioration in Daily Living Activities in Dementia (IDDD) ➡ 50頁
- Disability Assessment for Dementia (DAD) ➡ 93頁
- N式老年者用精神状態尺度(NMスケール) ➡ 100頁

(宮崎博子)

Blessed Information-Memory-Concentration Test

認知症を識別する簡易的な検査

対象	高次脳機能	尺度	仮間隔	構成	0(正常)〜37(重度)
障害	総合(I/D)	方法	言語・認知課題	重要度	★★★

概要 見当識・記憶・注意・集中力・事実情報の再生を評価する31項目の質問に回答し,誤りがあるごとに1点(5分後再生課題と集中力検査課題は1点もしくは2点)を加算して得点とする.Blessed-Dementia Scaleのサブテストの1つであり,もう1つのサブテストである介護者による日常行動の評価スケールとセットで用いる.

評価値の意味

- 0〜3点：正常
- 4〜10点：軽度の障害
- 11〜16点：中程度の障害
- 17点以上：重度の障害

文献

- Blessed G, et al：The association between quantitative measures of dementia and of senile change in the cerebral grey matter of elderly subjects. Br J Psychiatry 114：797-811, 1968

関連項目

- ミニメンタルステートテスト ➡ 47頁
- 改訂長谷川式簡易知能評価スケール ➡ 48頁
- 国立精研式痴呆スクリーニングテスト ➡ 97頁
- Blessed-Dementia Scale ➡ 98頁

(佐藤 満)

Behavior Rating Scale for Dementia of the Consortium to Establish a Registry for AD(CERAD-BRSD)

アルツハイマー病患者の問題行動の評価尺度

対象	高次脳機能	尺度	仮間隔	構成	0(正常)〜153(または138)(重度)
障害	総合(I/D/H)	方法	面接	重要度	★

概要

CERADとは，アルツハイマー病の評価を標準化する目的で結成された多施設共同研究体．対象は在宅の認知症疾患者で，主たる介護者との面談に基づき評価するが，熟練した観察者による実施が望ましい．初版は51項目，改訂版は46項目の行動項目で，精神病症状，うつ症状，不適切な行動，不穏・攻撃性，活動性低下，植物機能の障害の6因子に分類される．所要時間20〜30分．

評価値の意味

各項目を重症度により0〜3点の4段階で評価．合計点は初版が0〜153点，改訂版が138点．高得点ほど行動異常が重症．

文献

- Tariot PN, et al：The behavior rating scale for dementia of the Consortium to Establish a Registry for Alzheimer's disease. Am J Psychiatry 152：1349-1357, 1995 ⇒原著.
- Patterson MB, et al：CERAD Behavior Rating Scale for Dementia (BRSD). Alzheimer Dis Assoc Disord 11：40-44, 1997

関連項目

- コーエン・マンスフィールド Agitation 評価表 ➡ 101頁
- アルツハイマー型認知症行動尺度 ➡ 158頁

(宮崎博子)

進行性荒廃尺度，進行性認知症評価尺度
Progressive Deterioration Scale(PDS)

アルツハイマー病患者の QOL 変化の評価

対象	高次脳機能	尺度	順序	構成	N/A
障害	QOL(H)	方法	質問紙(自記式)/面接	重要度	★★★★★

概要 QOL に対する薬効評価を目的に開発された．①介助者とともに面接，②質問表の記入，③①と②の比較，で構成される．人との交流，一人での旅行，余暇を楽しむ，家事への興味，公共の移動手段の利用，社会活動参加などの 11 項目を評価．所要時間は 10〜15 分．正常者とアルツハイマー病との区別が 95％の確率で可能．正常，初期，中期，晩期の各アルツハイマー病を区別できる可能性は 80％．

評価値の意味 11 項目につき 100(正常)〜0(最重症)で評価する．各項目における平均値は，初期：47.99 点，中期：34.00 点，晩期(終末期)：15.29 点．

文献
・DeJong R, et al：Measurement of quality-of-life changes in patients with Alzheimer's disease．Clin Ther 11：545-554，1989 ⇒原著．

関連項目
・Caregiver Burden Scale ➡ 105 頁
・Screen for Caregiver Burden(SCB) ➡ 105 頁

(宮崎博子)

3

神経筋疾患

筋萎縮性側索硬化症機能評価スケール
ALS Functional Rating Scale(ALSFRS)

ALS 患者の日常生活機能を 40 点満点で簡便に把握					
対象	神経筋	尺度	仮間隔	構 成	40(正常)～0(重度)
障害	ADL(D)	方法	観察	重要度	★★★

概要 筋萎縮性側索硬化症(ALS)患者の日常生活機能を把握するための評価法.日常生活動作(ADL)と一部運動機能を含む各4点満点の10項目からなり,合計点が総得点.呼吸機能障害の比重を高めた改訂版(ALSFRS-R)がある.

評価値の意味 0点は最重度障害,40点は正常.

文献
- The ALS CNTF treatment study (ACTS) Phase Ⅰ-Ⅱ Study Group: The Amyotrophic Lateral Sclerosis Functional Rating Scale: Assessment of Activities of Daily Living in Patients With Amyotrophic Lateral Sclerosis. Arch Neurol 53: 141-147, 1996

関連項目
- Amyotrophic Lateral Sclerosis-Assessment Questionnaire-40(ALSAQ-40) ➡ 次項
- 筋萎縮性側索硬化症機能評価スケール改訂版 ➡ 113頁
- ノリススケール ➡ 113頁

(白銀 暁)

Amyotrophic Lateral Sclerosis-Assessment Questionnaire-40(ALSAQ-40)

ALS 患者のための QOL 評価法					
対象	神経筋	尺度	仮間隔	構 成	0(良好)～100(重度)
障害	QOL(H)	方法	質問紙(自記式/専門職)	重要度	★★★

概要 筋萎縮性側索硬化症(ALS)患者の標準的な疾患特異的な QOL スケールとして開発された(Jenkinson, 1999).信頼性,妥当性も確認されている.米国 ALS データベースには ALSAQ の簡易版として ALSAQ-5 が採用され,日本語版もある.日本神経学会の ALS 診療ガイドラインにも記載されている.ただし,呼吸器装着などの重症例が多い本邦の症例では,身体機能の強い領域には天井効果が出現し,十分に評価できない危惧がある.

評価値の意味 ALSAQ-40 は 5 つの領域〔身体活動,日常生活動作(ADL)自立,摂食,コミュニケーション,情動〕の計40項目に対し,1(全くなかった)～5(いつもそうだった,あるいは全くできない)の5段階評価で採点を行う.項目得点は,最も良好である場合を0,最も悪い場合を100に標準化した領域ごとのスコアが求められる.しかし,現在では5つの領域から1つずつの質問をすることで40問とほぼ同様の結果が得られるとされ,次の ALSAQ-5 が用いられることが

多い.
- 立っているのが難しかったことがある
- 腕や手を動かすのが難しかったことがある
- 固形のものを食べることが難しくなったことがある
- 自分が話したことが理解されにくかったと感じたことがある
- 将来に希望が持てないと思ったことがある

文献
- 大生定義:Norris Scale, ALSFRS-R, ALSAQ-40. 臨床リハ 15:364-371, 2006

関連項目
- 筋萎縮性側索硬化症機能評価スケール ➡ 112頁 　　　　　　(松本憲二)

筋萎縮性側索硬化症機能評価スケール改訂版
ALS Functional Rating Scale-Revised(ALSFRS-R)

ALSによる障害の重症度評価法					
対象	神経筋	尺度	仮間隔	構成	48(正常)〜0(重度)
障害	疾患	方法	観察	重要度	★★★★

概要 筋萎縮性側索硬化症(ALS)により生じる障害の重症度評価法. 言語, 唾液分泌, 嚥下, 書字, 摂食動作, 着衣・身のまわりの動作, 寝床での動作, 歩行, 階段昇り, 呼吸困難, 起坐呼吸, 呼吸不全の12項目について, 0〜4点の5段階で評価する. 簡便かつ総合的な身体機能評価法である.

評価値の意味 日常生活動作(ADL)に障害がない状態が48点である. 障害が重度であるほど合計点が低下する. 合計点は死亡までの時間の予測因子となるとされている.

文献
- Cedarbaum JM, et al:The ALSFRS-R:A revised ALS functional rating scale that incorporates assessments of respiratory function. BDNF ALS Study Group(PhaseⅢ). J Neurol Sci 169:13-21, 1999

関連項目
- Amyotrophic Lateral Sclerosis-Assessment Questionnaire-40(ALSAQ-40) ➡ 112頁 　　　　　　(宮越浩一)

ノリススケール
Norris Scale

ALSの神経学的・機能的障害の程度を100点満点で評価					
対象	神経筋	尺度	仮間隔	構成	100(正常)〜0(重度)
障害	疾患	方法	診察	重要度	★★★★

概要 筋萎縮性側索硬化症(ALS)による神経学的障害やそれによって生じる機能的な障害などを評価する. ALSに関するものとしては

最も古く，最もよく使われた評価法の1つであるとされる．寝返りや歩行，嚥下，会話，書字などの運動や動作と，伸張反射や下肢の固縮などの神経学的所見からなる34項目を，4段階(0〜3点)または2段階(0, 2点)で点数化し，合計点が総得点．後に，評価項目を見直した修正ノリススケール(modified Norris scale)が提案された．

評価値の意味 0点であれば障害は最重度．点数が高いほど障害が軽度であることを意味し，100点であれば正常に近い状態．

文献
- Norris FH, et al：The administration of guanidine in amyotrophic lateral sclerosis. Neurology 24：721-728, 1974

関連項目
- 筋萎縮性側索硬化症機能評価スケール ➡ 112頁
- Amyotrophic Lateral Sclerosis-Assessment Questionnaire-40 (ALSAQ-40) ➡ 112頁
- 筋萎縮性側索硬化症機能評価スケール改訂版 ➡ 113頁
- 日本版修正ノリススケール ➡ 次項

(白銀 暁)

日本版修正ノリススケール
Modified Norris Scale (Japanese Version)

原法をもとに日本版として翻訳・改変されたALS患者の機能評価尺度					
対象	神経筋	尺度	仮間隔	構成	102(正常)〜0(重度)
障害	疾患	方法	診察	重要度	★

概要 筋萎縮性側索硬化症(ALS)の機能評価尺度である修正ノリススケール(modified Norris scale)を日本語に翻訳し，生活習慣の違いを考慮して一部に変更を加えたもの．測定に時間がかかることなどから，あまり普及していない．四肢スケール，球(延髄)スケールの2つの尺度で構成され，「寝返りをする」「舌を突き出す」など計34項目を4段階(0〜3点)で点数化し，合計点が総得点．

評価値の意味 四肢スケールは21項目・63点満点，球(延髄)スケールは13項目・39点満点．0点は最重度の障害，満点(102点)は健常に近い状態を意味する．

文献
- 小田英世，ほか：ALS患者の身体機能評価尺度の信頼性と因子構造．脳と神経48：999-1007, 1996

関連項目
- 筋萎縮性側索硬化症機能評価スケール ➡ 112頁
- Amyotrophic Lateral Sclerosis-Assessment Questionnaire-40 (ALSAQ-40) ➡ 112頁
- 筋萎縮性側索硬化症機能評価スケール改訂版 ➡ 113頁
- ノリススケール ➡ 113頁

(白銀 暁)

タフツ式定量的神経筋検査
Tufts Quantitative Neuromuscular Exam(TQNE)

簡単に行える感度が高い ALS 評価法					
対象	神経筋	尺度	仮間隔	構成	数値
障害	疾患/運動機能(I)	方法	運動課題	重要度	★★

概要 筋萎縮性側索硬化症(amyotrophic lateral sclerosis;ALS)やほかの進行性筋疾患の評価法.①肺機能(2項目),②口腔咽頭の機能(2項目),③時間内で行う運動機能(5項目),④等尺性筋力(20項目)の4部門・29項目に分かれる.それぞれの詳細は次の通りである.
①努力性肺活量(2回行いよいほう)と最大換気量を記録.
②「パ」という発音を20回繰り返した時間と,「パタ」という発音を15回繰り返した時間を各2回ずつ測定し,よいほうの時間を記録.
③電話番号のダイヤル時間(左右),ペグボード(Purdue pegboard)を置く時間(左右),15フィート(約4.6m)を歩行する時間を記録.
④左右の握力と,電子張力計での最大等尺性筋力(左右での肩・肘・股・膝関節の屈伸,足関節の背屈)を記録.

評価値の意味 6か月ごとの測定は,ALSの進行の割合を予測するのに適している.性別と発症年齢は機能低下にはほとんど影響しない.口腔機能は他機能より低下は緩やかである.

文献
・Andres LA, et al:Quantitative motor assessment in amyotrophic lateral sclerosis. Neurology 36:937-941, 1986 ⇒原著.
・Andres LA, et al:Use of composite scores(megascores) to measure deficit in amyotrophic lateral sclerosis. Neurology 38:405-408, 1988 ⇒メガスコアに関する記載.

関連項目
・筋萎縮性側索硬化症機能評価スケール ➡ 112頁

(奥野太嗣)

Kurtzke 総合障害度評価尺度
Expanded Disability Status Scale(Kurtzke)(EDSS)

MSの神経症状と移動能力に基づく重症度分類					
対象	神経筋	尺度	順序	構成	0(正常)〜10(重度)
障害	総合(I)	方法	診察	重要度	★★★★★

概要 多発性硬化症(MS)の治験や治療の際の評価法として神経内科医に広く使われている.特定疾患の個人調査票にもEDSSの得点を記載する項目がある.

評価値の意味 機能別障害度(functional system;FS)として,錐体路機能,小脳機能,脳幹機能,感覚機能,膀胱直腸機能,視覚機能,精神機能,その他の8系統について6〜7段階(その他は2段階)の評価を行い,これらの結果と歩行能力の組み合わせでEDSSを求める.

EDSSは，0(神経学的に正常)〜10(MSにより死亡)まで0.5刻み(0.5はなし)で20段階．

文献
・Kurtzke JF：Rating neurologic impairment in multiple sclerosis；An expanded disability status scale(EDSS). Neurology 33：1444-1452, 1983
・田中正美：実践講座 疾患特有の評価法(2)—多発性硬化症．総合リハ 35：167-172, 2007

関連項目
・スクリプス尺度またはスクリプスクリニック神経症状評価尺度 ➡ 119頁
・An Illness-Severity Score for Multiple Sclerosis(ISS) ➡ 120頁

(土岐めぐみ)

The Guy's Neurological Disability Scale(GNDS)
MSの能力低下の尺度

対象	神経筋	尺度	仮間隔	構成	0(良好)〜60(重度)
障害	ADL(D)	方法	面接	重要度	★★★

概要 多発性硬化症(MS)で最も用いられているKurtzke総合障害度評価尺度(EDSS)は能力低下の一般的な尺度とはいえないことから，2002年に英国で開発された．12の領域(記憶・集中力，気分・感情，視覚，発話・コミュニケーション，嚥下，腕・手の使用，移動，排尿，排便，疲労，性機能，その他)からなる．各領域4〜8項目の質問があり，患者は「はい」または「いいえ」で答える．4つの領域(記憶・集中力，気分・感情，発話・コミュニケーション，移動)では，患者以外の人(介護者または家族)の意見を尋ねる項目もある．それぞれの領域で，0(問題なし)〜5(最も問題がある)にスコア化される．

評価値の意味 最低点0点，最高点60点．点数が高いほど重度の能力低下を示す．

文献
・Rossier P, et al：The Guy's Neurological Disability Scale in patients with multiple sclerosis；a clinical evaluation of its reliability and validity. Clin Rehabil 16：75-95, 2002

関連項目
・Kurtzke総合障害度評価尺度 ➡ 115頁
・Cambridge Multiple Sclerosis Basic Score(CAMBS) ➡ 119頁

(松本憲二)

多発性硬化症の日常生活障害度評価
能力低下を16項目で評価

対象	神経筋	尺度	仮間隔	構成	0(正常)〜64(重度)
障害	ADL(D)	方法	面接	重要度	★★★★★

概要 多発性硬化症(MS)の日常生活動作(ADL)の障害度を評価．16

項目(階段昇降, 歩行, トイレ・椅子・ベッドへの移動, 直腸機能, 膀胱機能, 入浴, 着衣, 身づくろい, 食事, 視覚, 言語・聴力, 身体的問題, 社会活動, 疲労, 精神機能, 性機能)を観察する. 5段階評価で, 0点が正常, 4点が全介助または重度を示す. それらを加算して評価する.

評価値の意味 点数が高いものほど, 重度の能力低下を示す.

文献
・松本博之:多発性硬化症. 米本恭三, ほか(編):リハビリテーションにおける評価 Ver.2. 臨床リハ別冊, pp232-233, 医歯薬出版, 1996
・小林一成:多発性硬化症. 総合リハ 25:1119-1129, 1997

関連項目
・Kurtzke 総合障害度評価尺度 ➡ 115頁
・Multiple Sclerosis Quality of Life-54 Instrument(MSQOL-54) ➡ 118頁
・多発性硬化症の機能障害評価 ➡ 120頁

(児玉典彦)

Functional Assessment of Multiple Sclerosis(FAMS)

MSの健康関連 QOL 評価法の1つ

対象	神経筋	尺度	仮間隔	構成	0(良好)~236(重度)
障害	QOL(H)	方法	質問紙(自記式)	重要度	★★★

概要 1996年にがん治療患者の QOL 評価法の質問項目を参考にして, Cella らが多発性硬化症(MS)患者の QOL スケールとして開発した. 運動, 症状, 精神的幸福(抑うつ), 全体の満足度, 思考/疲労, 家族/社会的幸福(抑うつ)の6領域とその他の計59項目からなり, 各項目は0(全くない)~4(非常にある)の5段階で回答する.

評価値の意味 総点(0~236点)または領域ごと〔運動, 症状, 精神的幸福(抑うつ), 全体的満足度, 家族/社会的幸福(抑うつ):0~28点, 思考/疲労:0~36点〕に評価する. 点数が高いほど QOL は低い.

文献
・Cella DF, et al:Validation of the functional assessment of multiple sclerosis quality of life instrument. Neurology 47:129-139, 1996

関連項目
・Multiple Sclerosis Impact Scale(MSIS)-29 ➡ 次項
・Multiple Sclerosis Quality of Life-54 Instrument(MSQOL-54) ➡ 118頁

(松本憲二)

Multiple Sclerosis Impact Scale(MSIS)-29

MSのQOL 評価法の1つ

対象	神経筋	尺度	仮間隔	構成	29(良好)~145(重度)
障害	QOL(H)	方法	質問紙(自記式)	重要度	★★★

概要 多発性硬化症(MS)についての QOL スケール. 身体的項目:

20(バランスに問題がありますか,など),心理的項目:9(不安を感じますか,など)の計29項目からなる.各項目について,1(全くない)〜5(非常に)の5段階で評価する.妥当性,信頼性などについて十分検討されている.

評価値の意味 スコアは29〜145点で,点数が高いほどQOLが低い.

文献
・Hobart J : The Multiple Sclerosis Impact Scale(MSIS-29) ; a new patient-based outcome measure. Brain 124 : 962-973,2001

関連項目
・Kurtzke 総合障害度評価尺度 ➡ 115頁
・The Guy's Neurological Disability Scale(GNDS) ➡ 116頁 (松本憲二)

Multiple Sclerosis Quality of Life-54 Instrument (MSQOL-54)

SF-36に追加して作成されたMSのQOL評価法

対象	神経筋	尺度	仮間隔	構成	100(良好)〜0(重度)
障害	QOL(H)	方法	質問紙(自記式)	重要度	★★★★

概要 包括的な健康関連QOL評価法であるSF-36の36項目に,多発性硬化症(MS)に関連した18項目を加えた54の質問からなる.これらの質問は14の尺度で構成され,「1.身体機能」「2.日常生活機能(身体)」「3.日常生活機能(精神)」「5.心の健康」「7.健康感」はSF-36と共通で,「4.身体の痛み」「6.活力」「8.社会的役割」はSF-36の尺度に1問ずつ質問が追加され,「9.認知機能」「10.健康の悩み」「11.性機能」「12.健康の変動」「13.性機能に関する満足度」「14.生活の質全般」は新たに加えられた.これら14の尺度を2分割し,総合尺度として「15.身体複合健康度」と「16.精神複合健康度」を算出する.

評価値の意味 最低点は0点,最高点は100点.得点が高いほど健康関連QOLが高い.

文献
・山本敏行,ほか:日本語版Multiple Sclerosis Quality of Life-54の信頼性の検討.臨床神経学 44:417-421,2004

関連項目
・Kurtzke 総合障害度評価尺度 ➡ 115頁
・SF-36 ➡ 481頁 (松本憲二)

神経筋 119

スクリプス尺度またはスクリプスクリニック神経症状評価尺度
Scripps Neurological Rating Scale(SNRS), Neurologic Rating Scale (NRS), Scripps scale, Neurological Rating Scale from the Scripps Clinic

MS の機能評価法

対象	神経筋	尺度	仮間隔	構成	100(正常)〜−10(重症)
障害	疾患	方法	診察	重要度	★

概要 主に一般的な神経学的所見から,障害の程度に応じて normal, mild, moderate, severe に分けて点数化した多発性硬化症(MS)の重症度スコア.

評価値の意味 精神症状や脳神経,運動機能,反射,感覚,小脳症状,歩行にそれぞれ得点を与え,最後に膀胱直腸機能に関する評価を加え,すべて normal であれば 100 点,すべて severe と判定すると−10 点になる.

文献
・Sipe JC, et al：A neurologic rating scale (NRS) for use in multiple sclerosis. Neurology 34：1368-1372, 1984

関連項目
・Kurtzke 総合障害度評価尺度 ➡ 115 頁
・An Illness-Severity Score for Multiple Sclerosis(ISS) ➡ 120 頁

(土岐めぐみ)

Cambridge Multiple Sclerosis Basic Score(CAMBS)

簡便な MS の重症度評価法

対象	神経筋	尺度	順序	構成	1(軽度)〜5(重度)
障害	疾患/総合(I/D/H)	方法	面接	重要度	★★★

概要 1993 年に多発性硬化症(MS)の重症度の評価法として発表.それまでの評価法が複雑で神経学的専門性を必要とすることから,非専門職でも施行可能な簡便な評価法が開発された.項目は能力低下と機能障害(D)〔1(全く自立)〜5(寝たきり全介助)〕,再発(R)〔1(再発なし)〜5(入院が必要な増悪)〕,進行(P)〔1(この 1 年変化なし)〜5(非常に急激な進行)〕,社会的不利(H)〔1(普通の生活)〜5(病気のため全く正常な生活が営めていない)〕,の 4 項目・各 5 段階からなる.

評価値の意味 D, R, P, H の各項目が何点かで表記(例：D3 R2 P2 H5).点数が高いほど重度の障害を表す.

文献
・Mumford CJ, et al：Problems with rating scales for multiple sclerosis：a novel approach-the CAMBS score. J Neurol 240：209-215, 1993

関連項目
・Kurtzke 総合障害度評価尺度 ➡ 115 頁

(松本憲二)

An Illness-Severity Score for Multiple Sclerosis (ISS)
多発性硬化症(MS)の重症度評価法

対象	神経筋	尺度	仮間隔	構 成	19.8(軽症)～79.2(重症)
障害	総合(I)	方法	診察	重要度	★

概要 EDSS の改訂前の Kurtzke functional systems scales (FSS), disability status scale (DSS) を利用し, より感度を上げるために開発された重症度のスコア.

評価値の意味 活動性と経過に加え, 7 種類の機能障害と DSS の評価に対し, それぞれ重み付けをし直し, 固定数を加えて計算される. スコアは 19.8～79.2 点の間をとり, 点数が高いほど重症であり, 50 点が患者のなかのほぼ平均を意味している.

文献
・Mickey MR, et al：An illness severity score for multiple sclerosis. Neurology 34：1343-1347, 1984

関連項目
・Kurtzke 総合障害度評価尺度 ➡ 115 頁
・スクリプス尺度またはスクリプスクリニック神経症状評価尺度 ➡ 119 頁

(土岐めぐみ)

多発性硬化症の機能障害評価
神経症候ごとの機能別障害度

対象	神経筋	尺度	仮間隔	構 成	0(正常)～41(全機能障害)
障害	総合(I)	方法	診察	重要度	★★★

概要 1982 年に International Federation of Multiple Sclerosis が編集した Minimal Record of Disability (MRD) for Multiple Sclerosis の評価項目の 1 つ. 多発性硬化症(MS)は多様で複雑な障害が組み合わされ, 全般的な障害像を示しにくいため, それを示すために考案された. 中枢神経白質, 視神経の障害により, ①錐体路障害, ②小脳機能障害, ③脳幹機能障害, ④感覚障害, ⑤膀胱直腸障害, ⑥視覚機能障害, ⑦精神機能障害, ⑧その他が出現する. これらを正常が 0 点で全機能障害が 40 点(上記機能障害以外に異常所見あれば 41 点)満点で評価する.

評価値の意味 ①～⑧の 8 項目をそれぞれ 0 点から, ②, ③, ⑦を 5 点満点で, ⑧を 1 点満点で, その他を 6 点満点とし, その合計点で示す. 点数が高いほど機能障害が重度であることを示す.

文献
・Kurtzke JF：Rating neurological impairment in multiple sclerosis；An

expanded disability status scale (EDSS). Neurology 33：1444-1452, 1983 ⇒原典．
・小林一成：各種疾患のリハビリテーション―多発性硬化症．総合リハ 25：1119-1129, 1997

関連項目
・多発性硬化症の日常生活障害度評価 ➡ 116 頁
・Multiple Sclerosis Quality of Life-54 Instrument (MSQOL-54) ➡ 118 頁

(児玉典彦)

Neurological Symptom Score (NSS)
神経障害の診断と重症度判定のための評価法

対象	神経筋	尺度	仮間隔	構 成	0 (症状なし)～18 (症状多い)
障害	総合 (I)	方法	質問紙 (専門職)	重要度	★★★

概要 NSS は主にスクリーニングや特徴付けをするために使うのに有用．筋力低下や神経の陽性・陰性症状などを含む 18 項目 (初出は 17 項目) の質問に答えてもらい，経験のある医師により，神経障害に由来するものだけ点数化する．neuropathy symptoms score と表記されることもある．

評価値の意味 18 項目にそれぞれ該当する症状があれば，1 点ずつ与えられる．筋力低下 0～8 点，感覚障害 0～5 点，自律神経症状 0～5 点．

文献
・Dyck PJ, et al：Quantitating Overall Neuropathic Symptoms, Impairments, and Outcomes. In：Dyck PJ, et al (eds)：Peripheral Neuropathy. pp1031-1051, WB Saunders, 2005

関連項目
・Neurological Disability Score (NDS) 改め Neuropathy Impairment Score (NIS) ➡ 次項
・Neuropathy Symptoms Profile (NSP) ➡ 122 頁

(土岐めぐみ)

Neurological Disability Score (NDS) 改め Neuropathy Impairment Score (NIS)
末梢神経障害の評価方法

対象	神経筋	尺度	仮間隔	構 成	0 (正常)～244 (重度)
障害	疾患	方法	診察	重要度	★★★

概要 脳神経・筋力低下・反射・感覚の障害を点数化している．NDS として使われることが多いが，開発者らが後に NIS として改名している．

評価値の意味 NDS は 0～4 の 5 段階で脳神経 6 項目，筋力低下 16 項目，反射 5 項目，感覚 8 項目の全 35 項目を左右それぞれ点数化．NIS では，脳神経 5 項目と筋力低下 19 項目を 8 段階に，反射 5 項目と感覚 8 項目は 3 段階に点数化している．点数が多いほど障害が強く，糖尿病性ニューロパチーや慢性炎症性脱髄性多発根ニューロパチー (CIDP) などの評価に使われている．

文献

- Dyck PJ, et al：Human diabetic endoneurial sorbitol, fructose, and myo-inositol related to sural nerve morphometry. Ann Neurol 8：590-596, 1980
- Dyck PJ, et al：Electronic case-report forms of symptoms and impairments of peripheral neuropathy. Can J Neurol Sci 29：258-266, 2002

関連項目

- Neurological Symptom Score(NSS) ➡ 121頁
- Neuropathy Symptoms Profile(NSP) ➡ 次項

(土岐めぐみ)

Neuropathy Symptoms Profile(NSP)

末梢神経障害の特性をグラフ化した評価法

対象	神経筋	尺度	仮間隔	構成	図で表記
障害	総合(I/D)	方法	質問紙(自記式)	重要度	★

概要 1986年にDyckらが開発した末梢神経障害の判別表．「筋力」「感覚」「運動」「自律神経」機能を含む計40項目からなり，「低いソファから立ち上がる際，腕の支えがいりますか？」などの質問に対し二者択一で回答する．パーセンタイル値を用いて正規分布化したもので，運動ニューロン疾患や糖尿病性ニューロパチーの症状の特性をグラフで判別することができる．

評価値の意味 項目ごとにパーセンタイル値を算出し図示する(図)．

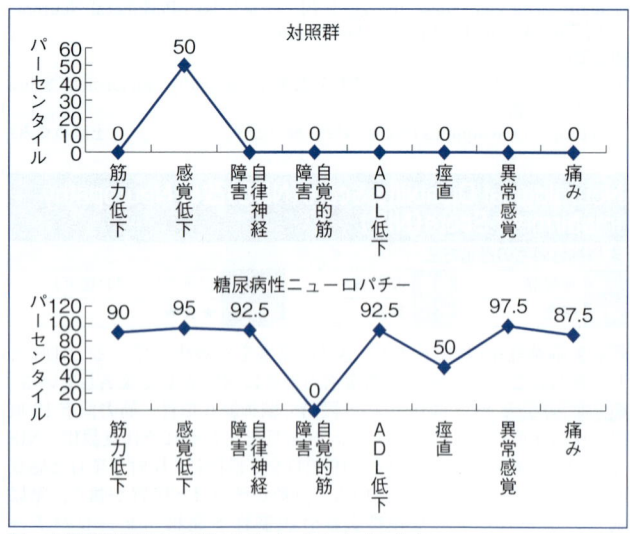

図 末梢神経障害の病型によるパーセンタイル分布

疾患の特性を視覚的に把握できる．

文献
- Dyck PJ, et al：Neuropathy symptom profile in health, motor neuron disease, diabetic neuropathy, and amyloidosis. Neurology 36：1300-1308, 1986

関連項目
- Neurological Symptom Score(NSS) ➡ 121頁
- Neurological Disability Score(NDS)改め Neuropathy Impairment Score (NIS) ➡ 121頁

(水口裕香子)

(ヒューズの)ギラン・バレー症候群重症度分類
Guillain-Barré Syndrome Disability Scale, Hughes Disability Scale

ギラン・バレー症候群の機能障害評価					
対象	神経筋	尺度	順序	構成	0(正常)〜6(死亡)
障害	ADL(D)	方法	観察	重要度	★★★

概要 7段階からなるギラン・バレー症候群の機能障害評価で，治療の効果判定などに使われている．

評価値の意味
- Grade 0：正常
- Grade 1：軽微な神経症候を認める
- Grade 2：歩行器，またはそれに相当する支持なしで5 mの歩行が可能
- Grade 3：歩行器，または支持があれば5 mの歩行が可能
- Grade 4：ベッド上あるいは車いすに限定(支持があっても5 mの歩行不可能)
- Grade 5：補助換気を要する
- Grade 6：死亡

文献
- Hughes RAC, et al：Controlled trial of prednisolone in acute polyneuropathy. Lancet 2：750-753, 1978

関連項目
- Neurological Disability Score(NDS)改め Neuropathy Impairment Score (NIS) ➡ 121頁
- Medical Research Council(MRC) Sumscore ➡ 次頁
- 神経伝導検査 ➡ 540頁

(土岐めぐみ)

Medical Research Council(MRC) Sumscore

ギラン・バレー症候群の機能障害のスコア					
対象	神経筋	尺度	仮間隔	構成	60(正常)〜0(重度)
障害	運動機能(I)	方法	診察	重要度	★

概要 ギラン・バレー症候群により低下した筋力を評価して点数化し

合計したもので,治療の適応や有効性判定,予後予測などにも使用される.

評価値の意味 患者を座位または背臥位にして,両側の上腕の外転,前腕の屈曲,手関節の伸展,大腿の屈曲,膝関節伸展,足関節の背屈を測定.徒手筋力検査(MMT)と同じ評価で,0~5まで6段階で評価し合計する.0~60点の値をとり,60点は正常,0点は完全四肢麻痺となる.

文献
・Kleyweg RP, et al：Interobserver agreement in the assessment of muscle strength and functional abilities in Guillain-Barré syndrome. Muscle Nerve 14：1103-1109, 1991

関連項目
・Neurological Disability Score(NDS)改め Neuropathy Impairment Score (NIS) ➡ 121頁
・(ヒューズの)ギラン・バレー症候群重症度分類 ➡ 123頁
・神経伝導検査 ➡ 540頁

(土岐めぐみ)

NPHスケール
正常圧水頭症の診断および治療の評価

対象	神経筋	尺度	仮間隔	構成	18(正常)~0(重度)
障害	疾患	方法	面接/運動課題	重要度	★

概要 正常圧水頭症(normal pressure hydrocephalus；NPH)患者における持続的髄液ドレナージ前後での症状を評価する尺度で,1994年に有田らにより発表された.

評価値の意味 追視試験,呼名反応,見当識,数字順唱,数字逆唱,平衡機能の6項目を0~3点の4段階で点数を付け合計する.正常は18点.また平行棒内の往復歩行に要する時間を実数で記載する.手術やドレナージ前後で得点を比較.軽度の意識障害や平衡機能障害が反映されるため,機能的自立度評価法(FIM)や改訂長谷川式簡易痴呆スケール(HDS-R)で評価されなかった機能改善がこの評価法で評価可能となった.

文献
・有田元英,ほか：正常圧水頭症診断・治療のためのNPHスケール―持続的髄液ドレナージにより手術適応が決定された1例.リハ医学 32：426-430, 1995
・有田元英,ほか：正常圧水頭症診断のための新しいリハビリテーション評価法.臨床リハ 31：263-266, 1994

関連項目
・改訂長谷川式簡易知能評価スケール ➡ 48頁
・機能的自立度評価法 ➡ 466頁

(石野真輔)

ホーエン・ヤールの重症度分類
Hoehn and Yahr Staging

世界的に使用されているパーキンソン病重症度の5段階評価尺度

対象	神経筋	尺度	順序	構成	Stage I (軽度)〜V (重度)
障害	疾患	方法	診察	重要度	★★★★★

概要 パーキンソン病の症状による能力低下の重症度分類として，国内外で広く用いられている．結果は5段階のStageとして表現されるが，全く症状のないものを「Stage 0」として6段階で評価するケースもある．大まかな状態を把握するうえで非常に有用であるとされる反面，リハビリテーション治療による症状の変動や薬物治療などの効果判定には大まかすぎるため適さない．また，パーキンソン病は本邦の厚生労働省特定疾患治療研究事業の対象疾患であり，罹患者が医療費の助成を受ける際の認定基準の1つ（Stage III以上）としても利用される．

評価値の意味 Stageの数字が大きくなるほど重症であることを意味する．

- Stage I：片側性の手足の症状のみ．機能的な障害はないか，あっても軽微．日常生活への影響はほとんどない．
- Stage II：両側性または身体の正中部の障害がある．ただし，姿勢バランスの障害は伴わない．
- Stage III：姿勢バランスの障害を伴う．機能障害は軽度から中等度．活動は制限されるが独立した生活を送ることができ，仕事も職種によっては可能．
- Stage IV：機能障害が重度となり，起立歩行はかろうじて介助なしに可能な状態．日常生活動作（ADL）も大きく障害される．
- Stage V：介助なしには椅子に座ったまま，あるいは寝たきりの状態．

文献
- Hoehn MM, et al：Parkinsonism：onset, progression and mortality. Neurology 17：427-442, 1967

関連項目
- コロンビア評価尺度 ➡ 126頁
- New York Rating Scale ➡ 126頁
- マクドウェルらのパーキンソン病機能障害指数 ➡ 127頁
- Unified Parkinson's Disease Rating Scale (UPDRS) ➡ 127頁
- Parkinson's Disease：Lieberman's Index ➡ 128頁
- Self-Assessment Parkinson's Disease Disability Scale ➡ 129頁

（白銀　暁）

コロンビア評価尺度
Columbia Rating Scale

主に国外で用いられているパーキンソン病の重症度評価尺度

対象	神経筋	尺度	仮間隔	構成	0(正常)～84(重度)
障害	疾患	方法	診察	重要度	★★★

概要 パーキンソン病の重症度を大まかに知るための指標．代表的な症状に対応する4つの下位尺度(振戦，固縮，動作の緩慢さ，機能的動作)について，5～6項目を5段階〔0(正常)～4(最重度の障害)〕で点数化し，合計点が総得点．ホーエン・ヤールの重症度分類より細分化され，症状の傾向と変化がとらえやすい．

評価値の意味 0点はほとんど症状がみられない状態であり，84点に近づくほど症状が重度となる．

文献
・Masur H, et al：Scales and Scores in Neurology：Quantification of Neurological Deficits in Research and Practice．pp243-246, Thieme, 2004

関連項目
・ホーエン・ヤールの重症度分類 ➡ 125頁
・Unified Parkinson's Disease Rating Scale(UPDRS) ➡ 127頁　　　(白銀 暁)

New York Rating Scale

パーキンソン病特有の症状に伴う機能障害と能力障害を評価

対象	神経筋	尺度	順序	構成	0(正常)～268(重度)
障害	疾患	方法	診察	重要度	★★★

概要 頭部・頸部・上肢・体幹・下肢の機能，および全身的な可動性，筋緊張の異常，拘縮と変形，振戦に関する計67個の項目に，「正常」から「完全な異常」までの5段階(0～4点)で評価し，全項目の評点を合計したものを得点とする．能力低下を評価する尺度として発表されたが，大部分は機能障害に関する項目が占めている．

評価値の意味 呼吸器・循環器疾患のない入院中のパーキンソン病患者25人の評価で，平均点は120点程度．

文献
・Alba A, et al：A clinical disability rating for Parkinson patients．J Chron Dis 21：507-522, 1968

関連項目
・ホーエン・ヤールの重症度分類 ➡ 125頁

(佐藤 満)

マクドウェルらのパーキンソン病機能障害指数
Parkinson's Disease : Impairment Index(McDowell et al)

パーキンソン病特有の機能障害に独自の重み付けをして評価

対象	神経筋	尺度	順序	構 成	0(正常)～88(重度)
障害	疾患	方法	診察	重要度	★★★

概要 薬剤の効果判定を目的として作成された疾患に特有の症状から機能障害の程度を判定するスケール．固縮，振戦，無動，認知症，姿勢異常など10項目の症状を3段階(なし，あり，著明)で評価し，薬剤の効果が反映しやすい重み付け(無動：9倍，固縮：7倍，振戦：5倍など)を施して得点化している．更衣，摂食，歩行などの項目に同様の重み付けをした disability index(0～132点)もある．

評価値の意味 得点が高いほど重症度は高いが，項目による重み付けの差が大きいため，得点そのものが純粋な機能障害の程度を表しているかどうかは不確かである．disability index と合わせたスコア(0～220点)を用いて，薬剤投与前後の差を求めて，薬効の高低を評価するという使い方が主体．

文献
・McDowell F, et al：Treatment of Parkinson's syndrome with L-dihydroxyphenylalanine(levodopa). Ann Intern Med 72：29-35, 1970

関連項目
・ホーエン・ヤールの重症度分類 ➡ 125頁

(佐藤 満)

Unified Parkinson's Disease Rating Scale(UPDRS)

パーキンソン病の重症度の評価

対象	神経筋	尺度	順序	構 成	0(正常)～199(重度)
障害	疾患	方法	診察	重要度	★★★★★

概要 パーキンソン病の重症度評価指標であり，信頼性，妥当性が高く国際的に広く使用されている．精神機能(認知機能障害，幻覚，うつなど)，日常生活動作(ADL)，運動能力検査(言語，振戦，固縮，姿勢反射障害，歩行，無動症状など)，治療の合併症(ジスキネジア，日内変動など)の4つの領域からなる．評価所要時間は20～30分程度．精神機能(4項目・16点)，ADL(13項目・52点)，運動能力検査(27項目・108点)は5段階〔0(正常/症状なし)～4(重症)〕で，治療の合併症(11項目・23点)は，うち7項目を2段階〔0(なし)，1(あり)〕で評価する．

評価値の意味 合計点は199点であり，点数が高いほどパーキンソン病の症状が重度であることを示す．

文献
・折笠秀樹，ほか：Parkinson病の重症度を測る日本語版 Unified Parkinson's disease rating scale(UPDRS)の信頼性評価．神経治療学 17：577-591, 2000

関連項目
・ホーエン・ヤールの重症度分類 ➡ 125 頁
・コロンビア評価尺度 ➡ 126 頁
・Short Parkinson's Evaluation Scale(SPES) ➡ 次々項 (髙橋香代子)

Parkinson's Disease : Lieberman's Index

パーキンソン病の機能・能力障害5項目を独立して評価

対象	神経筋	尺度	順序	構 成	0(正常)～4(重度)
障害	総合(I)	方法	観察	重要度	★

概要 疾患に特有の症状(固縮, 振戦, 無動, 歩行, 認知症)に対して, 「なし」から「重度」までの5段階(0～4点)評価を行う. 加えて, 左右のどちらに強く症状が現れているかを記載し, Hoehn と Yahr の重症度分類を付記するよう推奨されている.

評価値の意味 項目ごとの得点の合算はせず, あくまで個別の項目ごとの評価を重要視する. たとえば固縮が重度, 振戦がごく軽度なら「r4, t1」のように記載する.

文献
・Lieberman AN : Parkinson's disease ; A clinical review. Am J Med Sci 267 : 66-80, 1974

関連項目
・ホーエン・ヤールの重症度分類 ➡ 125 頁 (佐藤 満)

Short Parkinson's Evaluation Scale (SPES)

UPDRS を簡便にしたパーキンソン病の重症度評価法

対象	神経筋	尺度	仮間隔	構 成	0(軽度)～90(重度)
障害	総合(I/D)	方法	観察	重要度	★★★★★

概要 パーキンソン病の代表的な重症度評価法であるパーキンソン病統一スケール(UPDRS)は項目が多く, 検者間信頼性に問題のある項目があることから, 1997年 Rabey らにより簡便かつ有用な評価法である SPES が作成された.「心理・精神」では, 記憶, 思考障害, 抑うつの3項目について評価し,「日常生活動作(ADL)」では8項目(会話, 嚥下, 食事, 更衣, 整容, 書字, 歩行, 寝返り),「運動系」では8項目(発話, 安静時振戦, 姿勢振戦, 固縮, 指タップ, 椅子からの立ち上がり, 歩行, 姿勢の安定性)について評価し,「治療の合併症」(ジスキネジア, 運動症状の変動, すくみ現象など)も含まれている. 各項目は0～3点の4段階で採点される. Rabey はまた, 2004年に心理・精神を省き, ADL 7項目, 運動系 10項目, 治療の合併症 4項目(それぞれ最高点は 21, 42, 12点で合計 75点)の SPES/SCOPA を発表している.

評価値の意味 項目ごとに集計される(最高点は心理・精神 : 9点, ADL : 24点, 運動系 : 42点, 治療の合併症 : 15点). 合計点は 0～90

点で点数が高いほど機能障害が重度.

文献
・Rabey JM, et al：Evaluation of the Short Parkinson's Evaluation Scale；A new friendly scale for the evaluation of Parkinson's disease in clinical drug trials. Clin Neuropharmacol 20：322-337, 1997

関連項目
・Unified Parkinson's Disease Rating Scale(UPDRS) ➡ 127頁　　（松本憲二）

Self-Assessment Parkinson's Disease Disability Scale

パーキンソン病の能力障害の程度を自己回答で評価

対象	神経筋	尺度	順序	構成	25(正常)〜125(重度)
障害	ADL(D)	方法	質問紙(自記式)	重要度	★

概要 日常生活動作(ADL)に関する25項目の質問に，パーキンソン病者自身が回答することで，能力障害の程度を測定する．各項目には1(難なくできる)〜5(全くできない)まで5段階の評価を行う．そのすべてを足した点が得点となる．文献によっては「浴槽への出入り」に関する項目を除外して24項目で評価しているケースがあり，その場合では得点範囲は24〜120点となる．日本語版は見当たらない．

評価値の意味
・30点台：軽度の能力障害(HoehnとYahrの重症度分類 I, II)
・40点台：中等度の能力障害(同III)
・60〜80点：重度の能力障害(同IV)
・80点超：全介助・寝たきり(同V)

文献
・Biemans MA, et al：The internal consistency and validity of the Self-Assessment Parkinson's Disease Disability Scale. Clin Rehabil 15：221-228, 2001

関連項目
・ホーエン・ヤールの重症度分類 ➡ 125頁　　（佐藤　満）

Schwab & England ADL Scale

パーキンソン病患者のADL機能を%で表現

対象	神経筋	尺度	仮間隔	構成	100(自立)〜0(重度)
障害	ADL(D)	方法	観察	重要度	★★

概要 1969年，SchwabとEnglandによって開発されたパーキンソン病患者の日常生活動作(ADL)能力を測定する尺度．100%を完全自立，0%を植物状態として，10%ごとに区切る．

評価値の意味
・100%：介助なし，完全自立．用事を早く，簡単に，失敗なく遂行
・90%：介助なし．幾分ゆっくり，困難および失敗がありながら用事

を遂行
- 80％：介助なし，用事にかかる時間が2倍
- 70％：介助なし，用事にかかる時間が3～4倍
- 60％：幾分介助が必要．多くの用事は可能も，いくつかは不可能
- 50％：より介助が必要．用事の半分程度は助けが必要
- 40％：ほぼすべての用事が一人ではほとんどできない
- 30％：より多くの助けが必要
- 20％：重度介助．ある用事は少し手助けすればできる
- 10％：全介助
- 0％：植物状態

文献
- Masur H, et al：Scales and Scores in Neurology：Quantification of Neurological Deficits in Research and Practice. p253, Thieme, 2004

関連項目
- Short Parkinson's Evaluation Scale(SPES) ➡ 128頁　　　　　(松本憲二)

Parkinson's Disease Questionnaire-39(PDQ-39)

パーキンソン病の健康関連 QOL 尺度

対象	神経筋	尺度	仮間隔	構成	0(高)～100(低)
障害	QOL(H)	方法	質問紙(専門職)	重要度	★★

概要 Jenkins らが1995年に開発したパーキンソン病の疾患特異的な QOL 評価法．構成は，移動(mobility)：10項目，日常生活動作(ADL)：6項目，精神的幸福(emotional well-being)：6項目，病気であることによる偏見(stigma)：4項目，社会的支援(social support)：3項目，認知：4項目，コミュニケーション：3項目，身体的不快感：3項目の8領域・計39項目からなる．各々，0(全くない)～4(いつもある)の5段階で評価する．信頼性，妥当性の検討は終了している．

評価値の意味 尺度ごとに100点満点に換算してスコア化する．100点が最もQOLが低い．

文献
- Peto V, et al：The development and validation of a short measure of functioning and well being for individuals with Parkinson's disease. Qual Life Res 4：241-248, 1995

関連項目
- SF-36 ➡ 481頁
- Sickness Impact Profile(SIP) ➡ 481頁　　　　　(松本憲二)

脊髄小脳変性症重症度分類(平山)

厚生省(現厚生労働省)研究班による脊髄小脳変性症の重症度分類

対象	神経筋	尺度	順序	構 成	Ⅰ(微度)〜Ⅴ(極度)
障害	疾患	方法	観察	重要度	★★★★★

概要
脊髄小脳変性症とは,運動失調を主症状とする神経変性疾患の総称のことをいう.脊髄小脳変性症の重症度評価として下肢機能障害,上肢機能障害,会話障害を観察評価し,Ⅰ(微度)〜Ⅴ(極度)に分類したもの.

評価値の意味
- Ⅰ度(微度):独立歩行,軽度上肢障害,軽い会話障害
- Ⅱ度(軽度):臨時補助・介助歩行レベル,細かい動作は下手,会話は十分に聞き取れる
- Ⅲ度(中等度):上肢補助・介助歩行レベル,上肢は補助具が必要なレベル,会話は少し聞き取りにくい
- Ⅳ度(重度):車いすレベル,上肢は書字不可能なレベル,会話はかなり聞き取りにくい
- Ⅴ度(極度):臥床状態,上肢全体が拙劣な動き,会話は高度に障害,聞き取れない

文献
- 平山惠造:脊髄小脳変性症の診断基準・重症度分類.内科 55:1334-1336, 1985 ⇒原著.

関連項目
- International Cooperative Ataxia Rating Scale(ICARS) ➡ 132頁
- 筋ジストロフィー症厚生省機能障害度分類 ➡ 136頁
- バランス安定性時間計測検査 ➡ 444頁

(島田眞一)

・評価法名は発表当時のもの

脊髄小脳変性症重症度分類(厚生省)

脊髄小脳変性症の重症度を5段階で評価

対象	神経筋	尺度	順序	構 成	Ⅰ(微度)〜Ⅴ(極度)
障害	疾患	方法	診察	重要度	★

概要
脊髄小脳変性症の重症度分類の1つで,下肢機能障害,上肢機能障害,会話障害の大きく3項目に分かれている.構成は,Ⅰ(微度)〜Ⅴ(極度)の5段階で評価される.

評価値の意味
〈Ⅰ度(微度)〉
- 下肢機能障害:「独立歩行」…独り歩きは可能,補助具や他人の介助を必要としない
- 上肢機能障害:発病前(健常時)と比べれば異常ではあるが,ごく軽い障害
- 会話障害:発病前(健常時)に比べれば異常ではあるが,軽い障害

〈Ⅱ度（軽度）〉
- 下肢機能障害：「随時補助・介助歩行」…独り歩きはできるが，立ち上がり，方向転換，階段の昇降などの要所要所で，壁や手すりなどの支持補助具または他人の介助を必要とする
- 上肢機能障害：細かい動作は下手であるが食事にスプーンなど補助具は必要としない．書字も可能であるが，明らかに下手である
- 会話障害：軽く障害されるが，十分に聞き取れる

〈Ⅲ度（中等度）〉
- 下肢機能障害：「常時補助・介助歩行-伝い歩行」…歩行できるが，ほとんど常に歩行器などの補助具，または他人の介助を必要とし，それらがないときは伝い歩きが主体をなす
- 上肢機能障害：手先の動作は全般に拙劣で，スプーンなどの補助具を必要とする．書字はできるが読みにくい
- 会話障害：障害は軽いが少し聞き取りにくい

〈Ⅳ度（重度）〉
- 下肢機能障害：「起立不能-車いす移動」…起立していられるが，他人に介助されてもほとんど歩行できない．移動は車いすによるか四つ這い，またはいざりで行う
- 上肢機能障害：手先の動作は拙劣で，他人の介助を必要とする．書字は不能である
- 会話障害：かなり障害され聞き取りにくい

〈Ⅴ度（極度）〉
- 下肢機能障害：「臥床状態」…支えられても起立不能で臥床したままの状態であり，日常生活はすべて他人に依存する
- 上肢機能障害：手先のみならず上肢全体の運動が拙劣で，他人の介助を必要とする
- 会話障害：高度に障害され，ほとんど聞き取れない

文献
- 厚生省特定疾患「運動失調症」調査研究班研究報告書．1992

関連項目
- 体幹下肢運動機能ステージ ➡ 134 頁

（浅野 聡）

International Cooperative Ataxia Rating Scale（ICARS）
一般診療に用いられる小脳失調の評価スケール

対象	神経筋	尺度	仮間隔	構 成	0（正常）～100（重度）
障害	疾患	方法	面接/運動課題	重要度	★★★★

概要 小脳性運動失調（小脳失調）においては，四肢の運動障害に加え，立位・座位・起立歩行障害，姿勢調節障害，眼球運動障害，構音障害（断続性，爆発性）などが認められる．これらの総合的な評価として，世界神経学会が 19 項目からなる半定量的な評価尺度を提唱した．ICARS は，薬物治療などの多施設研究に向けて開発された評価であ

るが，リハビリテーションの効果判定としても用いることが可能である．また，脊髄小脳変性症では経年的に症状が進行するため，継続的に行うことで変化をとらえやすい．本邦では，厚生労働省の「脊髄小脳変性症臨床個人調査票」に取り入れられていたが，現在は ICARS をより簡略化した評価尺度(SARA)が用いられている．

評価値の意味 合計点は 0～100 点．点数が高いほど失調症状が強い．各項目と配点は次の通り．

- 姿勢および歩行障害(静的機能)：7 項目(歩行能力，歩行速度，開眼時の立位能力，開眼立位時の開脚度，開眼・閉眼時の身体の動揺，座位の状態)・計 34 点
- 動的機能(四肢の協調)：7 項目〔膝-脛テスト，膝-脛テストによる動揺性振戦，指-鼻試験(運動分解と推尺異常)，指-鼻試験(指の企図振戦)，指-鼻試験(動作性振戦と不安定性)，回内-回外変換運動，アルキメデス螺旋の描画〕・計 52 点
- 発話の障害(構音障害)：2 項目(発話の流暢性，発話の明瞭度)・計 8 点
- 眼球運動障害：3 項目(注視誘発眼振，追視運動障害，サッケードでの推尺異常)・計 6 点

文献
- Trouillas P, et al：International cooperative ataxia rating scale for pharmacological assessment of the cerebellar syndrome. J Neurol Sci 145：205-211, 1997

関連項目
- SARA 日本語版 ➡ 次項

(花田恵介)

SARA 日本語版
Scale for the Assessment and Rating of Ataxia(SARA)

簡便に行える小脳失調の評価スケール

対象	神経筋	尺度	仮間隔	構成	0(正常)～32(重度)
障害	疾患	方法	面接/運動課題	重要度	★★★

概要 小脳性運動失調(小脳失調)の評価スケールとしては，international cooperative ataxia rating scale(ICARS)が広く用いられてきたが，評価項目が多いため，日常診察における簡便さに乏しい．そのため，Schmitz-Hübsch らにより，新しい小脳失調の評価スケールとして開発された．本邦では，厚生労働省難治性疾患克服研究事業・運動失調に関する調査および病態機序に関する研究班によって日本語訳され，妥当性の検討が進められている．本スケールは 8 つの下位項目より構成され，ICARS と比較して評価項目が少なく，簡便に使用できる．検査所要時間が平均 4 分であったことや，評価者間での大きな変動がなかったこと，Barthel index や ICARS と有意相関を示したことが，先行研究より報告されている．

評価値の意味

1) 歩行：①壁と平行に歩き，方向転換し，②帰りは介助なしで継ぎ足歩行を行う
2) 立位：開眼で，順に①自然な姿勢，②足を揃えて，③継ぎ足で立位を保持する
3) 座位：開眼し，両上肢を前方に伸ばした姿勢で，足を浮かせてベッドに座る
4) 言語障害：通常の会話での表出能力を評価する
5) 指追い試験：検者の人差し指を被検者の予測できない方向に2秒かけて約30cm動かす．被検者の人差し指が，正確に検者の人差し指を示すかを判定する
6) 鼻-指試験：人差し指で被検者の鼻と検者の指を普通のスピードで繰り返し往復するように命じる．運動時の指先の振戦の振幅を評価する
7) 手の回内・回外運動：被検者の大腿部の上で，手の回内・回外運動をできるだけ速く正確に繰り返すよう命じる
8) 踵-脛試験：被検者に，片方の足を上げ，踵を反対の膝に移動させ，脛に沿って踵まで滑らせるよう命じる

5)〜8)は，左右ともに採点し，その平均をスコアとする．

文献
- Schmitz-Hübsch T, et al：Scale for the assessment and rating of ataxia：development of a new clinical scale．Neurology 66：1717-1720, 2006
- 松島理明，ほか：Scale for the assessment and rating of ataxia(SARA)の有用性の検討．臨床神経学 47：1024, 2007

関連項目
- International Cooperative Ataxia Rating Scale(ICARS) ➡ 132頁

(花田恵介)

体幹下肢運動機能ステージ

脊髄小脳変性症の体幹・下肢機能に着目した重症度分類

対象	神経筋	尺度	順序	構成	StageⅠ(軽度)〜Ⅵ(重度)
障害	体幹・下肢機能(I)	方法	運動課題	重要度	★

概要
脊髄小脳変性症の重症度分類として，体幹・下肢の機能に着目し，その移動能力を中心に評価している．

評価値の意味
- StageⅠ：交互に片足跳び(スキップ)ができる(3m以上)
- StageⅡ：両足同時にその場でジャンプできる(着地後バランスを保てる)
- StageⅢ：歩行と立ち止まりができる(5，6歩歩いて)
- StageⅣ：這い這いなどどんな方法でも1人で移動ができる(1分間

に 1.8 m 以上)
- Stage Ⅴ：全く介助なしでお座りができる(1分以上)
- Stage Ⅵ：寝たきり状態

文献
- 立野勝彦, ほか：運動失調における体幹・下肢の機能ステージの標準化の試み. 総合リハ 16：223-226, 1988

関連項目
- 脊髄小脳変性症重症度分類(厚生省) ⇒ 131頁

(梅田幸嗣)

スウィンヤードの分類
Swinyard Stage

主に本邦で用いられている筋ジストロフィーの進行度評価法

対象	神経筋	尺度	順序	構 成	Stage 1(正常)～8(重度)
障害	ADL(D)	方法	観察	重要度	★★★★

概要
筋ジストロフィーの進行度の目安として日常臨床や研究で用いられている評価法. しかし, 欧米の文献はあまり多くない. 筋ジストロフィーの移動動作を中心とした日常生活動作(ADL)から進行度を評価し, 進行すると Stage の数値が1つずつ上がっていくのでわかりやすい.

評価値の意味
- Stage 1：動揺性歩行と著明な前弯を呈するが, 階段や坂を介助なしでのぼれる
- Stage 2：動揺性歩行と著明な前弯を呈し, 階段や坂をのぼるのに支えが必要である
- Stage 3：動揺性歩行と著明な前弯を呈し, 階段や坂はのぼれないが, 普通の高さの椅子から立ち上がることができる
- Stage 4：動揺性歩行と著明な前弯を呈し, 普通の高さの椅子から立ち上がれない
- Stage 5：車椅子自立. 座位姿勢がよく, 車椅子で ADL が自立している
- Stage 6：車椅子介助. 車椅子駆動はできるが, ベッドや車椅子上で介助が必要
- Stage 7：車椅子介助. 車椅子駆動は短距離のみ可能で, 姿勢保持に背もたれが必要
- Stage 8：寝たきり. どの ADL にも最大介助が必要

文献
- 花山耕三：筋ジストロフィー症. 千野直一(編)：現代リハビリテーション医学 第3版. pp396-399, 金原出版, 2009
- Swinyard CA, et al：Gradients of functional ability of importance in rehabilitation of patients with progressive muscular and neuromuscular disease. Arch Phys Med Rehabil 38：574-579, 1957

関連項目
- 筋ジストロフィー症厚生省機能障害度分類 ➡ 次項
- 筋ジストロフィー症 New York 大学式障害ステージ分類 ➡ 137 頁

(道免和久)

・評価法名は発表当時のもの

筋ジストロフィー症厚生省機能障害度分類

本邦で最も使用されている筋ジストロフィー症の機能障害度分類

対象	神経筋	尺度	順序	構 成	Stage I（正常）～Ⅷ（重度）
障害	疾患	方法	運動課題	重要度	★★★★★

概要 下肢・体幹の機能，特に起立歩行を中心に分類された総合的な運動機能障害の評価法．下肢・体幹の機能障害は移動能力障害の中心となってくるため，進行段階を，歩行可能期，装具歩行期，車いす期，臥床期の4段階に大別して評価する．移動能力により主眼を置いた機能障害度分類として，Vignos, Swinyard, New York 大式，上田式などをもとに厚生省（現厚生労働省）研究班が作成した．

評価値の意味
- Stage I：階段昇降可能
  a. 手の介助なし，b. 手の膝おさえ
- Stage Ⅱ：階段昇降可能
  a. 片手手すり，b. 片手手すり・ひざ手，c. 両手手すり
- Stage Ⅲ：椅子からの立ち上がり可能：階段昇降不可能
- Stage Ⅳ：歩行可能（椅子からの立ち上がり不可能）
  a. 独歩では5 mm 以上
  b. 1 人では歩けないが，ものにつかまれば歩行可能（5 m 以上）
   ⅰ）歩行器，ⅱ）手すり，ⅲ）手引き
- Stage Ⅴ：四つ這い可能（起立歩行は不可能）
- Stage Ⅵ：いざり這い可能（四つ這い不可能）
- Stage Ⅶ：座位の保持可能（いざり這い不可能）
- Stage Ⅷ：常時臥床状態（座位の保持不可能）

文献
- 上田 敏，ほか：筋ジストロフィー症のリハビリテーション．上田 敏，ほか（編）：標準リハビリテーション医学 第2版．pp422-439，医学書院，2000

関連項目
- 筋ジストロフィー症 New York 大学式障害ステージ分類 ➡ 137 頁

(川本聖子)

筋ジストロフィー症 New York 大学式障害ステージ分類

筋ジストロフィー症の ADL についての機能障害度分類

対象	神経筋	尺度	順序	構 成	Ⅰ(正常)～Ⅷ(重度)
障害	疾患	方法	診察	重要度	★★

概要 筋ジストロフィー症の機能障害度の評価に用いられるステージ分類．下肢・体幹を中心とした総合的な運動機能障害の評価法の1つであり，欧州でよく用いられる．全8ステージを大きく，歩行可能（Ⅰ～Ⅳ）と不能（Ⅴ～Ⅷ）の2つに分け，さらにそれを介助の有無や椅子からの立ち上がりの可否で分けている．

評価値の意味
- Stage Ⅰ：歩行可能…介助なく階段昇降可能(手すりも用いない)
- Stage Ⅱ：階段昇降に介助(手すりなど)を必要とする
- Stage Ⅲ：階段昇降不能，平地歩行可能…通常の高さの椅子からの立ち上がり可能
- Stage Ⅳ：歩行可能…椅子からの立ち上がり不能
- Stage Ⅴ：歩行不能…車いす上日常生活動作(ADL)独立(移乗動作も含む)
- Stage Ⅵ：歩行不能…車いす上 ADL に介助を要す
- Stage Ⅶ：車いすの操作は可能だが遅く，よい姿勢を保つために後方に支えが必要
- Stage Ⅷ：寝たきりで最大限の介助を要する

文献
- Rusk HA：Rehabilitation Medicine 2nd ed．Mosby，1964
- 祖父江逸郎，ほか(編)：筋ジストロフィー症の臨床．医歯薬出版，1985

関連項目
- 筋ジストロフィー症厚生省機能障害度分類 ➡ 136 頁

(山内真哉)

筋ジストロフィー症呼吸障害度分類

筋ジストロフィー症を呼吸不全の状態で重症度を分類

対象	神経筋	尺度	順序	構 成	Ⅰ(軽症)～Ⅳ(重症)
障害	呼吸機能(Ⅰ)	方法	生理検査	重要度	★★★

概要 呼吸不全は進行期の筋ジストロフィーの生命予後に大きく影響する因子である．呼吸筋萎縮の進行に伴い，肺活量の低下や胸郭変形が生じて拘束性換気障害となる．筋ジストロフィーにおける呼吸不全分類は，臨床症状による中島の分類と，動脈血二酸化炭素分圧($PaCO_2$)を参考にした石原の分類がある．従来，中島らの分類が用いられていたが，評価項目が多くステージと一致しないこともあり，現在では $PaCO_2$ のみで判断する石原の分類が用いられる．

評価値の意味

〈Duchenne 型筋ジストロフィー(DMD)呼吸不全のステージ分類(中島らの分類)〉

- Ⅰ期(潜在性呼吸不全):易疲労感,%VC…30〜40%,1回換気量…200 ml,血液ガス分析…正常
- Ⅱ期(呼吸不全初期):早朝時の頭重感,チアノーゼ,右心不全(頸動脈怒張,Ⅱ誘導 P 波の増強),1回換気量…150〜200 ml,血液ガス分析…軽度異常(Ph は正常)
- Ⅲ期(呼吸不全末期):傾眠,昏迷,下顎呼吸,チアノーゼ,1回換気量…150 ml 以下,血液ガス分析…明らかな呼吸性アシドーシス
- Ⅳ期(急性増悪期):喘鳴,咳嗽,チアノーゼ,冷汗,喀痰,呼吸困難(感染,誤嚥などにより誘発)

〈石原らの分類〉

- 潜在性呼吸障害期($PaCO_2$:45 Torr 未満)
- 呼吸不全初期($PaCO_2$:45 Torr 以上,50 Torr 未満)
- 呼吸不全中期($PaCO_2$:50 Torr 以上,60 Torr 未満)
- 呼吸不全末期($PaCO_2$:60 Torr 以上)

文献
- 津山直一(監修),上田 敏,ほか(編):標準リハビリテーション医学 第2版.pp430-431,医学書院,2000
- 米本恭三,ほか(編):リハビリテーションにおける評価 Ver.2.臨床リハ別冊,pp236-248,医歯薬出版,2000

関連項目
- 筋ジストロフィー症厚生省機能障害度分類 ⇒ 136 頁

(若杉樹史)

筋ジストロフィー症上肢機能障害度分類

筋ジストロフィーの上肢機能の9段階評価法

対象	神経筋	尺度	順序	構成	Ⅰ(正常)〜Ⅸ(重度)
障害	上肢機能(I)	方法	運動課題	重要度	★★★★

概要
上肢機能の低下は下肢より遅れて現れ,セルフケアにおいて問題になり,近位筋から遠位筋の順に筋力低下が進行するため,下肢機能や日常生活動作(ADL)とは別に評価することが望ましい.松家らの上肢機能評価は次の9段階尺度で上肢機能を評価する.

評価値の意味

- Ⅰ:500 g 以上の重量を両手に持って外転→直上挙上
- Ⅱ:500 g 以上の重量を両手に持って外転位保持
- Ⅲ:重量なしで両手を外転→直上挙上
- Ⅳ:重量なしで両手を外転保持
- Ⅴ:重量なしで片手の前腕水平保持
- Ⅵ:机上で肘伸展による手の水平前方移動
- Ⅶ:体幹前屈の反動で肘伸展を行い手の水平前方移動(机上)

- Ⅷ：体幹前屈の反動で肘伸展を行ったのち手関節および手指の運動で水平前方移動(机上)
- Ⅸ：前腕回旋，手関節および手指の運動による前方水平移動(机上)

文献
- 松家 豊，ほか：筋ジストロフィーの上肢機能に関する研究．筋ジストロフィーの臨床病態と遺伝及び疫学に関する研究，厚生省精神・神経疾患研究平成2年度研究報告書，pp88-92，1991

関連項目
- スウィンヤードの分類 ➡ 135頁
- 筋ジストロフィー症厚生省機能障害度分類 ➡ 136頁
- 筋ジストロフィー症 New York 大学式障害ステージ分類 ➡ 137頁

(道免和久)

筋ジストロフィー心不全評価4期
心不全病期を臨床症状と非侵襲的検査により分類

対象	神経筋	尺度	順序	構成	Ⅰ(軽度)～Ⅳ(重度)
障害	心機能(I)	方法	診察	重要度	★★

概要 筋ジストロフィー症が進行し末期になると，心筋も障害され，心臓の収縮力が低下することにより心不全となる．心不全評価4期は，筋ジストロフィー症における心不全の病期を臨床症状と非侵襲的検査法の組み合わせにより4期に分類したもの．

評価値の意味

Ⅰ．正常期(以下の所見なし)
- イ)臨床症状，ロ)各種機能検査〔胸部X線，スパイログラム，心電図，心エコー，心筋シンチ(体位変換負荷)〕

Ⅱ．心不全潜伏期(1，2の所見あり)
- イ)臨床症状，ロ)各種機能検査，ハ)ジギタリス剤，カテコラミン剤の短期使用

Ⅲ．心不全期(明らかな多数の所見あり)
- イ)臨床症状，ロ)各種機能検査，ハ)ジギタリス剤，カテコラミン剤の継続使用

Ⅳ．心不全末期
- Ⅲに比し，イ)，ロ)，ハ)ともに増悪

文献
- 飯田光男，ほか：DMDにおける心不全分類の試み．厚生省精神・神経疾患研究・筋ジストロフィー症の遺伝，疫学，臨床および治療開発に関する研究．平成元年度研究報告書，pp71-73，1990

関連項目
- 筋ジストロフィー症厚生省機能障害度分類 ➡ 136頁
- 筋ジストロフィー症 New York 大学式障害ステージ分類 ➡ 137頁
- 筋ジストロフィー症呼吸障害度分類 ➡ 137頁

(山内真哉)

Toronto Western Spasmodic Torticollis Rating Scale (TWSTRS)

痙性斜頸の評価スケール

対象	神経筋	尺度	順序	構　成	0(正常)～85(重度)
障害	運動機能(I)	方法	観察/面接	重要度	★★★★

概要 痙性斜頸に対する客観的な評価尺度の1つ．海外では，痙性斜頸の治療の第一選択であるボツリヌス毒素療法に対する効果判定に用いられている．TWSTRSは重症度，機能障害度，疼痛度を評価する．従来多く用いられていたTsuiの評価尺度よりも，患者の主訴となる症状や複雑な斜頸姿勢についてより詳細に評価できる．米国で開発された評価スケールであるが，重症度スケールに関しては日本語版の信頼性，妥当性，評価者間信頼性が確認されている．

評価値の意味 重症度スケール：0～35点，生活機能障害度スケール：0～30点，疼痛スケール：0～20点の合計で評価する．合計点は0～85点．点数が高いほど，重度の痙性斜頸であることを示す．

文献
・Consky ES, et al：Clinical Assessments of Patients with Cervical Dystonia. In：Jankovic J, et al(eds)：Therapy with Botulinum Toxin. pp211-237, Informa Healthcare, 1994
・目崎高広，ほか：ジストニアとボツリヌス治療 改訂第2版．診断と治療社，2005

関連項目
・Tsuiの痙性斜頸評価尺度(変法) ➡ 次項
・Burke-Fahn-Marsden(BFM) Scale ➡ 141頁

(曽田幸一朗)

Tsuiの痙性斜頸評価尺度(変法)
Modified Tsui's Score

痙性斜頸におけるボツリヌス毒素局注効果判定評価法

対象	神経筋	尺度	仮間隔	構　成	複合
障害	運動機能(I)	方法	診察	重要度	★

概要 痙性斜頸へのボツリヌス毒素局注(BTX)の臨床治験での効果判定で用いられた評価法．痙性斜頸の症状について，頭部の偏倚とその頻度，体軸偏位，頭部不随意運動の程度の4項目を評価し，各項目の点数を計算式に基づき合計を算出する．合計点の変動点数の大きさで1(著明改善)～5(増悪)，6(判定不能)の6段階で効果判定する．

評価値の意味
・A：頭部の偏倚(A1：回旋，A2：側屈，A3：前後屈の各項目の角度別に0～4点)
・B：その頻度(1点：間欠的，2点：持続的)
・C：体軸偏位(C1：側弯，C2：肩挙上の各項目の角度別に0～3点)

・D：頭部不随意運動の程度(1点：軽・中度，2点：重度)

総点＝(A1＋A2＋A3)×B＋(C1＋C2)＋(D1＋D2)で算出．症状が軽度であるほど点数は低い．効果判定は，著明改善(10点以上の改善か0点になったもの)，改善(5〜9点改善)，やや改善(3〜4点改善)，不変(改善が2点以下)，増悪(3点以上の悪化)で，それ以外は判定不能．

文献
・目崎高広，ほか：ジストニアとボツリヌス治療 第2版．診断と治療社，2005
・目崎高広，ほか：A型ボツリヌス毒素製剤 AGN191622 の痙性斜頸および顔面痙攣に対する有用性の検討(第Ⅱ相多施設共同試験)．脳神経 47：749-754，1995

関連項目
・Toronto Western Spasmodic Torticollis Rating Scale(TWSTRS)
　➡ 140頁

(佐久川明美)

Burke-Fahn-Marsden(BFM) Scale
全身性ジストニアの評価スケール

対象	神経筋	尺度	仮間隔	構成	複合
障害	総合(I)	方法	診察	重要度	★

概要 Marsden と Fahn により報告され，Burke らによって movement scale における信頼性と妥当性が報告されている．元来 primary torsion dystonia に対する評価を目的として作成されたが，対象病態は全身性ジストニアであり，局所性ジストニアに対しては感度が低いと考えられる．また，二次性ジストニアでは筋力低下などの合併によりスコアに影響が生じると考えられるため，これらの病態に対する適用には限界がある．

評価値の意味 movement scale では各部位の誘発因子スコアと重症度を点数化し，その合計で重症度を評価する．disability scale では，日常生活動作(ADL)7項目について重症度を得点化しその合計で評価する．どちらのスケールも点数が高いほど重度のジストニアと評価する．

文献
・Marsden CD, et al：Assessment of extrapyramidal disorders．Br J Clin Pharmacol 11：129-151，1981
・Burke RE, et al：Validity and reliability of a rating scale for the primary torsion dystonias．Neurology 35：73-77，1985
・目崎高広，ほか：ジストニアとボツリヌス治療 改訂第2版．診断と治療社，2005

関連項目
・Toronto Western Spasmodic Torticollis Rating Scale(TWSTRS)
　➡ 140頁

(曽田幸一朗)

Abnormal Involuntary Movement Scale
不随意運動(主にに遅発性ジスキネジア)の評価

対象	神経筋	尺度	仮間隔	構 成	0(正常)〜40(重度)
障害	運動機能(I)	方法	診察	重要度	★★★★★

概要 長期の向精神薬服用の副作用として起こることが多い遅発性ジスキネジア(tardive dyskinesia)の診断・フォローアップのための評価法として開発された．近年あらゆるタイプの不随意運動の評価法としても使用されるようになってきている．評価は座位での安静時，あるいは動作時(指タップ，上肢伸展，起立・歩行など)での不随意運動の出現を観察する．項目は，①顔と口(4項目)，②四肢(2項目)，③体幹(1項目)に，全体評価，不随意運動による不自由の程度，患者の不随意運動への気づきの3項目と，歯の状態の2項目を加えた計12項目からなる．採点は，歯の状態を除く10項目について，5段階〔例：不随意運動については，0(なし・正常)，1(最小)，2(軽度)，3(中等度)，4(重度)〕で評価する．

評価値の意味 各項目合計で最低0点，最高40点で点数が高いほど不随意運動が重度であることを示す．2(軽度)が2項目，3(中等度)が1項目あれば遅発性ジスキネジアと診断される．

文献
・Masur M：Extrapyramidal Motor Syndromes. In：Masur M, et al (eds)：Scales and Scores in Neurology：Quantification of Neurological Deficits in Research and Practice. pp207-208, Thieme, 2004

関連項目
・Unified Parkinson's Disease Rating Scale(UPDRS) ➡ 127頁　　(松本憲二)

4

高齢者の疾患

Vitality Index(鳥羽)

高齢者の意欲を測定する評価法

対象	高齢者	尺度	仮間隔	構 成	10(正常)～0(重度)
障害	心理(I)	方法	観察	重要度	★★★

概要 鳥羽らによって開発された意欲の指標で,日常生活での行動を起床,意思疎通,食事,排泄,リハビリ・活動の5項目で評価し,客観的に高齢者の意欲を測定するものである.各項目はそれぞれ0～2点の3段階で評価する.

・起床:2(いつも定時起床)～0(自分から起床しない)
・意思疎通:2(自分から挨拶)～0(反応がない)
・食事:2(自ら進んで食べようとする)～0(全く食べようとしない)
・排泄:2(いつも自ら便意・尿意を伝える)～0(排泄に全く関心がない)
・リハビリ活動:2(自らリハビリに向かう)～0(無関心)

評価値の意味 満点は10点.点数が高いほど意欲が高い.

文献
・鳥羽研二:重度の状態にある障害者の評価法とその対応.小澤利男,ほか(編):高齢者の生活機能評価ガイド.pp51-58,医歯薬出版,1999

関連項目
・標準注意検査法 ➡ 66頁
・自発性評価法(S-Score) ➡ 81頁

(松本憲二)

摂食状況のレベル

摂食状況の評価基準

対象	高齢者	尺度	順序	構 成	10(正常)～1(重度)
障害	嚥下機能(I)	方法	観察	重要度	★★★★★

概要 現在行っている摂食状況を10段階で示す評価尺度.「摂食・嚥下能力グレード」が摂食・嚥下能力(できる)を評価しているのに対して,「摂食状況のレベル」は今行っている摂食状況(している)を評価する.検査のいらない簡便な評価である.項目は「摂食・嚥下能力グレード」に準じている.

評価値の意味 10段階評価でLevel 1が最も重症,10が正常となる.また,Level 1～3を「経口摂取なし」,4～6を「経口摂取と代替栄養」,7～9を「経口摂取のみ」,10を「問題なし」と分類する.

・Level 1:嚥下訓練を行っていない
・Level 2:食物を用いない嚥下訓練を行っている
・Level 3:ごく少量の食物を用いた嚥下訓練を行っている
・Level 4:1食分未満の嚥下食を経口摂取しているが代替栄養が主体
・Level 5:1～2食の嚥下食を経口摂取しているが代替栄養が主体

- Level 6：3食の嚥下食経口摂取が主体で不足分の代替栄養を行っている
- Level 7：3食の嚥下食を経口摂取している，代替栄養は行っていない
- Level 8：特別食べにくいものを除いて3食経口摂取している
- Level 9：食物の制限はなく，3食を経口摂取している
- Level 10：摂食・嚥下障害に関する問題なし（正常）

文献
・藤島一郎，ほか：「摂食・嚥下状況のレベル評価」簡便な摂食・嚥下評価尺度の開発．リハ医学 43：S249，2006

関連項目
・摂食・嚥下障害の臨床的病態重症度分類（才藤）➡ 426 頁
・摂食・嚥下能力グレード（藤島）➡ 427 頁

（大黒大輔）

Dynamic Gait Index
転倒リスク判定のための歩行能力評価

対象	高齢者	尺度	仮間隔	構成	24（正常）〜0（重度）
障害	歩行（D）	方法	運動課題	重要度	★★★★

概要 主に高齢者の歩行状態の観察評価を行うことで転倒リスクを知るための評価法．設定した歩行コースを15分間程度で歩行してもらい，その歩行状態を観察し評価表にチェックしていく．8項目〔足取り（gait level surface），歩行速度変化（change in gait speed），歩行時頭部水平面コントロール（gait with horizontal head turns），歩行時頭部垂直面コントロール（gait with vertical head turns），方向転換（gait and pivot turn），障害物またぎ（step over obstacle），障害物回避（step around obstacles），階段昇降（stairs）〕について，各項目0〜3点の4段階で評価する（24点満点）．

評価値の意味 19点以下で転倒リスクが高い，22点以上は安全に歩行可能と判断する．

文献
・Whitney SL, et al：The dynamic gait index relates to self-reported fall history in individuals with vestibular dysfunction．J Vestib Res 10：99-105，2000

関連項目
・Tinetti Performance-oriented Mobility Assessment（POMA）➡ 146 頁
・ベルグバランススケール ➡ 445 頁
・歩行率 ケーデンス ➡ 446 頁

（佐久川明美）

Get Up and Go Test

高齢者のバランス能力を5段階で評価

対象	高齢者	尺度	順序	構成	1(正常)〜5(重度低下)
障害	バランス能力(D)	方法	観察	重要度	★★★

概要 高齢者のバランス能力の評価法.肘置き付き椅子から立ち上がり,3 m の歩行を行い,方向転換し,椅子に戻り座るまでの一連の動作を,測定者が5段階で主観的評価を行う.今日では,時間的要素を加えて定量的な評価に修正された"Timed Up and Go Test"(TUG)として広く臨床に用いられている.脳卒中片麻痺患者,パーキンソン病患者,変形性膝関節症といった整形外科疾患,内部疾患,中枢神経系疾患の動的バランス評価として使用されている.

評価値の意味
- 1:normal(正常)
- 2:very slightly abnormal(ごく軽度異常)
- 3:mildly abnormal(軽度異常)
- 4:moderately abnormal(中等度異常)
- 5:severely abnormal(重度異常)

文献
- Mathias S, et al:Balance in elderly patients:the "get-up and go" test. Arch Phys Med Rehabil 67:387-389, 1986

関連項目
- Timed Up and Go Test ➡ 150 頁

(島田眞一)

Tinetti Performance-oriented Mobility Assessment (POMA)

高齢者のバランス・移動能力を把握するための簡便な評価法

対象	高齢者	尺度	仮間隔	構成	28(正常)〜0(重度)
障害	バランス能力(D)/歩行(D)	方法	運動課題	重要度	★

概要 主に高齢者を対象とした,バランスと歩行の能力を簡便に測るための評価ツール.考案者の名をとって「Tinettiのバランステスト」などとも呼ばれる.バランス関連9項目と歩行関連7項目,計16項目について2〜3段階で点数化し,合計点が総得点.

評価値の意味 総スコアが低いほどバランス・歩行の能力が低い.転倒予測に多く用いられ,19点未満は転倒の危険性が高く,15点以下ではさらに高まるとする報告もある.ただしカットオフ値については多様な報告があり,対象や環境によって異なる可能性があることに注意.

文献
- Tinetti ME:Performance-oriented assessment of mobility problems in elderly patients. J Am Geriatr Soc 34:119-126, 1986

関連項目
・モース転倒スケール ➡ 441頁
・転倒危険度スコア ➡ 443頁
・バランス安定性時間計測検査 ➡ 444頁
・Functional Balance Scale ➡ 444頁
・ベルグバランススケール ➡ 445頁

(白銀 暁)

・評価法名は発表当時のもの

痴呆性老人の日常生活自立度判定基準(厚生省)
認知症者のADL介護度判定基準

対象	高齢者	尺度	順序	構成	Ⅰ(自立)〜Ⅴ(専門介護)
障害	ADL(D)	方法	観察	重要度	★★★★★

概要 介護保険における認定調査や医師意見書において,認知機能を判定する基準.日常生活動作(ADL)の観察から自立度(介護度)を9区分した判定基準.

評価値の意味 Ⅰ.自立,Ⅱ.見守り,Ⅲ.随時介護,Ⅳ.常時介護,Ⅴ.専門介護に大きく5区分し,さらにⅡ・Ⅲをそれぞれ2つ(Ⅱa.家庭外での症状が中心,Ⅱb.家庭内でも症状がある,Ⅲa.日中の症状が中心,Ⅲb.夜間の症状が中心)に区分し,介護保険において要介護度の判定に用いる.

文献
・厚生省:痴呆性老人の日常生活自立度判定基準.厚生省老人保健福祉局長通知,平成5年10月26日

関連項目
・在宅寝たきり老人介護負担度評価尺度 ➡ 154頁

(佐久川明美)

・評価法名は発表当時のもの

障害老人の日常生活自立度判定基準(厚生省/寝たきり度)
障害老人の活動自立度をランク別に分類

対象	高齢者	尺度	順序	構成	J1(独力で外出)〜C2(重度)
障害	ADL(D)	方法	観察	重要度	★★★★★

概要 厚生省(現厚生労働省)が,平成2年度から推進していた「寝たきり老人ゼロ作戦」の評価,および平成5年度から実施の地方老人保健福祉計画策定のための基準づくりに活用するため平成3年に作成.障害老人の日常生活の自立度(寝たきり度)の判定を,地域において客観的かつ短時間に判定できるように工夫されている.自立度(寝たきり度)を,生活自立(ランクJ),準寝たきり(ランクA),寝たきり(ランクB,C)に分類.以後,医療・介護・保健分野で幅広く活用され,リハビリテーション実施計画書,主治医意見書,訪問看護指示書など,リハビリテーション分野でも必須項目となっている.また,要介護認定や障害者控除,おむつにかかる医療費控除などの判断基準の1つにもなっており,その判定が公的サービスの受給を左右することも理解

しておく必要がある.

評価値の意味
- ランクJ：なんらかの障害などを有するが, 日常生活はほぼ自立しており独力で外出する
  1：交通機関などを利用して外出する
  2：隣近所へなら外出する
- ランクA：屋内での生活はおおむね自立しているが, 介助なしには外出しない
  1：介助により外出し, 日中はほとんどベッドから離れて生活する
  2：外出の頻度が少なく, 日中も寝たきりの生活をしている
- ランクB：屋内での生活はなんらかの介助を要し, 日中もベッド上での生活が主体であるが座位を保つ
  1：車いすに移乗し, 食事, 排泄はベッドから離れて行う
  2：介助により車いすに移乗する
- ランクC：1日中ベッド上で過ごし, 排泄, 食事, 着替えにおいて介助を要する
  1：自力で寝返りをうつ
  2：自力で寝返りもうたない

文献
- 米本恭三, ほか(編)：リハビリテーションにおける評価 Ver.2. 臨床リハ別冊, pp372-374, 医歯薬出版, 2000

関連項目
- 痴呆性老人の日常生活自立度判定基準(厚生省) ➡ 147頁　　　　(大川直子)

身体的自己管理尺度
Physical Self Maintenance Scale(PSMS)

日常生活における身体的な活動性の評価

対象	高齢者	尺度	仮間隔	構 成	6(自立)〜0(要介助)
障害	ADL(D)	方法	観察	重要度	★★★★

概要 1969年, Lowenthalらにより作成された, 高齢者の日常生活の身体的活動性についての行動評価尺度. 在宅者および施設入所者の両者に対して施行できる. 排泄, 食事, 着替え, 身繕い, 移動能力, 入浴の6つの基本的な生活機能を5段階で評価する.

評価値の意味 各項目につき, 自立を1点, 介助を要する4段階をいずれも0点で表し, 合計6(自立)〜0(要介助). 介助の程度は数値化できない.

文献
- Lawton MP, et al：Assessment of older people. Self-maintaining and instrumental activities of daily living. Gerontologist 9：179-186, 1969 ⇒ 原著.
- Lowenthal MP：Lives in Distress：Paths of Elderly to Psychiatric Ward.

Basic Books Inc, 1964
・本間 昭：Physical Self maintenance Scale (PSMS). 大塚俊男, ほか (監修)：高齢者のための知的機能検査の手引き. pp99-101, ワールドプランニング, 1991

関連項目
・Interview for Deterioration in Daily Living Activities in Dementia (IDDD) ⇒ 50 頁
・Disability Assessment for Dementia (DAD) ⇒ 93 頁
・N 式老年者用日常生活動作能力評価尺度 ⇒ 107 頁　　　　　　　　（宮崎博子）

要介護認定等基準時間の分類

介護保険の要介護度の分類基準

対象	高齢者	尺度	順序	構　成	要介護1〜5
障害	ADL(D)	方法	診察/面接	重要度	★

概要
介護保険の施行に当たって厚生労働省が開発した. 直接生活介助, 間接生活介助, 問題行動関連行為, 機能訓練関連行為, 医療関連行為の 5 分野の要介護認定等基準時間により要支援〜要介護 5 まで 6 段階に分類. 2006 年の改正により, 要支援は要支援 1 に, 要介護 1 が介護認定審査会の状態の維持・改善の可能性にかかわる審査により要支援 2 と要介護 1 にさらに分類されるようになった.

評価値の意味
・要支援：基準時間が 25 分以上 32 分未満またはこれに相当する状態
・要介護 1：基準時間が 32 分以上 50 分未満またはこれに相当する状態
・要介護 2：基準時間が 50 分以上 70 分未満またはこれに相当する状態
・要介護 3：基準時間が 70 分以上 90 分未満またはこれに相当する状態
・要介護 4：基準時間が 90 分以上 110 分未満またはこれに相当する状態
・要介護 5：基準時間が 110 分以上またはこれに相当する状態

文献
・飛松好子：要介護認定等基準時間の分類. 岩谷 力, ほか (編)：障害と活動の測定・評価ハンドブック—機能から QOL まで. pp124-125, 南江堂, 2005

関連項目
・ザリット介護負担尺度 ⇒ 104 頁　　　　　　　　　　　　　　　（松本憲二）

The Modified Falls Efficacy Scale(MFES)

高齢者の転倒に関しての自信を数値化

対象	高齢者	尺度	仮間隔	構 成	10(自信あり)〜0(なし)
障害	ADL(D)	方法	質問紙(自記式)	重要度	★★★

概要 特定の活動(更衣,入浴,道を横切るなど)14項目に関し,自分が転倒しないでできるかを0〜10点まで(0点:全く自信がない,5点:まあまあ,10点:完全に自信がある)で点数を付け,その合計を項目数で割って採点する.5〜15分で可能.オリジナルと違い,さらに広い範囲での屋外活動も含まれる.この質問の狙いは,高齢者が各々の活動をどの程度自信を持って受け入れようとしているのかを数値化することにある.

評価値の意味 健常高齢女性の平均点は9.8点.女性の脳卒中患者で,在宅復帰して一般社会で歩行可能な人は平均7.4±1.1点,女性のパーキンソン病患者で一般社会において歩行可能な人は7.2±1.1点.

文献
・Hill K, et al:Fear of falling revisited. Arch Phys Med Rehabil 77:1025-1029, 1996

関連項目
・Dynamic Gait Index ➡ 145頁
・Tinetti Performance-oriented Mobility Assessment(POMA) ➡ 146頁
・転倒予防自己効力感尺度 ➡ 159頁
・モース転倒スケール ➡ 441頁
・ベルグバランススケール ➡ 445頁

(奥野太嗣)

Timed Up and Go Test

簡便に施行できる高齢者の移動能力評価テスト

対象	高齢者	尺度	間隔	構 成	数値(秒)
障害	ADL(D)	方法	運動課題	重要度	★★★★★

概要 バランス障害を持つ高齢者の移動能力を評価することを目的としたパフォーマンステスト.被検者は,①肘掛け椅子の背もたれに背をつけて座る,②検者の合図(原典では「GO」,本邦では「よーいドン」など)で立ち上がり,「楽な」ペースで前進し,3m先の目印ラインのところで方向転換し,椅子に戻って腰掛ける,③十分被検者に説明し,一度練習させやり方が十分理解されたことを確認してから実施に移る.検者は,これらの一連の動作に要する時間を計測する.注意事項としては,a.介助なしで自力で行わせる,b.補装具や歩行補助具を使用している場合は普段使用しているものを用い,あらかじめ持った状態で開始する,が挙げられる.

評価値の意味
・高齢者でも運動機能に異常がない場合は10秒以内で遂行可能.20

- 秒以内であれば屋外外出可能レベル，30秒以上かかる場合は要介助レベル．
- 転倒リスクの予測としては，歩行補助具の使用にかかわらず，カットオフ値は12秒と報告．
- 脳卒中患者では院内実用歩行達成レベルとしてはカットオフ値は20秒，屋外実用歩行については17秒．

文献
- 對馬 均，ほか：Timed Up and Go test，Berg Balance Scale．臨床リハ 16：566-571，2007

関連項目
- ベルグバランススケール ➡ 445頁

(松本憲二)

老研式活動能力指標
TMIG Index of Competence

地域生活に必要な高齢者の活動能力

対象	高齢者	尺度	仮間隔	構成	13(自立)〜0(全介助)
障害	IADL(D)	方法	質問紙(自記式)	重要度	★★★★★

概要 古谷野らが1987年に開発．Lawtonらの考えをもとに手段的自立の評価に知的能動性や社会的役割を加え13項目で高齢者の活動能力を評価している．手段的日常生活動作(IADL)よりも高い水準の活動能力指標となっており，高齢者・障害者だけではなく，特定高齢者介護予防事業における対象者の選定や評価にも用いられることがある．

〈手段的自立(5項目)〉
1. バスや電車を使って一人で外出できますか
2. 日用品の買い物ができますか
3. 自分で食事の用意ができますか
4. 請求書の支払いができますか
5. 銀行預金・郵便貯金の出し入れが自分でできますか

〈知的能動性(4項目)〉
6. 年金などの書類が書けますか
7. 新聞を読んでいますか
8. 本や雑誌を読んでいますか
9. 健康についての記事や番組に関心がありますか

〈社会的役割(4項目)〉
10. 友だちの家を訪ねることがありますか
11. 家族や友だちの相談にのることがありますか
12. 病人を見舞うことができますか
13. 若い人に自分から話しかけることがありますか

評価値の意味 各項目を，できる(1点)，できない(0点)で判定．高齢者ほど点数が低くなるが，男女差があり，女性のほうが低くなる傾向

がある.
文献
・古谷野亘, ほか：地域老人における活動能力の測定. 日本公衛誌 34：109-114, 1987
関連項目
・Nottingham Extended ADL Index ➡ 28頁
・ロートンの手段的日常生活動作 ➡ 次項
・フレンチャイ拡大 ADL 尺度 ➡ 470頁　　　　　　　　　　　　　（森下由架利）

ロートンの手段的日常生活動作
Lawton's IADL(Instrumental Activities of Daily Living)

IADL 評価の基礎					
対象	高齢者	尺度	仮間隔	構成	8(自立)～0(全介助)
障害	IADL(D)	方法	観察	重要度	★★★★

概要 高齢者の日常生活能力を把握することを目的に, 1969年にLawton らが手段的日常生活動作(IADL)という概念を提唱. この際に示したのが IADL スケールで, 評価項目は, 電話の使用, 買い物, 料理, 家屋維持, 洗濯, 移動手段, 服薬管理, 財務管理の8項目. 基本的な ADL と分離させている. 基本的 ADL, IADL, 拡大 ADL の階層的構造を説明する成書の多くに掲載. 実際の評価スケールとして用いるというよりも, 現在の IADL 関連の評価方法の基礎となっている.

評価値の意味 評価基準は各項目に3～5つの質問が用意されており, できる(1点), できない(0点)のどちらかで判定. 8項目の総得点(0～8点)で評価し, 得点が高いほど自立していることを示す.

文献
・Lawton MP, et al：Assessment of older people：self-maintaining and instrumental activities of daily living. Gerontologist 9：179-186, 1969
・Lawton MP：The Impact of the Environment on Aging and Behavior. In：Birren JE, et al(eds)：Handbook of the Psychology of Aging. Van Nostrand Reinhold Co, 1977

関連項目
・Nottingham Extended ADL Index ➡ 28頁
・老研式活動能力指標 ➡ 151頁
・フレンチャイ拡大 ADL 尺度 ➡ 470頁　　　　　　　　　　　　　（井谷祐介）

Rapid Disability Rating Scale 2(RDRS2)
高齢者を対象にした総合的障害度の評価

対象	高齢者	尺度	仮間隔	構 成	18(正常)～72(重度)
障害	総合(D)	方法	質問紙(自記式/家族)	重要度	★★

概要 1967年にLinnにより作成された初版を，1982年に同人が改訂したもの．食事などの日常生活動作(ADL)評価が8項目，会話や尿失禁などの身体障害評価が7項目，そのほかうつや知的機能評価が3項目の計18項目．所要時間10分．

評価値の意味 各項目を，1(なし)，2(少々)，3(かなり)，4(非常に)の4段階に評価．合計点は18～72点．高得点ほど障害度が大きい．障害度の低い地域生活者の平均は22点，入院患者で平均32点，ナーシングホーム入居者では平均36点．

文献
・Linn MW, et al：The Rapid Disability Rating Scale-2．J Am Geriatr Soc 30：378-382，1982 ⇒原著．

関連項目
・Disability Assessment for Dementia(DAD) ➡ 93頁
・ロートンの手段的日常生活動作 ➡ 152頁
・パラチェック老人行動評定尺度 ➡ 次項

(宮崎博子)

・評価法名は発表当時のもの

パラチェック老人行動評定尺度
Paracheck Geriatric Rating Scale(PGS)
臨床観察による高齢者の行動評価

対象	高齢者	尺度	仮間隔	構 成	50(正常)～10(重度)
障害	総合(I/D/H)	方法	観察	重要度	★

概要 施設入所者である高齢者の状態を簡潔にスクリーニングするための評価法である．また，集団での治療を容易にするために，対象者を同レベルのグループに分けることができる簡便な鑑別手段としても利用できる．

評価値の意味 身体機能(移動，視覚，聴覚)，身辺処理(排泄，食事，入浴，整容)，社会的交流(病棟作業の手伝い，個人的な反応，社会的行動)の3領域・計10項目の側面に対する5段階評定法である．各項目に記載されている5つの文章のなかから該当するものを選ぶ．得点が高いほど身体的・社会的能力が高いことを意味する．

文献
・Miller ER, et al：Validation and standardization of a goal-directed；Quick-screening geriatric scale．J Am Geriatr Soc 22：278-283，1974 ⇒ 原典．

関連項目
・改訂長谷川式簡易知能評価スケール ➡ 48 頁 　　　　　　　　　　　(竹林 崇)

・評価法名は発表当時のもの

在宅寝たきり老人介護負担度評価尺度
在宅寝たきり高齢者の介護者の主観的な負担を評価

対象	高齢者	尺度	仮間隔	構成	0(負担度小)～100(大)
障害	QOL(H)	方法	質問紙(家族)	重要度	★

概要 この評価は，在宅寝たきり高齢者の介護者の主観的な負担を考慮して要因を分析し，作成された評価尺度である．介護負担度を拘束時間(半日・日中・夜間も)，日常生活動作(ADL)(歩行可能・寝たり起きたり・寝たきり)，尿失禁(なし・ときどき・常時)，暮らし向き(楽なほう・苦しいほう)，介護者の健康状態(普通・病気がち)，介護者-患者の人間関係(良好・普通・不良)，異常精神症状(あり・なし)の7要因に分け，その7項目を評価尺度として用いる．それぞれカッコ内の2～3段階で評価する．人間関係については，介護者に30の質問を行い，得点を算出し，段階を決める．7項目それぞれの結果から介護負担度尺度をもとにスコアを算出する(－2.51～1.97)．そのスコアを負担度予測のグラフと照らし合わせ介護負担度を0～100で評価する．

評価値の意味 0～100点で，高いほど介護負担度は大きい．負担度を単に大・小の2つに分ける場合は，スコア－0.38を区分点とし大小を判別する．

文献
・山岡和枝：在宅ねたきり老人介護負担評価尺度．日本公衛誌 34：215-224，1987

関連項目
・ザリット介護負担尺度 ➡ 104 頁
・介護家族負担感尺度 ➡ 157 頁 　　　　　　　　　　　　　　　　(山崎 允)

自己記入式QOL質問表
Self Completed Questionnaire for QOL(Quik)

QOLを自己記入式調査票にて点数化

対象	高齢者	尺度	仮間隔	構成	0(良好)～50(不良)
障害	QOL(H)	方法	質問紙(自記式)	重要度	★★★

概要 QOLを評価する要素として，身体機能，情緒適応，対人関係と生活目標を設定し，これらの要素が循環的に相互作用するとした2件法の疾患非特異的質問表．身体機能20問，情緒適応10問，対人関係10問，生活目標10問の4つの尺度，計50問から構成．「はい」を1点，「いいえ」を0点で計算し，0～50点で評価する．

評価値の意味 得点が高いほどQOLは不良．総評の評価は，1：きわ

めて良好(0点), 2：良好(1~3点), 3：普通(4~9点), 4：幾分不良(10~18点), 5：不良(19~29点), 6：きわめて不良(30点以上).

文献
- 飯田紀彦, ほか：新しい自己記入式QOL質問表(QUIK)の信頼性と妥当性. 日老医誌 32：96-100, 1995 ⇒原著.

関連項目
- 日常生活満足度 ➡ 478頁
- SF-36 ➡ 481頁

(奥野太嗣)

生活満足度尺度K
Life Satisfaction Index K(LSIK)
高齢者を対象としたQOL尺度

対象	高齢者	尺度	仮間隔	構成	9(良好)~0(悪化)
障害	QOL(H)	方法	質問紙(自記式)	重要度	★★★★★

概要 本邦で開発された高齢者のためのQOL尺度. 人生全体に対する満足度, 楽天的・肯定的な気分, 老いについての評価, の3領域・9つの下位項目から構成されている.「人生をふりかえってみて満足できる」などの設問に対して2~3の選択肢から回答する.

評価値の意味 得点範囲は0~9点. 得点が高いほどQOLが高いことを示す.

文献
- 古谷野亘：モラール・スケール—生活満足度尺度および幸福度尺度の共通次元と尺度間の関連性. 老年社会科学 4：142-154, 1982
- 古谷野亘：モラール・スケール—生活満足度尺度および幸福度尺度の共通次元と尺度間の関連性(その2). 老年社会科学 5：129-142, 1983

関連項目
- SF-36 ➡ 481頁
- WHO/QOL ➡ 484頁

(髙橋香代子)

A Caregiver Burden Inventory
介護者負担の評価法

対象	高齢者	尺度	順序	構成	0(軽度)~96(重度)
障害	QOL(H)	方法	質問紙(自記式)	重要度	★

概要 介護者負担を, 5つの要素(Time, Behavior, Physical, Social, Emotional)から評価する評価法. 家庭で介護している介護者などが, 一人で介護を抱え込み過大な負荷になっているかどうかを客観的に評価できる指標として利用される. ①介護による時間的制約, ②介護者の身体的健康の障害, ③介護者の社会的な活動の制限, ④精神面の影響, ⑤生活全般への影響(家族との関係や, 人生における決定など)の5つの面, 全24項目の質問からなり, 0(全くない), 1(まれに), 2(と

きどき)，3(しばしば)，4(ほとんどいつも)の5段階で採点し，合計得点を出す．

評価値の意味 合計点数は0〜96点となり，36点以上の場合は，24項目のほとんど，もしくは少なくとも半分以上の項目に「ときどき」と答えたと考えられ，介護者が介護援助を受け，休養を取ることが勧められるとされている．また，合計点数が低くても，3点や4点をチェックした項目がある場合には，やはり介護援助やほかの方法などを検討するのが好ましいと考えられる．

文献
・Novak M, et al：Application of a Multidimensional Caregiver Burden Inventory. Gerontologist 29：798-803, 1989

関連項目
・Caregiver Burden Scale ➡ 105頁

(坂本己津恵)

A Caregiver Strain Index(CSI)
介護者ストレスの評価

対象	高齢者	尺度	仮間隔	構 成	0(正常)〜13(重度)
障害	QOL(H)	方法	質問紙(自記式)	重要度	★

概要 股関節や心臓の術後高齢者を介護する主な介護者(年齢は問わない)にかかるストレスを測定する質問紙．介護者と患者の関係や介護状態に関する13項目について「はい」「いいえ」の2件法で回答する．具体的には，仕事，経済，身体，社会，時間に関連した質問項目が少なくとも1つ以上含まれている．

評価値の意味 合計点は0〜13点．7点以上でストレス危険レベルと判断される．

文献
・Robinson BC：Validation of a caregiver strain index. J Gerontol 38：344-348, 1983

関連項目
・ザリット介護負担尺度 ➡ 104頁

(佐野恭子)

Cost of Care Index(CCI)
介護負担感の調査

対象	高齢者	尺度	仮間隔	構 成	20(負担なし)〜80(重度)
障害	QOL(H)	方法	質問紙(介護者)	重要度	★★★

概要 通院患者の介護者を対象に介護負担感を調査する．次の5領域・20項目で構成されている．
・A：介護者の個人的社会的制約(項目4, 9, 11, 19)
・B：介護者の心身の健康(項目3, 8, 14, 18)
・C：介護者の高齢者の介護に対する意欲(項目1, 6, 13, 17)

- D：被介護者の態度について介護者が感じる不愉快なこと（項目 2, 7, 12, 16）
- E：介護者の経済的な負担（項目 5, 10, 15, 20）

各々の質問項目に対して 4 種類の選択肢（1：絶対にそうは思わない，2：そう思わない，3：そう思う，4：絶対そうだと思う）のなかから回答する形式になっている．各項目の点数を合計し，合計得点（20～80 点）で評価される．

評価値の意味 評価得点が高いほど負担感が重いことを示す．

文献
- 坪井章雄，ほか：介護家族負担感尺度の作成．総合リハ 33：447-454, 2005

関連項目
- ザリット介護負担尺度 ➡ 104 頁

(新井秀宜)

介護家族負担感尺度
Family Caregiver Burden Scale（FCS）

本邦で開発された負担感評価法

対象	高齢者	尺度	仮間隔	構成	10（負担小）～40（大）
障害	QOL（H）	方法	質問紙（介護者）	重要度	★

概要 介護者の負担要因を踏まえたうえで開発された評価尺度．介護負担を「主観的介護負担」という概念でとらえる立場に立ち，介護負担に影響を与える因子を被介護者要因，介護者要因，外的要因，介護者-被介護者関係，介護負担の 5 つとするモデルを採用している．質問項目は，①心身にかかる負担因子，②経済的負担因子，③介護意欲因子，④人的支援因子，⑤心身の健康因子，の 5 因子にそれぞれ 2 つずつの全 10 項目からなり，1（思わない），2（あまり思わない），3（ときどき思う），4（よく思う）の 4 段階で採点，合計得点を評価する．

評価値の意味 合計得点は 10～40 点．点数が高いほど負担感が大きい．具体的な点数による評価基準はまだない．

文献
- 坪井章雄，ほか：介護家族負担感尺度の作成．総合リハ 33：447-454, 2005

関連項目
- Caregiver Burden Scale ➡ 105 頁
- A Caregiver Burden Inventory ➡ 155 頁

(坂本己津恵)

アルツハイマー型認知症行動尺度
Behavioral Pathology in Alzheimer's Disease (Behaved-AD)

アルツハイマー病患者の問題行動の評価尺度

対象	高齢者/高次脳機能	尺度	仮間隔	構成	0(障害なし)〜75(重度)
障害	総合(I/D)	方法	面接	重要度	★★★★

概要 薬物の治療効果を判定する目的で1987年にReisbergらにより開発された評価尺度．介護者との半構造化された面接で行う．妄想概念，幻覚，行動障害，攻撃性，日内リズム障害，感情障害，不安および恐怖の7因子・25項目に対し，患者の危険性と介護者の負担度を評価する．対象はアルツハイマー病だけに明確に規定されるわけではない．所要時間20分．

評価値の意味 25項目を0〜3点の4段階で評価し，合計点は0〜75点．高得点ほど周辺症状は重度．

文献
- Reisberg B, et al：Behavioral symptoms in Alzheimer's disease；phenomenology and treatment. J Clin Psychiatry 48(suppl)：9-15, 1987 ⇒ 原著．
- Sclan SG, et al The behavior pathology in Alzheimer's disease rating scale (BEHAVE-AD)：reliability and analysis of symptom category scores. Int J Geriatr Psychiatry 11：819-830, 1996

関連項目
- 精神神経科検査表 ➡ 37頁
- コーエン・マンスフィールド Agitation 評価表 ➡ 101頁
- Behavior Rating Scale for Dementia of the Consortium to Establish a Registry for AD (CERAD-BRSD) ➡ 108頁

(宮崎博子)

MDSケアアセスメントセット
Minimum Data Set (MDS)

包括的な高齢者ケアプラン策定につながる評価

対象	高齢者	尺度	名義	構成	分類
障害	QOL(H)	方法	観察/面接	重要度	★★★★

概要 包括的な高齢者ケアプランを策定する指針として，欧米・日本などの研究者団体 interRAI が開発した評価表．本邦では，在宅ケア版の MDS-HC，介護予防に活かす予防版 MDS-HC，施設入所者版の MDS が使用されている．いずれもフェイスシートとアセスメントシートからなり，高齢者の生活に絡む必要不可欠な情報 (minimum data) をチェックしていくと，ケアプラン策定に当たり検討すべき問題領域が選定できる構成になっている．

評価値の意味 検討すべき問題領域 (assessment protocol) は MDS-HC，予防版 MDS-HC，MDS のそれぞれで複数準備されており，該当

するアセスメント項目によって決まる．本法を使用した結果，対象者のQOL・スタッフ間の理解・ケアの質や量が向上する，記録が明確になるといった効果が報告されている．

文献
・池上直己(監訳)：MDS 2.1—施設ケアアセスメントマニュアル 新訂版．医学書院，2005

関連項目
・老研式活動能力指標 ➡ 151頁
・介護保険要介護状態区分 ➡ 511頁

(佐野恭子)

PGCモラールスケール
Philadelphia Geriatric Center Morale Scale

高齢者における主観的幸福感の評価

対象	高齢者	尺度	仮間隔	構成	17(幸福感高)〜0(低)
障害	QOL(H)	方法	質問紙(自記式)	重要度	★★★★★

概要 主に高齢者対象の尺度として Lawton(1975)が作成した．質問は，「心理的動揺」「老いに対する態度」「孤独感・不満足感」の3因子に関連する17項目からなる．回答は二者択一式で，選択した回答によって1点ずつ加算される．高齢者ゆえの諸要因に配慮して個別実施が必要な場合もある．

評価値の意味 合計点数は，対象者の主観的幸福感の高さを示す．解釈上注意が必要なのは，加齢が主観的幸福感を低下させる根拠にはならないということである．最近までの研究で，認知機能のほか，健康状態や経済状態が主観的幸福感に大きな影響を与えると考えられている．

文献
・米本恭三，ほか(編)：リハビリテーションにおける評価 Ver.2．臨床リハ別冊，pp31-32，医歯薬出版，2000
・古谷野亘：QOLなどを測定するための測度(2)．老年精神医学雑誌 7：431-441，1996

関連項目
・生活満足度尺度K ➡ 155頁
・生活満足度尺度A ➡ 477頁

(佐野恭子)

転倒予防自己効力感尺度
Falls Efficacy Scale(FES)

ADLを転倒せずに行えるという自信の程度を表す評価尺度

対象	高齢者	尺度	仮間隔	構成	10(正常)〜100(重症)
障害	その他	方法	質問紙(自記式)	重要度	★★★★★

概要 Tinettiらが Banduraの自己効力感理論に基づいて開発した，転倒に対する自己効力感の評価尺度の1つ．日常生活動作(ADL)お

よび日常生活関連動作（IADL）の 10 項目（入浴する，戸棚やタンスを開ける，家の周りを歩く，簡単な食事の準備をする，布団に入ったり布団から起き上がる，電話にすぐ対応する，座ったり立ったりする，服を着たり脱いだりする，簡単な掃除をする，簡単な買い物をする）において，転ばずにやり遂げる自信を，1（大変自信がある）〜10（全く自信がない）で評価する．転倒にかかわる自己効力感の尺度としては代表的な評価尺度として，現在まで広く用いられているが，項目に挙げられた生活動作があいまいであるために，FES を改変した Modified Falls Efficacy Scale（MFES）などの別の尺度が開発されている．

評価値の意味 10 項目の総得点が高いほど転倒に対する恐怖感が強いことを意味し，逆に低いほど高い転倒自己効力感を意味する．Tinetti らによると総得点が 70 点以上であれば，その者は転倒に対する恐怖感を強く抱いているとしている．

文献
・Tinetti ME, et al：Falls efficacy as a measure of fear of falling. J Gerontol 45：239-243，1990
・Hill K, et al：Fear of falling revisited. Arch Phys Med Rehabil 77：1025-1029，1996

関連項目
・片足立ち時間（片足立位保持時間）　➡ 441 頁
・転倒危険度スコア　➡ 443 頁

（梅田幸嗣）

5

骨関節疾患

脊髄係留症候群の分類（榊原）
Tethered Cord Syndrome

脊髄係留症候群を形態と原因により分類

対象	骨関節	尺度	名義	構成	分類
障害	疾患	方法	画像診断	重要度	★★★

概要 脊髄係留症候群を形態と原因により次の3群に分類したものである．

- Grade Ⅰ：tight film termination（脊髄円錐は定位にあり，脊髄終糸のみに過度の緊張，2 mm 以上の肥厚あり）
- Grade Ⅱ：low placed conus medullaris（異型性組織はなく，脊髄円錐部が L2 以下に保留され，奇形度が強い）
- Grade Ⅲ：closed myelomeningocele〔脊髄が仙椎部まで下降し，脂肪腫（lipoma）などにより脊髄に奇形が及んでいる〕

評価値の意味 いずれの群も成長と加齢による影響を受ける．症状は Grade Ⅰ，Ⅱに比べⅢが重症であり，下肢運動知覚障害，膀胱機能障害，足部変形などが重い．Grade により治療法と予後も異なる．Grade Ⅰ，Ⅱは切離術により比較的予後がよいが，Grade Ⅲは可及的切除を行っても予後不良である．

文献
- 榊原健彦：Tethered cord syndrome（脊髄係留症候群）の診断と治療．整形外科 37：1927-1943，1986

関連項目
- 腰部脊柱管狭窄の国際分類（Arnold）➡ 177 頁

（森 憲司）

脊柱管前後径
Space Available for the Spinal Cord (SAC)

頸椎の脊柱管狭窄を X 線で判断

対象	骨関節	尺度	間隔	構成	数値(mm)
障害	疾患	方法	画像診断	重要度	★★★

概要 脊柱管前後径は単純 X 線側面像で頸椎椎体後面と椎弓内側縁との距離を計測する．これにより脊柱管の先天性（発育性）狭窄の有無などを判断する．脊柱管前後径が小さいと脊髄圧迫が起こりやすく，頸椎症性脊髄症の原因となりうる．また，わずかなヘルニアでも激烈な脊髄症状を発現する傾向がある．

評価値の意味 12 mm 以下で先天性（発育性）狭窄があると判断する．日本人における第 5，6 頸椎高位での平均前後径は，男性 16 mm，女性 15 mm であり，男女ともに 14 mm 以下では狭窄ありと判断する．11 mm 以下では頸髄症が生じる危険性がきわめて高い．椎体のレベルと脊髄のレベルの位置関係には 1～1.5 レベルの高位差を生じているため（第 4，5 椎体間の高さでの脊髄髄節高位は C6 となる），頸髄障害の

神経学的高位診断には注意が必要である．正常を 13～20 mm，15～20 mm としている文献もあり個人差を認める．

文献
- 戸山芳昭：脊柱の神経．国分正一，ほか(監修)，中村利孝，ほか(編)：標準整形外科学 第10版．pp426-430，医学書院，2008
- 堀尾重治：骨・関節 X 線写真の撮りかたとみかた 第7版．医学書院，2007

関連項目
- 頸椎症性脊髄症の病型分類(Crandall) ➡ 168 頁
- 頸椎症性脊髄症の病型分類(服部) ➡ 169 頁

(大田哲生)

脊椎すべり症の分類(Meyerding)

すべりの程度を 4 段階に分類

対象	骨関節	尺度	順序	構 成	Grade 1(軽度)～4(重度)
障害	疾患	方法	画像診断	重要度	★★★★★

概要 脊椎すべり症の程度の評価法．すべりのある椎体(一般に第 5 腰椎)後下縁が 4 等分した下位椎体(一般に第 1 仙椎)上縁のどこに位置するかにより，Grade 1(1/4 の位置)，Grade 2(2/4 の位置)，Grade 3(3/4 の位置)，Grade 4(4/4 の位置)の 4 段階に分類する．

評価値の意味 すべりの程度が進行すると Grade も上がる．すべり度 50％以上，つまり Meyerding の Grade 3 以上では腰部の診察における階段状変形や腰部や下肢の症状がみられることが多い．

文献
- Meyerding HW：Spondylolisthesis．Surg Gynecol Obstet 54：371-377，1932

関連項目
- 第 5 腰椎のすべり度・すべり角 ➡ 173 頁

(森 憲司)

動的脊柱管狭窄
Dynamic Canal Stenosis

頸椎後屈に際して起こる狭窄を評価する方法

対象	骨関節	尺度	間隔	構 成	数値(mm)
障害	疾患	方法	画像診断	重要度	★

概要 頸椎症性脊髄症において動的要因を加味した評価法である．頸椎後屈位側面像で，上位頸椎椎体の後下角と下位頸椎椎弓の尖端との最短距離を計測する(図➡次項)．

評価値の意味 12 mm 以下になると動的因子(dynamic factor)ありと評価する．

文献
- 片岡 治，ほか：頸椎症性脊髄症における dynamic canal stenosis について．臨整外 10：1133-1143, 1975

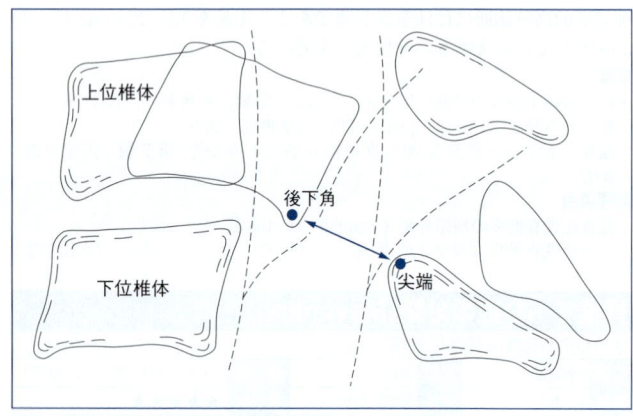

図 dynamic canal stenosis（矢印部分）
(Penning L：Some aspects of plain radiography of the cervical spine in chronic myelopathy. Neurology 12：513-519, 1962 より引用, 改変)

・Penning L：Some aspects of plain radiography of the cervical spine in chronic myelopathy. Neurology 12：513-519, 1962

関連項目
・頸椎症性脊髄症の病型分類（Crandall）➡ 168 頁
・頸椎症性脊髄症の病型分類（服部）➡ 169 頁

（森 憲司）

コブ角
Cobb's Angle

側弯症を評価する際に計測する角度

対象	骨関節	尺度	間隔	構成	数値(度)
障害	疾患	方法	画像診断	重要度	★★★★★

概要 側弯症における側弯角度のこと．最も強い側弯を示す一次カーブと，代償性側弯である二次カーブがある．胸腰椎を正面から撮影した X 線写真を使用して計測する(図)．側弯部の一番上部の椎体上面から垂直に伸ばした線と，一番下部の椎体下面から垂直に伸ばした線との交差角度を求める．

評価値の意味 特発性側弯症の場合，軽度側弯(30°未満)の場合は定期的な経過観察，中等度側弯(30〜50°)の場合は装具による矯正，高度側弯(50°以上，胸腰椎側弯・腰椎側弯では 40°以上)の場合は手術となる．平面的な角度のみであり，立体的な変形を表しているわけではないことに注意が必要．

文献
・馬場久敏：脊柱変形．国分正一，ほか(監修)，中村利孝，ほか(編)：標準

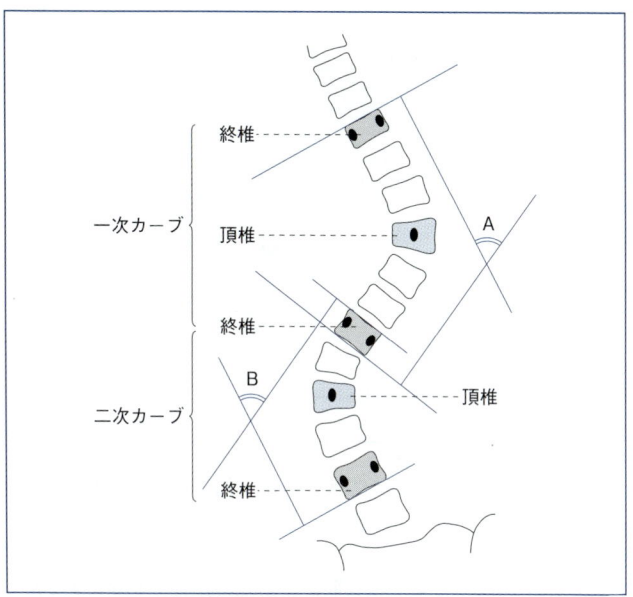

図 脊柱側弯症のX線前後像における読み方
立位前後X線像から一次カーブ,二次カーブを判定し,それぞれに頂椎と終椎を判断する.側弯度(A, B)はCobb法で計測する.これらの判定は側弯の矯正法を決めるのにきわめて重要である.
〔馬場久敏:脊柱変形.国分正一,ほか(監修),中村利孝,ほか(編):標準整形外科学 第10版.p467,医学書院,2008〕

整形外科学 第10版.pp462-469,医学書院,2008
関連項目
・身長 ➡ 410頁

(佐藤健一)

環椎歯突起間距離
Atlantodental Distance(ADD)

X線検査において,環軸関節脱臼の有無を判断

対象	骨関節	尺度	間隔	構成	数値(mm)
障害	疾患	方法	画像診断	重要度	★★

概要 頸椎側面像で環椎前弓後縁から歯突起前縁までの距離(図➡次項)のことで,環軸関節脱臼の判断に用いられる.環軸関節脱臼は前方脱臼,後方脱臼,回旋性脱臼に大別される.このうち前方脱臼が最も多く,主に衝撃的な過屈曲力により発生する.歯突起骨折に伴った

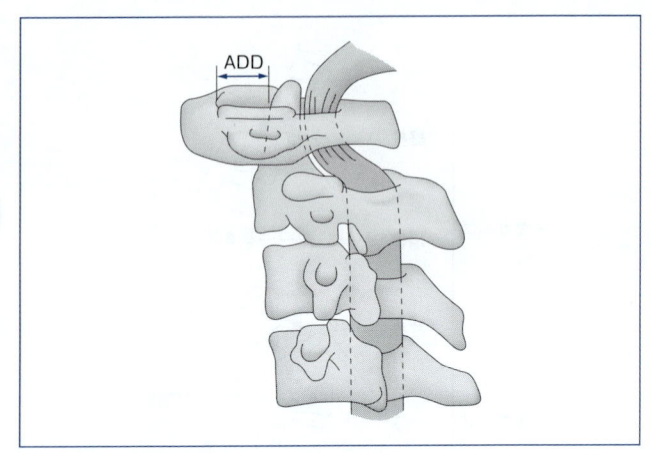

図 環椎歯突起間距離（ADD）
〔清水克時：脊椎損傷．国分正一，ほか（監修），中村利孝，ほか（編）：標準整形外科学 第10版．p716，医学書院，2008〕

脱臼と骨折を伴わず，環椎横靱帯など靱帯制動機構の損傷による脱臼がある．この骨折を伴わない脱臼の評価に有用である．

評価値の意味　ADDが3mm（小児は5mm）以上離れていると環椎前方脱臼が疑われる．ADDは通常環椎の下縁で測定する．中間位や後屈位では脱臼を認めず，前屈位で脱臼を来たす例もあるので注意を要する．しかし，不用意に前後屈像を撮影することは慎むべきである．関節リウマチ（RA）で環軸椎に炎症が及ぶと環軸椎の亜脱臼を起こし，脊髄を圧迫することがあるので注意が必要である．

文献
・清水克時：脊椎損傷．国分正一，ほか（監修），中村利孝，ほか（編）：標準整形外科学 第10版．pp714-724，医学書院，2008
・堀尾重治：骨・関節X線写真の撮りかたと見かた 第7版．医学書院，2007

関連項目
・動的脊柱管狭窄 ➡ 163頁
・Anderson分類 ➡ 218頁

（大田哲生）

頸椎後縦靱帯骨化症の分類（津山）
後縦靱帯骨化症における骨化の形態による分類

対象	骨関節	尺度	名義	構成	分類
障害	疾患	方法	画像診断	重要度	★★★

概要　頸椎後縦靱帯骨化症における骨化の形態による分類．連続型

骨関節　167

| 連続型 | 分節型 | 混合型 | 限局型 |
| (continuous type) | (segmental type) | (mixed type) | (localized type) |

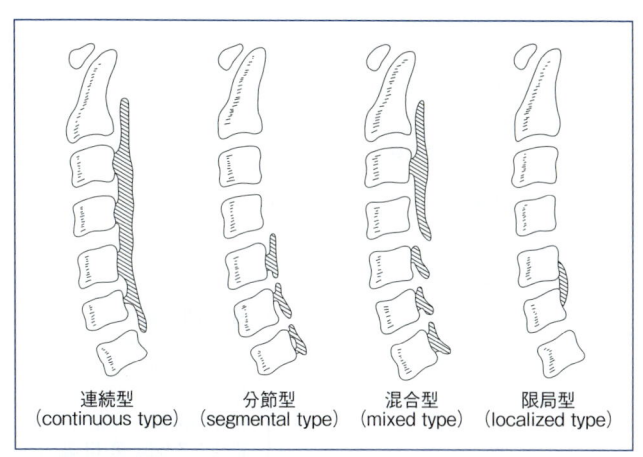

図　頸椎後縦靱帯骨化症の分類
(津山直一：総括報告．厚生省特定疾患後縦靱帯骨化症調査研究班．昭和50年度研究報告書，pp1-3，1976)

(continuous type)，分節型(segmental type)，混合型(mixed type)，限局型(localized type)に分類される(図)．混合型とは連続型と分節型が合わさったものである．

評価値の意味　分節型が一番多く，次に混合型，連続型と続き，限局型が最も少ない．書類の記載などに比較的よく使用される．

文献
・Tsuyama N：Ossification of the posterior longitudinal ligament of the spine．Clin Orthop 184：71-84, 1984

関連項目
・頸椎後縦靱帯骨化占拠率 ➡ 次項

(森　憲司)

頸椎後縦靱帯骨化占拠率

頸椎後縦靱帯骨化症におけるX線上の重症度評価

| 対象 | 骨関節 | 尺度 | 間隔 | 構成 | 数値(%) |
| 障害 | 疾患 | 方法 | 画像診断 | 重要度 | ★★★ |

概要　頸椎後縦靱帯骨化症における骨化の程度は脊柱管前後径に対する骨化巣の厚みの割合を計算した占拠率で示す．骨化占拠率＝骨化巣前後径/脊柱管前後径×100(%)(図➡次項)．

評価値の意味　40～50%以上になると脊髄症を発症しやすいとされる．

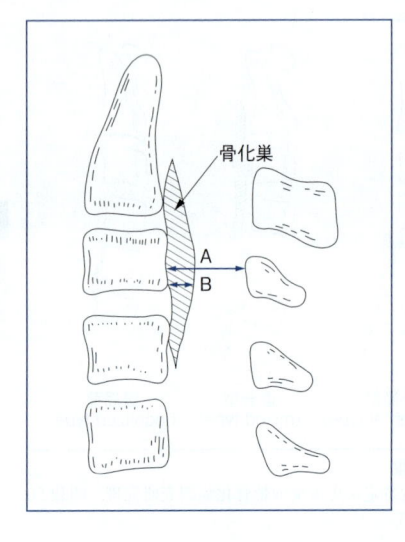

図 骨化占拠率
A：脊柱管前後径
B：骨化巣前後径
骨化占拠率＝B/A×100(%)
〔小林 昭(編)：整形外科カンファレンス必携 第13版．p9，中外製薬，2004より引用，改変〕

文献
・宮坂 斉：頸椎後縦靱帯骨化の病態に関する考察．臨整外 10：1091-1096，1975

関連項目
・頸椎後縦靱帯骨化症の分類(津山) ➡ 166頁

(森 憲司)

頸椎症性脊髄症の病型分類（Crandall）

部位と神経徴候から5型に分類

対象	骨関節	尺度	名義	構成	分類
障害	疾患	方法	診察	重要度	★

概要 頸椎症性脊髄症を病巣部位と臨床症状とを関連付け，次の5型に分類する．

1：transverse lesion syndrome（脊髄が大部分障害され両側の上下肢の運動障害・知覚障害がみられるもの）
2：motor system syndrome（主として前角細胞あるいは前根が障害され，運動障害が著明で知覚障害はごく軽度なもの）
3：central cord syndrome（主として脊髄中心部が障害され，下肢よりも主に上肢の運動障害，知覚障害が重度にみられるもの）
4：Brown-Sequard syndrome（半側脊髄の障害で同側の運動障害と反対側の痛覚異常がみられるもの）
5：brachialgia and cord syndrome（上肢の放散性疼痛が著明で，さら

に下肢の軽度の運動障害，または知覚障害がみられるもの）

評価値の意味 詳細な神経学的診察により分類されるが病型に当てはまらない場合もある．病巣部位においても画像診断と一致をみないことも多く，注意が必要である．

文献
・Crandall PH, et al：Cervical spondylotic myelopathy. J Neurosurg 25：57-66, 1966

関連項目
・頸椎症性脊髄症の病型分類（服部）→ 次項 （森 憲司）

頸椎症性脊髄症の病型分類（服部）

部位と進行様式から3型に分類

対象	骨関節	尺度	名義	構 成	分類
障害	疾患	方法	診察	重要度	★

概要 頸椎症性脊髄症の病巣部位と臨床症状とを関連付け，I型（脊髄中心部），II型（脊髄中心部と後側索部），III型（脊髄中心部と後側索部と前側索部）の3型に分類する．

評価値の意味
・I型：上肢の運動障害・感覚障害
・II型：I型＋下肢の運動障害
・III型：II型＋下肢の温痛覚障害

病状の進行につれてI→II→III型と進行し，回復はその逆が一般的であるとしているが，実際には病型に当てはまらないことも多い．

文献
・服部 奨，ほか：頸髄症の臨床診断. 整形外科 Mook No.6, pp13-40, 金原出版, 1979

関連項目
・頸椎症性脊髄症の病型分類（Crandall）→ 168頁 （森 憲司）

Ranawat値

上位頸椎亜脱臼に対するX線評価法の基本

対象	骨関節	尺度	間隔	構 成	数値(mm)
障害	疾患	方法	画像診断	重要度	★★★★

概要 リウマチ性脊椎炎などによる上位頸椎病変に発生する環軸椎亜脱臼のなかの垂直性亜脱臼（vertical subluxation；VS）の評価法の1つである．歯突起軸上において軸椎椎弓根の中央から環椎の前弓と後弓のそれぞれの中心を結んだ線までの距離を計測する（図→次項）．同様の評価法に Redlund-Johnell 値がある．

評価値の意味 13 mm 以上が正常値で，それ以下は異常．亜脱臼によりその距離は短縮する．

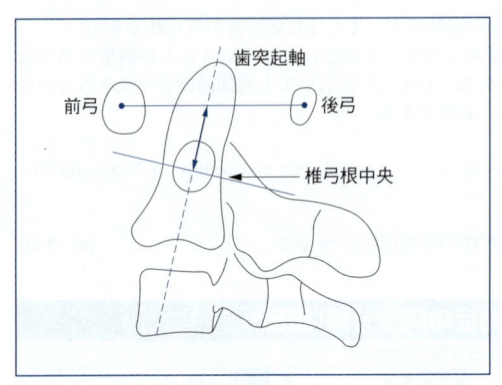

図 Ranawat 値(矢印部分)
(Ranawat CS, et al：Cervical spine fusion in rheumatoid arthritis. J Bone Joint Surg 61-A：1003-1010, 1979 より引用,改変)

文献
・Ranawat CS, et al：Cervical spine fusion in rheumatoid arthritis. J Bone Joint Surg 61-A：1003-1010, 1979

関連項目
・環椎歯突起間距離 ➡ 165 頁
・Redlund-Johnell 値 ➡ 次項

(森 憲司)

Redlund-Johnell 値

上位頸椎亜脱臼に対する X 線評価法の基本

対象	骨関節	尺度	間隔	構成	数値(mm)
障害	疾患	方法	画像診断	重要度	★

概要 リウマチ性脊椎炎などによる上位頸椎病変に発生する環軸椎亜脱臼のなかの垂直性亜脱臼(vertical subluxation；VS)の評価法の1つである.軸椎椎体下縁の中央から McGregor 線までの距離を計測する(図).同様の評価法に Ranawat 値がある.

評価値の意味 男性で 34 mm 以上,女性で 29 mm 以上が正常である.亜脱臼によりその距離は短縮する.

文献
・Redlund-Johnell, et al：Radiographic measurements of the cranio-vertebral region：designed for evaluation of abnormalities in rheumatoid arthritis. Acta Radiol Diagn 25：23-28, 1984

関連項目
・環椎歯突起間距離 ➡ 165 頁
・Ranawat 値 ➡ 169 頁

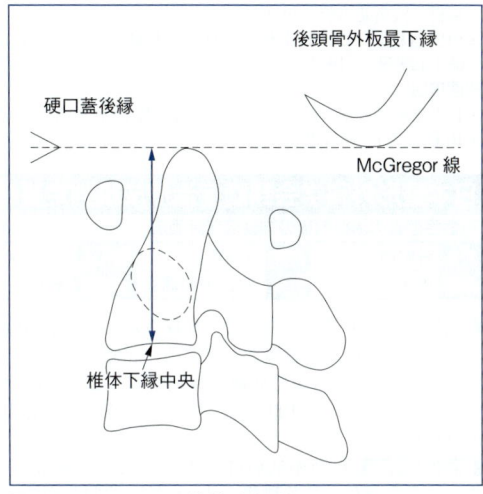

図 Redlund-Johnell 値(矢印部分)
(Redlund-Johnnell, et al：Radiographic measurements of the cranio-vertebral region：designed for evaluation of abnormalities in rheumatoid arthritis. Acta Radiol Diagn 25：23-28, 1984 より引用, 改変)

(森 憲司)

日本整形外科学会頸髄症治療成績判定基準(改定 17 点法)
頸髄症を運動・知覚・膀胱の3機能から評価

対象	骨関節	尺度	仮間隔	構成	17(軽度)～0(重度)
障害	疾患	方法	診察	重要度	★★★★★

概要 頸髄症の重症度判定方法で, 本邦で広く用いられている評価法. 全7項目で17点満点. 運動機能, 知覚機能, 膀胱機能の3点から評価を行う. 運動機能においては上肢(手指・肩肘機能), 下肢に分類され, 手指は不能から正常までで5段階(0～4点), 肩肘機能は高度障害から正常の4段階(-2～0点：うち0.5を含む), 下肢は不能から正常の8段階(0～4点：うち0.5, 1.5, 2.5を含む)で評価される. 知覚機能においては上肢, 体幹, 下肢に分類され, 各項目とも高度障害から正常の5段階(0～2点：うち0.5, 1.5を含む)で評価される. 膀胱機能においては高度障害から正常の4段階(0～3点)で評価される.

評価値の意味 0～6点が重症, 7～12点が中等度, 13～17点が軽症.

文献
・米本恭三, ほか(編)：リハビリテーションにおける評価 Ver.2. 臨床リハ

別冊,医歯薬出版,2001
・山内裕雄,ほか:日本整形外科学会頚髄症治療成績判定基準.日整会誌 68:490-503,1994
関連項目
・日本整形外科学会頚髄症治療成績判定基準(個別法) ➡ 次項
・10秒テスト ➡ 452頁

(谷田夏奈)

日本整形外科学会頚髄症治療成績判定基準(個別法)
頚髄症患者の治療前後の神経機能評価法

対象	骨関節	尺度	仮間隔	構成	数値(複合)
障害	疾患	方法	面接/運動課題	重要度	★★

概要 日本整形外科学会により作成された頚髄症治療成績判定基準である.運動機能,知覚機能を部位別に評価すること,手指機能として手指の10秒間での屈伸回数を測定することなどが特徴である.判定基準にはこのほかに100点法,17点法があり,個別法が使用される頻度は低い.

評価値の意味 点数が低いほど重度の障害がある.運動機能は0~5点の6段階評価,膀胱機能は0~4点の5段階評価,知覚機能は0~2点の3段階評価となっている.

文献
・日本整形外科学会(編):日本整形外科学会評価基準・ガイドライン・マニュアル集.p17,日本整形外科学会,1999

関連項目
・日本整形外科学会頚髄症治療成績判定基準(改定17点法) ➡ 171頁
・日本整形外科学会頚髄症治療成績判定基準(100点法) ➡ 次項
・10秒テスト ➡ 452頁

(宮越浩一)

日本整形外科学会頚髄症治療成績判定基準(100点法)
頚髄症の治療成績を機能障害,能力障害により評価

対象	骨関節	尺度	順序	構成	100(軽度)~0(重度)
障害	運動機能(I)/ADL(D)	方法	面接	重要度	★★★★★

概要 日本整形外科学会により作成された治療効果判定基準であり,整形外科医を中心に国内で多く用いられている.運動機能は肩・肘筋力により5段階(5点)に,手指機能は食事動作・ボタンかけ・紐むすび動作の可否により6段階(10点)に,下肢機能は歩行・階段昇降能力により6段階(10点)に評価する.知覚機能は手指・体幹下肢のそれぞれにつき,触覚鈍麻・しびれ・疼痛の有無により5段階(10点)に,膀胱機能は排尿障害の程度により5段階(10点)に評価する.運動機能・知覚機能は左右別に評価し,最終的にすべての合計点(100点満点)を求めることにより頚髄症による障害の程度を評価する.

骨関節　173

評価値の意味 合計点は 0～100 点．合計点が高いほど機能は良好．

文献
・日本整形外科学会(編)：日本整形外科学会評価基準・ガイドライン・マニュアル集．pp15-16, 日本整形外科学会, 1999

関連項目
・日本整形外科学会頚髄症治療成績判定基準(改定 17 点法) ➡ 171 頁
・日本整形外科学会頚髄症治療成績判定基準(個別法) ➡ 172 頁

(宮越浩一)

第5腰椎のすべり度・すべり角
Percent of Slip・Slip Angle

すべりの重症度を数値で評価					
対象	骨関節	尺度	間隔	構成	数値(度, %)
障害	疾患	方法	画像診断	重要度	★★★★★

概要 第 5 腰椎におけるすべり症の程度の評価法．すべり度(percent of slip)とすべり角(slip angle)として数値で表す(図)．すべり度は S1

a

A：L5 椎体後縁から S1 椎体後縁までの距離
B：S1 椎体上縁前後径
すべり度＝A/B×100(%)

b

L5 椎体下縁を結ぶ線
S1 椎体後面に垂直な線

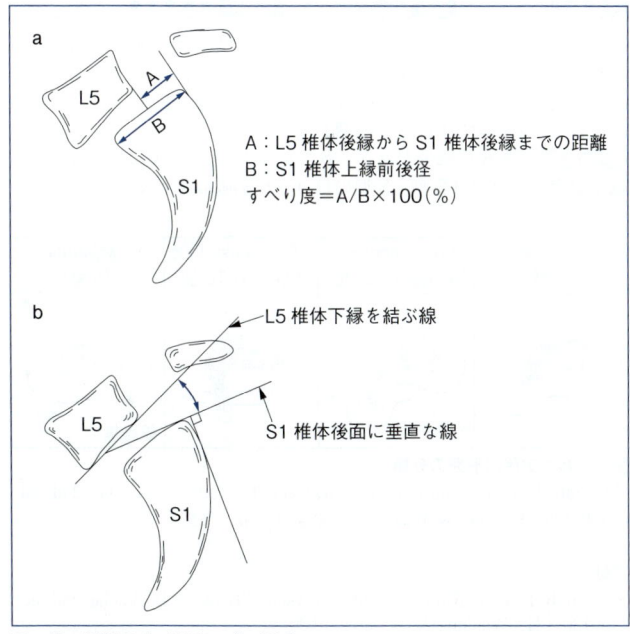

図　第5腰椎のすべり度・すべり角
a：すべり度(percent of slip), b：すべり角(slip angle)

椎体上縁の前後径に対する，L5 椎体後縁から S1 椎体後縁までの距離の割合．すべり角は L5 椎体下縁を結ぶ線と S1 椎体後面に垂直な線とのなす角．

評価値の意味 治療に当たってはすべり度やすべり角の程度とともに，症状の重症度が重要になる．すべり角が 55°以上は手術適応になることが多い．

文献
・Taillard W：Le spondylolisthesis chez l'enfant et l'adolescent（Etude de 50 cas）．Acta Orthop Scand 24：115-144，1954
・Boxall D, et al：Management of severe spondylolisthesis in children and adolescents．J Bone Joint Surg 61-A：479-495，1979

関連項目
・脊椎すべり症の分類（Meyerding）→ 163 頁　　　　　　　　　　　（森　憲司）

腰椎椎間板ヘルニアの分類（Macnab）

ヘルニアの脱出形態から分類

対象	骨関節	尺度	名義	構成	分類
障害	疾患	方法	画像診断	重要度	★★★★★

概要 脱出形態による分類は治療法を考慮するうえで重要である．線維輪や靱帯との位置関係から，protrusion（P 型），subligamentous extrusion（SE 型），transligamentous extrusion（TE 型），sequestration（S 型）の 4 病型に分類する（図）．

評価値の意味 後縦靱帯が温存されている P 型，SE 型に比べて，後縦靱帯が穿破された TE 型，S 型のほうが自然吸収されやすい．

図　ヘルニア脱出形態の分類
〔Macnab I：Disc ruptures．In：Grayson TH（ed）：Backache 2nd ed. pp130-134，Williams & Wilkins，1990 より引用，改変〕

文献
・Macnab I：Disc Ruptures．In：Grayson TH（ed）：Backache 2nd ed. pp130-134，Williams & Wilkins，1990

関連項目
- 腰部脊柱管狭窄の国際分類(Arnold) ➡ 177頁
- 日本整形外科学会腰痛疾患治療成績判定基準 ➡ 178頁　　　　　(森 憲司)

腰椎分離部のX線像の分類(小宅)

分離の型と進行過程により,3期・8型に分類

対象	骨関節	尺度	名義	構成	分類
障害	疾患	方法	画像診断	重要度	★

概要 腰椎すべり症は第5腰椎に発生しやすい．椎弓を形成する上下の関節突起の間で連続性が断たれるものである．分離の型と進行過程により,初期(Ⅰ型,Ⅱ型),進行期(Ⅲ型,Ⅳ型,Ⅴ型),終末期(Ⅵ型,Ⅶ型,Ⅷ型)の3期・8型に分類(図).

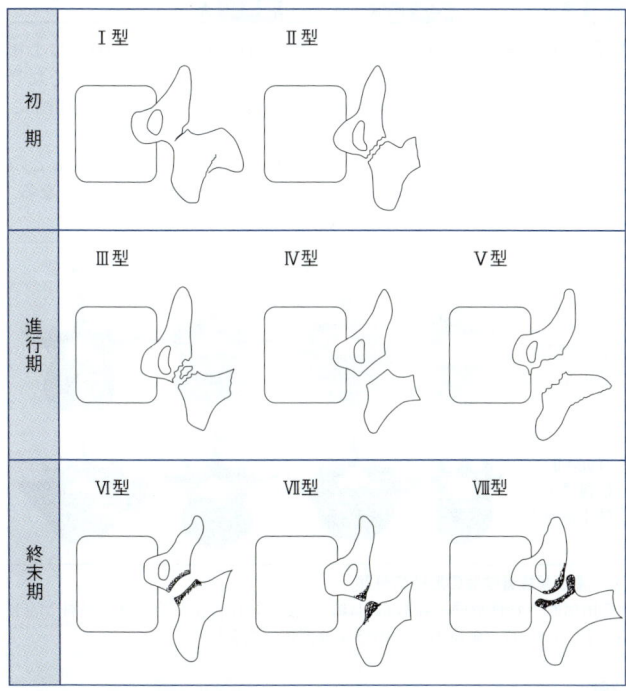

図 腰椎分離部X線像の分類
(小宅三郎:脊椎分離・すべり症に関する研究.日整会誌 33:58-79, 1959より引用,改変)

評価値の意味 Ⅰ～Ⅴ型は亀裂型, Ⅵ～Ⅷ型は偽関節型. 進行するにつれて亀裂型から偽関節型になり, 偽関節型では手術治療が必要になることが多い.

文献
- 小宅三郎：脊椎分離・すべり症に関する研究. 日整会誌 33：58-79, 1959
- 森田哲生, ほか：脊椎分離・すべり症とスポーツの関連―小・中・高校生のスポーツによる成因について. MB Orthop 6：1-10, 1993

関連項目
- 脊椎すべり症の分類(Meyerding) ➡ 163 頁
- 第5腰椎のすべり度・すべり角 ➡ 173 頁

（森 憲司）

腰部脊柱管狭窄の形態の分類

脊柱管の横断面の形態分類

対象	骨関節	尺度	名義	構成	分類
障害	疾患	方法	画像診断	重要度	★

概要 腰部脊柱管の横断面の形態分類は前後径の狭小化の有無によりTypeⅠ(前後径の狭小化なし)とTypeⅡ(狭小化あり)に分け, それぞれに対して Oval 型, Triangular 型, Deltoid 型, Trefoil 型と分類する(図).

評価値の意味 腰部脊柱管狭窄症の症状の発現に関してはもともとの形態そのものが影響していることも多く, この形態分類が参考になる.

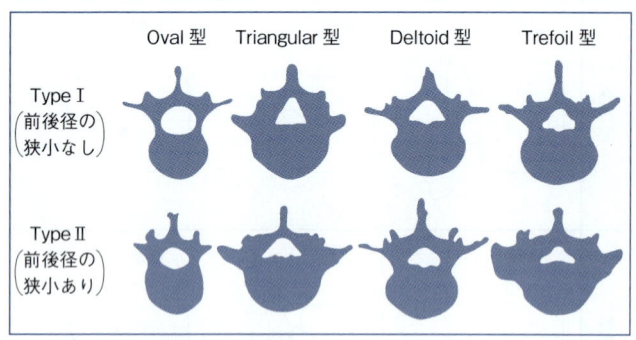

図 腰部脊柱管狭窄の形態の分類
〔角田信昭：骨性形態. 井形高明(編)：腰部脊柱管狭窄症. 整形外科 Mook No.41, pp1-17, 金原出版, 1985 より引用, 改変〕

文献
- 角田信昭：骨性形態. 井形高明(編)：腰部脊柱管狭窄症. 整形外科 MOOK No.41, pp1-17, 金原出版, 1985

関連項目
・腰部脊柱管狭窄の国際分類（Arnold） ➡ 次項
・腰部脊柱管前後径の X 線計測法（辻） ➡ 次々項 　　　　　　　　　　（森 憲司）

腰部脊柱管狭窄の国際分類（Arnold）
腰部脊柱管狭窄を原因により分類

対象	骨関節	尺度	名義	構成	分類
障害	疾患	方法	診察	重要度	★

概要 腰部脊柱管狭窄の原因による国際分類である．大きく先天性と後天性に分け，後天性がさらに細かく分類される．
・先天性（発育性）脊柱管狭窄（特発性，軟骨無形成症）
・後天性脊柱管狭窄
(a) 変形性脊柱管狭窄（変形性脊椎症，すべり症）
(b) 混合性脊柱管狭窄（先天性と変形性とヘルニアの組み合わせによるもの）
(c) 医原性脊柱管狭窄（椎弓切除や脊椎固定術後に起こるもの）
(d) 外傷後脊柱管狭窄（外傷により起こるもの）
(e) その他（骨パジェット病など）

評価値の意味 実際にはほとんどが変形性か混合性である．変形性脊椎症は男性に多く，すべり症は女性に多い．混合性脊椎管狭窄には①先天性＋ヘルニア，②変形性＋ヘルニア，③先天性＋変形性，がある．

文献
・Arnoldi CC, et al：Lumbar spinal stenosis and nerve root entrapment syndromes. Definition and Classification. Clin Orthop 115：4-5，1976

関連項目
・腰部脊柱管狭窄の形態の分類 ➡ 176 頁
・腰部脊柱管前後径の X 線計測法（辻） ➡ 次項 　　　　　　　　　　（森 憲司）

腰部脊柱管前後径の X 線計測法（辻）
腰部脊柱管の広さを X 線側面像で計測する方法

対象	骨関節	尺度	間隔	構成	数値（mm）
障害	疾患	方法	画像診断	重要度	★★★★★

概要 前縁は椎体後縁の上下の隅角を結ぶ線，後縁は測定する椎体とその上位椎体の下関節突起の尖端を結ぶ線，計測する高さは椎体の中央で行う（図➡次項）．

評価値の意味 12 mm 以下は狭窄ありと判断される．

文献
・辻 陽雄，ほか：腰部脊柱管 X 線計測法の再検討．臨整外 11：686-693，1976

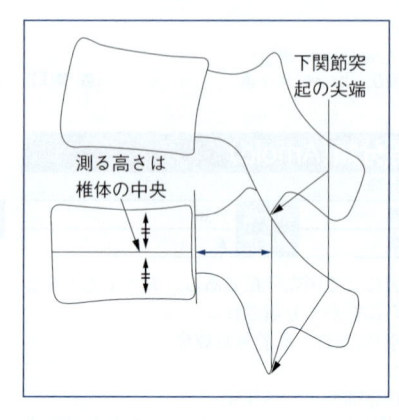

図 腰部脊柱管前後径のX線計測法(辻)(矢印部分)
〔小林 昭(編):整形外科カンファレンス必携 第13版. p25, 中外製薬, 2004 より引用, 改変〕

関連項目
・腰部脊柱管狭窄の形態の分類 ➡ 176頁
・腰部脊柱管狭窄の国際分類(Arnold) ➡ 177頁

(森 憲司)

日本整形外科学会腰痛疾患治療成績判定基準

腰痛疾患の治療成績を機能障害,能力障害により評価

対象	骨関節	尺度	順序	構成	複合
障害	疾患	方法	面接	重要度	★★★★★

概要 日本整形外科学会により作成された治療効果判定基準であり,整形外科医を中心に国内で多く用いられている.腰痛(3点),下肢痛・しびれ(3点),歩行能力(3点),下肢伸展挙上(straight leg raising;SLR)(2点),知覚(2点),筋力(2点),日常生活動作(ADL)(14点)の各項目につき,与えられた選択肢から最も近いものを選択する.膀胱機能についてはその程度により3段階で評価し,0~-6点までの配点が与えられている.合計点により腰痛疾患の治療成績に膀胱機能を加える場合と,個別に評価する方法がある.そのほかに点数化されない評価項目として,満足度,精神状態の評価が加えられている.

評価値の意味 合計点が高いほど症状は軽度である.治療前の成績との比較により治療効果の判定を行う.

文献
・日本整形外科学会(編):日本整形外科学会評価基準・ガイドライン・マニュアル集. pp46-49, 日本整形外科学会, 1999

関連項目
・日本語版 ODI ➡ 179頁
・Roland and Morris Disability Questionnaire(RMDQ) ➡ 179頁

(宮越浩一)

日本語版 ODI
Oswestry Disability Index(ODI)

腰痛による日常生活の障害を患者自身が評価

対象	骨関節	尺度	仮間隔	構成	0(正常)〜100(重度)
障害	ADL(D)	方法	質問紙(自記式)	重要度	★★★★★

概要 世界で最も使用頻度の高い疾患特異的尺度の1つ．Oswestry low back pain disability questionnaire とも呼ばれる．痛みの強さ，身のまわりのこと，物を持ち上げること，歩くこと，座ること，立っていること，睡眠，性生活，社会生活，乗り物での移動，の10項目の日常生活について，0(支障なし)〜5(支障あり)の6段階で評価する．

評価値の意味 得点は％で表し，合計点÷(5×回答が得られた設問数)×100で算出する．得点範囲は0〜100％．健常人でも0％とは限らず，平均値は10％程度．100％に近いほど腰痛による日常生活への支障が重篤であることを示す．

文献
・藤原 淳：日本語版 Oswestry Disability Index. 脊椎脊髄 18：146-147, 2005

関連項目
・日本整形外科学会腰痛疾患治療成績判定基準 ➡ 178頁
・Roland and Morris Disability Questionnaire(RMDQ) ➡ 次項
・ビジュアルアナログスケール ➡ 387頁

(髙橋香代子)

Roland and Morris Disability Questionnaire(RMDQ)

腰痛の評価

対象	骨関節	尺度	仮間隔	構成	0(正常)〜24(重度)
障害	ADL(D)	方法	質問紙(自記式)	重要度	★★

概要 腰痛患者の評価．腰痛によって生じる日常生活動作(ADL)制限について24項目の質問が設けられており，患者がはい(1点)，いいえ(0点)で回答する．合計点数が多いほど，disability が高いことを表す．障害の程度を評価できるとともに，治療の効果判定にも用いることができる．通常はビジュアルアナログスケール(VAS)とともに用いられる．

評価値の意味 点数が高いほど腰痛が強く，0点で正常，24点で重度腰痛を示す．0〜13点を軽度，14〜24点を重度とする．

文献
・Roland M, et al：A study of the natural history of low-back pain. Part I：development of a reliable and sensitive measure of disability in low-back pain. Spine 8：141-144, 1983

関連項目
・日本整形外科学会腰痛疾患治療成績判定基準 ➡ 178頁
・ビジュアルアナログスケール ➡ 387頁

(川本聖子)

肩鎖関節脱臼の分類
Acromioclavicular Dislocation

靱帯損傷と転位から6型に分類

対象	骨関節	尺度	名義	構 成	分類
障害	疾患	方法	画像診断	重要度	★★★★★

概要 肩鎖関節脱臼の分類．Tossy は Type Ⅰ～Ⅲ に分類し，Rockwood は Type Ⅳ～Ⅵ を追加した．
・Type Ⅰ：肩鎖靱帯・烏口鎖骨靱帯に損傷なし
・Type Ⅱ：肩鎖靱帯断裂あり，鎖骨は上方へわずかに転位したもの
・Type Ⅲ：肩鎖靱帯・烏口鎖骨靱帯の断裂あり，鎖骨は中等度上方へ転位したもの
・Type Ⅳ：肩鎖靱帯断裂あり，鎖骨は後方転位，烏口鎖骨靱帯は部分または完全断裂
・Type Ⅴ：肩鎖靱帯・烏口鎖骨靱帯の断裂あり，鎖骨は著しく上方へ転位したもの
・Type Ⅵ：肩鎖靱帯断裂あり，鎖骨は肩峰，烏口突起の下方へ転位，烏口鎖骨靱帯は正常または断裂

評価値の意味 Type により治療方法が異なり，Type Ⅰ，Ⅱ は保存的治療も可能であるが，Type Ⅲ 以上は手術適応になることが多い．

文献
・Rockwood CA：Subluxations and dislocations about the shoulder. In：Rockwood CA, et al(eds)：Fractures in adults 2nd ed. pp869-872, JB Lippincott, 1984

関連項目
・鎖骨外側端骨折の分類 ➡ 181頁

(森 憲司)

骨頭下降率(肩関節)

肩関節の動揺性の評価の指標

対象	骨関節	尺度	間隔	構 成	Ⅰ(軽度)～Ⅲ(重度)
障害	疾患	方法	画像診断	重要度	★★★

概要 動揺性肩関節の評価では前腕に 3～5 kg の重錘を負荷して計測する．肩関節窩径に対する関節窩より逸脱した骨頭長の割合(%)で表す．
・Ⅰ型：安静時は正常で，負荷による下降率が 10～30% まで
・Ⅱ型：安静時は正常で，負荷による下降率が 30% 以上
・Ⅲ型：安静時にすでに下方への逸脱があり，負荷にてさらに増強する場合

評価値の意味 正常では負荷による骨頭下降率は 10% 以内である．

鎖骨外側端骨折の分類

骨折部位により6型に分類

対象	骨関節	尺度	名義	構成	分類
障害	疾患	方法	画像診断	重要度	★★★

概要 鎖骨骨折は骨折部位により，外側1/3，中央1/3，内側1/3に分けられる．内側骨折はまれで，中央部骨折が多い．外側骨折に対して，GraigはTypeⅠ～Ⅴに分類し，田久保はさらにTypeⅥを追加した．

- TypeⅠ：靱帯損傷がなく，転位の軽微なもの
- TypeⅡA：靱帯損傷はないが，骨折線が円錐靱帯より近位で近位骨片の転位あり
- TypeⅡB：骨折線が菱形靱帯と円錐靱帯の間で円錐靱帯の断裂があり，近位骨片の転位あり
- TypeⅢ：肩鎖関節内骨折を伴うもの
- TypeⅣ：通常小児例で靱帯損傷がなく，鎖骨のみが肩鎖関節脱臼を伴って転位したもの
- TypeⅤ：粉砕，転位した骨折
- TypeⅥ：烏口鎖骨靱帯の遠位に骨折線があり，肩鎖関節は正常で菱形，円錐靱帯はともに断裂し，関節内に骨折はなく，5 mm以上の転位があるもの

評価値の意味 Typeにより手術方法が異なる．転位のないTypeⅠでは保存的治療も可能であるが，TypeⅡ以上は手術適応となることが多い．

文献
- Graig EV：Fractures of the shoulder. In：Rockwood CA, et al (eds)：Fracture in adults 4th ed. pp1109-1161, JB Lippincott, 1996
- 田久保興徳，ほか：鎖骨遠位端骨折の治療成績．整形外科 54：125-129, 2003

関連項目
- 肩鎖関節脱臼の分類 ➡ 180頁

(森 憲司)

上腕骨近位端骨折の分類(Neer)
Fracture of Proximal Humerus(Neer)

部位と骨片数から6型に分類

対象	骨関節	尺度	名義	構 成	分類
障害	疾患	方法	画像診断	重要度	★★★★★

概要 上腕骨近位部の骨構造を骨頭,大結節,小結節,骨幹部の4部に分け,転位の有無と2〜4骨片骨折に分類し,これに関節面の圧潰型骨折を加えた.
- Type Ⅰ:分離や転位なし
- Type Ⅱ:解剖頸の骨折で分離や転位あり
- Type Ⅲ:外科頸の骨折で転位あり
- Type Ⅳ:大結節の骨折で転位あり(2骨片骨折),転位のある外科頸骨折の合併(3骨片骨折)
- Type Ⅴ:小結節の骨折で転位あり(2骨片骨折),転位のある外科頸骨折の合併(3骨片骨折)
- Type Ⅵ:肩関節の脱臼を伴う骨折(前方脱臼・後方脱臼)

評価値の意義 Typeにより治療方法が異なる.転位が少なく,2骨片骨折では保存的治療となり,転位が強く,3〜4骨片骨折では観血的治療となることが多い.

文献
- Neer CS:Displaced proximal humeral fractures:Part Ⅰ.Classification and evaluation.J Bone Joint Surg 52-A:1077-1089,1970

関連項目
- 鎖骨外側端骨折の分類 ➡ 181頁

(森 憲司)

Glenohumeral Index

肩甲上腕関節の安定性を評価する指標

対象	骨関節	尺度	間隔	構 成	数値(%)
障害	疾患	方法	画像診断	重要度	★

概要 肩甲上腕関節(glenohumeral joint)においては,上腕骨骨頭に対して肩甲骨関節窩は不釣り合いに小さいためにその安定性は軟部組織に依存している.上腕骨骨頭最大径に対する肩甲骨関節窩最大径の割合(%)を評価するものである.

評価値の意義 肩甲上腕関節の形成不全ではこの値が小さくなり安定性が低下する.正常値は前後像で75.3%,軸射像で57.6%である.

文献
- Saha AK:Dynamic stability of the glenohumeral joint. Acta Orthop Scandinav 42:491-505,1971

関連項目
- 骨頭下降率(肩関節) ➡ 180頁

(森 憲司)

日本肩関節学会肩関節不安定症評価法
Japan Shoulder Society(JSS) Shoulder Instability Score

肩関節の不安定性を機能障害,能力障害により評価

対象	骨関節	尺度	仮間隔	構成	100(軽度)～0(重度)
障害	疾患	方法	診察	重要度	★

概要 日本肩関節学会により作成された肩関節不安定症の評価法.疼痛(20点),仕事・スポーツ能力(10点),筋力(10点),可動域(20点),X線所見(10点),安定性(30点)の各項目につき,与えられた選択肢から最も近いものを選択する.合計点により肩関節の機能・安定性を評価する.日本整形外科学会肩関節治療成績判定基準と比較して,評価項目に疼痛,機能,可動域,X線所見,安定性が含まれる点は同様であるが,安定性の配点が大きくなっている点が異なる.

評価値の意味 合計点が高いほど関節の機能・安定性は良好である.健常者では100点となる.

文献
・片田重彦,ほか:整形外科手術 後療法ハンドブック 改訂第4版.南江堂,2003

関連項目
・日本整形外科学会肩関節疾患治療成績判定基準 ➡ 次項　　　　　(宮越浩一)

日本整形外科学会肩関節疾患治療成績判定基準

肩関節疾患の治療成績を機能障害,能力障害により評価

対象	骨関節	尺度	仮間隔	構成	100(軽度)～0(重度)
障害	疾患	方法	面接	重要度	★★

概要 日本整形外科学会により作成された治療成績判定基準であり,整形外科医を中心に国内で多く用いられている.疼痛(30点),外転筋力(5点),耐久力(5点),日常生活動作(ADL)(10点),可動域(30点),X線所見(5点),関節安定性(15点)の各項目につき,与えられた選択肢から最も近いものを選択する.合計点から肩関節の機能を評価する.

評価値の意味 合計点が高いほど関節の機能は良好である.50点以下は臨床的に重症であることを示しているとされる.

文献
・日本整形外科学会(編):日本整形外科学会評価基準・ガイドライン・マニュアル集.pp26-27,日本整形外科学会,1999

関連項目
・日本肩関節学会肩関節不安定症評価法 ➡ 前項　　　　　(宮越浩一)

Baumann 角

肘の内外反の評価に使用

対象	骨関節	尺度	間隔	構 成	数値(度)
障害	疾患	方法	画像診断	重要度	★★★★★

概要 上腕骨長軸に垂直な線と外顆部骨端線に平行な線のなす角.小児に多い上腕骨顆上骨折を徒手整復した際の整復位の確認に用いることが多い.

評価値の意味 正常値は 10~20°であるが,個人差があり健側と比較する必要がある.

文献
・Baumann E:Beitrage zur Kenntnis der Frakturen am Ellbogengelenk. Unter besonderer Berücksichigung der Spatfolgen:I. Allgemenes und Fraktura supra condylica. Beitr Klin Chir 146:1-50, 1929

関連項目
・Carrying Angle ➡ 次項

(森 憲司)

Carrying Angle

肘の内外反の評価に使用

対象	骨関節	尺度	間隔	構 成	数値(度)
障害	疾患	方法	画像診断	重要度	★★★★★

概要 肘関節を完全伸展位にしたときの上腕軸と前腕軸のなす角.正常値は男性で約 5~10°,女性で約 10~15°である.

評価値の意味 一般的に男性より女性のほうが外反傾向が強い.20°以上が外反肘,0°以下が内反肘となる.

文献
・Keats TE, et al:Normal axial relationships of the major joints. Radiology 87:904-907, 1966

関連項目
・Baumann 角 ➡ 前項

(森 憲司)

橈骨末端の形態(Volar Tilt, Radial Length)

橈骨遠位端骨折(コーレス骨折)の評価に使用する指標

対象	骨関節	尺度	間隔	構 成	数値(度,mm)
障害	疾患	方法	画像診断	重要度	★★★★★

概要 コーレス(Colles)骨折に対する治療法の選択や予後を評価するために用いる.
・volar tilt:側面像における橈骨長軸への垂線と橈骨遠位関節面とのなす角
・radial length:前後像における橈骨長軸に垂直な線で橈骨茎状突起

尖端を通る線と尺骨関節面に引いた線との距離

評価値の意味 volar tilt の正常値は 1〜21°(平均 11°)であり,正常では掌側向きであるが,コーレス骨折では背側向きに転位し,dorsal tilt (背側変位)と呼ばれる.radial length は ulnar variance に示されるように個人差が大きいので,健側との比較を行う必要がある.コーレス骨折では短縮し,radial shortening(橈骨短縮)と呼ばれる.

文献
・Gartland JJ, et al：Evaluation of healed Colles, fractures. J Bone Joint Surg 33-A：895-907, 1951

関連項目
・Ulnar Variance ⇒ 次項 (森 憲司)

Ulnar Variance
橈骨と尺骨の遠位端の長さの関係による分類

対象	骨関節	尺度	名義	構 成	分類
障害	疾患	方法	画像診断	重要度	★★★★★

概要 橈骨と尺骨の遠位端の長さの関係から,plus variant(尺骨遠位端が長いもの),neutral variant(両者が等しいもの),minus variant(尺骨遠位端が短いもの)の 3 型に分類する.

評価値の意味 橈骨と尺骨の遠位端には個人差があるために健側との比較が重要である.一般的には plus variant と neutral variant が多く,minus variant は少ない.

文献
・田島達也,ほか：橈骨に対する尺骨遠位端相対長"variant"の統計的観察.整形外科 20：1472-1473, 1969

関連項目
・橈骨末端の形態(Volar Tilt, Radial Length) ⇒ 184 頁 (森 憲司)

舟状骨骨折(Herbert 分類)
Fracture of the Carpal Scaphoid(Herbert)
骨折の部位と経過により 4 型に分類

対象	骨関節	尺度	名義	構 成	分類
障害	疾患	方法	画像診断	重要度	★★★

概要 手根骨骨折のなかで最も多い舟状骨骨折の分類である.
・新鮮安定型骨折：Type A1(結節部の骨折),A2(腰部のヒビ骨折)
・新鮮不安定型骨折：Type B1(遠位 1/3 斜骨折),B2(腰部の転位または動きのある骨折),B3(近位端骨折),B4(脱臼骨折),B5(粉砕骨折)
・遷延治癒：Type C
・偽関節：Type D1(線維性偽関節),D2(骨硬化性偽関節)

評価値の意味 Type A は保存的加療，Type B・C は screw による内固定，Type D は骨移植 screw による内固定が行われることが多い．

文献
・Herbert TJ, et al：Management of the fractured scaphoid using a new bone screw. J Bone Joint Surg 66-B：114-123，1984

関連項目
・手根不安定症の指標 ➡ 次項
・月状骨軟化症（Lichtman 分類）➡ 次々項 （森 憲司）

手根不安定症の指標

手根不安定症を評価する 4 つの手根骨間角度

対象	骨関節	尺度	間隔	構 成	数値（度）
障害	疾患	方法	画像診断	重要度	★

概要 手根不安定症は手根骨の配列異常により起こるとされる．その手根骨の配列異常の評価として次の 4 つの手根骨間角度を用いる．
・橈骨月状骨角度〔radiolunate angle（RL）角〕の正常値：$11 \pm 7°$
・橈骨舟状骨角度〔radioscaphoid angle（RS）角〕の正常値：$64 \pm 4°$
・舟状骨月状骨角度〔scapholunate angle（SL）角〕の正常値：$52 \pm 7°$
・有頭骨月状骨角度〔capitolunate angle（CL）角〕の正常値：$11 \pm 7°$

評価値の意味 手根骨間角度は個人差が大きいため，健側と患側の比較が必要である．健側との比較で 10°以上の差があれば有意であると考える．

文献
・中村蓼吾，ほか：手関節機能撮影における手根骨間角度の意義．整・災外 28：1481-1493，1985

関連項目
・舟状骨骨折（Herbert 分類）➡ 185 頁
・月状骨軟化症（Lichtman 分類）➡ 次項 （森 憲司）

月状骨軟化症（Lichtman 分類）
Kienböck's Disease（Lichtman 分類）

病期の進行度により 4 型に分類

対象	骨関節	尺度	名義	構 成	分類
障害	疾患	方法	画像診断	重要度	★★★

概要 月状骨軟化症（Kienböck 病）の病期を X 線学的に Stage I〜IV に分類する．
・Stage I：月状骨の構造，骨陰影は正常で線状の骨折または圧迫骨折がある
・Stage II：骨硬化により骨濃度は増すが大きさ，形，解剖学的位置関係はほぼ正常である

- StageⅢ：月状骨の圧潰と有頭骨の近位への移動が起こり，手根骨配列の異常がある
- StageⅣ：StageⅢに加え，関節裂隙の狭小化，骨棘形成，軟骨下骨の骨硬化，骨嚢腫形成などが起こる

評価値の意味 初期はX線では異常はみられないので要注意．持続する手関節痛では常に念頭に置くことが大切である．

文献
- Lichtman DM, et al：Kienböck's disease：The role of silicone replacement arthroplasty. J Bone Joint Surg 59-A：899-908, 1977

関連項目
- 舟状骨骨折（Herbert分類） ➡ 185頁
- 手根不安定症の指標 ➡ 186頁

（森 憲司）

デュピュイトラン拘縮（Meyerding分類）
Dupuytren's Contracture（Meyerding分類）

重症度に沿って5型に分類

対象	骨関節	尺度	順序	構 成	0（軽度）～4（重度）
障害	疾患	方法	診察	重要度	★★★

概要 中年男性に多く，原因不明の疾患であるデュピュイトラン拘縮の程度を0～4度に分類する．

- 0度：手掌腱膜の肥厚と皮膚のひだ形成を認めるが手指の屈曲拘縮はない
- 1度：0度に加え1指の屈曲拘縮を伴うが，屈曲拘縮の程度は60°以下である
- 2度：2指以上の屈曲拘縮があり，そのうち1指は60°以上の拘縮がある
- 3度：2指以上の屈曲拘縮があり，そのうち1指は90°以上の拘縮がある
- 4度：全指の屈曲拘縮があり，手は開けられない状態

評価値の意味 拘縮は環指と小指に多くみられる．保存的治療は無効とされ，進行性のものは皮下腱膜の切除術を行う必要がある．

文献
- Meyerding HW：Dupuytren's contracture. Arch Surg 32：320-333, 1936

関連項目
- 骨折に起因した槌指（Wehbe分類） ➡ 210頁

（森 憲司）

Michigan Hand Outcomes Questionnaire(MHQ)
リウマチ患者における手関節炎の評価法

対象	骨関節	尺度	仮間隔	構　成	37(最高)〜185(最低)
障害	上肢機能(I)	方法	質問紙(自記式)	重要度	★★★★★

概要 リウマチ患者における手関節炎の評価法．また，手の外科において術前・術後の経過を知るのに用いられる．全般的な手の機能，日常生活動作(ADL)，疼痛，職歴，形態，年齢・性別や家族歴などの6項目からなり，全部で37題の質問を行う．評価の所要時間は15分．患者は質問に対し，5段階〔1(よくわかる)，2(わかる)，3(どちらでもない)，4(わからない)，5(全くわからない)〕で回答する．点数配分は，1(よくわかる)が1点で，5(全くわからない)が5点となる．患者が迷っている場合は，悪い点数を選択することが原則である．

評価値の意味 すべてを「よくわかる」と回答した場合は37点，すべてに「全く分からない」と回答した場合は185点となる．項目ごとの内容を検討し評価することで定量的評価が可能となる．

文献
- Chung KC, et al：The Michigan Hand Outcomes Questionnaire(MHQ)：assessment of responsiveness to clinical change．Ann Plast Surg 42：619-622，1999
- Chung KC, et al：Reliability and validity testing of the Michigan Hand Outcomes Questionnaire．J Hand Surg 23-A：575-587，1998

関連項目
- 簡易上肢機能検査 ➡ 456頁

(谷田夏奈)

ガーデン分類
Garden Classification

対象	骨関節	尺度	順序	構　成	Ⅰ(軽度)〜Ⅳ(重度)
障害	疾患	方法	画像診断	重要度	★★★

概要 大腿骨頸部内側骨折における大腿骨頭の転位の状況を4段階で評価する．股関節の単純X線前後像にて評価を行う．手術の適応，術式の選択において重要な情報となる．StageⅠは保存療法，StageⅡ〜Ⅲは骨接合術，StageⅣでは人工骨頭置換術が選択されることが多い．

評価値の意味
- StageⅠ：不全骨折で，近位骨片は外反位にある
- StageⅡ：転位のない骨折
- StageⅢ：軽度の転位を伴った骨折
- StageⅣ：完全に転位した骨折

骨関節　189

文献
・Garden RS：Low angle fixation in fractures of the femoral neck．J Bone Joint Surg 43-B：647-663，1961

関連項目
・大腿骨転子部骨折の分類 ⇒ 190 頁　　　　　　　　　　　　　　（宮越浩一）

股関節脱臼骨折（後方）の分類
Thompson & Epstein の分類

股関節脱臼骨折の重症度により 5 型に分類

対象	骨関節	尺度	名義	構成	分類
障害	疾患	方法	画像診断	重要度	★★★

概要　股関節の外傷でよくみられる股関節後方脱臼骨折を合併する骨折の程度により Type 1～5 に分類する．
・Type 1：脱臼のみで骨折はない
・Type 2：後方臼蓋縁の骨折が 1 か所ある
・Type 3：臼蓋縁の粉砕骨折や大骨折がある
・Type 4：臼蓋縁と臼底部の骨折がある
・Type 5：大腿骨骨頭の骨折がある

評価値の意味　Type 1 のような脱臼のみの場合は徒手整復法が行われるが，骨折を伴う場合には手術適応となることが多い．

文献
・Thompson VP, et al：Traumatic dislocation of the hip；a survey of two hundred and four cases covering a period of twenty-one years．J Bone Joint Surg 33-A：746-778，1951

関連項目
・大腿骨転子下骨折の分類 ⇒ 190 頁
・大腿骨転子部骨折の分類 ⇒ 190 頁　　　　　　　　　　　　　　（森　憲司）

大腿骨頸体角，前捻角
Neck-Shaft Angle, Antetorsion Angle

大腿骨頸部の評価に用いる角度

対象	骨関節	尺度	間隔	構成	数値（度）
障害	疾患	方法	画像診断	重要度	★★★★★

概要　股関節のアライメント評価に用いる．頸体角（neck-shaft angle）とは大腿骨頸部長軸と大腿骨骨幹部長軸のなす角で，正常値は約 130°である．前捻角（antetorsion angle）とは大腿骨頸部長軸が大腿骨顆部後方切線となす角で，前方向へ捻れている．

評価値の意味
・頸体角：股関節の内反，外反の評価に用いる．120°以下で内反股，150°以上で外反股．

・前捻角：経年変化を示す．成人になるにしたがい減少．成人の正常値は約 20°．

文献
・Lang J, et al：von Lanz/Wachsmuth Praktische Anatomie, Bein und Statik. pp153-159, Springer-Verlag, 1972

関連項目
・大腿骨頭すべり症（Fish 分類）⇒ 191 頁　　　　　　　　　　　　　　　（森 憲司）

大腿骨転子下骨折の分類
Seinsheimer & Bergman の分類

骨片の数と骨折線の走行により分類

対象	骨関節	尺度	名義	構成	分類
障害	疾患	方法	画像診断	重要度	★

概要　骨片の数と骨折線の走行により分類する．

・TypeⅠ：転位なし
・TypeⅡ：二分割骨折
　A：横骨折
　B：らせん骨折，小転子が近位側
　C：らせん骨折，小転子が遠位側
・TypeⅢ：三分割骨折
　A：らせん骨折，第 3 骨片が小転子を含み，皮質が下方に尖る
　B：らせん骨折，第 3 骨片が蝶形で近位外側にある
・TypeⅣ：4 つ以上の骨片からなる粉砕骨折
・TypeⅤ：転子下骨折と転子間骨折の合併，骨折線が大転子に及ぶ

評価値の意味　一般的には TypeⅡ，Ⅲが多くみられ，Ⅳ，Ⅴはまれである．TypeⅢは癒合不全が起こりやすい．

文献
・Seinsheimer F：Subtrochanteric fractures of the femur. J Bone Joint Surg 60-A：300-306, 1978
・Bergman GD, et al：Subtrochanteric fracture of the femur. Fixation using the Zickel nail. J Bone Joint Surg 61-A：216-221, 1979
・鈴木一太，ほか：大腿骨転子下骨折に対する観血的治療法の検討．整形外科 41：1035-1040, 1990

関連項目
・大腿骨転子部骨折の分類 ⇒ 190 頁　　　　　　　　　　　　　　　　　（森 憲司）

大腿骨転子部骨折の分類

骨折の程度と整復の難易度で分類

対象	骨関節	尺度	名義	構成	分類
障害	疾患	方法	画像診断	重要度	★★★★★

概要　骨折線の方向と整復治療の難易度を考慮した分類である．

Type 1(Group 1〜4),Type 2(Group 1,2)に分類する.
〈Type 1:骨折線は小転子付近から外側近位に向かうもの〉
- Group 1:転位がなく内側皮質の粉砕もない
- Group 2:転位はあるが整復が容易である
- Group 3:転位,内側皮質の粉砕があり,整復位保持が困難である
- Group 4:粉砕が高度で整復位保持が困難,さらに内反変形を生じやすい

〈Type 2:骨折線は小転子付近から外側遠位に向かうもの〉
- Group 1:粉砕は軽度であるが整復位保持が困難である
- Group 2:粉砕が高度で,整復位保持が困難である

評価値の意味 整復位保持が可能であるものを安定型,困難であるものを不安定型とする.
- Type 1 の Group 1,2:安定型
- Type 1 の Group 3,4,Type 2:不安定型

文献
- Evans EM:The treatment of trochanteric fractures of the femur. J Bone Joint Surg 31-B:190-203, 1949

関連項目
- 股関節脱臼骨折(後方)の分類 ➡ 189 頁
- 大腿骨転子下骨折の分類 ➡ 190 頁

(森 憲司)

大腿骨頭すべり症(Fish 分類)
Slipped Capital Femoral Epiphysis(Fish 分類)

重症度により3型に分類

対象	骨関節	尺度	順序	構 成	1(軽度)〜3(重度)
障害	疾患	方法	画像診断	重要度	★★★

概要 すべりの程度を評価するための X 線診断は frog-leg lateral view(開排位側面像)で撮影する.
- 1° slip(mild slip):30°より小
- 2° slip(moderate slip):30〜60°
- 3° slip(severe slip):60°より大

評価値の意味 重症度により治療法が検討される.1° slip は in situ fixation の適応に,2° slip と 3° slip は骨切り術の適応となることが多い.

文献
- Fish JB:Cuneiform osteotomy of the femoral neck in the treatment of slipped capital femoral epiphysis. J Bone Joint Surg 66-A:1153-1168, 1984

関連項目
- 大腿骨頭体角,前捻角 ➡ 189 頁

(森 憲司)

特発性大腿骨頭壊死症の病期分類

特発性大腿骨頭壊死の進行程度を6段階で評価

対象	骨関節	尺度	順序	構 成	1(軽度)～4(重度)
障害	疾患	方法	画像診断	重要度	★★★

概要 特発性大腿骨頭壊死の病期を次の6段階で評価するもの.

- Stage 1：X線像で異常なく, MRI, 骨シンチグラム, 病理組織像のいずれかで異常所見がある時期
- Stage 2：X線像で帯状硬化像があるが, 骨頭圧潰がない時期
- Stage 3：骨頭圧潰があるが, 関節裂隙が保たれている時期
- Stage 3A：圧潰3mm未満
- Stage 3B：圧潰3mm以上
- Stage 4：明らかな関節症性変化が出現する時期

評価値の意味 Stage 2～3の若年者で, 骨頭圧潰の進行が予想される場合には, 内反骨切り術や大腿骨頭回転骨切り術を検討する. Stage 4, あるいは骨切り術の適応のないStage 3では, 人工股関節全置換術や人工骨頭置換術を検討する.

文献
- 小林 昭(編)：整形外科カンファレンス必携 第13版. p75, 協和企画, 2004

関連項目
- 特発性大腿骨頭壊死症の壊死域局在による病型分類 ➡ 次項

(宮越浩一)

特発性大腿骨頭壊死症の壊死域局在による病型分類

特発性大腿骨頭壊死症の病巣部位と広がりにより3型に分類

対象	骨関節	尺度	名義	構 成	分類
障害	疾患	方法	画像診断	重要度	★

概要 特発性大腿骨頭壊死症の画像による評価では, 病期分類と病型分類がある. 後者である病型は, 壊死域の広がりの程度によりType A, B, C-1, C-2に分類する.

- Type A：壊死域が臼蓋荷重面の内側1/3未満にとどまる, あるいは非荷重部にのみに存在する
- Type B：壊死域が臼蓋荷重面の内側1/3以上2/3未満の範囲に存在する
- Type C-1：壊死域が臼蓋荷重面の内側2/3以上に及び, 壊死域の外側端が臼蓋縁内にある
- Type C-2：壊死域が臼蓋荷重面の内側2/3以上に及び, 壊死域の外側端が臼蓋縁を越える

評価値の意味 Type分類は治療方法の選択と予後予測に重要である. Type A, Bのように壊死範囲が狭い場合や非荷重部にある場合には

保存的治療を行うが，Type C のように範囲が広く，荷重部にある場合には手術となることが多い．

文献
・高橋邦夫，ほか：特発性大腿骨頭壊死症．診断基準・治療指針策定ワーキンググループ：特発性大腿骨頭壊死症診断基準・病型・病期分類．厚生労働省特定疾患対策事業骨関節系調査研究班 特発性大腿骨頭壊死症調査研究分科会報告書，2001

関連項目
・特発性大腿骨頭壊死症の病期分類 ➡ 192 頁

(森 憲司)

変形性股関節症の X 線像の評価（日本整形外科学会）
Osteoarthrosis of the Hip

X 線の評価により 4 つの病期に分類

対象	骨関節	尺度	名義	構 成	分類
障害	疾患	方法	画像診断	重要度	★★★★★

概要 X 線像の所見により 4 つの病期（前期，初期，進行期，末期）に分類する．
・前期：関節面の不適合（±）
・初期：関節面の不適合（＋），関節裂隙の狭小化（±）
・進行期：関節面の不適合（＋），関節裂隙の狭小化（＋），軟骨下骨質の接触（＋）
・末期：関節面の不適合（＋＋），関節裂隙の狭小化（＋＋），軟骨下骨質の接触（＋＋）

評価値の意味 評価項目は関節面の不適合，関節裂隙の狭小化，軟骨下骨質の接触などからなるが，最も重要なのは関節裂隙の状態である．

文献
・上野良三：変形性股関節症―X 線像からの評価．日整会誌 45：826-828, 1971

関連項目
・日本整形外科学会股関節機能判定基準 ➡ 195 頁

(森 憲司)

CE 角
Center-Edge Angle（CE Angle）

X 線写真による先股脱，臼蓋形成不全の評価

対象	骨関節	尺度	間隔	構 成	数値（度）
障害	疾患	方法	画像診断	重要度	★★★★★

概要 大腿骨頭中心（center）と臼蓋外上縁：臼蓋嘴（edge）を結ぶ線と，大腿骨頭中心を通る垂線とのなす角度（図➡次項）．骨端角出現以前の症例においては，大腿骨頭中心の代わりに骨幹端近位の成長軟骨の中央部を O 点とし，OE 角として代用される．

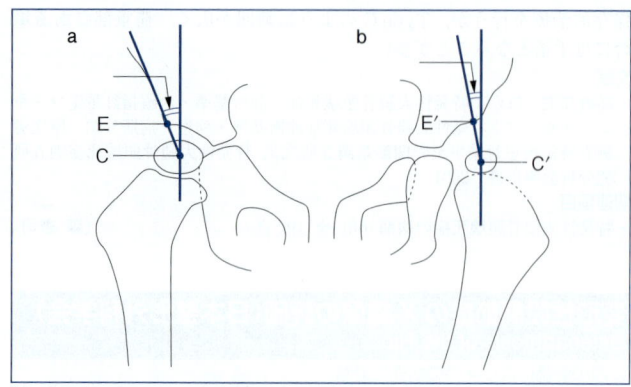

図 CE角

Wibergの CE角（矢印）：Cは骨頭の中心，Eは臼蓋縁の外側端．a（正常側）は約23°，b（臼蓋不全側）は約－10°である．
〔松野丈夫：股関節．国分正一，ほか（監修），中村利孝，ほか（編）：標準整形外科学 第10版．p517，医学書院，2008〕

評価値の意味 CE角の正常値は25〜35°．20°以下は臼蓋形成不全と診断される．1歳未満ではOE角は5°以上．3歳からはOE角は15°以上が正常範囲．それ未満は先天性股関節脱臼が疑われる．

文献
・Wiberg G：Studies on dysplastic acetabula and congenital subluxation of the hip joint, with special reference to the complication of osteoarthritis. Acta Chir Scand 83(suppl 58)：7，1939

関連項目
・Sharp角 ⇒ 次項

（石野真輔）

Sharp角
Sharp Angle

X線写真による股関節・臼蓋の評価

対象	骨関節	尺度	間隔	構成	数値（度）
障害	疾患	方法	画像診断	重要度	★★★★★

概要 臼蓋外上縁（臼蓋嘴）と涙痕（tear drop）下端を結ぶ線と，両側の涙痕下端を結ぶ線とがなす角度（図）．臼蓋形成不全を判定するために用いられる．

評価値の意味 14歳以上では33〜38°が正常．48°以上（女性），45°以上（男性）は臼蓋形成不全とされる．

文献
・Sharp IK：Acetabular dysplasia：the acetabular angle．J Bone Joint Surg

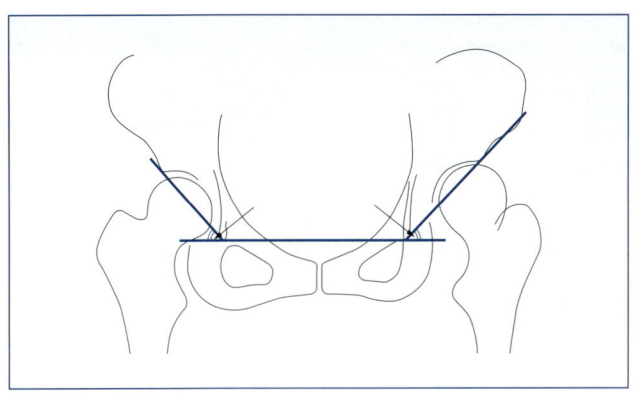

図 Sharp角(矢印部分)
〔松野丈夫:股関節.国分正一,ほか(監修),中村利孝,ほか(編):標準整形外科学 第10版.p535,医学書院,2008〕

43-B:268-272,1961
関連項目
・CE角 ➡ 193頁

(石野真輔)

日本整形外科学会股関節機能判定基準

股関節疾患の治療成績を機能障害,能力障害の程度から評価

対象	骨関節	尺度	仮間隔	構 成	100(正常)~0(重度)
障害	疾患	方法	面接	重要度	★★

概要 日本整形外科学会により作成された治療効果判定基準であり,整形外科医を中心に国内で多く用いられている.疼痛(40点),可動域(20点),歩行能力(20点),日常生活動作(ADL)(20点)の各項目につき,与えられた選択肢から最も近いものを選択する.各項目の合計点により股関節の機能を評価する.

評価値の意味 合計点は0~100点となる.合計点が高いほど関節の機能は良好である.

文献
・日本整形外科学会(編):日本整形外科学会評価基準・ガイドライン・マニュアル集.p51,日本整形外科学会,1999

関連項目
・変形性股関節症のX線像の評価(日本整形外科学会) ➡ 193頁

(宮越浩一)

Harris Hip Score

最も国際的に普及している股関節機能評価法の1つ

対象	骨関節	尺度	仮間隔	構成	100(軽度)〜0(重度)
障害	総合(I/D)	方法	診察	重要度	★★★★★

概要 外傷後の股関節機能の評価法として発表され，現在は変形性股関節症の手術前後の機能評価として最も国際的に普及している．WOMACとの相関係数0.79，SF-36との相関係数0.69と，QOLの評価法との相関も高い．検者間信頼性も医師0.94，セラピスト0.95で高い．

評価値の意味
①疼痛44点(6段階に分かれ，アスピリンが必要だと30点)
②機能47点〔歩行能力33点：距離(6段階・11点)，跛行(4段階・11点)，補助具(6段階・11点)．日常生活動作(ADL)14点：階段昇降(4段階・4点)，靴と靴下(3段階・4点)，腰掛け(3段階・5点)，乗り物(2段階・1点)〕
③変形4点(股関節の強直・脚長差がすべてなければ4点)
④可動域5点(股関節屈曲，外転，外旋，内転の角度ごとに指数を乗じて計算．この値の総和は最高100.5点で，この値に0.05を乗じたものが可動域点数となる)

①+②+③+④が総得点となる．総得点により股関節機能は，70点未満(poor)，70〜79点(fair)，80〜89点(good)，90〜100点(excellent)に分類され，総得点を20点以上改善することが術後の目標とされる．

文献
・羽生忠正：WOMAC，Harris hip score．臨床リハ 14：856-860，2005

関連項目
・Western Ontario and McMaster Universities Osteoarthritis Index (WOMAC) ➡ 214頁

(松本憲二)

遠位脛腓靱帯損傷の診断

ストレスX線正面像による距骨-内果間距離が有用

対象	骨関節	尺度	間隔	構成	数値(mm)
障害	疾患	方法	画像診断	重要度	★

概要 遠位脛腓靱帯損傷の診断には，①臨床所見，②単純X線像，③ストレスX線正面像，④足関節造影がある．遠位脛腓靱帯損傷では距骨は外旋して外側に偏位するため，距骨-内果間は開大し，ストレスX線正面像による距骨-内果間距離の測定がきわめて有用である．

評価値の意味 ストレスX線正面像による距骨-内果間距離が5mm以上で断裂の可能性が大きい．見逃しやすいので注意が必要である．

文献
・小糸博文，ほか：遠位脛腓靱帯損傷におけるX線学的診断法．整形外科

44:367-371, 1993

関連項目
・足関節ストレスX線計測法 ➡ 207頁 　　　　　　　　　　　　　　（森 憲司）

脛骨高原骨折の分類(Hohl)

骨折の程度により6型に分類

対象	骨関節	尺度	名義	構 成	分類
障害	疾患	方法	画像診断	重要度	★★★

概要 脛骨高原骨折は外力の強さと方向によりさまざまな骨折型となるが,X線撮影により6型に分類する.

・Type A:非転位型(undisplaced)
・Type B:中央陥没型(local compression)
・Type C:分離陥没型(split compression)
・Type D:全面陥没型(total condylar)
・Type E:分離型(split)
・Type F:粉砕型(comminuted)

評価値の意味 治療法は転位がなければギプス固定,転位があり関節面に4mm以上の陥没があれば手術適応となることが多い.

文献
・Hohl M:Tibial condylar fractures. J Bone Joint Surg 49-A:1455-1467, 1967

関連項目
・脛骨顆間隆起骨折の分類(Meyers) ➡ 197頁 　　　　　　　　　　（森 憲司）

脛骨顆間隆起骨折の分類(Meyers)

骨折の程度により3型に分類

対象	骨関節	尺度	順序	構 成	Ⅰ(軽度)～Ⅲ(重度)
障害	疾患	方法	画像診断	重要度	★★★

概要 脛骨顆間隆起骨折は前または後十字靱帯の過度の緊張によりその付着部の剥離骨折を起こすものであり,X線撮影により3型に分類する.

・Ⅰ型:顆間隆起がわずかに持ち上がっている程度のもの
・Ⅱ型:顆間隆起の前方1/3～1/2が持ち上がりくちばし状になったもの
・Ⅲ型:顆間隆起が全体的に持ち上がっているもの(ⅢA),持ち上がった骨片がさらに反転しているもの(ⅢB)

評価値の意味 Ⅰ,Ⅱ型は保存的加療,転位の大きいⅢ型は観血的治療の適応となることが多い.

文献
・Meyers MH, et al:Fracture of the intercondylar eminence of the tibia. J

Bone Joint Surg 41-A：209-222，1959
関連項目
・脛骨高原骨折の分類(Hohl) ➡ 197頁

(森 憲司)

滑車面角，適合角
Sulcus Angle, Congruence Angle

膝蓋骨不安定症の評価に用いる角度

対象	骨関節	尺度	間隔	構成	数値(度)
障害	疾患	方法	画像診断	重要度	★

概要 滑車面角(sulcus angle)は，大腿骨内顆と外顆のそれぞれの最上点と顆間窩の最下点とを結んだ線のなす角である．適合角(congruence angle)は滑車面角の2等分線と，膝蓋骨関節面の最下端と顆間窩の最下点とを結んだ線のなす角であり，膝蓋骨関節面の最下端が滑車面角の2等分線より外側なら(+)，内側なら(-)とする．いずれも膝蓋骨軸写像で計測する．

評価値の意味
・滑車面角は大腿骨外顆形成不全で大きくなる
・滑車面角の正常値：126～150°
・適合角は膝蓋大腿関節面の不適合の程度を表す
・適合角の正常値：-6°

文献
・Merchant AC, et al：Roentgenographic analysis of patellofemoral congruence．J Bone Joint Surg 56-A：1391-1396，1974

関連項目
・膝蓋骨の形態の分類(Wiberg) ➡ 次項
・Q角 ➡ 200頁

(森 憲司)

膝蓋骨の形態の分類(Wiberg)

軸写像により3型に分類

対象	骨関節	尺度	名義	構成	分類
障害	疾患	方法	画像診断	重要度	★

概要 膝40°屈曲位の膝蓋骨軸写像によりType 1～3に分類する．
・Type 1：膝蓋骨関節面を縦走する中央の突起が膝蓋骨のほぼ中央に位置し，内・外側関節面の長さは等しい
・Type 2：膝蓋骨関節面を縦走する中央の突起は軽度膝蓋骨の内側寄りに位置し，内側関節面は外側に比べて小さい
・Type 3：膝蓋骨関節面を縦走する中央の突起は著しく内側に位置し，内側関節面の傾斜は大きく，大腿骨顆部の内側関節面が小さい

評価値の意味 正常ではType 2が最も多い．関節面の不適合によりType 3では膝蓋骨不安定症の発症と関連することがある．

文献
- Wiberg G：Roentgenographic and anatomic studies on the femoropatellar joint；with special reference to chondromalacia patellae．Acta Orthop Scand 12：319-410，1941

関連項目
- 滑車面角，適合角 ➡ 198 頁
- Q 角 ➡ 200 頁

（森 憲司）

大腿骨顆部特発性壊死の分類（腰野）

病状の進行程度により 4 型に分類

対象	骨関節	尺度	名義	構 成	分類
障害	疾患	方法	画像診断	重要度	★★★

概要 大腿骨顆部特発性壊死を X 線学的に Stage 1～4 に分類する．
- Stage 1（発症期）：病的所見はみられない
- Stage 2（壊死期）：荷重面に骨吸収像がみられる
- Stage 3（陥凹期）：骨吸収像を囲む半円状の骨硬化像と底部に石灰板の形成がみられる
- Stage 4（変性期）：石灰板は消失し骨棘形成や関節裂隙狭小化などの変性所見がみられる

評価値の意味 Stage 1 では X 線学的には病的所見はみられないが，MRI 検査により早期診断をすることが重要である．

文献
- Koshino T：The treatment of spontaneous osteonecrosis of the knee by high tibial osteotomy with and without bone-grafting or drilling of the lesion．J Bone Joint Surg 64-A：47-58，1982
- 腰野富久：膝の特発性骨壊死の臨床所見と X 線学的所見．日整会誌 49：189-201，1975

関連項目
- 特発性大腿骨頭壊死症の病期分類 ➡ 192 頁

（森 憲司）

膝内側・外側側副靱帯損傷の分類

損傷の程度で 3 タイプに分類

対象	骨関節	尺度	順序	構 成	1（軽度）～3（重度）
障害	疾患	方法	診察	重要度	★★★

概要 膝内側・外側側副靱帯損傷の重症度の分類．膝 30°屈曲位と完全伸展位のそれぞれの肢位における不安定性により評価する．1 度（軽度），2 度（中等度），3 度（重度）に分けられる．
- 1 度：いずれの肢位においても不安定性なし
- 2 度：膝 30°屈曲位で不安定性あり，完全伸展位では不安定性なし
- 3 度：膝 30°屈曲位と完全伸展位の両方で不安定性あり

評価値の意味 3 度ではほかの合併損傷の可能性も高くなる．治療法

は，1度：対症療法，2度：保存的療法，3度：手術療法，となることが多い．

文献
・黒沢 尚：膝・外傷―靱帯損傷．中嶋寛之(編)：スポーツ整形外科学 第2版．pp202-223，南江堂，1988

関連項目
・IKDC 膝靱帯標準評価法 ➡ 204頁 　　　　　　　　　　　　　(森 憲司)

変形性膝関節症の分類(腰野)
病状の進行程度により6型に分類

対象	骨関節	尺度	名義	構成	分類
障害	疾患	方法	画像診断	重要度	★

概要 変形性膝関節症を X 線所見で Grade 0～5 に分類する．
・Grade 0：正常（関節裂隙は 5 mm くらい）
・Grade 1：骨硬化像または骨棘がみられる
・Grade 2：関節裂隙の狭小化（3 mm 以下）がみられる
・Grade 3：関節裂隙の閉鎖または亜脱臼がみられる
・Grade 4：荷重面の磨耗または欠損（5 mm 以下）がみられる
・Grade 5：荷重面の磨耗または欠損（5 mm 以上）がみられる

評価値の意味 病期分類としては Grade 1 は初期，Grade 2 と 3 は中期，Grade 4 と 5 は末期に相当する．

文献
・腰野富久：膝蓋大腿関節障害の病態と治療．日関外誌 6：173-180，1987

関連項目
・日本整形外科学会変形性膝関節症治療成績判定基準 ➡ 202頁 　(森 憲司)

Q角
Q Angle
膝蓋骨不安定症の評価に用いる指標

対象	骨関節	尺度	間隔	構成	数値(度)
障害	疾患	方法	画像診断	重要度	★★★

概要 膝蓋骨中央点より上前腸骨棘および脛骨粗面に引いた2本の線のなす角度を Q 角とし，膝蓋骨の外方偏位の程度を判定する．

評価値の意味 Q 角の正常値は 20° 以内（平均 14°）である．膝蓋骨の反復性脱臼では Q 角が大きい例が多い．

文献
・Insall J, et al：Chondromalacia patellae. A prospective study. J Bone Joint Surg 58-A：1-8，1976
・小林 晶：不安定膝蓋大腿関節障害の診断と治療．日整会誌 64：993-1015，1990

関連項目
・滑車面角,適合角 ➡ 198 頁
・膝蓋骨の形態の分類(Wiberg) ➡ 198 頁

(森 憲司)

日本整形外科学会半月損傷治療成績判定基準

膝関節半月損傷の治療成績を痛みを中心に評価

対象	骨関節	尺度	仮間隔	構 成	100(軽度)〜0(重度)
障害	疾患	方法	診察	重要度	★★

概要 日本整形外科学会により作成された治療成績判定基準であり,整形外科医を中心に国内で多く用いられている.長距離歩行後疼痛(20点),階段昇降時疼痛(20点),膝伸展強制時疼痛(20点),患肢着地可否(5点),McMurray試験(15点),大腿周径の左右差(15点),関節裂隙の圧痛(5点)の各項目につき,与えられた選択肢から最も近いものを選択する.合計点により膝関節の機能を評価する.

評価値の意味 合計点は 0〜100 点となる.合計点が高いほど関節の機能は良好である.

文献
・日本整形外科学会(編):日本整形外科学会評価基準・ガイドライン・マニュアル集. p67, 日本整形外科学会, 1999

関連項目
・米国膝学会膝評価表 ➡ 202 頁
・リショルム膝評価法 ➡ 203 頁
・IKDC 膝靱帯標準評価法 ➡ 204 頁

(宮越浩一)

日本整形外科学会膝靱帯損傷治療成績判定基準

膝関節靱帯損傷の治療成績を評価

対象	骨関節	尺度	仮間隔	構 成	100(軽度)〜0(重度)
障害	疾患	方法	診察	重要度	★★

概要 日本整形外科学会により作成された治療成績判定基準であり,整形外科医を中心に国内で多く用いられている.膝崩れ(9点),坂道または階段降りにおける不安感(20点)や困難さ(14点),ひねり(9点),正座(14点),前方引き出し(10点),重心テスト(10点),内・外反テスト(14点)の各項目につき,与えられた選択肢から最も近いものを選択する.合計点により膝関節靱帯の機能を評価する.

評価値の意味 合計点は 0〜100 点となる.合計点が高いほど関節の機能は良好である.

文献
・日本整形外科学会(編):日本整形外科学会評価基準・ガイドライン・マニュアル集. p68, 日本整形外科学会, 1999

関連項目
・米国膝学会膝評価表 ➡ 202 頁

- リショルム膝評価法 ➡ 203頁
- IKDC膝靱帯標準評価法 ➡ 204頁 (宮越浩一)

日本整形外科学会変形性膝関節症治療成績判定基準

変形性膝関節症の治療成績を機能障害, 能力障害により評価

対象	骨関節	尺度	順序	構成	100(軽度)〜0(重度)
障害	疾患	方法	面接	重要度	★★★★★

概要 日本整形外科学会により作成された治療効果判定基準であり, 整形外科医を中心に国内で多く用いられている. 疼痛・歩行能力, 疼痛・階段昇降能力, 可動域・拘縮, 腫脹などの各項目につき, 与えられた選択肢から最も近いものを選択する. 各選択肢に配点がなされており, 歩行(30点), 階段昇降(25点), 可動域(35点), 腫脹(10点)となっている. 合計点により膝関節の機能を評価する.

評価値の意味 合計点は0〜100点となる. 合計点が高いほど, 関節の機能は良好である.

文献
- 日本整形外科学会(編):日本整形外科学会評価基準・ガイドライン・マニュアル集. P63, 日本整形外科学会, 1999

関連項目
- 米国膝学会膝評価表 ➡ 次項
- リショルム膝評価法 ➡ 203頁
- IKDC膝靱帯標準評価法 ➡ 204頁 (宮越浩一)

米国膝学会膝評価表
The Knee Society Clinical Rating System

膝関節の疼痛, 可動域, 安定性の点数化

対象	骨関節	尺度	順序	構成	100(正常)〜0(重症)
障害	運動機能(I)	方法	面接/運動課題	重要度	★★★

概要 人工膝関節置換術の術後評価を目的に作成された評価法である. 膝関節の機能を疼痛(50点), 可動域(25点), 安定性(25点)で評価する. 屈曲拘縮・アライメントの不良はそれより減点する. 合計点により関節機能を評価する.

評価値の意味 合計点は0〜100点となる. 合計点が高いほど, 関節の機能は良好である.

文献
- Insall JN, et al:Rationale of the knee society clinical rating system. Clin Orthop Relat Res 248:13-14, 1989

関連項目
- 日本整形外科学会変形性膝関節症治療成績判定基準 ➡ 202頁
- リショルム膝評価法 ➡ 203頁 (宮越浩一)

リショルム膝評価法
Lysholm Score

膝関節の機能を総合的に評価

対象	骨関節	尺度	順序	構成	100(軽度)〜0(重度)
障害	運動機能(I)	方法	運動課題	重要度	★★★★

概要 Lysholmが考案した膝関節の評価法．配点は跛行(5点)，歩行時の支持(5点)，階段(10点)，しゃがみ込み(5点)，不安定性(30点)，疼痛(30点)，腫脹(10点)，大腿筋萎縮(5点)となっている．合計点により膝関節機能を評価する．

評価値の意味 合計点は0〜100点となる．合計点が高いほど，関節の機能は良好である．

文献
・Lysholm J, et al：Evaluation of knee ligament surgery results with special emphasis on use of a scoring scale. Am J Sports Med 10：150-154, 1982

関連項目
・日本整形外科学会変形性膝関節症治療成績判定基準 ➡ 202頁
・米国膝学会膝評価表 ➡ 202頁
・IKDC膝靱帯標準評価法 ➡ 204頁

(宮越浩一)

大腿脛骨角
Femorotibial Angle(FTA)

膝関節のアライメントを評価する際に用いられる角度

対象	骨関節	尺度	間隔	構成	数値(度)
障害	体幹・下肢機能(I)	方法	画像診断	重要度	★★★★

概要 大腿骨の軸(図の点Aから点B➡次項)と脛骨の軸(図の点Bから点C➡次項)がなす外反開角のこと．膝外側角とも呼ばれる．大腿と脛骨を含むX線写真を立位正面で撮影し評価を行う．

評価値の意味 日本人成人の標準は男性178°，女性では176°とされている．変形性膝関節症ではO脚となり，180°以上となる．なお，このFTAは成長過程において生理的に変化する．小児では3〜5歳をピークに外反傾向が強まり，その後は成長とともに外反は弱まり，14〜15歳ぐらいまでに成人と同じになる．

文献
・国分正一，ほか(監修)，中村利孝，ほか(編)：標準整形外科学 第10版．医学書院，2008
・蜂谷将史：小児の膝内反・外反の逐年的推移に関するX線像の研究．日整会誌 55：31-43, 1981

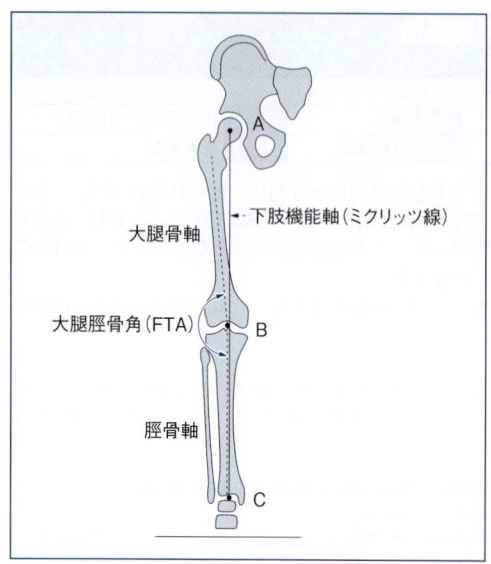

図 大腿脛骨角(FTA)
〔津村 弘:機能解剖とバイオメカニクス.国分正一,ほか(監修),中村利孝,ほか(編):標準整形外科学 第10版.p557,医学書院,2008〕

関連項目
・膝蓋骨の形態の分類(Wiberg) ➡ 198頁
・変形性膝関節症の分類(腰野) ➡ 200頁
・日本整形外科学会変形性膝関節症治療成績判定基準 ➡ 202頁

(佐藤健一)

IKDC 膝靱帯標準評価法
International Knee Documentation Committee(IKDC) Knee Ligament Standard Evaluation Form

国際膝表記委員会による膝関節靱帯損傷の評価法

対象	骨関節	尺度	順序	構成	A(正常)〜D(重度)
障害	総合(I)	方法	診察	重要度	★★

概要 膝関節靱帯損傷の程度を評価するもの.自覚的評価,疼痛,腫脹,膝くずれ,可動域,Lachman テスト,内側・外側関節裂隙の開大,ピボットシフトテスト,膝蓋大腿関節・内側コンパート・外側コンパートの軋音や X 線所見などをそれぞれ A〜D の4段階で評価する.

評価値の意味
- A：正常
- B：ほとんど正常
- C：異常
- D：きわめて異常

文献
- Hefti F, et al：Evaluation of knee ligament injuries with the IKDC form. Knee Surg Sports Traumatol Arthrosc 1：226-234, 1993

関連項目
- 日本整形外科学会変形性膝関節症治療成績判定基準 ➡ 202頁
- 米国膝学会膝評価表 ➡ 202頁
- リショルム膝評価法 ➡ 203頁

(宮越浩一)

Japanese Knee Osteoarthritis Measure(JKOM)
本邦で最も普及している変形性膝関節症患者用のQOL評価法

対象	骨関節	尺度	仮間隔	構成	0(良好)〜100(悪化)
障害	QOL(H)	方法	質問紙(自記式)	重要度	★★

概要 日本整形外科学会理学診療委員会などが2003年に共同で提唱した，変形性膝関節症に疾患特異的な評価尺度．QOL評価法であるSF-36と，日常生活動作(ADL)能力を反映するWOMACをもとに考案された．信頼性，妥当性の検討もされ，英語への翻訳も終了している．疼痛とこわばり(8項目．例：この数日間朝起きて動き出すと膝がこわばりますか？)，日常生活機能(10項目．例：この数日間，階段の昇り降りはどの程度困難ですか？)，全般的活動(5項目．例：この1か月，催し物やデパートに行きましたか？)，健康状態(2項目．例：この1か月，ご自分の健康状態は人並みによいと思いますか？)の4グループ，計25項目に自記式で回答する．回答の選択肢は5段階〔0(全く…ない)〜4(ひどく…ある)〕のリッカートスケールを用いる．

評価値の意味 100点満点で，得点が高いほど重症度が高い．

文献
- 赤居正美：JKOM．岩谷 力，ほか(編)：障害と活動の測定・評価ハンドブック―機能からQOLまで．pp161-162，南江堂，2005

関連項目
- Western Ontario and McMaster Universities Osteoarthritis Index (WOMAC) ➡ 214頁
- SF-36 ➡ 481頁

(松本憲二)

外反母趾角
Hallux Valgus Angle(HVA)

外反母趾の診断や重症度分類に用いる角度

対象	骨関節	尺度	間隔	構 成	数値(度)
障害	疾患	方法	画像診断	重要度	★★★★★

概要 外反母趾とは,母趾に変形が生じ第5趾側に外反している状態.その程度は,母趾の長軸線とその母趾の骨と関節を構成している第1中足骨の長軸線とのなす角度により判断する.この角度を外反母趾角(HVA)という(図).正確な計測は,整形外科などの医療機関で行われている.その方法は,荷重負荷(足に体重をかけた状態)下で足部のX線撮影を行い,そのX線画像を用いて外反母趾角を計測する.

評価値の意味 一般的に角度が9~15°を正常とし,15°以上を外反母趾と判断する.重症度は15°以上20°未満を軽度外反母趾,20°以上40°未満を中等度外反母趾,40°以上を重度外反母趾と分類する.

文献
・Antrobus JN：The primary deformity in hallux valgus and metatarsus primus varus. Clin Orthop 184：251-255,1984
・高倉義典：足関節と足趾の疾患.国分正一,ほか(監修),中村利孝,ほか(編)：標準整形外科学 第10版.pp601-616,医学書院,2008

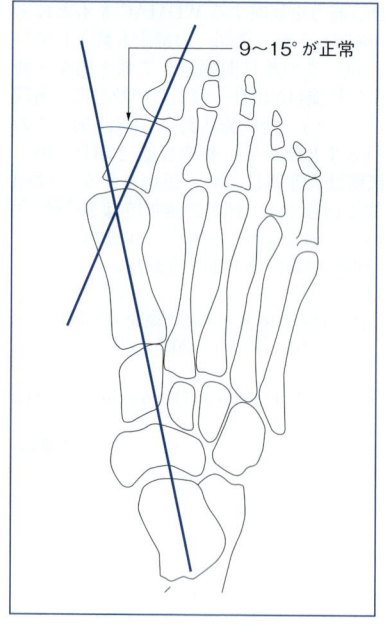

図 外反母趾角

関連項目
・Baumann 角 ➡ 184 頁
・Q 角 ➡ 200 頁
・ベーラー角 ➡ 208 頁

(梅田幸嗣)

足関節ストレス X 線計測法

足関節靱帯損傷の診断に有用

対象	骨関節	尺度	間隔	構成	数値(度,mm)
障害	疾患	方法	画像診断	重要度	★★★★★

概要 評価には正面・側面・斜位に加えてこのストレス撮影がきわめて有効である. talar tilt angle(距骨傾斜角)は足関節内反強制位での脛骨関節面と距骨滑車面のなす角. anterior drawer(距骨前方移動距離)は足部を下腿に対して前方に引き出すようにストレスをかけ,脛骨遠位関節面最後端と距骨関節面最短距離部との距離を計測する.

評価値の意味 talar tilt angle の正常値は 0～5°である. 6°以上の場合には靱帯損傷の可能性が大きい. anterior drawer の正常値は 0～3 mm である. 4 mm 以上の場合は靱帯損傷の可能性が大きい.

文献
・Cox JS, et al："Normal" talar tilt angle. Clin Orthop 140：37-41, 1979
・Grace DL：Lateral ankle ligament injuries. Clin Orthop 183：153-159, 1984

関連項目
・遠位脛腓靱帯損傷の診断 ➡ 196 頁

(森 憲司)

足関節果部骨折の分類(Lauge-Hansen)

X 線型と受傷機転から 4 型に分類

対象	骨関節	尺度	名義	構成	分類
障害	疾患	方法	診察	重要度	★★★★★

概要 X 線型と受傷機転から「足部の肢位」と「下腿に対する距骨の動き」で 4 型に分類し,さらに骨折の程度で 2～4 段階の Stage に分類する.

〈supination-external rotation(回外-外旋骨折)〉
・Stage 1：前脛腓靱帯の断裂あるいはその付着部の裂離骨折
・Stage 2：腓骨遠位部のらせん骨折
・Stage 3：脛骨後果の裂離骨折
・Stage 4：内果骨折あるいは三角靱帯の断裂

〈pronation-external rotation(回内-外旋骨折)〉
・Stage 1：内果骨折あるいは三角靱帯の断裂
・Stage 2：脛腓靱帯の断裂
・Stage 3：腓骨の高位骨折

- Stage 4：後脛腓靱帯の断裂，後果の骨折

〈supination-adduction（回外-内転骨折）〉
- Stage 1：外果の横骨折あるいは外側靱帯の断裂
- Stage 2：内果骨折

〈pronation-abduction（回内-外転骨折）〉
- Stage 1：内果骨折あるいは三角靱帯断裂
- Stage 2：小骨片を伴う前脛腓靱帯の断裂，後脛腓靱帯の断裂，後果骨折
- Stage 3：腓骨果上部の斜骨折

評価値の意味 この分類は骨折発生のメカニズムに基づく分類方法である．転位がない場合はギプス固定，転位がある場合は手術治療での整復と強固な固定が必要となることが多い．

文献
- Lauge-Hansen N：Fractures of ankle．II．Combined experimental-surgical and experimental-roentgenologic investigations．Arch Surg 60：957-985，1950

関連項目
- 脛骨高原骨折の分類（Hohl）⇒ 197 頁

（森 憲司）

ベーラー角
Bohler's Angle

踵骨骨折において踵骨体部の陥没の程度を評価する角度

対象	骨関節	尺度	間隔	構成	数値（mm）
障害	疾患	方法	画像診断	重要度	★★★★★

概要 踵骨隆起上縁から踵骨後関節面に引いた接線と，踵骨前方突起の頂点と踵骨後関節面の頂点を結ぶ線のなす角．

評価値の意味 正常値は 20～40° である．距骨からの圧迫により踵骨が扁平化するとこの角度が減少する．角度の減少は陥没の重症度を示す．

文献
- Bohler L：Diagnosis, pathology and treatment of fractures of the os calcis．J Bone Joint Surg 13：75-89，1931

関連項目
- 足関節果部骨折の分類（Lauge-Hansen）⇒ 207 頁

（森 憲司）

開放骨折の分類
Open Fracture

開放骨折を軟部組織の損傷の程度で分類

対象	骨関節	尺度	順序	構成	Type I（軽度）～III（重度）
障害	疾患	方法	診察	重要度	★★★★★

概要 開放骨折とは，骨折部が周囲の軟部組織の創を通じて外界と交

通している骨折のことである．開放骨折は初期治療を誤ると骨髄炎や癒合不全などの重篤な合併症をまねくので，治療方針につながるその分類は重要となる．創の大きさ，汚染，軟部組織の損傷，挫滅，骨折型からType I，II，III-A，B，Cに分類する．

評価値の意味
- Type I：開放創は1cm以下で創はきれい，骨折も横骨折または短斜骨折が多い
- Type II：開放創は1cm以上で，汚染や損傷は中等度だが広範な軟部組織損傷はない，骨折は粉砕骨折もある
- Type III：汚染は高度で広範な軟部組織損傷を伴い，骨折は粉砕骨折で不安定型となる

Type IIIはさらに3つに分類される．
- Type III-A：軟部組織で骨折部の被包が可能
- Type III-B：被包が不可能で骨折部に植皮を要する
- Type III-C：動脈損傷を伴い動脈の修復を要する

文献
- Gustilo RB, et al：Current concepts review. The management of open fractures. J Bone Joint Surg 72-A：299-304，1990

関連項目
- 切断の分類 ➡ 228頁

(森 憲司)

関節弛緩性評価

関節の弛緩性の有無を5つの課題により評価

対象	骨関節	尺度	仮間隔	構成	数値(項目数)
障害	疾患	方法	運動課題	重要度	★★★

概要
CarterとWilkinsonが提唱した関節弛緩性評価方法．次の5つの課題のうち，3項目以上陽性の場合，関節弛緩症と判断するというものである．
- 前腕屈側への母指の他動的接触
- 手指の他動的過伸展による前腕との平行化
- 肘関節の10°以上の過伸展
- 膝関節の10°以上の過伸展
- 足関節の過度の背屈と足外反

このほかに東大式のものが用いられることもある．この評価の対象となる関節は，肩関節，肘関節，手関節，股関節，膝関節，足関節，脊椎の7か所である．

各課題は，背中で指が握れる(肩関節)，肘が15°以上伸展する(肘関節)，母指が前腕につく(手関節)，足が180°以上開く(股関節)，膝が10°以上伸展する(膝関節)，足関節が45°以上背屈する(足関節)，手掌が床につく(脊椎)，となっている．

評価値の意味
他動的に上記の課題が可能な場合は，関節の弛緩性が

あると評価する.
文献
・穐山富太郎：運動器の基礎. 加倉井周一, ほか(編)：運動器疾患とリハビリテーション―PT・OT のための整形外科学 第2版. pp25-31, 医歯薬出版, 1997
関連項目
・指床間距離 ➡ 453 頁 　　　　　　　　　　　　　　　　　　　　(宮越浩一)

骨折に起因した槌指(Wehbe 分類)
Mallet Fracture(Wehbe 分類)

槌指を程度により 3 型に分類					
対象	骨関節	尺度	名義	構成	分類
障害	疾患	方法	画像診断	重要度	★

概要 槌指(mallet finger)は伸筋腱の断裂によるものと伸筋腱付着部の剥離骨折に起因するものがあり, 後者を mallet fracture という. この mallet fracture は Type 1, 2, 3 に分類され, さらに各 Type が Subtype A, B, C に分かれる.
・Type 1：DIP 関節の亜脱臼(-)
・Type 2：DIP 関節の亜脱臼(+)
・Type 3：骨端線部損傷(+)
・Subtype A：骨片は関節面の 1/3 より小
・Subtype B：骨片は関節面の 1/3〜2/3
・Subtype C：骨片は関節面の 2/3 より大

評価値の意味 腱断裂によるものと, 亜脱臼のない Type 1 では装具あるいは経皮的鋼線固定, 亜脱臼のある Type 2, 3 では経皮的鋼線固定あるいは手術による治療が必要になることが多い.

文献
・Wehbe MA, et al：Mallet Fractures. J Bone Joint Surg 66-A：658-669, 1984
関連項目
・デュピュイトラン拘縮(Meyerding 分類) ➡ 187 頁 　　　　　　　(森 憲司)

骨粗鬆症の慈恵医大式分類

椎体の骨梁構造から骨萎縮の程度を分類					
対象	骨関節	尺度	順序	構成	0(正常)〜3(重度)
障害	疾患	方法	画像診断	重要度	★★★★★

概要 骨粗鬆症の重症度を評価する際に用いる. 椎体の骨梁構造の変化を X 線学的に分類した骨萎縮の指標である. 0〜3 度に分類する.
・0 度：椎体を縦横に走る骨梁は太く縦横の差がない
・0.5 度：全体的な椎体の骨濃度が低下し骨梁は細小化する

- 1度:横の骨梁が減少し縦の骨梁が目立つようになる
- 2度:横の骨梁はさらに減少し縦の骨梁も粗になる
- 3度:横の骨梁はほとんど消失し縦の骨梁も不明瞭になる

評価値の意味 0~0.5度は正常範囲で,1度からが治療対象となる.

- 0度:健常
- 0.5度:初期骨粗鬆症
- 1度:軽度骨粗鬆症
- 2度:中等度骨粗鬆症
- 3度:重度骨粗鬆症

文献
- 伊丹康人,ほか:骨粗鬆症の疫学と臨床.日整会誌 38:487-489, 1964

関連項目
- Singh 分類 ➡ 212 頁
- 骨密度 ➡ 536 頁

(森 憲司)

骨端軟骨板損傷の分類(Salter & Harris 分類)

小児の骨折を骨端線との関係より5型に分類

対象	骨関節	尺度	名義	構成	分類
障害	疾患	方法	画像診断	重要度	★★★★★

概要 小児の骨端軟骨板損傷を Type 1~5 に分類する.

- Type 1:骨端離開のみ
- Type 2:骨端離開と骨幹端骨折
- Type 3:骨端離開と関節内骨折
- Type 4:骨折線が骨端軟骨板を越える骨折
- Type 5:骨端軟骨板の圧挫

評価値の意味 Type 1, 2 は徒手整復が可能で,Type 3, 4 は観血的整復が必要となることが多い.Type 1~3 では成長障害の発生は少ないが,骨端軟骨板が損傷される Type 4, 5 では成長障害が起こる可能性が高くなる.

文献
- Salter RB, et al:Injuries involving the epiphyseal plate. J Bone Joint Surg 45-A:587-622, 1963

(森 憲司)

ペルテス病(Catterall の分類)
Perthes' Disease(Catterall の分類)

病巣の範囲により4型に分類

対象	骨関節	尺度	順序	構成	Group 1(軽度)~4(重度)
障害	疾患	方法	画像診断	重要度	★★★

概要 6歳前後の男児に多いペルテス病の壊死範囲を X 線学的に Group 1~4 に分類する.

- Group 1:骨端核の前方のみが部分的に侵されるが,陥没することなく治る

- Group 2：前方がより広範に侵され，吸収期後に陥没が起こる
- Group 3：後方の一部を除き骨端核全体に及び，骨頭や頸部に変形を残す
- Group 4：骨端核全体が侵されるため，骨頭の扁平化，骨幹端部の変化も著明になる

評価値の意味 壊死範囲による Group 分類の重症度と機能障害は強く相関する．しかし，ペルテス病の発病早期には壊死範囲の診断は困難である．

文献
・Gatterall A：The natural history of Perthes' disease. J Bone Joint Surg 53-B：37-53，1971

関連項目
・特発性大腿骨頭壊死症の壊死域局在による病型分類 ⇒ 192 頁　（森 憲司）

Singh 分類
Singh's Index

大腿骨頸部の骨梁構造から骨萎縮の程度を分類					
対象	骨関節	尺度	順序	構 成	Grade 6(正常)〜1(重度)
障害	疾患	方法	画像診断	重要度	★★★★★

概要 骨粗鬆症の重症度を評価する際に用いる．大腿骨頸部の骨梁構造の変化をX線学的に分類した骨萎縮の指標である．

- Grade 6：正常のパターンで骨梁の減少はない
- Grade 5：骨梁の強弱により Ward 三角が目立つようになる
- Grade 4：principal tensile trabeculae が著明に減少するが外側まで追える
- Grade 3：principal tensile trabeculae が大転子部で途絶える
- Grade 2：principal compressive trabeculae のみが目立ち，ほかは消失する
- Grade 1：principal compressive trabeculae も減少しかろうじてみられる

評価値の意味 Grade 6 と 5 は正常範囲で，Grade 4 が境界，Grade 3 以下は骨粗鬆症である．

文献
・Singh M, et al：Changes in trabecular pattern of the upper end of the femur as an index of osteoporosis. J Bone Joint Surg 52-A：457-467，1970

関連項目
・骨粗鬆症の慈恵医大式分類 ⇒ 210 頁
・骨密度 ⇒ 536 頁　　　　　　　　　　　　　　　　　　（森 憲司）

Clinical Overall Score(COS)

腰椎椎間板手術後の評価法

対象	骨関節	尺度	仮間隔	構 成	0(よい)～1,000(悪い)
障害	総合(I/D)	方法	診察	重要度	★★★

概要 腰椎椎間板の手術後の成績を,疼痛,身体的所見,機能的能力,鎮痛剤の使用,の4つの項目から算出する評価スコア.

評価値の意味 4項目の評価は次の通り.

- 疼痛:ビジュアルアナログスケール(VAS)(0～100 mm)で腰痛と下肢痛を評価し,より高いほうの値を点数として採用.
- 身体的所見:①脊椎の変位,② Lasegue's test,③筋萎縮,④筋力,⑤ピンプリックに対する感覚障害,の5つの副項目に対し,0～20点で採点し合計.
- 機能的能力:Oswestry low back pain disability questionnaire で採点し,0～50点の合計をパーセントのスコアに換算.
- 鎮痛剤の使用:0から100まで,20点ごとに6段階で薬剤の種類や使用方法により分類.0が鎮痛剤使用なし,100がオピオイドに準ずる最も強い鎮痛剤使用.

VAS は4倍し,他の3項目は2倍にする.COS は0～1,000の間をとり,0～100が非常によく,801～900が非常に悪い成績と考える.

文献
- Graver V, et al: Clinical overall score: outcome evaluation after lumbar disc surgery, assessments of reliability and validity. Scand J Rehabil Med 30: 227-233, 1998

関連項目
- ビジュアルアナログスケール ➡ 387 頁

(土岐めぐみ)

日本骨代謝学会骨粗鬆症患者 QOL 評価質問表(JOQOL)(1999 年版)

質問紙による骨粗鬆症患者の QOL の評価法

対象	骨関節	尺度	順序	構 成	160(正常)～0(重度)
障害	QOL(H)	方法	質問紙(自記式)	重要度	★★★

概要 質問は回答者自身の評価を聞くものであり,その内容は症状としての疼痛(5問),日常生活動作(ADL)(16問),娯楽・社会的活動(5問),総合的健康度(3問),姿勢・体型(4問),転倒・心理的要素(4問),家族支援・総括(3問)の全7領域,合計40問となっている.1項目当たりの配点は4点となっており,合計で160点となる.改訂され,38問の質問となった JOQOL 2000 も開発されている.ここでは合計点数は152点満点となる.

評価の意味 合計点により評価を行う.点数が高いほど QOL が高い.加齢および骨折の発生によって低下する傾向があるが,骨密度

(bone mineral density；BMD)値とは相関しないとされている．また，QOL 評価法である SF-36 と相関があるとされている．

文献
・高橋榮明，ほか：日本骨代謝学会骨粗鬆症患者 QOL 評価質問票 1999 年度版．日骨代謝誌 17：65-84，1999 ⇒ 原典．評価法の開発に至る経過が述べられている．
・池上直己，ほか：骨粗鬆症．池上直己，ほか(編)：臨床のための QOL 評価ハンドブック．pp129-135，医学書院，2001 ⇒ JOQOL 1999 および JO-QOL 2000 につき簡潔に紹介されている．

関連項目
・SF-36 ➡ 481 頁
・骨密度 ➡ 536 頁

(宮越浩一)

Western Ontario and McMaster Universities Osteoarthritis Index (WOMAC)

変形性膝・股関節症患者用の QOL 評価法

対象	骨関節	尺度	仮間隔	構 成	100(良好)〜0(重度)
障害	QOL(H)	方法	質問紙(自記式)	重要度	★★★★★

概要 変形性股関節症あるいは膝関節症の疼痛，こわばり，身体障害を数量化する評価法として開発された．高い信頼性と妥当性を示す．世界 60 の言語に翻訳され世界的に通用する尺度．

評価値の意味 疼痛項目は次の 5 項目で，左右それぞれの関節について 1(全然ない)〜5(非常に激しい痛み)の 5 段階で回答．
・平地を歩くときにどの程度の痛みを覚えましたか？
・階段を昇り降りするときにどの程度の痛みを覚えましたか？
・夜，床についているときにどの程度の痛みを覚えましたか？
・椅子に座ったり床に横になっているときにどの程度の痛みを覚えましたか？
・まっすぐ立っているときにどの程度の痛みを覚えましたか？

機能項目は次の 17 項目で，1(ぜんぜん難しくない)〜5(かなり難しい)の 5 段階で回答．
・階段を降りる
・階段を昇る
・椅子から立ち上がる
・立っている
・床に向かって身体をかがめる
・平地を歩く
・乗用車に乗り降りする
・買い物に出かける
・靴下をはく
・寝床から起き上がる
・靴下を脱ぐ
・寝床に横になる
・浴槽に出入りする
・椅子に座っている
・洋式トイレで用をたす
・重いものを片付ける
・炊事・洗濯などの家事をする

総点は，疼痛点数：〔1 −(右または左の加算点数− 5)/20〕× 100，機能点数：〔1 −(加算点数− 17)/68〕× 100 のそれぞれを合計する．

文献
・羽生忠正：WOMAC, Harris hip score. 臨床リハ 14：856-860, 2005
関連項目
・Harris Hip Score ➡ 196 頁
・Japanese Knee Osteoarthritis Measure(JKOM) ➡ 205 頁　　　（松本憲二）

6

脊髄損傷

Anderson 分類

軸椎歯突起骨折の分類の基本

対象	脊髄損傷	尺度	名義	構 成	分類
障害	疾患	方法	画像診断	重要度	★★★★★

概要 上位頸椎損傷における軸椎歯突起骨折は骨折部位によりⅠ型(歯突起上部の骨折)，Ⅱ型(歯突起基部の骨折)，Ⅲ型(軸椎椎体に及ぶ骨折)の3型に分類される(図).

評価値の意味 Ⅰ，Ⅲ型は安定型骨折で予後はよいが，Ⅱ型は不安定性が強く偽関節になりやすい.

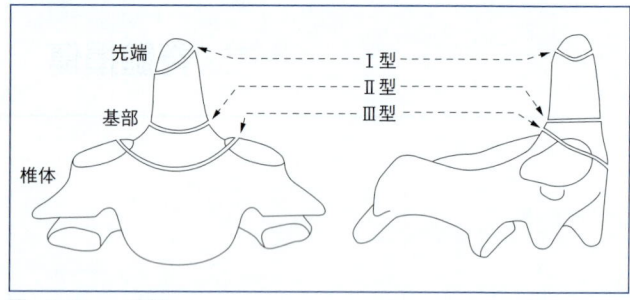

図 Anderson 分類
(Anderson LW, et al：Fractures of the odontoid process of the axis. J Bone Joint Surg 56-A：1663-1674, 1974 より引用, 改変)

文献
・Anderson LW, et al：Fractures of the odontoid process of the axis. J Bone Joint Surg 56-A：1663-1674, 1974

関連項目
・環椎歯突起間距離 ⇒ 165 頁

(森 憲司)

ザンコリー分類
Zancolli Classification

頸髄損傷上肢機能の詳細な評価

対象	脊髄損傷	尺度	名義	構 成	分類
障害	疾患	方法	運動課題	重要度	★★★★★

概要 頸髄損傷の機能再建手術のために，詳細な筋力評価を行い，同じ髄節内でもサブグループに細分している．頸髄損傷はわずかなレベルの違いにより，可能な動作が大きく異なるため，頸髄損傷による完全四肢麻痺の評価には有用である．

評価値の意味 表を参照のこと．

表 ザンコリー分類

群	可能な動作	最下位機能髄節	残存運動機能	亜群		
I	肘屈曲	C5	上腕二頭筋 上腕筋	A	腕橈骨筋(−)	
				B	腕橈骨筋(+)	
II	手関節伸展	C6	長・短橈側手根伸筋	A	手関節伸展可能	
				B	強い手関節伸展	1. 円回内筋,橈側手根屈筋,上腕三頭筋(−)
						2. 円回内筋(+),橈側手根屈筋,上腕三頭筋(−)
						3. 円回内筋,橈側手根屈筋,上腕三頭筋(+)
III	指の外来伸筋	C7	総指伸筋 小指伸筋 尺側手根伸筋	A	尺側指の完全伸展と橈側指と母指の麻痺	
				B	全指の完全伸展と弱い母指伸展	
IV	指の外来伸筋による屈曲と母指屈筋	C8	深指屈筋 固有示指伸筋 長母指伸筋 尺側手指屈曲	A	尺側指の完全屈曲と橈側指の屈曲不全,母指伸展可能	
				B	全手指の完全屈曲と内在筋麻痺	1. 浅指屈筋(−) 2. 浅指屈筋(+)

文献

- Zancolli E : Surgery for the quadriplegic hand with active strong wrist extension preserved ; A study of 97 cases. Clin Orthop 112 : 101-113, 1975 ⇒原典.
- 陶山哲夫:リハビリテーションにおけるアウトカム評価尺度—ASIA, Frankel, Zancolli. 臨床リハ 14:660-666, 2005

関連項目

- American Spinal Injury Association Impairment Scale, ASIA Impairment Scale ➡ 221 頁　　　　　　　　　　　　　　　　(宮越浩一)

フランケル分類
Frankel Classification

脊髄損傷による運動麻痺の重症度を6段階で評価

対象	脊髄損傷	尺度	順序	構成	E(正常)〜A(完全麻痺)
障害	疾患	方法	診察	重要度	★★★★★

概要 簡便であり,頻繁に用いられている脊髄損傷の評価法.完全麻痺を A,障害なしを E とし,不全麻痺を B〜D の 3 段階に分類している.ただし,D(motor useful) と C(motor useless) の境界が不明瞭であること,部分的機能残存領域の取り扱い,中心性脊髄損傷における取り扱いなど,問題点も指摘されている.

評価値の意味

- A：complete（完全麻痺）…損傷レベルより下位の運動・知覚の完全麻痺
- B：sensory only（運動喪失・知覚残存）…損傷レベルより下位の運動の完全麻痺，知覚はいくらか残存
- C：motor useless（運動不全）…損傷レベルより下位の運動機能は残存しているが，実用性はない
- D：motor useful（実用的運動機能残存）…損傷レベルより下位の実用的な運動機能が残存している
- E：recovery（回復）…神経症状（運動・感覚・括約筋の障害）なし，反射の異常はあってもよい

文献
- Frankel HL, et al：The value of postural reduction in the initial management of closed injury of the spine with paraplegia and tetraplegia. Paraplegia 7：179-192，1969 ⇒原典．
- 陶山哲夫：リハビリテーションにおけるアウトカム評価尺度―ASIA，Frankel, Zancolli. 臨床リハ 14：660-666, 2005

関連項目
- American Spinal Injury Association Impairment Scale, ASIA Impairment Scale ➡ 221頁

（宮越浩一）

膀胱変形の分類，小川の分類

脊髄損傷患者の膀胱造影所見における変形程度の分類

対象	脊髄損傷	尺度	順序	構成	Grade 0（正常）～3（重度）
障害	膀胱機能(I)	方法	生理検査	重要度	★★★

概要 脊髄損傷患者の尿路管理で重要な膀胱変形の程度を表す．膀胱造影で膀胱変形の程度が強いほど，腎障害の発生率が高いといわれている．

評価値の意味

- Grade 0：円形または楕円形で壁は平滑
- Grade 1：円形または楕円形で壁に少しのゆがみ
- Grade 2：縦長で少しの壁のゆがみ
- Grade 3：いわゆる松笠様膀胱

文献
- 小川隆敏：20年以上にわたる排尿管理による新知見（脊髄損傷リハビリテーションの進歩と実践，第43回日本リハビリテーション医学会学術集会）．リハ医学 44：322-326, 2007

関連項目
- 膀胱尿管逆流の分類 ➡ 397頁

（土岐めぐみ）

Finger Escape Sign(FES)

myelopathy hand の評価法

対象	脊髄損傷	尺度	順序	構 成	0(正常)～4(重症)
障害	上肢機能(I)	方法	診察	重要度	★★★

概要 頸髄症症例においては，痙縮を伴う特徴的な手，つまり myelopathy hand を呈することが知られている．この myelopathy hand の評価方法として FES は一般的に用いられている．手術直後の病室で簡単に評価でき，有用である．

評価値の意味
- Grade 0：FES 陰性
- Grade 1：指を伸展して内転すると小指が離れていく
- Grade 2：手指を伸展した状態で内転することができない
- Grade 3：小指とともに環指の内転も困難となる．環・小指の伸展も困難となる
- Grade 4：母指・示指以外の指は伸展できない(最重度の手)

文献
- 小野啓郎：Myelopathy hand と頸髄症の可逆性．別冊整形外科 No.2, pp10-17, 南江堂, 1982

関連項目
- 日本整形外科学会頸髄症治療成績判定基準(個別法) ⇒ 172 頁
- 日本整形外科学会頸髄症治療成績判定基準(100 点法) ⇒ 172 頁

(島田眞一)

American Spinal Injury Association Impairment Scale, ASIA Impairment Scale

脊髄損傷の重症度・損傷高位評価

対象	脊髄損傷	尺度	N/A	構 成	複合
障害	総合(I)	方法	診察	重要度	★★★★★

概要 運動機能は C5～S1 の 10 髄節につき，それぞれ徒手筋力検査(MMT)を 0～5 で評価する．感覚機能は C2～S4, 5 の 28 皮節における痛覚と触覚を検査して 0(脱失), 1(鈍麻), 2(正常)の 3 段階で評価する．運動，痛覚，触覚の評価点を合計して，それぞれ運動スコア，痛覚スコア，触覚スコアとする．運動レベルは，筋力 3 以上が保たれる最下位の髄節をもって表現する．

impairment の分類は次の通りに決定する．
- A：complete…仙髄領域に知覚・運動機能が残存していない
- B：incomplete…知覚は残存している(仙髄領域を含む)が，運動機能は残存していない
- C：incomplete…運動機能は残存するが，半数以上の MMT が 3 未満

- D：incomplete…半数以上の MMT が 3 以上で残存
- E：normal…知覚・運動機能正常

このほかに神経学的症状の特徴により，central cord syndrome, Brown-Sequard syndrome, anterior cord syndrome, conus medullaris syndrome, Cauda equine syndrome に分類される．

【評価値の意味】
- 運動スコア：0〜100 点(100 点が正常)
- 痛覚スコア：0〜112 点(112 点が正常)
- 触覚スコア：0〜112 点(112 点が正常)
- 機能障害スコア：A〜E(E が正常)

文献
- Ditunno JF, et al：The international standards booklet for neurological and functional classification of spinal cord injury．Paraplegia 32：70-80, 1994

関連項目
- ザンコリー分類 ➡ 218 頁
- フランケル分類 ➡ 219 頁

(宮越浩一)

12 分間車いす走行テスト
12-Minute Wheelchair Propulsion Test

12 分間歩行距離テストの車いす使用者版

対象	脊髄損傷	尺度	間隔	構成	数値(km)
障害	体力(D)	方法	運動課題	重要度	★

【概要】12 分間歩行(走行)距離テストを参考に開発された，主に脊髄損傷者を対象とした車いす使用者の持久力測定法．12 分間の最大走行距離を測るもので，最大酸素摂取量との相関が高い．

【評価値の意味】Franklin ら(1990)は，健常者との比較から 25〜45 歳の男性車いす使用者の持久力レベルを次のように分類〔カッコ内は推定最大酸素摂取量(ml/kg/分)〕．

- 2.57 km 以上：Excellent($\geq$ 36.3)
- 2.19〜2.56 km：Good(29.2〜36.2)
- 1.40〜2.17 km：Fair(14.6〜29.1)
- 1.03〜1.38 km：Below average(7.7〜14.5)
- 1.01 km 未満：Poor($<$ 7.7)

文献
- Franklin BA, et al：Field test estimation of maximal oxygen consumption in wheelchair users．Arch Phys Med Rehabil 71：574-578, 1990

関連項目
- 12 分間歩行距離テスト ➡ 256 頁
- 最大酸素摂取量 ➡ 281 頁

(白銀 暁)

Quadriplegia Index of Function(QIF)

四肢麻痺患者のための ADL 評価

対象	脊髄損傷	尺度	仮間隔	構 成	100(自立)～0(重度)
障害	ADL(D)	方法	観察/面接	重要度	★★

概要 四肢麻痺患者特有の日常生活活動作(ADL)評価. 本法は, 移乗, 整容, 入浴, 食事, 更衣, 車いす操作, ベッド上の活動, 排尿機能, 排便機能の9項目に, 自己管理の理解を問う1項目を加えた計10種類の大項目と, それぞれを構成する4～10種類の小項目によりなる. 10種類の大項目はそれぞれ重み付けされており, 前者7項目は介助量により0～4点の5段階, 後者3項目はクライテリアに基づいて評価され, 最終的に0～100点に点数化される. 四肢麻痺患者特有のADLを評価でき, Barthel index などで評価できなかった個々の患者の詳細な障害像やその変化をとらえることができる.

評価値の意味 得点範囲は0～100点. 高得点ほどADL能力および疾患に対する自己管理の理解度が高いことを示す.

文献
・Gresham GE, et al：The Quadriplegia Index of Function(QIF)：sensitivity and reliability demonstrated in a study of thirty quadriplegic patients. Paraplegia 24：38-44, 1986
・Anderson K, et al：Functional recovery measures for spinal cord injury；An evidence-based review for clinical practice and research. J Spinal Cord Med 31：133-144, 2008

関連項目
・Barthel Index ➡ 463頁
・Katz ADL Index ➡ 464頁
・Kenny Self-Care Evaluation ➡ 465頁
・機能的自立度評価法 ➡ 466頁

(髻谷 満)

Spinal Cord Independence Measure(SCIM)

脊髄損傷者のための ADL 評価尺度

対象	脊髄損傷	尺度	仮間隔	構 成	100(自立)～0(重度)
障害	ADL(D)	方法	観察	重要度	★★★★★

概要 従来の日常生活活動作(ADL)尺度よりも, 脊髄損傷患者の機能変化に鋭敏な尺度. 機能的自立度評価法(FIM)のような認知項目は除外されている代わりに, 呼吸, ベッド上姿勢変換, 褥瘡予防動作, 屋外の移動, 車への移乗などが取り上げられている.

評価値の意味 セルフケア(0～20点), 呼吸と排泄管理(0～40点), 移動(0～40点)の3領域から構成され, 移動はさらに「室内とトイレ」「屋内と屋外」の2つに分かれている. 全部で17の運動項目からなり, 合計スコアは0～100点の間に入る. 日常の活動のなかで重要性が高いと考えられる項目(呼吸, 排尿管理, 排便管理など)には高い配点が

なされている.点数が高いほど ADL は自立している.

文献
・間川博之,ほか:脊髄損傷者のための新しい ADL 評価尺度—SCIM.臨床リハ 15:952-957, 2006

関連項目
・機能的自立度評価法 ➡ 466 頁　　　　　　　　　　　　　　　　(土岐めぐみ)

メンタルヘルス関連 QOL 尺度
Mental Health-Related Quality of Life Scale(MQS)

健康関連 QOL のうちメンタルヘルスに限定した QOL 評価

対象	脊髄損傷	尺度	仮間隔	構成	ネガ項目 0(健康)〜-51 ポジ項目 63(健康)〜0
障害	QOL(H)	方法	質問紙(自記式)	重要度	★★★

概要　四肢・体幹機能の重度障害者を対象としたメンタルヘルスに特化した尺度.健康でない心理状態を測定する 17 項目(ネガ項目)に対して「あてはまる」から「あてはまらない」までの 4 段階評価(-3〜0 点)を行い,また「健康な」心理状態を測定する 21 項目(ポジ項目)に対しても「あてはまる」から「あてはまらない」までの 4 段階評価(0〜3 点)を行い,それぞれ合算する.

評価値の意味　健常者での平均得点はポジ項目:42 点程度,ネガ項目:-14 点程度.脊髄損傷者では退院時のポジ項目得点が健常者を上回ることが多い.

文献
・南雲直二,ほか:外傷性脊髄損傷患者の健康関連 QOL の測定とその関連要因の検討.総合リハ 31:367-373, 2003

関連項目
・General Health Questionnaire(GHQ) ➡ 348 頁
・Satisfaction with Life Scale(SWLS) ➡ 480 頁
・Psychological General Well-being Index(PGWB) ➡ 494 頁　　(佐藤 満)

Life Situation Questionnaire-Revised(LSQ-R)

脊髄損傷の主観的健康のスケール

対象	脊髄損傷	尺度	順序	構成	1(満足または問題なし)〜5 (不満足または大きな問題)
障害	QOL(H)	方法	質問紙(自記式)	重要度	★★

概要　脊髄損傷後の患者の主観的な well-being をみるための評価システム.日常生活動作(ADL),職業,教育,社会活動など 50 項目に対して回答する.回答者は,生活の満足度に関する項目は 1(very satisfied)〜5(very dissatisfied),問題となることに関する項目は 1(no problem)〜5(major problem)とそれぞれ 1〜5 点の間で点数を付け,

点数が低いほど満足している，または問題ないことを意味する．
評価値の意味 結果は合計点ではなく，かかわり，否定的な感情または影響，健康問題，経済，職業，生活状況，対人関係，の7つの要素に分けて因子分析する．また，満足度や問題とは別に，医療状況や体力などに関する質問もあり，それぞれの要素に加味される．

文献
・Krause JS, et al：Adjustment after spinal cord injury：relationship to gender and race．Rehabil Psychol 78：651-657，1997

関連項目
・生活満足度尺度A ➡ 477頁
・Satisfaction with Life Scale(SWLS) ➡ 480頁

（土岐めぐみ）

7

切断

切断の分類

上下肢の切断部位による分類

対象	切断	尺度	名義	構 成	分類
障害	疾患	方法	計測/観察	重要度	★★★★★

概要 1993年の国際標準化機構(ISO)で定められた切断部位の表記法を示す.上肢切断の断端長の%計算は,ISOの測定法では,次のようになる.

・上腕切断% = 断端長(腋窩〜断端末) × 100/健側上腕長(腋窩〜上腕骨内側上顆)
・前腕切断% = 断端長(上腕骨内側上顆〜断端末) × 100/健側前腕長(上腕骨内側上顆〜尺骨茎状突起)

臨床ではそれぞれの切断部位における障害と残存機能を考慮し義肢を作製する.

評価値の意味

〈上肢の切断部位〉

・フォークォーター切断(肩甲胸郭間切断):肩甲骨,鎖骨を含めた上肢帯での切断.切断後,肩義手の適応であるが,機能的に実用性に乏しい.
・肩関節離断:肩甲上腕関節での離断および腋窩レベルまでの上腕骨切断も含まれる.患側の肩甲骨は残存.義手の使用は肩甲骨胸郭離断よりは容易.肩義手の適応.
・上腕切断:腋窩から上腕骨内側上顆レベルまでの切断.断端長が50%までを短断端,50%から内側上顆部までを標準型断端という.切断後の上腕の回旋可動域が健側の約1/2となる.上腕義手の適応.
・肘関節離断:肘関節での離断と上腕骨顆部での切断を含む.上腕の回旋可動域はほぼ正常.肘義手の適応.
・前腕切断:断端長が0〜35%を極短断端,35〜55%を短断端,55〜80%を中断端,80〜100%を長断端という.切断後の前腕回旋角度は,断端が短くなるほど減少する.前腕義手の適応.
・手関節離断:茎状突起での切断.手義手の適応.
・部分的手切断:手根骨切断,中手骨切断,手指切断など.

〈下肢の切断部位〉

・ハインドクォーター切断/片側骨盤切除:下肢関節をすべて喪失し,ソケットの懸垂機能も悪い.股義足の適応.
・股関節離断:解剖学的な,大腿頸部切断・転子下切断も含む.両側腸骨稜上部がソケットの懸垂に機能を持つ.ハインドクォーター切断よりも体重支持がよく,座位が安定している.股義足の適応.
・大腿切断:明確な基準はないものの,断端長が大腿上1/3を短断端,中1/3を中断端,下1/3を長断端とすることが多い.股関節機能は温存される.中断端は,義肢作製の際に膝継手の選択肢が多い.

- 膝関節離断：解剖学的な，大腿骨顆部切断も含む．断端荷重が可能である．
- 下腿切断：明確な基準はないものの，断端長が下腿上 1/4 を短断端，下 1/2 を長断端，その間を中断端とすることが多い．膝関節の機能は温存される．
- 足関節離断：サイム切断が一般的．断端歩行が可能．
- 部分的足部切断：ショパール切断，リスフラン切断など．内反，尖足を生じやすい．

文献
- 日本整形外科学会，ほか(監修)：義肢装具のチェックポイント 第7版．pp45-68, 医学書院, 2007
- 千野直一(編)：現代リハビリテーション医学 改訂第3版．pp438-442, 金原出版, 2009

関連項目
- 義肢関係角数値 ➡ 次々項
- 下肢切断者の活動度評価表 ➡ 230頁

(細見雅史)

Carlyle-Index

両上肢切断の義手の長さを算出する式

対象	切断	尺度	間隔	構成	数値(%)
障害	上肢機能(I)	方法	計測	重要度	★★★

概要 片側切断の場合，義手の長さは健側上肢の肩峰より母指先端までの長さを基準とする．しかし，両側切断の場合は基準がないのでこの式が考案された．

評価値の意味
- 上腕長 = $0.19 \times$ 身長(cm)
- 前腕長 = $0.21 \times$ 身長(cm)

文献
- 中島咲哉：義手．日本整形外科学会，ほか(監修)：義肢装具のチェックポイント 第7版．pp84-119, 医学書院, 2007

(松本憲二)

義肢関係角数値

義肢作製時に考慮すべき角度

対象	切断	尺度	間隔	構成	数値(度)
障害	歩行(D)	方法	計測	重要度	★★★★★

概要 義肢・装具作製の際に，残存機能を効率よく利用して，より生理的な歩行へと近づけるために考慮すべき角度．義足作製時には初期屈曲角や初期内転角が知られている．以下の値は参考値であり，個々の症例に合わせて実際の歩行をみながら最終的な角度を決定する．

評価値の意味
- 初期屈曲角(大腿義足)：約5°

通常の歩行では立脚相後期では股関節から足関節を結ぶ直線は，垂線より15°後方へ傾くことで股関節の伸展力の増大や膝の安定性を得ている．大腿義足では股関節のみで15°を確保できないため，骨盤を10°前傾し，股関節を5°伸展する必要がある．これは，義足作製の際に，切断者の股関節最大伸展角度に5°の屈曲角度をつけて義足のアライメントを設定することで可能になる．また，初期屈曲角を設けることにより，大殿筋などの股関節伸展筋が効率よく働き，伸展力が増大して膝の安定性を得ることができる．この角度は短断端ではやや大きく，長断端では小さくする．

・初期内転角（大腿義足）：4～5°

通常歩行では，立脚中期に大腿骨は静止立位時よりさらに約4°内転する．このため，大腿義足の坐骨収納型ソケットでは，実際に計測した断端の内転角度に4°が加えられる．このことにより，中殿筋が効率よく働き，側方への安定性が増す．下腿義足においては，前額面での膝蓋靱帯中央から下ろした義足の基準線とソケットの中心線がなす角度のことを指し，5°程度に設定する．

・股継手の位置（カナダ式股義足用）：45°

股義足の場合，股継手の位置は矢状面では正常股関節軸より45°前下方に取り付ける．このことにより，立位時にまっすぐ荷重するだけで股継手が伸展する方向へ力が加わり安定性を得ることができる．

・toe out（足部）：5～15°

足部における外旋角度のこと．明確な基準はない．5～15°外向きにするのが一般的だが，これには議論もあり，健側と同じ角度に合わせるという説もある．

文献

・日本整形外科学会，ほか（監修）：義肢装具のチェックポイント 第7版．医学書院，2007

関連項目

・大腿脛骨角 ➡ 203頁

（細見雅史）

下肢切断者の活動度評価表

下肢切断者の活動度を数値化して客観的に評価

対象	切断	尺度	仮間隔	構成	+50（活動性高）～-70（低）
障害	IADL（D）	方法	質問紙（自記式）	重要度	★★★

概要 下肢切断者の活動性を，自己装着の可否，装着時間，歩行補助具・車いすの使用状況，歩行距離，階段昇降，住環境，職業・作業内容，余暇活動，扶養家族の有無，手段的日常生活動作（IADL）など，さまざまな条件について，加算もしくは減算にて判定．より客観的な下肢切断者の活動性の評価として利用されている．

評価値の意味 -70～+50で表す．点数が大きいほど活動度が高い．7つの項目があるが，項目によって加算，減算の程度はさまざま．

文献
・Day HJ：The assessment and description of amputee activity. Prosthet Orthot Int 5：23-28，1981

関連項目
・老研式活動能力指標 ➡ 151頁
・幻肢分類 ➡ 232頁

(中村美里)

Orthotics and Prosthetics National Office Outcomes Tool(OPOT)

下肢切断者の QOL と機能の評価

対象	切断	尺度	仮間隔	構 成	100(満足)～0(不満)
障害	QOL(H)	方法	質問紙(自記式)	重要度	★

概要 下肢切断者の QOL と機能を評価するために開発された．13の質問票について，各々100点で評価．13の質問は，装具会社と適切な時期に予約が取れる，会社の場所，会社のスタッフの丁寧さ，待ち時間，など．

評価値の意味 点数が高いほど満足度が高いことを意味する．

文献
・Hart DL：Orthotics and Prosthetics National Office Outcomes Tool (OPOT)：initial reliability and validity assessment for lower extremity prosthetics. J Prosthet Orthot 11：101-111，1999

関連項目
・下肢切断者の活動度評価表 ➡ 230頁
・PEQJ(Prosthesis Evaluating Questionnaire：Japanese Version) ➡ 次々項
・Modified Health Assessment Questionnaire(MHAQ) ➡ 243頁

(島田眞一)

PEQJ(Prosthesis Evaluating Questionnaire：Japanese Version)

義足使用者用の QOL 評価法

対象	切断	尺度	間隔	構 成	100(最良)～0(最悪)
障害	QOL(H)	方法	質問紙(自記式)	重要度	★★

概要 PEQ は義足使用者に関連する健康関連 QOL の尺度．2004年，飛松らにより日本語版の PEQJ が開発された．信頼性，妥当性は証明されている．一部の質問のみを使用することも可能であり，義足使用者の QOL の実態調査としても使用可能である．①義肢に関連する質問(22項目)，②感覚に関する質問(16項目)，③義足使用における社会的・情動的観点(11項目)，④移動能力(15項目)，⑤生活における満足(7項目)，⑥義肢に問題があるときの日常生活動作(ADL)能力(3項目)，⑦義足の重要性(10項目)の計84項目の設問からなる．それぞれ

の設問のほとんど(②の一部は除く)はビジュアルアナログスケール(VAS)(0〜100)により回答する形式をとっている．各設問は歩行，外見，挫折感，周囲の反応，対側の状態，社会的重荷，音，使い勝手，生活の満足の9個の妥当性を検討された下位尺度からなる．

評価値の意味 下位尺度ごとに，その尺度に属する設問の得点を平均することにより，0〜100点で採点される．

文献
- 飛松好子：PEQJ. 岩谷 力，ほか(編)：障害と活動の測定・評価ハンドブック—機能からQOLまで. pp150-156, 南江堂, 2005

関連項目
- ビジュアルアナログスケール ➡ 387頁
- SF-36 ➡ 481頁
- Sickness Impact Profile(SIP) ➡ 481頁
- The Nottingham Health Profile(NHP) ➡ 483頁

(松本憲二)

幻肢分類
幻肢の感覚障害に関する分類

対象	切断	尺度	名義	構成	分類
障害	その他	方法	観察	重要度	★★

概要 四肢の切断や関節離断後に存在しないはずの手足があるように感じる現象を幻肢というが，脊髄損傷や脳卒中などのように四肢の欠損がなくても出現することが知られている．大塚ら(1985)は幻肢の形を記録し(幻肢投影法)，その型を5つの型に分類した．

評価値の意味
- Ⅰ型(実大型)：幻肢がほぼ元の四肢の形態を残しているもの
- Ⅱ型(遊離型)：幻肢が切断端より遊離し，部分的に残っているもの
- Ⅲ型(断端密着型)：幻肢が縮小して切断端に密着しているもの
  ①Ⅲ-ⅰ〔手(足)部型〕：幻肢の手(足)関節より末端が切断端に密着しているもの
  ②Ⅲ-ⅱ〔手(足)指部型〕：幻肢の手(足)指部が切断端に密着しているもの
- Ⅳ型(痕跡型)：幻肢が切断端に痕跡程度に残っているもの
- Ⅴ型(断端嵌入型)：幻肢が切断端のなかに嵌入しているもの

文献
- 大塚哲也：切断肢に伴う幻肢，幻肢痛. 整形外科MOOK No.40, pp152-159, 金原出版, 1985

関連項目
- Pain and Distress Scale ➡ 393頁

(島田眞一)

8

膠原病

関節リウマチ診断基準
Criteria for the Classification of Rheumatoid Arthritis
(ACR, 1987)

理学所見，血液検査などから RA をスクリーニング					
対象	膠原病	尺度	N/A	構成	数値(項目数)
障害	疾患	方法	診察	重要度	★★★★★

概要 ①朝のこわばり，②3か所以上での関節腫脹，③手の関節腫脹，④対称性関節腫脹，⑤リウマトイド結節，⑥血清リウマトイド因子陽性，⑦典型的 X 線像，の7項目を評価する．

評価値の意味 7項目のうち，4項目以上について該当している場合，関節リウマチ(RA)とみなす．①〜④は少なくとも6週間持続していなければならない．この基準で RA のスクリーニングをした場合，特異度は高いものの，感度が不十分であるとの指摘もある(感度46〜71%)．RA は早期からの治療介入が必要であり，見落としに注意が必要である．

文献
・Arnett FC, et al：The American Rheumatism Association 1987 revised criteria for the classification of rheumatoid arthritis．Arthritis Rheum 31：315-324，1988 ⇒原典．

関連項目
・ランスバリーの活動性指数 ➡ 237 頁
・ラーセン分類 ➡ 238 頁
・スタインブロッカーの Stage 分類 ➡ 239 頁
・スタインブロッカーの Class 分類，関節リウマチの機能分類 ➡ 243 頁

(宮越浩一)

DAS28(Disease Activity Score)

RA の活動性評価法の1つ					
対象	膠原病	尺度	仮間隔	構成	0(低活動)〜10(高活動)
障害	疾患	方法	診察	重要度	★★★

概要 欧州リウマチ学会(EULAR)で考案された関節リウマチ(RA)の疾患活動性の指標．複数の指標を組み合わせて RA の活動性を絶対的な数値で表現する目的で作成され，改良が重ねられた．全身28(肩，肘，手，膝，MP，PIP)関節における疼痛関節数，腫脹関節数，患者総合ビジュアルアナログスケール(VAS)，赤血球沈降速度(ESR)または C 反応性蛋白(CRP)にて評価する．

評価値の意味
〈ESR を用いる式〉
・$DAS28 = 0.56 \times \sqrt{(T28)} + 0.28 \times \sqrt{(S28)} + 0.70 \times \ln(ESR) + 0.014 \times (GH)$

(T：疼痛関節数，S：腫脹関節数，GH：患者総合 VAS)

〈CRPを用いる式〉
・$DAS28 = 0.56 \times \sqrt{(T28)} + 0.28 \times \sqrt{(S28)} + 0.36 \times \ln(CRP+1) + 0.014 \times (GH) + 0.96$

DAS28の値は，＞5.1を高活動性，＜3.2を低活動性，その間は中活動性とされる．また低活動のなかでも特に＜2.6は寛解状態にあると判断される．また，＞0.6の変化は測定誤差以上の変化とされ，＞1.2の増加（DAS28＞5.1の場合は0.6）があれば「疾患の再燃」と定義される．

文献
・Prevoo ML, et al：Modified disease activity scores that include twenty-eight-joint counts. Development and validation in a prospective longitudinal study of patients with rheumatoid arthritis. Arthritis Rheum 38：44-48, 1995

関連項目
・ランスバリーの活動性指数 ⇒ 237頁

（松本憲二）

シャープスコア
Sharp Score

RAによる手指・足趾の関節変形の点数化

対象	膠原病	尺度	順序	構成	1（軽度）～5（重度）
障害	疾患	方法	画像診断	重要度	★★★★

概要
関節リウマチ（RA）における骨変化のscoring systemである．両手指27関節の骨びらんと関節裂隙の狭小化を計算する．骨びらんの程度と関節裂隙狭小化の程度を個別に評価可能である．両者の合計は総シャープスコアと呼ばれ，関節破壊の全体像が把握できる．スタインブロッカーのStage分類やラーセン分類と比較して手間はかかるものの，病状の変化に対する感受性は高い．

評価値の意味
〈骨びらんスコア〉
・1：わずかに骨びらんがみられる
・2～4：骨びらんの範囲で段階的に判定
・5：骨の完全な破壊がみられる

〈関節裂隙狭小化スコア〉
・0：正常
・1：疑いもしくは局所的
・2：50％以下の狭小化
・3：50％以上の狭小化または亜脱臼
・4：強直または脱臼

文献
・van der Heijde DM：Plain X-rays in rheumatoid arthritis；Overview of scoring methods, their reliability and applicability. Baillieres Clin Rheumatol 10：435-453, 1996

236　8. 膠原病

関連項目
・ラーセン分類 ➡ 238 頁
・スタインブロッカーの Stage 分類 ➡ 239 頁
・スタインブロッカーの Class 分類，関節リウマチの機能分類 ➡ 243 頁
(宮越浩一)

スキンスコア
modified Rodnan Total Skin Thickness Score(mRodnan TSS)
強皮症の重症度分類

対象	膠原病	尺度	仮間隔	構　成	0(正常)～51(重度)
障害	疾患	方法	診察	重要度	★★

概要　両上下肢・体幹 17 か所の皮膚硬化を調べて重症度を表すためのスコア．

評価値の意味　0 は正常皮膚で，皮膚硬化を認める場合にはさらに軽度(1)，中等度(2)，高度(3)の 3 段階に分け，両上下肢・体幹 17 か所の点数を合計して表す．最大値は 51 で，スコアが高いほど硬化領域が多いまたは重度．

文献
・Clements P, et al：Inter and intraobserver variability of total skin thickness score(modified Rodnan TSS) in systemic sclerosis. J Rheumatol 22：1281-1285, 1995
(土岐めぐみ)

SLE の活動性指数
SLE Disease Activity Index(SLEDAI)
SLE 特有の全身の症状をとらえるための評価法

対象	膠原病	尺度	順序	構　成	0(正常)～105(重度)
障害	疾患	方法	診察	重要度	★★★★

概要　全身性エリテマトーデス(SLE)の皮膚，内臓，全身にわたる多彩な症状を全体的な活動性として評価するシステム．

評価値の意味　病変を 1, 2, 4, 8 の 4 種類の重み付けに分け，それぞれを合計して SLEDAI スコアとする．8 にはけいれん，精神症状など 7 つの中枢神経症状と血管炎を，4 には関節炎，筋炎，尿円柱，血尿，蛋白尿，膿尿を，2 には皮疹，脱毛，胸膜炎，心膜炎，低補体血症，抗 DNA 抗体を，1 には発熱，血小板減少，白血球減少を挙げている．10 日前からの患者の状態による総合点数を疾患活動性とする．活動性は 0～105 点に分布するようになり，点数が高いほど活動性が高いことを意味する．

文献
・Bombardier C, et al：Committee on prognosis studies in SLE. Derivation of the SLEDAI；A disease activity index for lupus patients. Arthritis Rheum 35：630-640, 1992
(土岐めぐみ)

ACR コアセット
ACR Core Data Set

RA の薬効評価基準

対象	膠原病	尺度	仮間隔	構 成	0(正常)〜68(重度)
障害	疾患	方法	診察/画像診断/検体検査	重要度	★★★

概要 関節リウマチ(RA)の薬効評価法として作成されたもので RA の臨床評価に最低限必要な項目を定めている．①圧痛関節数，②腫脹関節数，③患者による疼痛評価，④患者による全般的活動性の評価，⑤医師による全般的活動性の評価，⑥患者による身体機能評価，⑦血沈または CRP の値，⑧ X 線所見の 8 項目でリウマチの活動性の評価を行う．①は 68 関節が対象で②は股関節を除く 66 関節が対象となる．③〜⑤は 10 cm のビジュアルアナログスケール(VAS)で③は「全く疼痛なし」が 0,「これまでで最も強い痛み」を 10 としている．④と⑤では「具合の悪いところがない」を 0,「これまでで最も具合が悪い」を 10 としている．⑥は QOL の評価である．HAQ, MHAQ, QWB, AIMS, MACTAR, MHIQ などの評価法を用いて患者が自己評価する．

評価値の意味 ①と②の項目で少なくとも 20% 以上の改善があり，③〜⑦のうち 3 つの項目で 20% 以上の改善が認められる場合 ACR 20(ACR 基準 20% の改善あり)と判定され，有効性を示す最低限の指標とされる．同様に ACR 50(患者の満足度を反映する指標), ACR 70(臨床的に寛解に近い指標)などと評される．この評価法は患者自身および医師による主観的な RA 活動性の全般的な評価が多く含まれている点で特徴的である．

文献
・Pincus T：The American College of Rheumatology(ACR) Core Data Set and derivative "patient only" indices to assess rheumatoid arthritis. Clin Exp Rheumatol 23：S109-S113, 2005

関連項目
・Michigan Hand Outcomes Questionnaire(MHQ) ➡ 188 頁
・Modified Health Assessment Questionnaire(MHAQ) ➡ 243 頁
・スタンフォード健康評価質問紙 ➡ 467 頁
・Quality of Well-being Scale(QWB, QWBS) ➡ 479 頁　　　　　(大田哲生)

ランスバリーの活動性指数
Lansbury Index

RA の活動性の評価

対象	膠原病	尺度	仮間隔	構 成	0(軽症)〜243(重症)
障害	疾患	方法	検体検査/診察	重要度	★★★★

概要 朝のこわばり，疲労，アスピリン量，握力，赤血球沈降速度

(ESR),関節点数の6項目の実測値をランスバリー指数換算表により%に換算する.現在本邦では,朝のこわばり,握力,赤沈,関節点数の4項目を用いて評価を行っていることが多い.%で表される数値の和をランスバリー指数と呼び,関節リウマチ(RA)の活動性や治療効果の判定に用いられる.

評価値の意味 数値が大きいほど,RAの活動性が高い.

文献
・Lansbury J:Report of a three-year study on the systemic and articular indexes in rheumatoid arthritis. Arthritis Rheum 1:505-522,1958

関連項目
・シャープスコア ➡ 235頁
・ラーセン分類 ➡ 次項
・ビジュアルアナログスケール ➡ 387頁

(宮越浩一)

ラーセン分類
Larsen Classification

RAにおける関節破壊の評価方法

対象	膠原病	尺度	順序	構成	Grade 0(正常)〜Ⅴ(重度)
障害	疾患	方法	画像診断	重要度	★★★

概要 関節ごとに用意されたstandard filmを参照して,関節リウマチ(RA)による関節破壊の程度をGrade 0〜Ⅴの6段階で評価する.standard filmは,肩・肘・手関節,手指,股・膝・足関節,足趾,距骨について用意されている.スタインブロッカーのStage分類と異なり,関節ごとの評価が可能であり,手術適応の検討の際にも有用である.

評価値の意味

・Grade 0:正常
・Grade Ⅰ:軽度異常
・Grade Ⅱ:初期の異常
・Grade Ⅲ:中等度の関節破壊
・Grade Ⅳ:高度の関節破壊
・Grade Ⅴ:ムチランス変形

文献
・Larsen A, et al:Radiographic evaluation of rheumatoid arthritis and related conditions by standard reference films. Acta Radiol Diagn 18:481-491,1977 ⇒原典.

関連項目
・シャープスコア ➡ 235頁
・スタインブロッカーのStage分類 ➡ 239頁
・スタインブロッカーのClass分類,関節リウマチの機能分類 ➡ 243頁

(宮越浩一)

スタインブロッカーのStage分類

RAにおける関節破壊の評価方法

対象	膠原病	尺度	順序	構 成	Ⅰ(軽度)～Ⅳ(重度)
障害	疾患	方法	画像診断	重要度	★★★★★

概要 臨床所見とX線所見から関節リウマチ(RA)の病期を決定する方法．最も進行した関節のStageにより評価を行う．簡便な方法であり，広く用いられている．しかし，単関節の所見のみでRAの評価を行うこと，骨粗鬆症の所見のみがある場合にStageⅠとⅡの分類に難渋すること，StageⅡとⅢの差があいまいであるという問題も含んでいる．

評価値の意味

〈StageⅠ：Early(早期)〉
・1：X線像に骨破壊像がない*
・2：X線上に骨粗鬆症はあってもよい

〈StageⅡ：Moderate(中等度)〉
・1：X線上に骨粗鬆症がある．軽度の軟骨下骨破壊や軽度の軟骨組織破壊を伴ってもよい*
・2：関節可動域は制限されてもよいが，関節変形はみられない*
・3：関節周辺の筋萎縮がある
・4：結節や腱鞘炎などの関節以外の軟部組織の病変を伴ってもよい

〈StageⅢ：Severe(重度)〉
・1：X線上，骨粗鬆症に加えて軟骨や骨の破壊を示す所見がある*
・2：亜脱臼，尺側偏位あるいは過伸展などの関節変形がみられるが，線維性あるいは骨性の強直はみられない*
・3：高度の筋萎縮がある
・4：結節や腱鞘炎などの関節外の軟部組織の病変を伴ってもよい

〈StageⅣ：Terminal(末期)〉
・1：線維性あるいは骨性の強直がある*
・2：StageⅢの基準を満たす

＊の項目は必ず満たしていることが必要．

文献
・Steinbrocker O, et al：Therapeutic criteria in rheumatoid arthritis. JAMA 140：659, 1949

関連項目
・シャープスコア ➡ 235頁
・ラーセン分類 ➡ 238頁
・スタインブロッカーのClass分類，関節リウマチの機能分類 ➡ 243頁

(宮越浩一)

日本整形外科学会リウマチ膝治療成績判定基準

膝関節疾患の治療成績を機能障害,能力障害により評価

対象	膠原病	尺度	仮間隔	構 成	100(軽度)〜0(重度)
障害	体幹・下肢機能(I)	方法	面接	重要度	★★

概要 日本整形外科学会により作成された治療効果判定基準であり,整形外科医を中心に国内で多く用いられている.疼痛(40点),可動域(12点),大腿四頭筋筋力(20点),平地歩行(20点),階段昇降(8点)の5項目につき,与えられた選択肢から最も近いものを選択する.合計点により膝関節の機能を評価する.類似する評価法として,日本整形外科学会変形性膝関節症治療成績判定基準があるが,「変形性膝関節症治療成績=0.8×リウマチ膝治療成績+10」の計算式により大まかな換算が可能とされている.

評価値の意味 合計点は0〜100点となる.合計点が高いほど,関節の機能は良好である.

文献
・日本整形外科学会(編):日本整形外科学会評価基準・ガイドライン・マニュアル集. p65, 日本整形外科学会, 1999

関連項目
・日本整形外科学会変形性膝関節症治療成績判定基準 ➡ 202頁
・米国膝学会膝評価表 ➡ 202頁 (宮越浩一)

日本リウマチ財団薬効検定委員会疼痛点数

RAによる疼痛を4段階で評価

対象	膠原病	尺度	順序	構 成	0(軽度)〜3(重度)
障害	疼痛(I)	方法	質問紙(自記式)	重要度	★★★

概要 関節リウマチ(RA)による疼痛の簡便な評価法.就寝前に1日を振り返って,日常動作に伴う疼痛を0〜3点の4段階で患者自身が評価する.1週間の平均点数を痛みの程度とする.

評価値の意味
・0:痛くない
・1:少し痛いが日常生活が普通にできる
・2:痛いので日常生活が困難
・3:何もせず安静にしてもうずく

文献
・日本リウマチ協会,ほか(編):リウマチの診断と治療. pp49-52, 日本リウマチ協会, 1987

関連項目
・ランスバリーの活動性指数 ➡ 237頁
・ビジュアルアナログスケール ➡ 387頁 (宮越浩一)

The Sequential Occupational Dexterity Assessment (SODA)

RAを対象とした，巧緻性と疼痛のための評価スケール

対象	膠原病	尺度	仮間隔	構 成	複合
障害	上肢機能(I)	方法	運動課題/質問紙(自記式)	重要度	★★★★

概要 1996 年にオランダで開発された，関節リウマチ（RA）のための能力低下の評価尺度．「グラスに水を注ぐ」などの日常生活課題 12 項目からなり，8 つの両手課題と 4 つの片手課題を含む．「作業の客観的評価」と「患者自身の困難さの自覚」を合計し，評価得点を算出する．また，課題遂行時の疼痛の有無を疼痛スコアで表す．所要時間は 15 分程度で，巧緻性評価の簡便な方法である．

評価値の意味 得点範囲は巧緻性スコアで 0〜108 点，疼痛スコアで 0〜12 点．高得点ほど巧緻性が高く，低得点ほど疼痛が弱いことを示す．

文献
・Van Lankveld W：Sequential Occupational Dexterity Assessment (SODA)；a new test to measure hand disability. J Hand Ther 23：27-32，1996

関連項目
・Modified Health Assessment Questionnaire(MHAQ) ⇒ 243 頁
・Arthritis-Impact-Measurement-Scales-(AIMS)-Version-2.0 ⇒ 244 頁

(水口裕香子)

International Society for Nephrology/Renal Pathology Society のループス腎炎分類

ループス腎炎の分類

対象	膠原病	尺度	名義	構 成	分類
障害	疾患	方法	検体検査	重要度	★

概要 ループス腎炎は全身性エリテマトーデス（SLE）に合併する腎炎で，免疫複合体がメサンギウム領域，内皮下，上皮下などに沈着し，炎症が惹起されることで発症する．ループス腎炎は SLE 患者の 50〜80％に合併する．2002 年に国際腎臓学会（International Society of Nephrology；ISN）と国際腎病理学会（Renal Pathology Society；RPS）が中心となり，分類の基本となる用語の定義を明確にし，単純で教えやすく，再現性のある分類を目指した改訂が行われた．

評価値の意味
・I 型：微小メサンギウムループス腎炎
・II 型：メサンギウム増殖性ループス腎炎
・III 型：巣状ループス腎炎
  III（A）型：巣状増殖性，III（A/C）型：巣状増殖性および硬化性，III

(C)型：巣状硬化性
・Ⅳ型：びまん性ループス腎炎
Ⅳ-S(A)型：びまん性分節性増殖性，Ⅳ-G(A)型：びまん性全節性増殖性，Ⅳ-S(A/C)型：びまん性分節性増殖性および硬化性，Ⅳ-G(A/C)型：びまん性全節性増殖性および硬化性，Ⅳ-S(C)型：びまん性分節性硬化性，Ⅳ-G(C)型：びまん性全節性硬化性
・Ⅴ型：膜性ループス腎炎
・Ⅵ型：進行した硬化性ループス腎炎

文献
・槇野博史：ループス腎炎のISN/RPS改訂分類. 内科 95：421-426，2005

関連項目
・クレアチニンクリアランス ➡ 530頁

(新井秀宜)

日本リウマチ財団薬効検定委員会によるADL評価法

RA患者のADL評価法

対象	膠原病	尺度	仮間隔	構成	0(正常)～40(重度)
障害	疾患/ADL(D)	方法	質問紙(自記式)	重要度	★★

概要 関節リウマチ(RA)の日常生活動作(ADL)評価法．上下肢のADL 5項目について5段階(0～4点)の点数評価を集計し症状を判断するもの．項目内容は上肢で，「水道の蛇口をひねる」「髪をとく」「手ぬぐいをしぼる」「水がいっぱい入ったやかんを持ち上げる」「服の着脱」の5項目で，下肢は，「寝床から起き上がる」「3分くらい歩く」「階段の昇り降り」「床のものを拾うためにしゃがむ」「畳や床の上に座る」の5項目で，計10項目の質問から構成される．障害のADL状態の把握や，治療の効果判定にも用いられる．通常はSteinbrockerのclass分類やAIMS，mHAQなどと併用されることが多い．

評価値の意味
・0：普通の人と同じにできる
・1：あまり不便を感じない
・2：不便を感じることが多い
・3：人に手伝ってもらえばできる
・4：全くできない
10項目の合計を0(正常)～40(重度ADL障害)で評価する．

文献
・米本恭三，ほか(編)：別冊リハビリテーションにおける評価 Ver.2. 臨床リハ別冊，医歯薬出版，2001

関連項目
・スタインブロッカーのClass分類，関節リウマチの機能分類 ➡ 243頁
・Modified Health Assessment Questionnaire(MHAQ) ➡ 243頁
・Arthritis-Impact-Measurement-Scales-(AIMS)-Version-2.0 ➡ 244頁

(谷田夏奈)

スタインブロッカーの Class 分類，関節リウマチの機能分類

RA による ADL の障害を 4 段階で評価

対象	膠原病	尺度	順序	構　成	Ⅰ(軽度)～Ⅳ(重度)
障害	ADL(D)	方法	面接	重要度	★★★★★

概要 関節リウマチ(RA)による日常生活動作(ADL)障害の評価法．古くから用いられている．患者より聴取した ADL の状態に最も近いものをⅠ～Ⅳの4つの選択肢から選択する．4段階評価で簡便であるが，感度が低いという問題がある．

評価値の意味
- Class Ⅰ：身体機能に不自由なし，通常の仕事が可能
- Class Ⅱ：動作の際に，1か所以上の関節に苦痛があったり，運動制限はあるが，普通の活動が可能
- Class Ⅲ：普通の仕事や身のまわりのことがごくわずかにできるか，あるいはほとんどできない状態
- Class Ⅳ：寝たきり，あるいは車いすに座ったきり，身のまわりのこともできない状態

文献
- Steinbrocker O, et al：Therapeutic criteria in rheumatoid arthritis. JAMA 140：659, 1949

関連項目
- ランスバリーの活動性指数 ➡ 237 頁
- スタインブロッカーの Stage 分類 ➡ 239 頁
- Arthritis-Impact-Measurement-Scales-(AIMS)-Version-2.0 ➡ 244 頁

(宮越浩一)

Modified Health Assessment Questionnaire (MHAQ)

リウマチ患者の動作困難度を簡便に把握できる尺度

対象	膠原病	尺度	仮間隔	構　成	0(困難度低)～24(高)
障害	ADL(D)	方法	質問紙(自記式)	重要度	★★★★★

概要 日常生活動作(ADL)に関連する8項目で示された動作の困難度を0(何の困難もない)～3(できない)の4段階で自己評価をする尺度．点数の総和/回答したカテゴリー数の値を求める．本尺度は 20 の質問項目からなるスタンフォード健康評価質問紙(HAQ)を簡便にしたもので，HAQ との相関は高い($p < 0.001$)．

評価値の意味 高得点ほど困難度は高い．また，Pincus らは ADL の困難度と満足度の間に有意な相関を認めている．

文献
- Pincus T, et al：Assessment of patient satisfaction in activities of daily living using a modified Stanford Health Assessment Questionnaire. Arthritis Rheum 26：1346-1353, 1983

関連項目
・スタンフォード健康評価質問紙 ➡ 467 頁

(佐野恭子)

Arthritis Impact Measurement Scales (AIMS) Version 2.0

RA や関節炎に用いる包括的 QOL 評価法

対象	膠原病	尺度	順序	構 成	10（軽度）〜0（重度）
障害	QOL（H）	方法	質問紙（自記式）	重要度	★★

概要 関節リウマチ（RA）や関節炎に用いる包括的 QOL 評価法．移動，歩行，手指，上肢，身辺動作，家事動作，社交，家族支援，疼痛，精神的緊張，気分，健康観，満足度，障害観など，QOL に関する質問項目が 78 用意されている．質問項目ごとに 4〜5 段階の選択肢があり，それぞれ 0〜10 点の配点がなされている．

評価値の意味 最高の QOL には 0 点が与えられ，QOL が下がるごとに点数が高くなる．最低の QOL は 10 点となる．

文献
・Meenan RF, et al：AIMS 2. The content and properties of a revised and expanded Arthritis Impact Measurement Scales Health Status Questionnaire. Arthritis Rheum 35：1-10, 1992
・橋本 明, ほか：RA 患者の QOL；AIMS 2 改訂日本語版調査書を用いた他施設共同調査成績—Ⅰ．肢体不自由に関する諸因子の解析．リウマチ 41：9-24, 2001

関連項目
・スタンフォード健康評価質問紙 ➡ 467 頁
・SF-36 ➡ 481 頁

(宮越浩一)

9

呼吸器疾患

換気量，肺換気量
Pulmonary Ventilation, Respiratory Minute Volume

肺機能の指標の１つで，肺換気能を表すもの

対象	呼吸	尺度	間隔	構成	数値(L/分)
障害	呼吸機能(I)	方法	生理検査	重要度	★★★★

概要 呼吸により肺に出入りするガスの量．通常は１分間の呼気量を指す．単位は L/分．肺換気量(分時換気量)は，換気数/分と１回換気量の積で表す．肺胞換気量(alveolar ventilation；VA dot)は，換気数/分と(１回換気量－死腔)の積で表し，最大換気量(maximal voluntary ventilation；MVV)は，１分間に最大の努力をして換気した呼気の総量をいう．

評価値の意味 換気量の測定により呼吸器障害を評価できる．換気障害には，拘束性換気障害と閉塞性換気障害があり，拘束性換気障害は，間質性肺炎・肺線維症・胸膜疾患・横隔膜の運動障害などによる１回換気量の低下を意味する．肺換気量(毎分呼吸量)の正常値は，約６L/分(１回換気量 500 ml ×毎分呼吸数 12 回)．

% MVV(実測 MVV ÷標準 MVV)で 80%以上が基準となる．Baldwin の指標で，標準 MVV(L/分)は，男性では［86.5 －(0.552 ×年齢)］×体表面積，女性では［71.3 －(0.474 ×年齢)］×体表面積．正常値は約 125 － 170 L/分．

文献
・Ganong WF(著)，岡田泰伸，ほか(訳)：ギャノング生理学 原著 22 版．丸善，2006

関連項目
・１秒量 ➡ 次項

(宮崎博子)

１秒量
Forced Expiratory Volume($FEV_{1.0}$)

呼吸障害の程度を示す指標

対象	呼吸	尺度	間隔	構成	数値(%)
障害	呼吸機能(I)	方法	生理検査	重要度	★★★★★

概要 １秒量($FEV_{1.0}$)とは，最大吸気位から最大呼気位まで一気に呼出させたときの気量(努力性肺活量)の，呼出の始めから１秒間に呼出した気量をいう．１秒率($FEV_{1.0\%}$)は，努力性肺活量のうちで，１秒間に呼出した１秒量の割合である．１秒率は呼出障害の程度を示す指標の１つで，70%以下は閉塞性換気障害と判定される．

評価値の意味 １秒量，１秒率は閉塞性換気障害の程度を評価するために最も多く用いられる指標で，再現性が高く，有用性も高い．しかし，１秒率は必ずしも 70%が正常値ではなく，年齢とともに低下することが知られている．18～20 歳代では 80%以上，30～50 歳代は 75%，60

歳代 70% 以上が正常値といわれている．慢性閉塞性肺疾患(COPD)の診断および重症度分類は，ガイドラインでは 80% 以上をステージ I (軽症)，80% 以下をステージ II (中等症)，50% 以下をステージ III (重症)，30% 以下をステージ IV (最重症) としている．

文献
・毛利昌史，ほか：肺機能テキスト 第2版．p94，文光堂，2003
・松沢幸範：COPD の診断：呼吸機能―簡易肺機能検査でどこまで診断にせまれるか．治療 84：2327-2329, 2002

関連項目
・%肺活量 ➡ 250 頁

(眞渕 敏)

最大呼気口腔内圧/最大吸気口腔内圧
Maximum Expiratory Mouth Pressure(PEmax), Maximum Inspiratory Mouth Pressure(PImax)

呼吸筋力の指標

対象	呼吸	尺度	間隔	構成	数値(cmH_2O)
障害	呼吸機能(I)	方法	計測	重要度	★★★★★

概要 PEmax は最大呼気努力時の口腔内陽圧，PImax は最大吸気努力時の口腔内陰圧で，ともに呼吸筋力の指標として臨床で広く用いられている．測定は呼吸筋力計を使用する．測定方法は Black と Hyatt の方法が一般的．最大口腔内圧は真の呼吸筋力を測定しているのではなく，肺や胸郭の弾性収縮力の影響を受けるため注意が必要である．呼吸筋トレーニングの負荷量の設定(たとえば PImax の 40% の負荷)にも有用である．

評価値の意味
〈鈴木らの予測式〉
・男性：PEmax = 25.1 − (0.37×年齢) + (0.20×身長) + (1.20×体重)
　　　　PImax = 45.0 − (0.74×年齢) + (0.27×身長) + (0.60×体重)
・女性：PEmax = −19.1 − (0.18×年齢) + (0.43×身長) + (0.56×体重)
　　　　PImax = −1.5 − (0.41×年齢) + (0.48×身長) + (0.12×体重)
例) 40 歳，160 cm，50 kg の場合
・男性：PEmax = 102.3 cmH_2O，PImax = 88.6 cmH_2O
・女性：PEmax = 70.5 cmH_2O，PImax = 64.9 cmH_2O

文献
・Black LF, et al：Maximal respiratory pressures：Normal values and relationship to age and sex．Am Rev Resp Dis 99：696-702, 1969
・鈴木正史，ほか：最大呼気・吸気筋力の加齢変化．日胸疾会誌 35：1305-1311, 1997

関連項目
・1秒量 ➡ 246 頁
・%肺活量 ➡ 250 頁

(井谷祐介)

肺機能検査
Lung Function Tests

肺の換気機能を評価するための検査(スパイロメトリー)

対象	呼吸	尺度	間隔	構成	数値(複合)
障害	呼吸機能(I)	方法	生理検査	重要度	★★★★★

概要 スパイロメータを用いて肺の換気機能を評価する方法. スパイロメータによって肺気量分画(図のa)とフローボリューム曲線(図のb)が得られる. フローボリューム曲線とは努力性呼気曲線をもとに, 肺気量を横軸に, その気量に対応する気流速度を縦軸に表したものである. 努力性呼気曲線は最大吸気レベルから最大呼気レベルまでの強制呼気時の呼出量(努力性肺活量)から算出される.

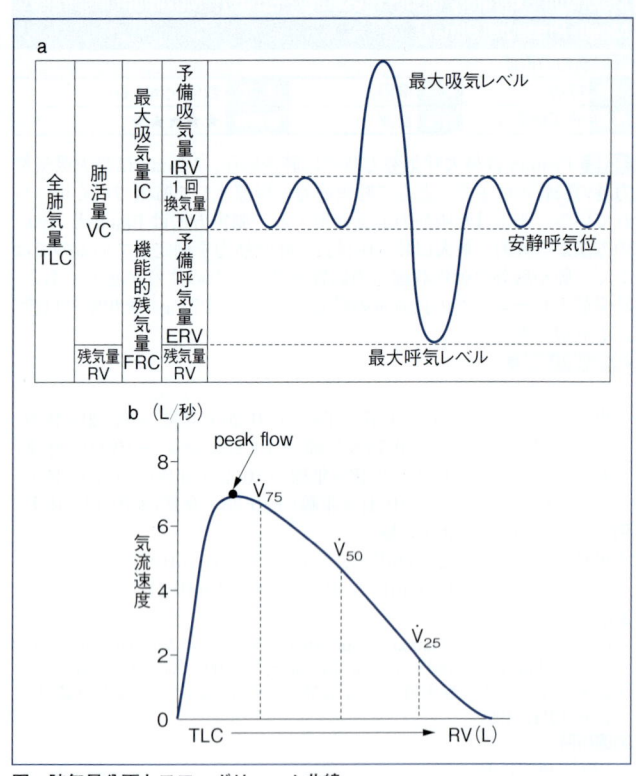

図 肺気量分画とフローボリューム曲線
a:肺気量分画, b:フローボリューム曲線

評価値の意味

〈各分画の参考値〉

1回換気量(TV)500 ml, 予備吸気量(IRV)3,100 ml, 予備呼気量(ERV)1,000 ml, 残気量(RV)1,300 ml, 最大吸気量(IC)3,600 ml, 機能的残気量(FRC)2,300 ml, 肺活量(VC)4,600 ml, 全肺気量(TLC)5,900 ml

〈フローボリューム曲線の見方〉

最大呼気速度($\dot{V}$max), 50%肺気量位の呼気流速($\dot{V}_{50}$), 25%肺気量位の呼気流速($\dot{V}_{25}$)

$\dot{V}$max は中枢気道の閉塞性障害を, $\dot{V}_{25}$は末梢気道の閉塞性障害を検出できる.

〈換気障害の分類〉

予測肺活量(Baldwin の式)

・男性:(27.63 − 0.112 ×年齢)×身長(cm)
・女性:(27.78 − 0.101 ×年齢)×身長(cm)

%肺活量(% VC) = 実測肺活量/予測肺活量× 100%

1秒率($FEV_{1.0\%}$) = 1秒量($FEV_{1.0}$)/努力性肺活量(FVC) × 100%

正常:% VC ≧ 80%, $FEV_{1.0\%}$ ≧ 70%

・拘束性換気障害:% VC < 80%
・閉塞性換気障害:$FEV_{1.0\%}$ < 70%

文献
・医療情報科学研究所(編):病気がみえる vol.4 呼吸器. pp146-151, メディックメディア, 2008
・小澤瀞司, ほか(総編集):標準生理学 第7版. 医学書院, 2009

関連項目
・1秒量 ➡ 246頁
・%肺活量 ➡ 250頁
・呼吸数 ➡ 387頁
・血液ガス検査 ➡ 532頁

(若杉樹史)

COPDの病期分類

GOLDのガイドラインに基づくCOPDの病期分類

対象	呼吸	尺度	順序	構成	Stage I(軽症)~ IV(最重症)
障害	呼吸機能(I)	方法	生理検査	重要度	★★★★★

概要
GOLD(Global Initiative for Chronic Obstructive Lung Disease)のガイドラインに則って分類される慢性閉塞性肺疾患(COPD)の病期分類. GOLD は COPD の予防・診断・治療を目的に設立された国際組織であり, 疾患の概念, 治療戦略についてガイドラインを発表している. スパイロメトリーの結果から, Stage I(軽症)~ IV(最重症)の4段階に分類される.

評価値の意味
・Stage I(軽症):$FEV_{1.0}$/FVC < 70%, $FEV_{1.0\%}$ ≧ 80%

- StageⅡ(中等症):$FEV_{1.0}/FVC < 70\%$,$50 \leq FEV_{1.0\%} < 80\%$
- StageⅢ(重症):$FEV_{1.0}/FVC < 70\%$,$30 \leq FEV_{1.0\%} < 50\%$
- StageⅣ(最重症):$FEV_{1.0}/FVC < 70\%$,$FEV_{1.0\%} < 30\%$ あるいは$\%FEV_{1.0} < 50\%$かつ慢性呼吸不全を伴う

(1秒率:$FEV_{1.0}/FVC$),(%1秒量:$FEV_{1.0\%}$)

文献
- Rabe KF, et al:Global strategy for the diagnosis, management, and prevention of chronic obstructive pulmonary disease:GOLD executive summary. Am J Respir Crit Care Med 176:532-555, 2007

関連項目
- 肺機能状態尺度 ➡ 251頁
- 修正版MRC息切れスケール ➡ 259頁
- Lung Information Needs Questionnaire(LINQ) ➡ 260頁
- Chronic Respiratory Disease Questionnaire(CRQ) ➡ 265頁
- St.George's Respiratory Questionnaire ➡ 265頁

(髻谷 満)

%肺活量
%VC

予測値に対する吸気と呼気の換気能力の程度

対象	呼吸	尺度	間隔	構成	数値(%)
障害	呼吸機能(I)	方法	生理検査	重要度	★★★★★

概要 最大吸気位から最大呼気位まで静かに呼出したときの吸気・呼気量を肺活量(vital capacity;VC)という.一気に呼出させる努力性肺活量(forced vital capacity;FVC)は,吸気・呼気の換気能力の程度を調べるために使われる.%肺活量(%VC)は,性別,身長および年齢によって予測値を求め,実測値と比較した値である.%VCが80%以下であれば拘束性換気障害と判定される.

評価値の意味 拘束性換気障害の程度は,%VCが74〜65%を軽度,64〜51%を中等度,50%以下を高度の障害と判定される.肺切除術や肺線維症では肺コンプライアンスが減少するため,最大呼気位に比べて最大吸気位の低下が顕著なため,VCが低下する.神経・筋疾患では,胸郭の伸展・収縮力が低下する結果,最大呼気位が増大し最大吸気位が減少するため,VCが低下する.重篤な肺気腫では,呼気時の気道閉塞による最大呼気位の増大が,肺の過膨張による最大吸気時の増大を上回るためにVCの低下が起こる.

文献
- 毛利昌史,ほか:肺機能テキスト 第2版.p94,文光堂,2003

関連項目
- 1秒量 ➡ 246頁

(眞渕 敏)

呼吸　251

肺機能状態尺度
Pulmonary Functional Status Scale(PFSS)

日常生活状態を詳細に評価できる COPD 患者の QOL スケール			
対象 呼吸	尺度 仮間隔	構成	15(正常)~3(重度)
障害 QOL(H)	方法 質問紙(自記式)	重要度	★★★

概要 呼吸不全患者〔主に慢性閉塞性肺疾患(COPD)〕の QOL 評価法である．自記式で日常生活状態を質問している．15 分程度で記載できる．オリジナルは 64 項目(1992)であったが，その後 35 項目に変更されている(1998)．①日常生活・社会面，②心理面，③交際面の 3 つの領域に分けられる．それぞれ項目数は異なり，①は 22 項目，②は 10 項目，③は 3 項目である．すべて 5 段階で答える．

評価値の意味 各領域はそれぞれの項目の平均点を使用する．①~③はそれぞれ 1~5 点で表わされ，合計点は 3~15 点となる．合計点が低いほど肺疾患による重度の障害を受けていることを示す．

文献
・Weaver TE, et al：Physiological and psychological variables related to functional status in chronic obstructive pulmonary disease. Nurs Res 41：286-291, 1992
・Weaver TE, et al：The development and psychometric evaluation of the Pulmonary Functional Status Scale： an instrument to assess functional status in pulmonary disease. J Cardiopulm Rehabil 18：105-111, 1998

関連項目
・Breathing Problems Questionnaire(BPQ) ⇒ 264 頁
・Pulmonary Functional Status and Dyspnea Questionnaire(PFSDQ) ⇒ 266頁

（森下慎一郎）

肺炎患者の危険度(Pneumonia Patients Outcome Research Team による)

肺炎の危険度ごとに治療の場を推奨			
対象 呼吸	尺度 間隔	構成	数値(点)
障害 疾患	方法 複合	重要度	★★

概要 米国感染症学会(IDSA)の市中肺炎ガイドラインでは，死亡率に相関する危険度を区分し，危険度ごとに推奨される治療の場を決定するようなシステムがとられている．危険度を算出するシステムは次の 19 項目から点数を合計することになっている．

〈背景〉
　①年齢：〔男性(50 歳を超えた)：年齢数，女性(50 歳を超えた)：年齢数 − 1 点〕，②ナーシングホーム居住者：+10 点

〈合併症〉
　③悪性腫瘍：+30 点，④肝疾患：+20 点，⑤うっ血性心不全：+10 点，⑥脳血管障害：+10 点，⑦腎疾患：+10 点

〈身体所見〉

⑧精神状態の変化：+20点，⑨呼吸数(30/分以上)：+20点，⑩収縮期血圧(90 mmHg 未満)：+20点，⑪体温(35℃未満または40℃以上)：+15点，⑫脈拍数(125/分以上)：+10点

〈検査値〉

⑬pH(7.35未満)：+30点，⑭BUN(10.7 mmol/L 以上)：+20点，⑮Na(130 mEq/L 未満)：+20点，⑯グルコース(13.9 mmol/L 以上)：+10点，⑰Ht(30%未満)：+10点，⑱PaO$_2$〔60 Torr 未満(SpO$_2$ 90%未満)〕：+10点，⑲胸水の存在：+10点

評価値の意味 表を参照のこと．

表　肺炎患者の危険度

危険度	点数	死亡率(%)	推奨される治療場所
I	点数なし	0.1	外来
II	70点以下	0.6	外来
III	71〜90点	2.8	短期入院
IV	91〜130点	8.2	入院
V	130点以上	29.2	入院

I〜III：軽度，IV：中等度，V：重度

文献

・Campbell GD：Commentary on the 1993 American Thoracic Society guidelines for the treatment of community-acquired pneumonia. Chest 115：14S-18S, 1999

関連項目

・ヒュー・ジョーンズ分類 ⇒ 258頁

(奥野太嗣)

呼吸商
Respiratory Quotient(RQ)

代謝過程を反映する指標

対象	呼吸/循環	尺度	間隔	構成	数値(RQ)
障害	呼吸機能(I)	方法	生理検査	重要度	★★★

概要　呼気ガスから生体内での燃焼物質を推定するための指標．生物が呼吸によって取り入れる酸素に対する，同一時間内に放出する二酸化炭素の容積比を表す．呼吸物質として燃焼される栄養物の種類によって異なり，炭水化物なら，$C_6H_{12}O_6 + 6O_2 \rightarrow 6CO_2 + 6H_2O + 675$ kcal から，$RQ = 6CO_2/6O_2 = 1.0$ となる．C：O の組成比が高い脂肪では約 0.7, 蛋白質では約 0.8 である．

評価値の意味　脳の RQ は 1.0 に近いことから，糖質が代謝されていることがわかる．胃液分泌中の RQ は，胃が静脈血中への排出量以上の CO$_2$ を動脈血から取り込むことにより負になる．運動時には過呼

吸および酸素負債によりRQは1.0以上に，運動後は酸素負債の返済のためO_2がより多く消費されてRQは0.5以下になる．Rは過呼吸で上昇し，激しい運動で2.0に達し，運動後には0.5以下に低下する．代謝性アシドーシスでは1.0を超えることもある．

文献
- Norwitz ER, et al：The control of labor. N Engl J Med 341：660-666, 1999
- Ganong WF(著), 岡田泰伸, ほか(編)：ギャノング生理学 原著22版. pp288-289, 丸善, 2006

関連項目
- 酸素負債 ➡ 283頁

(宮崎博子)

酸素化指数
P/F ratio

吸入気酸素濃度に対する動脈血中の酸素分圧の比

対象	呼吸/循環	尺度	間隔	構成	数値(ratio)
障害	呼吸機能(I)	方法	生理検査	重要度	★★★★★

概要 動脈血酸素分圧(PaO_2)を吸入気酸素濃度(FiO_2)で除したもので，正常値は400 mmHg以上である．高濃度酸素吸入が必要な場合(FiO_2が21％以上)に肺胞動脈血酸素較差($AaDO_2$)は肺のガス交換状態を正確に反映しない．そのため肺内ガス交換障害の程度を評価する際に推奨される．

評価値の意味 P/F ratioが500 mmHgで5％，100 mmHgで25％のシャントが存在する．20％なら肺内病変があり，30％では生命の危険がある．P/F ≦ 300 mmHgを急性肺障害(ALI)，P/F ≦ 200 mmHgを急性呼吸窮迫症候群(ARDS)とする．

文献
- 道免和久(編集主幹)：最新包括的呼吸リハビリテーション. pp74-75, メディカ出版, 2003
- 細田多穂, ほか(編)：疾患別・理学療法プログラム. 理学療法ハンドブック 改訂第3版 3巻セット. pp570-571, 協同医書出版社, 2000

関連項目
- 肺胞動脈血酸素較差($AaDO_2$) ➡ 255頁

(川本聖子)

酸素飽和度
Oxygen Saturation of Hemoglobin

酸素で飽和された血中ヘモグロビンの割合

対象	呼吸/循環	尺度	間隔	構成	数値(％)
障害	呼吸機能(I)	方法	検体検査	重要度	★★★★★

概要 血中ヘモグロビンのうち酸素で飽和されたものの割合をいい，

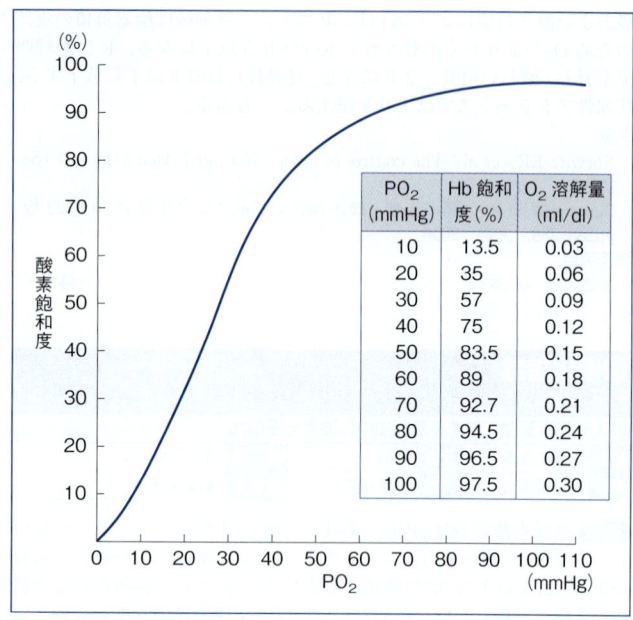

図 ヘモグロビンの酸素解離曲線

pH 7.40, 温度 38℃

PO_2 (mmHg)	Hb 飽和度 (%)	O_2 溶解量 (ml/dl)
10	13.5	0.03
20	35	0.06
30	57	0.09
40	75	0.12
50	83.5	0.15
60	89	0.18
70	92.7	0.21
80	94.5	0.24
90	96.5	0.27
100	97.5	0.30

(Comroe JH, et al：The Lung：Clinical Physiology and Pulmonary Function Tests 2nd ed. Year Book Medical Publishers, 1962)

酸素飽和曲線(酸素解離曲線)の縦軸(SpO_2)で表される(図)．血中酸素飽和度は，肺で酸素化直後の肺静脈が最も高く，組織への酸素供給とともに低下し，静脈血が最も低値となる．ヘモグロビン中の鉄原子は，酸素と結合した後も2価イオンのまま存在し〔酸化(oxidation)では3価になる〕，これを酸素化(oxygenation)という．動脈血の血液ガス分析で直接PO_2(PaO_2)を求めるほか，パルスオキシメータを用いて経皮的にPaO_2と相関するSpO_2を測定し，指標とする．単位は%．

評価値の意味 SpO_2は，肺静脈で100%，動脈血で95%以上，静脈血で40%台が一般的．年齢とともにある程度生理的に低下する．医学的には，動脈血のPO_2(PaO_2)＝60 Torr 以上を正常とし，これに相当するパルスオキシメータでのSpO_2＝88%を維持することを目標とする．

文献
・Comroe JH, et al：The Lung：Clinical Physiology and Pulmonary Function Tests 2nd ed. Year Book Medical Publishers, 1962

(宮崎博子)

動脈血酸素飽和度（SpO₂）

血液中のヘモグロビンによる酸素運搬率

対象	呼吸/循環	尺度	間隔	構 成	数値（%）
障害	呼吸機能(I)	方法	計測	重要度	★★★★★

概要 パルスオキシメータは，血液の色から，心拍ごとに指先やその他の末梢組織に送り込まれる SpO_2 を非侵襲的に測定する．血液を流れる物質のなかには酸素を運ぶヘモグロビンがあるが，SpO_2 は，血液にあるヘモグロビンのうち，何%が酸素を運んでいるかを示している．ヘモグロビンは酸化・還元によって酸素を運搬しており，「酸化されると赤色光の吸収が減って赤外光の吸収が増える」「還元されると赤色光の吸収が増えて赤外光の吸収が減る」という光学的特性変化がある．この性質を利用して動脈の酸素飽和度を測定している．通常，低酸素血症などの呼吸器系のモニタであるが，組織灌流が低下した場合 SpO_2 も低下するため，組織灌流の指標として循環器系のモニタともなりうる．

評価値の意味 酸素分圧（PO_2）とヘモグロビンの酸素飽和度（SpO_2）の関係を示したものに酸素解離曲線がある．SpO_2：100%は PO_2：100 Torr に，SpO_2：90%は PO_2：60 Torr の値にほぼ一致している．SpO_2：90%以下は低酸素血症の状態に当てはまり，酸素療法の適応となる．SpO_2：80%，PO_2：50 Torr になるとチアノーゼが出現する．生命維持のための最低安全限界は SpO_2：70%，PO_2：40 Torr とされている．余裕を持って安全に管理するためには SpO_2：90%，PO_2：60 Torr 程度が酸素含有量も十分あり許容される値である．これ以下になれば酸素解離曲線からみても酸素含有量は急激に低下する．

文献
・西野 卓（編）：人工呼吸療法 最近の進歩．p97，克誠堂，2000　　（眞渕 敏）

肺胞動脈血酸素較差（AaDO₂）

肺におけるガス交換障害の指標

対象	呼吸/循環	尺度	間隔	構 成	数値（Torr）
障害	呼吸機能(I)	方法	検体検査	重要度	★★★★★

概要 肺胞気酸素分圧（P_AO_2）と動脈血酸素分圧（P_aO_2）の差のこと．体内の酸素化を測定する一般的な方法であり，肺におけるガス交換の指標となる．計算式は次の通り．

・$AaDO_2 = P_AO_2 - P_aO_2$

P_aO_2 は血液ガスにて測定できるが，P_AO_2 は計算が必要となる．

・$P_AO_2 = [FiO_2 \times (Patm - PH_2O)] - (PaCO_2 \div R)$

（FiO_2：酸素濃度，Patm：大気圧，PH_2O：肺胞水蒸気分圧，$PaCO_2$：動脈血炭酸ガス分圧，R：呼吸商）

したがって，大気圧（760 mmHg）で 37℃（水蒸気圧 47 mmHg），室

内空気 21％（$FiO_2=0.21$），呼吸商 0.8 の場合，次のようになる．

・$PaO_2 = [0.21 \times (760-47)] - (PaCO_2 \div 0.8) = 150 - (PaCO_2 \div 0.8)$

評価値の意味 肺胞レベルでのガス交換障害があると $AaDO_2$ が増大する．正常は 10 Torr であり，大きいほど酸素化が悪いことを示す．$AaDO_2$ が増大している場合，その原因には換気血流比不均等分布，拡散障害，シャントのいずれかを考える．

文献
・Peter D, et al：A Simple Guide to Blood Gas Analysis. BMJ Books, 1997

関連項目
・血液ガス検査 ➡ 532 頁　　　　　　　　　　　　　　　　　　　（山内真哉）

12 分間歩行距離テスト
12-Minute Walking Test

12 分間の最大歩行距離を測る全身持久力評価法

対象	呼吸/循環	尺度	間隔	構　成	数値(m)
障害	体力(D)	方法	運動課題	重要度	★★★

概要 健常者の 12 分間走行テストを参考に，慢性気管支炎患者の運動負荷試験として開発された．対象者の全身持久力を 12 分間の最大歩行距離として測定する．実施方法が簡便でありながら障害度や治療効果の評価として有用で，心疾患患者や高齢者などにも広く使用された．後に 6 分間に短縮したテストとの高い相関が報告され，対象者への負担がより少ない 6 分間歩行距離テストが多用されるようになった．

評価値の意味 40〜70 歳の慢性気管支炎患者では 238〜1,463 m，平均約 950 m（McGavin ら）．これまでのところ，参照すべき統制された健常者の値は得られていない．参考として，陸上競技である 3,000 m 競歩では世界記録，日本記録ともに 12 分を下回る．

文献
・McGavin CR, et al：Twelve-minute walking test for assessing disability in chronic bronchitis. Br Med J 1：822-823, 1976
・竹島伸生，ほか：高齢者の全身持久性評価における種々の間接法の妥当性．体力科學 41：295-303, 1992

関連項目
・漸増シャトルウォーキングテスト ➡ 257 頁
・6 分間歩行距離テスト ➡ 257 頁　　　　　　　　　　　　　　　（白銀　暁）

漸増シャトルウォーキングテスト
Incremental Shuttle Walking Test(ISWT)

COPD 患者のために開発された体力・歩行能力テスト

対象	呼吸	尺度	間隔	構成	数値(m)
障害	体力(D)	方法	運動課題	重要度	★★★★★

概要 ISWT は慢性閉塞性肺疾患(COPD)の運動耐容能を測定するために英国の Singh らにより提唱された 10 m のコースの間を繰り返し歩く症候限界性テスト．その結果は歩行能力の評価，運動処方，リハビリテーション効果の指標としても用いられる．被検者の歩く速さはスピーカーから流れる電子音によって決定され，その速さは 1 分ごとに漸増される．決められた時間内に 10 m の歩行ができなかった時点で終了し，運動耐容能の指標としては，総歩行距離または運動時間が用いられる．また，テストの前後で，心拍数，酸素飽和度，呼吸数，ボルグスケール(主観的運動強度)，下肢の疲労感を測定し記録する．テストの終了後には，これらの指標が試験開始前のレベルに回復する時間も計測する．6 分間歩行距離テストよりも省スペースで実施可能で，日本語翻訳版も発売されている．

評価値の意味 テスト終了時点までの総歩行距離(m)が結果となる．
・予測最大酸素摂取量(ml/kg/分) = 4.19 + 0.025 × ISWT の総歩行距離(m)

文献
・Singh SJ, et al：Development of a shuttle walking test of disability in patients with chronic airway obstruction．Thorax 47：1019-1024, 1992

関連項目
・6 分間歩行距離テスト ➡ 次項
・最大酸素摂取量 ➡ 281 頁

(松本憲二)

6 分間歩行距離テスト
Six-Minute Walking Test

世界的に使用される簡便な全身持久力評価法

対象	呼吸/循環	尺度	間隔	構成	数値(m)
障害	体力(D)	方法	運動課題	重要度	★★★★★

概要 対象者の全身持久力を 6 分間の最大歩行距離として測定する．12 分間歩行距離テストを参考に開発された．米国胸部学会によるガイドラインがある．対象は呼吸器・心疾患患者に限らず，高齢者などにも広く使用されている．最大酸素摂取量との高い相関があるとされ，歩行距離については種々の予測式が報告されている．

評価値の意味 男性は 60 歳代後半で平均約 623 m，70 歳代で約 573 m，女性は 60 歳代後半で約 573 m，70 歳代で約 527 m(文部科学省，平成 19 年度体力・運動能力調査結果より)．これまでのところ，参照

すべき統制された健常者の値は得られていない．300 m 未満が軽中等度の心不全患者における予後マーカーになりうるとの報告もある．

文献
- ATS Committee on Proficiency Standards for Clinical Pulmonary Function Laboratories：ATS statement：guidelines for the six-minute walk test. Am J Respir Crit Care Med 166：111-117，2002

関連項目
- 12分間歩行距離テスト ➡ 256頁
- 漸増シャトルウォーキングテスト ➡ 257頁
- 最大酸素摂取量 ➡ 281頁

(白銀 暁)

ヒュー・ジョーンズ分類
Hugh-Jones Exercise Test/Grade

運動時における呼吸困難の指標

対象	呼吸	尺度	順序	構成	I（軽度）〜V（重度）
障害	呼吸機能(I)	方法	診察	重要度	★★★★★

概要 本来は Fletcher による呼吸困難の重症度分類である．これを Hugh-Jones が運動時における呼吸困難の指標として用いたことから，呼吸障害の評価法として広く使用されるようになった．

- I度：同年齢の健常者とほとんど同様の労作ができ，歩行，階段昇降も健常者並みにできる
- II度：同年齢の健常者とほとんど同様の労作ができるが，坂，階段の昇降は健常者並みにはできない
- III度：平地でさえ健常者並みには歩けないが，自分のペースでなら 1.6 km 以上歩ける
- IV度：休みながらでなければ 50 m 以上歩けない
- V度：会話，着物の着脱にも息切れを感じる，息切れで外出できない

評価値の意味 呼吸困難度分類ではあるが，同時に日常活動性あるいは日常生活動作(ADL)の能力なども表現されるため，臨床状況の把握には有用で，優れた点である．しかし，非常に大まかな評価のため，各カテゴリーの幅が広すぎ，実際の患者に当てはめて評価する場合には，差が出にくいことがある．II度あるいはIII度は，非常に幅が広く，呼吸困難が改善してもヒュー・ジョーンズ分類は容易に変わることはない．また，III度とIV度の境界があいまいであり，1.6 km と 50 m の基準を厳密に考えれば，どちらにも該当しない場合が起きうる．

文献
- Fletcher CM：The clinical diagnosis of pulmonary emphysema：An experimental study. Proc R Soc Med 45：577-584，1952
- Hugh-Jones P：A simple standard exercise test and its use for measuring exertion dyspnoea. Br Med J 1：65-71，1952
- 三嶋理晃(編)：肺気腫―病態生理と臨床．pp105-116，金芳堂，1998

関連項目
・修正版 MRC 息切れスケール ➡ 次項
・Baseline Dyspnea Index(BDI)/Transitional Dyspnea Index(TDI)
　➡ 次々項　　　　　　　　　　　　　　　　　　　　　　　（眞渕　敏）

修正版 MRC 息切れスケール
modified Medical Research Council(m-MRC) Dyspnea Scale

呼吸困難を起こす身体活動レベルの評価

対象	呼吸	尺度	順序	構成	0(正常)〜4(重度)
障害	呼吸機能(I)	方法	質問紙(自記式)	重要度	★★★★

概要 British Medical Research Council により考案された MRC 息切れスケールの短縮版で，運動と自覚的息切れの程度を対応させたものである．本測定法は息切れを生じさせる身体活動レベルを表す5つの説明文からなる，自己記入式の尺度である．対象者は自身の息切れの程度に合致した段階〔0(息切れなし)〜4(とても重度な息切れ)〕を選択する．

評価値の意味 標準値についての報告はないが，健常者であれば 0(息切れなし)になるはずである．職業的な呼吸器疾患，慢性閉塞性肺疾患(COPD)，間質性肺疾患，喘息について，本測定法の有効性が確認されている．

文献
・Finch E(著)，望月 久，ほか(監訳)：リハビリテーション評価ガイドブック─帰結評価の考え方と進め方．pp112-113，ナップ，2004

関連項目
・ヒュー・ジョーンズ分類 ➡ 258頁
・Baseline Dyspnea Index(BDI)/Transitional Dyspnea Index(TDI)
　➡ 259頁　　　　　　　　　　　　　　　　　　　　　　　（眞渕　敏）

Baseline Dyspnea Index(BDI)/Transitional Dyspnea Index(TDI)

呼吸困難の重症度に関する継続的評価

対象	呼吸	尺度	仮間隔	構成	BDI：12(正常)〜0(重度)
					TDI：+9(改善)〜-9(悪化)
障害	呼吸機能(I)	方法	質問紙(自記式)	重要度	★★★

概要 ベースライン呼吸困難指数(BDI)は，一時点における呼吸困難の重症度の評価を目的に，推移期呼吸困難指数(TDI)は BDI の追跡を目的に作成された．患者は呼吸困難に関する質問への回答を求められる．いずれも「機能障害」「呼吸困難を誘発する仕事の強さ」「呼吸困難を誘発する努力度の大きさ」の3カテゴリーからなり，初回は BDI により各カテゴリーを 0(重度)〜4(障害なし)で判定し，BDI 焦点得

点(合計点)を出す.後の変化はTDIを用い,各カテゴリーを−3(大幅な悪化)〜+3(大幅な改善)で判定してTDI焦点得点(合計点)を出す.

評価値の意味 点数が低いほど,BDIでは呼吸困難が重度であること,TDIではベースライン期より呼吸困難が悪化していることを示す.BDI焦点得点について,慢性閉塞性肺疾患(COPD)患者と喘息患者の1秒量($FEV_{1.0}$),努力性肺活量(FVC),心不全患者の最大吸気圧と呼気圧,そのほかに最大酸素摂取量($\dot{V}_{O_{2max}}$)との相関が示唆されている.しかし,本検査の標準値・基準値の報告はない.

文献
・Finch E, et al(著),望月 久,ほか(監訳):リハビリテーション評価ガイドブック―帰結評価の考え方と進め方.pp110-111,ナップ,2004

関連項目
・ヒュー・ジョーンズ分類 ➡ 258頁
・修正版MRC息切れスケール ➡ 259頁

(道免和久)

酸素必要量指標
Oxygen Cost Diagram(OCD)

息切れによる活動の限界を把握

対象	呼吸	尺度	間隔	構成	100(正常)〜0(重度)
障害	ADL(D)	方法	質問紙(自記式)	重要度	★★★★★

概要 垂直に示した100 mmの直線の一側に,最低限の酸素消費(睡眠中)から最高度の消費(勢いよく坂道を登る)までの日常活動が記されている.息切れのためにこれ以上できない活動を目安に縦軸に印をつけ,0からの距離を測り,患者の呼吸困難の指標とする.

評価値の意味 勢いよく坂道を登れる健常者の数値は100 mmである.O'Brienら(1994)の報告では,慢性閉塞性肺疾患(COPD)患者の場合,軽度の呼吸機能障害(69 mm),中等度の障害(57 mm),重度の障害(46 mm)間を弁別することが可能とされている.

文献
・Finch E, et al(著),望月 久,ほか(監訳):リハビリテーション評価ガイドブック―帰結評価の考え方と進め方.pp171-172,ナップ,2004

関連項目
・ヒュー・ジョーンズ分類 ➡ 258頁
・修正版MRC息切れスケール ➡ 259頁

(道免和久)

Lung Information Needs Questionnaire(LINQ)

COPD患者の疾患管理に関する知識を評価

対象	呼吸	尺度	仮間隔	構成	複合
障害	疾患	方法	質問紙(自記式)	重要度	★★

概要 患者の教育は慢性閉塞性肺疾患(COPD)の疾患管理や呼吸リハ

ビリテーションでは最重要事項である．そこで，患者自らの疾患であるCOPDの疾患管理の知識の評価法として2006年に開発された．疾患の知識，治療薬，自己管理，喫煙，運動，食事の6領域・計17項目からなり，それぞれ，yes/noまたは3〜4段階での回答が用意されている．

(評価値の意味) 領域ごとに採点する(各領域の最高点は，疾患の知識：4点，治療薬：7点，自己管理：6点，喫煙：3点，運動：5点，食事：2点)．得点が高いほど知識が少ないことを示す．

文献
・Hyland ME, et al：The lung information needs questionnaire：development, preliminary validation and findings. Respir Med 100：1807-1816, 2006

関連項目
・Chronic Respiratory Disease Questionnaire(CRQ) ➡ 265頁
・St. George's Respiratory Questionnaire ➡ 265頁

(松本憲二)

長崎大学ADL評価表
Nagasaki University Respiratory ADL Questionnaire(NRADL)

慢性呼吸器疾患のADLの評価，外来版と入院版

対象	呼吸	尺度	仮間隔	構成	100(自立)〜0(全介助)
障害	ADL(D)	方法	観察/運動課題	重要度	★★★★★

(概要) 本邦における慢性呼吸器疾患患者の日常生活動作(ADL)評価方法の1つ．

【外来版】 食事，排泄，整容，入浴，更衣，屋内歩行，階段昇降，外出，荷物の運搬・持ち上げ，軽作業の10項目をそれぞれ動作速度と呼吸困難感，酸素投与量について0〜3点の4段階で評価し，かつ連続歩行距離を5段階で評価し，合計100点満点(ADL自立)で加算評価する．

〈動作速度〉
・3点：動作をスムーズに行うことができる
・2点：ゆっくりならば動作を行うことができる
・1点：動作の途中でひと休みしないとできない
・0点：その動作ができないか，かなり休みを取らないとできない

〈呼吸困難感〉
・3点：呼吸困難なし
・2点：軽度の呼吸困難を伴う(息切れはあるが会話が途切れることはない)
・1点：中等度の呼吸困難を伴う(息切れのため会話が途切れる)
・0点：高度の呼吸困難を伴う(息切れのため会話ができない)

〈酸素投与量〉
・3点：酸素投与を必要としない

・2点：1 L/分以下の酸素投与が必要
・1点：1〜2 L/分の酸素投与が必要
・0点：2 L/分以上の酸素投与が必要
〈連続歩行距離〉
・10点：1,000 m〜　　・2点：50〜200 m
・8点：500〜1,000 m　・0点：〜50 m
・4点：200〜500 m

【入院版】 食事，排泄，整容，入浴，更衣，病室内移動，病棟内移動，院内移動，階段昇降，外出・買い物の10項目をそれぞれ動作速度と呼吸困難感，酸素投与量について0〜3点の4段階で評価し，かつ連続歩行距離を5段階で評価し，合計100点満点(正常者)で加算評価する．配点は外来版と同じ．

評価値の意味 ADL自立が100点で，ADL全介助が0点．

文献
・千住秀明：呼吸リハビリテーション入門 第4版．神陵文庫，2004
・Yoza Y, et al：Development of an activity daily living scale for patients with COPD：the activity of daily dyspnoea scale. Respirology 14：429-435, 2009

関連項目
・COPDの病期分類 ➡ 249頁
・Chronic Respiratory Disease Questionnaire(CRQ) ➡ 265頁　　(児玉典彦)

Functional Performance Inventory(FPI)

COPD患者のADL・IADL評価

対象	呼吸	尺度	仮間隔	構成	260(正常)〜0(重度)
障害	ADL(D)/IADL(D)	方法	質問紙(自記式)	重要度	★★★

概要 慢性閉塞性肺疾患(COPD)患者が対象．ボディケア(9項目)，家事(21項目)，運動(7項目)，レクリエーション(11項目)，精神活動(5項目)，社会活動(12項目)のカテゴリーがある．4 point scaleで答える．

評価値の意味 合計点は0〜260点．点数が高いほど機能が高い．

文献
・Larson JL, et al：Reliability and validity of the functional performance inventory in patients with moderate to severe chronic obstructive pulmonary disease. J Nurs Meas 6：55-73, 1998
・Leidy NK：Psychometric properties of the Functional Performance Inventory in patients with chronic obstructive pulmonary disease. Nurs Res 48：20-28, 1999

関連項目
・Breathing Problems Questionnaire(BPQ) ➡ 264頁　　(新井秀宜)

London Chest Activity of Daily Living Scale(LCADL)

重症 COPD 患者の ADL 評価法

対象	呼吸	尺度	仮間隔	構成	0(正常)〜75(重度)
障害	ADL(D)	方法	質問紙(自記式)	重要度	★

概要 慢性閉塞性肺疾患(COPD)患者における日常生活動作(ADL)の呼吸困難感について行われる 15 項目の質問事項で,セルフケア,家庭,身体的,余暇の4つの構成要素からなる.0(どうしてもできない)〜5〔誰かがそれをやってくれる(もしくは助けてくれる)〕で評価する.

評価値の意味 より高い点数は ADL 上の最大の制限を意味する.

文献
・Garrod R, et al：Development and validation of a standardized measure of activity of daily living in patients with severe COPD：the London Chest Activity of Daily Living Scale(LCADL). Respir Med 94：589-596, 2000
・Garrod R, et al：An evaluation of the reliability and sensitivity of the London Chest Activity of Daily Living Scale(LCADL). Respir Med 96：725-730, 2002

関連項目
・長崎大学 ADL 評価表 ➡ 261 頁
・Chronic Respiratory Disease Questionnaire(CRQ) ➡ 265 頁　　(奥野太嗣)

Manchester Respiratory ADL Questionnaire(MRADL)

高齢の COPD 患者の ADL 評価

対象	呼吸	尺度	仮間隔	構成	21(自立)〜0(重度)
障害	ADL(D)/IADL(D)	方法	質問紙(自記式)	重要度	★

概要 高齢の慢性閉塞性肺疾患(COPD)患者の日常生活動作(ADL)評価に用いられる.移動性(7 項目),台所(4 項目),家事(6 項目),余暇活動(4 項目)の4つのカテゴリーから構成されている.自己採点方式で,各質問に対して,不可能,要介助,困難だが自立,自立のなかから選択する.

評価値の意味 不可能,要介助は 0 点,困難だが自立,自立は 1 点で採点し,0〜21 点で評価される.点数が高いほど ADL が高い.

文献
・Yohannes AM, et al：Reliability of the Manchester respiratory activities of daily living questionnaire as a postal questionnaire. Age Ageing 31：355-358, 2002

関連項目
・Breathing Problems Questionnaire(BPQ) ➡ 264 頁　　(新井秀宜)

Pulmonary Emphysema-ADL(P-ADL)

肺気腫患者の ADL 評価

対象	呼吸	尺度	仮間隔	構 成	208(軽度)〜0(重度)
障害	ADL(D)	方法	質問紙(自記式)	重要度	★★★★

概要 P-ADL は肺気腫患者用の評価表で,在宅の日常生活動作(ADL)について,食事,排泄,入浴,洗髪,整容,更衣,屋内歩行,階段および屋外歩行の 9 項目があり,酸素量,頻度,速度,息切れ,距離,達成方法の 6 指標を用いて評価する.それぞれの指標は原則として 5 段階評価で,総スコアは 208 点(0〜208 点).項目ごとにパーセントで算定した % P-ADL でも表示される.

評価値の意味 点数が高いほど ADL が高い.

文献
・日本呼吸管理学会呼吸リハビリテーションガイドライン作成委員会,ほか(編):呼吸リハビリテーションマニュアル—運動療法.照林社,2003

関連項目
・Pulmonary Functional Status and Dyspnea Questionnaire(PFSDQ)
  ➡ 266 頁

(新井秀宜)

Breathing Problems Questionnaire(BPQ)

COPD 患者の QOL 尺度

対象	呼吸	尺度	仮間隔	構 成	0(QOL 高)〜104(低)
障害	QOL(H)	方法	質問紙(自記式)	重要度	★★★

概要 慢性閉塞性肺疾患(COPD)患者の QOL の疾患特異的尺度である.次に挙げる 13 分野・33 項目の質問に答える.

・walking(歩行):3 項目
・bending or reaching(屈伸):2 項目
・washing and bathing(洗濯と入浴):2 項目
・household chores(家事):3 項目
・social interactions(社会参加):3 項目
・effects of weather or temperature(天気や気温の影響):4 項目
・effects of smells and fumes(臭いや煙の影響):2 項目
・effects of colds(寒さの影響):1 項目
・sleeping(睡眠):2 項目
・medicine(薬剤):2 項目
・dysphoric states(抑うつ状態):5 項目
・eating(食事):2 項目
・excretion urgency(排泄切迫):2 項目

評価値の意味 0〜104 点で評価される.高得点ほど QOL が低い.

文献
・池上直己,ほか(編):臨床のための QOL 評価ハンドブック.医学書院,

2001
- Hyland ME, et al：Domains, constructs and the development of the breathing problems questionnaire. Qual Life Res 3：245-256, 1994
- Abebaw M, et al：Predictors of 1-year mortality in patients discharged from hospital following acute exacerbation of chronic obstructive pulmonary disease. Age Ageing 34：491-496, 2005

関連項目
- Manchester Respiratory ADL Questionnaire (MRADL) ➡ 263頁
- Pulmonary Emphysema-ADL (P-ADL) ➡ 264頁　　　　　　　（新井秀宜）

Chronic Respiratory Disease Questionnaire (CRQ)
ガイドラインに記載された COPD に疾患特異的な健康関連 QOL 尺度

対象	呼吸	尺度	仮間隔	構成	7(良好)〜1(重度)
障害	QOL(H)	方法	面接	重要度	★★★★★

概要　慢性閉塞性肺疾患 (COPD) に疾患特異的な健康関連 QOL 尺度の1つ. 呼吸困難 (dyspnea)：5項目, 疲労 (fatigue)：4項目, 感情 (emotional function)：7項目, 病気に対する支配感 (mastery)：4項目の4領域・20項目からなる. 各項目は7段階のリッカートスケール (7点は全く障害なし) からなり, スコアは通常領域ごとの平均得点で示される.

評価値の意味　得点が高いほど健康関連 QOL がよい. 0.5以上の変化が有意な変化とされ, 1.0の変化が中等度 (moderate) の変化, 1.5の変化が大きな (large) 変化を意味する.

文献
- Guyatt GH, et al：A measure of quality of life for clinical trials in chronic lung disease. Thorax 42：773-778, 1987

関連項目
- 肺機能状態尺度 ➡ 251頁
- St. George's Respiratory Questionnaire ➡ 次項　　　　　　（松本憲二）

St. George's Respiratory Questionnaire
ガイドラインに掲載された COPD に特異的な健康関連 QOL 尺度

対象	呼吸	尺度	仮間隔	構成	0(良好)〜100(重度)
障害	QOL(H)	方法	質問紙(専門職)	重要度	★★★★★

概要　慢性閉塞性肺疾患 (COPD) に特異的な健康関連 QOL 尺度. 76項目からなり, それらの項目は症状 (symptoms：頻度・重症度), 活動 (activities：息切れを起こすあるいは息切れによって制限される活動), 影響 (impacts：社会的機能, 心理的障害) の3領域に分かれている. 症状は5段階のリッカートスケールで, 活動と影響は yes/no にて回答. 各項目は重み付けされ, 領域ごとの得点と総点でスコア化さ

れる．妥当性，信頼性，反応性が良好であることが示されている．
評価値の意味 最低 0 点，最高 100 点で，スコアが高いほど QOL が低いとされる．4 点以上の改善があれば有効な治療とされ，8 点以上の改善で中等度有効，12 点以上の改善があれば非常に有効な治療であるとされる．

文献
・Jones PW, et al：A self-complete measure of health status for chronic airflow limitation．Am Rev Respir Dis 145：1321-1327, 1992 ⇒原典

関連項目
・Chronic Respiratory Disease Questionnaire (CRQ) ➡ 265 頁　　（松本憲二）

Pulmonary Functional Status and Dyspnea Questionnaire (PFSDQ)

呼吸不全患者の ADL 評価

対象	呼吸	尺度	順序	構成	0(息切れなし)〜10(重度)
障害	ADL(D)	方法	質問紙(自記式)	重要度	★★

概要 呼吸不全患者の日常生活活動作 (ADL) に関する 79 項目の活動について評価するもので，活動は自己管理 (15)，可動性 (14)，食事 (8)，家事 (22)，社会的活動 (10)，レクリエーション (10) の 6 領域に分類される．それぞれの活動における息切れの程度を 0〜10 のスケールで質問紙形式により評価する．修正版 (1999) も用いられている．

評価値の意味 各活動の遂行能力が個々に評価されるのと同時に，呼吸困難との関連も評価される．多くの活動に対する呼吸困難レベルを経時的にモニターでき，活動による呼吸困難の小さな変化にも敏感である．

文献
・Lareau SC, et al：Development and testing of the Pulmonary Functional Status and Dyspnea Questionnaire (PFSDQ). Heart & Lung 23：242-250, 1994

関連項目
・肺機能状態尺度 ➡ 251 頁
・Baseline Dyspnea Index (BDI) /Transitional Dyspnea Index (TDI)
　➡ 259 頁　　（道免和久）

気管支喘息症状調査票
Comprehensive Asthma Inventory (CAI)

気管支喘息患者の心理テスト

対象	呼吸	尺度	仮間隔	構成	0(軽度)〜100(重度)
障害	心理(I)	方法	質問紙(自記式)	重要度	★★

概要 喘息発作の発現や症状の経過・増悪には心理的要因が関与する

場合があると考えられている．CAI はそれらに関連してスクリーニングとして用いられるために考案された質問紙法であり，心理的要素の加味された喘息症状を客観的に把握するよう構成されている．22 項目からなる質問紙法で，患者の 9 つの心理社会因子（A：条件づけ，B：暗示，C：恐怖・予期不安，D：依存性，E：欲求不満，F：疾病逃避，G：生活習慣の乱れ，H：予後悲観，I：治療意欲の減退）が把握できるように工夫されている．

 評価値の意味 CAI スコアとその心理状態は次の通り．
・9.3±5.0：心理的影響が少ない
・26.0±8.7：心身症レベル
・36.7±11.9：神経症レベル
・46.7±17.0：うつ状態

文献
・桂 戴作，ほか：気管支喘息に関する心因の疫学的研究—第 1 報．心身医学 24：343-352，1984
・桂 戴作，ほか：心身症の疫学—気管支喘息に関与する心因の疫学的研究．心身医学 26：25-33，1986
・桂 戴作：やさしい心身症（ストレス関連病）の診かた 改訂新版．チーム医療，1999

関連項目
・酸素飽和度 ➡ 253 頁

（新井秀宜）

10

循環器疾患

NYHA分類
New York Heart Association Classification

心不全患者の自覚症状に基づく分類

対象	循環	尺度	順序	構成	Ⅰ(軽症)～Ⅳ(重症)
障害	疾患	方法	診察	重要度	★★★★★

概要 心不全患者が日常生活動作(ADL)時に自覚する症状の程度によって分けられた分類.心不全の重症度を4段階に分類している.

評価値の意味

- Ⅰ度:身体活動は制限されない.日常生活で疲れ,動悸,呼吸困難や狭心症症状は生じない(推定7 Metsより高い運動耐容能).
- Ⅱ度:身体活動は軽度に制限される.日常生活で疲れ,動悸,呼吸困難や狭心症症状が生じるが,安静では無症状(推定5~7 Mets).
- Ⅲ度:身体活動は高度に制限される.軽い日常生活でも疲れ,動悸,呼吸困難や狭心症症状が生じるが,安静では無症状(推定2~5 Mets).
- Ⅳ度:安静でも疲れ,動悸,呼吸困難や狭心症症状が生じ,少しの身体活動で症状増悪(推定2 Metsより低い).

自覚症状により各クラスに分類される.それにより,その時点で可能と思われる運動の強度を評価することができる.より活動的な日常生活を送るためには,できる限り低いクラスに分類されるように治療を行っていくことが重要である.

文献
- Dolgin M:Nomenclature and Criteria for Diagnosis of Diseases of the Heart and Great Vessels 9th ed. pp253-256, Little Brown & Co, 1994
- 日本循環器学会,ほか:慢性心不全治療ガイドライン(2005年改訂版). 2005
- 日本循環器学会,ほか:急性心不全治療ガイドライン(2006年改訂版). 2006

関連項目
- フォレスター分類 ➡ 272頁
- キリップ分類 ➡ 273頁
- 心胸郭比 ➡ 538頁

(佐藤健一)

ラザフォード分類
Rutherford Classification

ASOの診断基準

対象	循環	尺度	順序	構成	0(正常)～Ⅲ(重症)
障害	疾患	方法	計測/診察	重要度	★★★

概要 閉塞性動脈硬化症(arteriosclerosis obliterans;ASO)の重症度評価にはフォンテイン分類がよく用いられていた.しかし,症状と所見が混在して記載されており,客観性の問題が生じていた.そこで,

表 ラザフォード分類の指標

度	群	臨床所見	客観的診断基準
0	0	無症候	トレッドミルや反応性充血検査にて正常(異常なし)
I	1	軽度の跛行	トレッドミルは終了でき,運動後の足関節血圧が50 mmHg以上,しかし安静時に比べ最低20 mmHg低下
	2	中等度の跛行	1群と3群の中間
	3	重度の跛行	トレッドミルは終了できない,および運動後の足関節血圧が50 mmHg以下
II	4	虚血性安静時疼痛	安静時の足関節血圧が40 mmHg未満,足関節もしくは中足骨の容積脈波記録で,波高の平坦化やわずかに触れるのみ,足趾血圧<30 mmHg
III	5	小さな組織欠損	静時の足関節血圧が60 mmHg未満,足関節もしくは中足骨の容積脈波記録で,波高の平坦化やわずかに触れるのみ,足趾血圧<40 mmHg
	6	大きな組織欠損	5群と同様

より客観的に重症度を評価する目的でラザフォード分類が最近では利用されている.この分類では客観的指標も加味されている(表).

(評価値の意味) どの群に分類されるかということと同様に,間欠性跛行のみ(0〜II度)か重症虚血肢(III度〜)かの判断が重要である.どちらに分類されるかにより,治療方針や,肢の予後,生命予後も大きく変わってくる.間欠性跛行のレベル(0〜II度)であれば心機能の評価も同時に行い,歩行距離延長による他疾患(心不全や狭心症)の発症を予防する.重症虚血肢(III度〜)であればバイパス術や血管形成術などの血行再建術が勧められる.

文献
・Rutherford RB, et al:Suggested standards for reports dealing with lower extremity ischemia. J Vasc Surg 4:80-94, 1986
・Rutherford RB, et al:Recommended standards for reports dealing with lower extremity ischemia:revised version. J Vasc Surg 26:517-538, 1997
・日本循環器学会,ほか:脳血管障害,腎機能障害,末梢血管障害を合併した心疾患の管理に関するガイドライン.Circ J 72(Suppl):1494, 2008

関連項目
・フォンテイン分類 ➡ 272頁
・血圧 ➡ 385頁

(佐藤健一)

フォンテイン分類
Fontaine Classification

ASO患者の下肢の状態を評価するための分類

対象	循環	尺度	順序	構成	Ⅰ(無症状)～Ⅳ(重度)
障害	疾患	方法	診察	重要度	★★★★★

概要 閉塞性動脈硬化症(arteriosclerosis obliterans；ASO)によって生じる下肢症状の重症度分類．4段階で評価を行っていく．

評価値の意味
- Ⅰ度：無症状(下肢の冷感，色調変化)
- Ⅱa度：軽度の間欠性跛行出現
- Ⅱb度：中等度から重度の跛行が出現
- Ⅲ度：虚血性安静時疼痛
- Ⅳ度：下肢の皮膚潰瘍・壊疽

Ⅱ度以下は薬物療法と運動療法が中心，Ⅲ度以上は手術の適応となりうる．また死亡率はⅢ度では28%なのに対し，Ⅳ度では55%と増加するとされている．

文献
- Fontaine R, et al：Die chirurgische Behandlung der peripheren Durchblutungsstörungen. Helv Chir Acta 21：499, 1954
- 日本循環器学会, ほか：脳血管障害, 腎機能障害, 末梢血管障害を合併した心疾患の管理に関するガイドライン. Circulation Journal 72(Suppl)：1465-1544, 2008
- 赤石 誠：循環器内科マニュアル. 南江堂, 1995

関連項目
- 足関節上腕血圧比 ➡ 275頁
- 血圧 ➡ 385頁

(佐藤健一)

フォレスター分類
Forrester Classification

心臓カテーテル検査の結果をもとにした急性心不全の評価のための分類

対象	循環	尺度	順序	構成	Ⅰ(軽症)～Ⅳ(重症)
障害	疾患	方法	計測	重要度	★★★★★

概要 急性心不全時の循環動態の分類．Swan-Ganzカテーテルを挿入した患者の治療方針を決める際に利用する．心室弛緩末期圧PWP(肺動脈楔入圧)と心ポンプ機能の指標である．心係数CI(心拍出量を体表面積で補正した前負荷の指標である値)によって4つに分けられる．区分ごとに治療時に使用する薬剤が異なる．薬剤投与後は各指標を参考にどのグループに移行したかを確認し，常に最適な治療薬を選択するよう配慮が必要である．

評価値の意味
- Ⅰ：$PWP < 18 (mmHg)$ かつ $CI \geq 2.2 (L/分/m^2)$ →末梢循環不全

(−),肺うっ血(−)→鎮静薬,アドレナリンβ受容体遮断薬
- II：PWP ≧ 18(mmHg)かつ CI ≧ 2.2(L/分/m^2)→末梢循環不全(−),肺うっ血(+)→利尿薬,血管拡張薬
- III：PWP < 18(mmHg)かつ CI < 2.2(L/分/m^2)→末梢循環不全(+),肺うっ血(−)→輸液,強心薬
- IV：PWP ≧ 18(mmHg)かつ CI < 2.2(L/分/m^2)→末梢循環不全(+),肺うっ血(+)→利尿薬,血管拡張薬,強心薬

文献
- Forrester J, et al：Medical therapy of acute myocardial infarction by application of hemodynamic subsets(first of two parts). N Engl J Med 295：1356-1362,1976
- 赤石 誠：循環器内科マニュアル.南江堂,1995
- 日本循環器学会,ほか：急性心不全治療ガイドライン(2006年改訂版).2006

関連項目
- NYHA 分類 ➡ 270 頁
- 心拍出量 ➡ 278 頁
- 肺動脈楔入圧 ➡ 280 頁

(佐藤健一)

キリップ分類
Killip's Classification

身体所見から左心不全の重症度を評価するための分類

対象	循環	尺度	順序	構 成	I(軽症)〜IV(重症)
障害	疾患	方法	診察	重要度	★★★★★

概要 急性心筋梗塞に伴う左心不全の重症度の評価に用いる分類.死亡率を階層化する際に使用される.この評価で治療方針を決定するわけではなく,みられる臨床症状の程度から死に至る可能性を判断するために使用される.

評価値の意味
- Class I：左心不全の徴候なし.病院内死亡率 3〜5%.
- Class II：軽度から中等度の左心不全,肺野の 50%以下でラ音聴取,S3 音聴取.病院内死亡率 6〜10%.
- Class III：重度の左心不全,肺野の 50%以上でラ音聴取.病院内死亡率 20〜30%.
- Class IV：心原性ショック.病院内死亡率 80%以上.

文献
- 日本循環器学会,ほか：慢性心不全治療ガイドライン(2005年改訂版).2005
- 日本循環器学会,ほか：急性心不全治療ガイドライン(2006年改訂版).2006
- Killip T, et al：Treatment of myocardial infarction in a coronary care unit；A two-year experience with 250 patients. Am J Cardiol 20：

457-464, 1967
関連項目
・NYHA 分類 ➡ 270 頁
・心胸郭比 ➡ 538 頁 (佐藤健一)

レバイン分類
Levine's Classification

心音を評価する際に聴取された心雑音の強さを表すための分類

対象	循環	尺度	順序	構　成	Ⅰ/Ⅵ(軽度)～Ⅵ/Ⅵ(重度)
障害	疾患	方法	診察	重要度	★★★★★

概要　心雑音の強さを表すための分類．Ⅰ/Ⅵ～Ⅵ/Ⅵに分類する．

評価値の意味
・Ⅰ/Ⅵ：非常に微弱で，しばらくの間聴取しても認識しにくい
・Ⅱ/Ⅵ：微弱だが聴診器を胸壁に当ててすぐに認識できる
・Ⅲ/Ⅵ：ⅡとⅣの中間の大きさ
・Ⅳ/Ⅵ：大きな雑音(振動を触知できる)
・Ⅴ/Ⅵ：非常に大きい雑音だが胸壁から聴診器を話すと心雑音は聴取できない
・Ⅵ/Ⅵ：最大に大きい雑音で，胸壁から聴診器を外してもあらゆる部位で聴取できる

　心雑音が強いほど血液の流れに障害となる状態が存在する．心雑音を来たす弁(僧帽弁，大動脈弁，三尖弁，肺動脈弁)，拡張期雑音か収縮期雑音かによって最強点が異なる．

文献
・松岡　健(編)：基本的臨床技能ヴィジュアルノート―OSCE なんてこわくない．医学書院，2003
・赤石　誠：循環器内科マニュアル．南江堂，1995

関連項目
・弁口面積 ➡ 280 頁 (佐藤健一)

ラウン分類
Lown's Classification

心室性期外収縮の発生頻度を評価する分類

対象	循環	尺度	順序	構　成	0(正常)～5(重度)
障害	疾患	方法	生理検査	重要度	★★★★

概要　心室性期外収縮の心電図による重症度分類．あくまでも心電図上で記録された心室性期外収縮の発生頻度の分類であり，心室性不整脈の予後に関する重症度ではないことに注意が必要である．

評価値の意味
・Grade 0：心室性期外収縮なし

- Grade 1：散発性(1 個/分または 30 個/時間以内)
- Grade 2：散発性(1 個/分または 30 個/時間以上)
- Grade 3：多発性(期外収縮波形の種類が複数ある)
- Grade 4a：2 連発
- Grade 4b：3 連発以上
- Grade 5：R on T 型

Grade 3 以上は循環器医師にコンサルトしたほうがよいとされている．Grade が高くなるほど致死的といわれていたが，明らかなエビデンスはない．

文献
- Lown B, et al：Approaches to sudden death from coronary heart disease. Circulation 44：130-142, 1971
- 赤石 誠：循環器内科マニュアル．南江堂，1995

関連項目
- 心電図 ➡ 537 頁 　　　　　　　　　　　　　　　　　　　　(佐藤健一)

足関節上腕血圧比
Ankle Brachial Pressure Index(ABI)

上肢と下肢の血圧の比を求め，血管の閉塞があるかを評価する方法

対象	循環	尺度	間隔	構成	数値
障害	疾患	方法	計測	重要度	★★★★★

概要 足関節部の収縮期血圧(ankle)と上腕部の収縮期血圧(brachial)の比．両側関節，両側上腕をドップラー式のプローブで同時に測定して算出する．ABI の値のみならず，ABI の左右差にも注意する．

評価値の意味 通常は上肢よりも下肢のほうが少し高いので ABI は 0.9～1.3 となる．

- ABI < 0.9：末梢動脈の閉塞疾患の存在
- ABI < 0.8：中等度の血管閉塞疾患
- ABI < 0.5：重度の血管閉塞疾患
- ABI > 1.3：末梢血管疾患が重度で，動脈壁石灰化の可能性がある

文献
- Belch JJ, et al：Critical issues in peripheral arterial disease detection and management：a call to action. Arch Intern Med 163：884-892, 2003

関連項目
- 血圧 ➡ 385 頁 　　　　　　　　　　　　　　　　　　　　(佐藤健一)

R-R 間隔変動
洞結節を支配する自律神経活動の揺らぎ

対象	循環	尺度	間隔	構 成	数値(ms, ms^2)
障害	疾患	方法	生理検査	重要度	★★

概要 5分間心電図を基準とする短時間心拍変動には周波数領域の分析法が用いられ,自律神経機能評価に有用である.24時間心電図を基準とする長時間心拍変動には時間領域の分析法が使用され,心疾患の予後予測に用いられる.

評価値の意味 具体的数値の例を表に示す.時間領域の分析には洞調律 R-R 間隔の実測値を使用.昼夜の差など長時間の変動の比較には24時間の R-R 間隔の標準偏差(SDRR)などが使用され,短時間の変動の把握には隣り合った R-R 間隔の差の2乗の平均値の平方根(RMSSD)などが用いられる.周波数領域の分析では心拍変動は高周波成分(HF:> 0.15 Hz)と低周波成分(LF:0.04〜0.15 Hz)に分けられる.HF は心臓迷走神経により伝えられ,LF は迷走神経と交感神経により伝えられる.LF/HF は交感神経活動の個体差を反映しないとされる.LF および HF の振幅は加齢,姿勢などにより変化する.

表 背臥位での RR 間隔変動スペクトル成分の正常値

年齢	Mean RR [ms]	SDRR [ms]	LF-AMP [ms]	HF-AMP [ms]	LF-PWR [ms^2]	HF-PWR [ms^2]
20代	948±151	47±20	26±12	39±19	338±72	761±181
30代	929±128	38±14	23±12	28±12	265±72	392± 72
40代	976±119	27± 8	16± 6	21± 9	128±18	221± 41

Mean RR:平均 RR 間隔,SDRR:RR 間隔の標準偏差,LF-AMP:LF 成分の平均振幅($\sqrt{2\times POWER}$),HF-AMP:HF 成分の平均振幅,LF-PWR:LF 成分のパワー,HF-PWR:HF 成分のパワー

〔早野順一郎:心拍変動の正常値.井上 博(編):循環器疾患と自律神経機能 第2版.p98,医学書院,2001 より引用,改変〕

文献
・Heart rate variability. Standards of measurement, physiological interpretation and clinical use. Task Force of the European Society of Cardiology and the North American Society of Pacing and Electrophysiology. Eur Heart J 17:354-381, 1996
・井上 博(編):循環器疾患と自律神経機能 第2版.医学書院,2001

関連項目
・脳性ナトリウム利尿ペプチド ➡ 279頁

(笹沼直樹)

左室駆出率
Left Ventricular Ejection Fraction(LVEF)

心臓収縮時にどれくらいの割合で血液を全身に送ることができるかの指標

対象	循環	尺度	間隔	構成	数値(%)
障害	心機能(I)	方法	生理検査	重要度	★★★★

概要 「心臓から血液が駆出される量」を「心臓が拡張したときの容量」で割った値のこと．心収縮機能の低下に伴い駆出率も低下する．心臓カテーテル検査や心臓エコー検査で計測を行い算出する．

〈僧帽弁閉鎖不全症の場合のLVEF〉
・左室機能正常：≧60%
・軽度左室機能低下：50〜60%
・中等度左室機能低下：30〜50%
・高度左室機能低下：＜30%

〈症候性大動脈弁狭窄症，大動脈弁閉鎖不全症の場合のLVEF〉
・左室機能正常：≧50%
・左室機能低下：＜50%

評価値の意味 心臓カテーテル検査や心臓エコー検査で得られた画像を用いて計測を行う．そのため正しい画像が得られていないと値が変わりうるので注意が必要である．数値が低いことは心臓から十分な血液が駆出されていないことを示しており，運動の負荷を上げていったときに全身が必要とする血液量(酸素)を送ることができない可能性が高くなる．そのため，この数値によってかける運動負荷量を調整する必要が出てくる．

文献
・五島雄一郎，ほか(編)：日本医師会生涯教育シリーズ 心エコーのABC．日本医師会，1995
・赤石 誠：循環器内科マニュアル．南江堂，1995
・日本循環器学会，ほか：弁膜疾患の非薬物治療に関するガイドライン(2007年改訂版)．2007

関連項目
・弁口面積 ⇒ 280頁

(佐藤健一)

心係数

末梢循環の指標

対象	循環	尺度	間隔	構成	数値(L/分/m²)
障害	心機能(I)	方法	生理検査	重要度	★★★★★

概要 左心室から体循環に1分間に拍出される血液量を心拍出量(L/分)といい，1回拍出量×心拍数で求めることができる．そして体格の違いにより酸素摂取量が異なることを考慮して心拍出量を体表面積で除した値を心係数(L/分/m²)という．

評価値の意味 心係数の正常範囲は約 2.6～4.2(L/分/m^2)で，Forrester 分類では低灌流状態に陥りやすいことから心係数 2.2(L/分/m^2) 未満を低拍出量群として取り扱う．

文献
・堀 正二：図解 循環器用語ハンドブック 第2版．メディカルレビュー社，2007

関連項目
・心拍出量 ➡ 次項

(新井秀宜)

心拍出量
Cardiac Output(CO)

1分間に拍出された血液量					
対象	循環	尺度	間隔	構成	数値(L/分)
障害	心機能(I)	方法	計測	重要度	★★★★★

概要 心拍出量(CO)とは，1分間に駆出された血液量をいい，CO(L/分) = 1回心拍出量(stroke volume；SV)(ml) × 心拍数(/分)で表す．SV は，拡張終末期容積(end diastolic volume；EDV)と収縮終末期容積(end systolic volume；ESV)の差(EDV − ESV)で，1回の心拍出で駆出された血液量のことをいう．心拍出量維持には，血圧と脈拍が関係する．Fick の原理を用いた計算式や標識希釈法，熱希釈法，カラードプラ法やエコー心拍記録法から測定できる．

評価値の意味 SV は男性安静時背臥位で約 70 ml，毎分心拍出量は平均 5.0 L/分(70 ml × 心拍数 72/分)．安静時の心拍出量は体表面積とほぼ比例する．体表面積 1 m^2 当たりの心拍出量を心指数または心係数(cardiac index)と呼び，平均 3.2 L/m^2/分である．

文献
・Zaret BL, et al：Nuclear cardiology．N Engl J Med 329：855-863, 1993
・Ganong WF(著)，岡田泰伸，ほか(訳)：ギャノング生理学 原著22版．pp584-590，丸善，2006

関連項目
・心係数 ➡ 277頁

(宮崎博子)

二重積
Double Product(DP)

屈曲点により無酸素性代謝開始時点を推測					
対象	循環	尺度	間隔	構成	数値(mmHg×拍/分)
障害	心機能(I)	方法	計測	重要度	★★★

概要 収縮期血圧と心拍数との積で算出される．心臓の仕事量を表す．無酸素性代謝が開始される時点における運動強度や酸素摂取量を推測する際にも用いられる．無酸素性作業閾値(anaerobic threshold；AT)や乳酸閾値(lactate threshold；LT)より測定が簡便で安価だが，心房細動例ではうまく測定できない．

評価値の意味 DPの屈曲点での酸素摂取量や運動強度はAT値やLT値に相関するため，嫌気性代謝の開始を推測できる．

文献
・Wasserman K, ほか(著), 谷口興一(監訳)：運動負荷テストの原理とその評価法―心肺運動負荷テストの基礎と臨床 原書第2版. 南江堂, 1999

関連項目
・無酸素性作業閾値, 嫌気性代謝閾値 ⇒ 281頁　　　　　　　　　　（宮崎博子）

脳性ナトリウム利尿ペプチド
Brain Natriuretic Peptide(BNP)

心不全の診断と重症度把握および予後予測に有用とされる指標

対象	循環	尺度	間隔	構成	数値(pg/ml)
障害	心機能(I)	方法	検体検査	重要度	★★★★★

概要 BNPは主として心室筋で合成され，心室壁に対する血行動態的負荷が分泌刺激となる．BNPは心室負荷に対し鋭敏に反応し，左心室拡張末期圧や心室容量と正相関，左室駆出率と負相関することから左室収縮機能や心機能不全の有用なマーカーとされている．BNPはレニン・アンジオテンシン系の抑制とエンドセリン分泌抑制，腎での交感神経活動の抑制によりナトリウム利尿を促進する．またBNPは血管平滑筋へも作用し，利尿促進との相乗効果で血圧降下作用をもたらす．BNPの血中濃度はNew York Heart Association(NYHA)心機能分類による心不全の重症度に比例し増加する．

評価値の意味 BNPは個体差が大きく，特に高齢者や女性では高値を示す．呼吸困難症状を呈した症例に対し，BNP値100 pg/mlをカットオフ値とすることで心不全の診断が正確に行える．

・心疾患の疑いなし：18.4 pg/ml未満
・心疾患の疑い：18.4 pg/ml以上40.0 pg/ml未満
・心不全の疑い：40.0 pg/ml以上100.0 pg/ml未満
・急性心不全の疑い：100.0 pg/ml以上

文献
・土田桂蔵, ほか：血漿BNP濃度による心疾患のスクリーニング・病態評価・予後予測. 日本医事新報 4097：23-28, 2002
・Maisel AS, et al：Rapid measurement of B-type natriuretic peptide in the emergency diagnosis of heart failure. N Engl J Med 347：161-167, 2002

関連項目
・筋ジストロフィー心不全評価4期 ⇒ 139頁　　　　　　　　　　（笹沼直樹）

肺動脈楔入圧

肺うっ血の指標

対象	循環	尺度	間隔	構成	数値(mmHg)
障害	心機能(I)	方法	生理検査	重要度	★★★★★

概要 本来はバルーンのない,あるいはバルーンをしぼませたカテーテルを肺動脈の末梢にできるだけ進ませて,血流を閉ざした状態で測定した小肺動脈の圧をいう.Swan-Ganzカテーテルを小肺動脈まで進め,バルーンを拡張させ,その先の肺毛細血管床における血流を止めることにより測定した値もこれとほぼ等しく,一般的にはこの方法で測定する.血流を止めた状態でバルーンの先端にて記録される圧は,下流にある肺毛細血管内および左心房の圧に等しい波形を示すと考えられ,ひいては左室拡張末期圧の指標,あるいは肺うっ血の指標とすることができる.

評価値の意味 平均肺動脈楔入圧の正常値は5〜13 mmHgである.Forrester分類において,肺うっ血の指標として平均肺動脈楔入圧18 mmHg以上とされている.

文献
・堀 正二:図解 循環器用語ハンドブック 第2版.メディカルレビュー社,2007

関連項目
・心係数 ⇒ 277頁

(新井秀宜)

弁口面積
Valvular Area

心臓にある弁の面積のことで,通常は大動脈弁,僧帽弁の値を示す

対象	循環	尺度	間隔	構成	数値(cm^2)
障害	心機能(I)	方法	生理検査	重要度	★★★

概要 心機能を客観的に評価する方法の1つで,通常は心エコーで評価を行う.一般的に大動脈弁狭窄症(aortic stenosis;AS)や僧帽弁狭窄症(mitral stenosis;MS)の評価を行う.狭窄によって心臓から全身に流れる血流が減少し,症状が出現する.

・僧帽弁狭窄の重症度:正常…4.0〜6.0 cm^2,軽度狭窄…1.6〜2.0 cm^2,中等度狭窄…1.1〜1.5 cm^2,高度狭窄…1.0 cm^{2}以下
・大動脈弁狭窄の重症度:正常…3〜5 cm^2,軽度狭窄…1.1〜1.9 cm^2,中等度狭窄…0.76〜1.0 cm^2,高度狭窄…0.76 cm^{2}以下

評価値の意味 弁口の狭窄が進行していくと,心不全症状(動作時の息切れ,呼吸困難),肺うっ血症状(起坐呼吸,夜間の呼吸困難)などが現れてくる.たとえばASの手術適応は,弁口面積0.75 cm^{2}以下,最大圧較差90 mmHg以上などのような基準に用いられている.僧帽弁の場合,1.5 cm^{2}以上あれば,大きな障害はないとされている.

文献
- 五島雄一郎, ほか(編)：日本医師会生涯教育シリーズ 心エコーのABC. 日本医師会, 1995
- 日本循環器学会, ほか：弁膜疾患の非薬物治療に関するガイドライン(2007年改訂版). 2007
- 日本循環器学会, ほか：循環器超音波検査の適応と判読ガイドライン. Circulation Journal 69(Suppl)：1343-1408, 2005

関連項目
- レバイン分類 ➡ 274頁
- 左室駆出率 ➡ 277頁

(佐藤健一)

無酸素性作業閾値, 嫌気性代謝閾値
Anaerobics Threshold(AT)

有酸素運動を行う際の運動強度の指標

対象	循環	尺度	間隔	構成	数値(ml/分)
障害	その他	方法	運動課題	重要度	★★★

概要 有酸素運動における運動強度を設定する際の指標となる. 運動強度を上げていくと, 酸素消費量が酸素摂取量を上回り酸素不足になる. この状態に至ると, 乳酸解糖系による無酸素性代謝がTCA回路による有酸素性代謝を補うようになり, 血中に乳酸が増加し, 呼吸数, 換気量が著しく増加する. その直前の運動強度, すなわち血中乳酸濃度を上昇させることなく運動を継続しうる最大の運動強度を無酸素性作業閾値(anaerobic threshold：AT)という.

評価値の意味 最大運動強度の50～60%程度に当たる運動強度がこれに相当する.

文献
- 上月正博：Anaerobic threshold(AT). 岩谷 力, ほか(編)：障害と活動の測定・評価ハンドブック―機能からQOLまで. pp59-60, 南江堂, 2005

関連項目
- 二重積 ➡ 278頁

(宮崎博子)

最大酸素摂取量
Maximal Oxygen Uptake($\dot{V}O_{2max}$)

呼吸循環系の統合的指標

対象	循環	尺度	間隔	構成	数値(ml/分/kg)
障害	体力(D)	方法	生理検査	重要度	★★★★★

概要 最大酸素摂取量($\dot{V}O_{2max}$)＝最大心拍出量×最大酸素摂取率(単位：ml/分/kg). 酸素摂取量の最大値を意味する. 運動の初期には1回換気量の増大が起こり, 次第に呼吸筋による呼吸時間の短縮を伴って呼吸数が増大する. 心拍出量は安静時の5L/分から20L/分(最大約100L/分)に増大する. 運動トレーニングにより, 骨格筋にはミト

コンドリアの数および代謝酵素の増加と毛細血管の増加がみられ，最大酸素摂取率が増大して，運動耐容能が拡大する．$\dot{V}_{O_2max}$は心血管系，呼吸器系，骨格筋などの総合的な作用により決定されるもので，健康関連体力の主要な指標となる．直接法による測定では，被検者が最大努力をしていることの確認が必要．

評価値の意味 運動能力の指標である．数値が大きいほど運動耐容能が高いことを示す．最大酸素摂取量の予測式〔$\dot{V}_{O_2max}=60-(0.55 \times$ 年齢)〕によれば，下記のようになる．

- 非活動性の女性：42.3 − (0.356 × 年齢)
- 非活動性の男性：57.8 − (0.445 × 年齢)
- 活動性の女性：42.9 − (0.312 × 年齢)
- 活動性の男性：69.7 − (0.612 × 年齢)

たとえば年齢を 40 歳とすると，非活動性の女性：28.06，同男性：40.00，活動性の女性：30.42，同男性：45.22 となる．$\dot{V}_{O_2max}$が低いと生活習慣病の因子が増加する．たとえば，45 歳以上では$\dot{V}_{O_2max}$が 42 ml/分/kg 以下で冠動脈疾患の危険性が増加する．体脂肪率，中性脂肪，LDL コレステロール，血圧は$\dot{V}_{O_2max}$と負の相関を示す．

文献
- 田中喜代次，ほか：最大酸素摂取量の測定．日本臨牀(増刊号)769：131-135，2000
- 山地啓司：最大酸素摂取量の推定．日本臨牀(増刊号)769：136-140，2000
- Patrson DH, et al：The effect of different treadmill speeds on the variability of $\dot{V}_{O_2max}$ in children. Eur J Appl Physiol 47：113-122，1981

関連項目
- 酸素摂取量 ⇒ 283 頁

(宮崎博子)

最大心拍数
Heart Rate Max(HRmax)

運動負荷に耐えうる最大心拍数

対象	循環	尺度	間隔	構成	数値(拍/分)
障害	心機能(I)	方法	生理検査	重要度	★★★★★

概要 運動負荷を上げていくとき，これ以上耐えられなくなるときの心拍数のことをいう．年齢から予測可能(予測最大心拍数)．

評価値の意味 一般的に脈拍を指標に次の方法で推定する．① 220 − 年齢，② 204 − (0.69 × 年齢)，③ 214 − (0.8 × 年齢)(男性)，209 − (0.7 × 年齢)(女性)，④ 1.1 × 安静心拍数(HR rest) + 115 など．トレッドミルやエルゴメータを利用する際は，横軸に運動強度，縦軸に心拍数のプロットで，直線の傾きが一定になる点から推測する．

文献
- Wasserman K，ほか(著)，谷口興一(監訳)：運動負荷テストの原理とその評価法—心肺運動負荷テストの基礎と臨床 原書第 2 版．南江堂，1999

関連項目
・心拍数 ➡ 385 頁

(宮崎博子)

酸素摂取量
Oxygen Uptake($\dot{V}_{O_2}$)

単位時間当たりに吸気ガスから取り込まれる酸素量

対象	循環	尺度	間隔	構 成	数値(ml/分/kg)
障害	体力(D)	方法	生理検査	重要度	★★★★★

概要 酸素摂取量は単位時間(1分)当たりに吸気ガスから体内へ取り込まれる酸素量 $\dot{V}_{O_2}$(ml/分 STPD)のことをいう.単位は ml/分/kg. STPD(standard temperature and pressure, dry)は,0℃,1 気圧,水蒸気 0 の条件のこと.酸素摂取量は心拍出量×組織の酸素摂取率で表され,体表面積に比例し,定常状態では酸素消費量(身体の代謝過程で消費された酸素量)に等しい.

評価値の意味 運動を負荷してその前後の変化をみるとき,肺機能障害の様相がわかる.酸素摂取量は安静時には 3.5 ml/分/kg(=1 Mets)程度であるが,運動中には 60 ml/分/kg に達する.

文献
・Holloszy JO:Oxygen consumption during exercise. In:McArdle DW, et al:Exercise Physiology 6th ed. pp168-169, Lippincott Williams & Wilkins, 2007
・山地啓司:$\dot{V}_{O_2 max}$の測定―間接法.山地啓司:改訂 最大酸素摂取量の科学 第 2 版.pp43-55, 杏林書院, 2001
・冨田友幸:気管支肺機能検査.金井正光(編):臨床検査法提要 第 32 版.金原出版, 2007

関連項目
・心拍出量 ➡ 278 頁
・最大酸素摂取量 ➡ 281 頁

(宮崎博子)

酸素負債
Oxygen Debt

筋活動で生じる酸素の需要と供給のアンバランス

対象	循環	尺度	間隔	構 成	数値(L)
障害	体力(D)	方法	生理検査	重要度	★★★★

概要 運動開始に伴う酸素供給量の増加は,酸素消費量の増加よりも遅れて開始される.このときの酸素の需要と供給のアンバランスを酸素負債といい,運動時エネルギー需要がエネルギーの好気的蓄積能力をどれだけ上回っていたかに比例する.解糖系による無酸素性代謝によって補われ,運動終了後の過呼吸〔筋活動時に過剰に生じた乳酸の処理,クレアチンリン酸やアデノシン三リン酸(ATP)の補充〕によって補正される.乳酸は,老廃物として蓄積されるだけでなく,運動中

に酸化されるので,現在では酸素負債を乳酸性・非乳酸性と分離せず,運動後酸素摂取過剰量(excess post-exercise oxygen consumption ; EPOC)と呼んでいる.

評価値の意味 EPOC の測定量は,被検者の身体組成や性別,測定の継続時間,運動様式,運動強度,運動時間,食事誘発性体熱産生,血中カテコラミン濃度,代謝物質除去でのエネルギー消費など多くの要因によって異なってくる.そのため,先行研究において EPOC の測定量について一致した見解は得られていない.参考までに,総仕事量を一定として測定時間を3時間とした2種類の運動強度における EPOC の測定量について示す(運動習慣のない健常男性を対象に自転車エルゴメータを用いて測定).

・150% $\dot{V}_{O_{2max}}$ の運動強度で 30 秒間または 15 秒間の休憩を挟んだ 5 分間の間欠的運動
  → 10.575 +/− 2.398 L
・105% $\dot{V}_{O_{2max}}$ の運動強度で 5 分間の持続的運動
  → 4.813 +/− 2.745 L

酸素負債の最大値を最大酸素負債量(maximum oxygen debt)という.この値は骨格筋量に比例し,成人男子の値は 8〜10 L である.

文献
・Holloszy JO:Oxygen consumption during recovery. In:McArdle DW, et al:Exercise Physiology 6th ed. pp174-181, Lippincott Williams & Wilkins, 2007
・Jones DA, et al:Skeletal Muscle in Health and Disease:A Textbook of Muscle Physiology. Manchester Univ Press, 1990
・吉崎和男:運動時の代謝.森本武利,ほか(編):やさしい生理学 第 5 版. pp257-261, 南江堂, 2005
・田中純也,ほか:2 種類の超最大運動後の酸素消費量の比較.体力科学 54:133-142, 2005

関連項目
・血中乳酸値 ⇒ 530 頁

(宮崎博子)

酸素脈
O₂ Pulse

組織の酸素摂取量の指標

対象	循環	尺度	間隔	構 成	数値(ml/拍)
障害	体力(D)	方法	計測	重要度	★★

概要 1 回の心拍で運搬された酸素のうち,組織に取り込まれた量を意味する.動脈血と混合静脈血との酸素含有量差と 1 回拍出量の積,または酸素摂取量÷心拍数.単位は ml/拍.

評価値の意味 持久的トレーニングの際,加齢により最大酸素摂取量($\dot{V}_{O_{2max}}$)が低下するが,これには最大心拍数の低下よりも最大酸素脈の低下が関係するとされている.運動鍛錬者では非鍛錬者よりも大

循環　285

きい(心拍数が少ない).

文献
・本郷 実：心拍出量の測定. 金井 泉, ほか(編)：臨床検査法提要 改訂第32版. pp1575-1578, 金原出版, 2005

関連項目
・最大酸素摂取量 ➡ 281頁
・酸素摂取量 ➡ 283頁

(宮崎博子)

仕事率
W

運動強度(仕事率)の表現方法

対象	循環	尺度	間隔	構 成	数値(W)
障害	体力(D)	方法	計測	重要度	★★★★★

概要 英国の発明家 Watt にちなんだ仕事率の単位. 実社会では電力の単位表示として用いられることが多いが, 物理学的には毎秒1J (ジュール)の熱量を発生する運動強度のことである. 国際単位系での表記規則では大文字の「W」で表現することが原則とされる. 臨床では, 自転車エルゴメータにおける運動強度をワット(W)で表現することが多い.

評価値の意味

〈自転車エルゴメータによる運動強度の表現方法〉

①仕事率(kgm/分 表示)：錘の重さを(a)kg, 1分間にペダルを(b)回転させたときの1分間あたりの仕事量(仕事率)は, 次のように表される.

　　仕事率(kgm/分) = a(kg) × b(回/分) × 6(m/回) *
　　　　　　　　　 = 6ab(kgm/分)

* 世界の標準機とされる MONARK 社製自転車エルゴメータを基本とし, ペダル1回転で6m進むことを利用する.

②仕事率(W 表示)：kgm/分から W への変換は 1 W ≒ 6 kg/分の換算式を利用する.

　　仕事率(W) = a(kg) × b(回/分) × 6(m/回) ÷ 6(kgm/W・分) **
　　　　　　 = ab(W)

** 自転車エルゴメータでは 1 W = 6.12 kgm/分であるが, 慣例として 1 W ≒ 6 kgm/分と計算する.

〈仕事率に対するエネルギー需要量の目安〉
　表(➡次頁)を参照のこと.

文献
・大成浄志：運動処方総論. 奈良 勲(編)：理学療法士のための運動処方マニュアル. pp296-297, 文光堂, 2007
・日本体力医学会体力科学編集委員会(監訳)：運動処方の指針—運動負荷試験と運動プログラム 原著第6版. pp304-305, 南江堂, 2001

表 エルゴメトリー中に消費するエネルギー需要量(METs)の概算値(体重60kg)

(脚)

仕事率(W)	50	75	100	125	150	175	200
METs	4.6	5.9	7.1	8.4	9.7	11.0	12.3

(腕)

仕事率(W)	25	50	75	100	125	150
METs	3.1	5.3	7.4	9.6	11.7	13.9

関連項目
・最大酸素摂取量 ➡ 281頁
・酸素負債 ➡ 283頁
・METs ➡ 288頁

(髻谷 満)

主観的運動強度

運動強度を心理的な尺度で表したもの

対象	循環	尺度	順序	構成	複合
障害	体力(D)	方法	運動課題	重要度	★★★★★

概要 1973年にスウェーデンのBorgらが運動での身体反応と自覚的強さの関係を指数を用いて表したものである.1982年にBorgがより簡単かつわかりやすくした修正法を発表した.原法は6〜20からなっている.修正法では指数が1〜10に改められ,数学的もしくは科学的専門用語に親しみがない人々でも容易に使えるようになっている.主観的運動強度を利用することによってオーバーワークを防いだり,逆に運動強度が弱すぎて効率的に効果が発揮できないことを防ぐことが可能である.

評価値の意味 原法も修正法もランクの数値が大きいほどきつく,小さいほど楽であることを表す.原法はランクの数値を10倍したものが心拍数と近くなるように設定されている.

文献
・岩谷 力,ほか(編):障害と活動の測定・評価ハンドブック―機能からQOLまで.南江堂,2005

関連項目
・6分間歩行距離テスト ➡ 257頁

(新井秀宜)

身体作業能力
Physical Work Capacity 75% Heart Rate max（PWC75% HRmax）

予測最大心拍数の75%に相当する仕事量

対象	循環	尺度	間隔	構成	数値（W：ワット）
障害	体力（D）	方法	計測	重要度	★

概要 予測最大心拍数（220 − 年齢）の75%になるときの仕事量のこと．運動負荷試験時の運動強度設定に使用される．運動時に心拍数を測定することで，過剰にならない程度の負荷量を設定することが可能となる．測定はエルゴメータなどにて3段階の負荷を各々3分間かけ，各段階最後の30秒間の心拍数を求める．心拍数と負荷の関係から一次回帰式によって算出する．

評価値の意味 予測最大心拍数の75%に相当する仕事量（W）がPWC75% HRmaxであり，この運動強度以下であれば運動は安全でかつ効果的に遂行できると考えられる．最大心拍数の75%運動強度は年齢や性別の影響を受けず，無酸素性作業閾値（AT）に相当する値であるため，この条件下では長時間の運動が可能となる．そのため特に高齢者に対する運動実践を行う場合は，この水準を超えることのないことが望ましい．また個々人の身体能力，持久力によって運動時の心拍数は変動するため，運動時の状態も参考にしながら評価していく．

文献
・米本恭三（監修），石神重信，ほか（編）：最新 リハビリテーション医学 第2版．pp104-113，医歯薬出版，2005．

関連項目
・心拍数 ➡ 385頁

（梶原和久）

心拍酸素係数
Heart Rate-Oxygen Uptake Co-Efficient

体力評価の指標

対象	循環	尺度	間隔	構成	数値（ml/分/拍/kg）
障害	体力（D）	方法	計測	重要度	★

概要 心拍数をX軸，酸素摂取量をY軸として，この回帰直線の傾きのことを心拍酸素係数という．1989年，園田らにより，片麻痺患者の持久力測定から導き出された．心拍酸素係数＝運動負荷時に増加した酸素摂取量÷運動負荷時に増加した心拍数．したがって，単位はml/分/拍/kg．活動中の酸素摂取量と心拍数との間には正の直線的な関係が認められる．

評価値の意味 心拍数−酸素摂取量直線の傾き（心拍酸素係数）が大きいほど，同じ心拍数の増加に対して多くの酸素を摂取できることを意味する．心拍酸素係数が大きいほど心肺機能を含めて体力が良好と考えられる．たとえば，体幹前後屈運動では健常者は0.307，片麻痺患

者は 0.242 と報告されている．ただし，心拍数は運動以外の要因にも影響されるので注意が必要．心疾患，高血圧の治療薬の一部は心拍数を抑制する．

文献
・園田 茂，ほか：体幹前後屈運動負荷法による脳卒中片麻痺患者の持久力測定．リハ医学 26：93-96，1989 ⇒原著．
・岩谷 力，ほか(編)：障害と活動の測定・評価ハンドブック―機能から QOL まで．南江堂，2005

関連項目
・最大酸素摂取量 ➡ 281 頁
・生理的コスト指数 ➡ 290 頁

(宮崎博子)

METs

運動強度の単位

対象	循環	尺度	間隔	構成	数値(ratio)
障害	体力(D)	方法	生理検査	重要度	★★★★★

概要 METs は metabolic equivalents の略であり，運動の酸素需要量が安静時の酸素摂取量の何倍に相当するかを表すもの．1 METs は安静状態での酸素摂取量であり，値は成人では 3.5(ml/kg/分)である．米国スポーツ医学協会では METs による運動処方を提唱しており，特に心臓リハビリテーションでは運動強度の処方単位として頻用される．

評価値の意味 各種日常労作における METs は右の表の通り．

文献
・木全心一，ほか(編)：狭心症・心筋梗塞のリハビリテーション 第 3 版．南江堂，1999
・正門由久：循環器疾患のリハビリテーション．千野直一(編)：現代リハビリテーション医学 第 2 版．pp444-453，金原出版，2004

関連項目
・最大酸素摂取量 ➡ 281 頁

表　運動負荷試験および各種日常労作の運動強度一覧表

METs	リハビリ労作	運動負荷試験	日常労作および家事	職業労作など	レクリエーションなど
1～2	臥床安静 座位, 立位 ゆっくりとした歩行(1～2 km/時)		食事, 洗面 編み物, 裁縫 自動車の運転 乗り物に座って乗る	事務仕事 手洗の仕事	ラジオ, テレビ 読書 トランプ, 囲碁, 将棋
2～3	ややゆっくりした歩行(3 km/時) 自転車(8 km/時)	ステージ0 (2.2)	乗り物に立って乗る 調理, 小物の洗濯 床拭き(モップで)	守衛, 管理人 楽器の演奏	ボーリング 盆栽の手入れ
3～4	普通の歩行(4 km/時) 自転車(10 km/時)	マスターテスト1/2 25 W(3.6)	シャワー 荷物を背負って歩く(10 kg) 炊事一般, 洗濯, アイロン ふとんを敷く 窓拭き, 床拭き(膝をついて)	機械の組み立て 溶接作業 トラックの運転 タクシーの運転	ラジオ体操 バドミントン(非競技) 釣り ゴルフ(バックを持たずに)
4～5	やや速めの歩行(5 km/時) 自転車(13 km/時) 柔軟体操	ステージ1 (4.3) 50 W(4.7)	荷物を抱えて歩く(10 kg) 軽い大工仕事, 軽い草むしり 床拭き(立て膝) (夫婦生活), (入浴)	ペンキ工	園芸 卓球, テニス(ダブルス) バドミントン(シングルス) キャッチボール
5～6	速めの歩行(6 km/時) 自転車(16 km/時)	マスターテストS ステージ2 (5.7) 75 W(6.0)	荷物を片手にさげて歩く(10 kg) 階段昇降 庭掘り, シャベル使い(軽い土)	大工 農作業	アイススケート 渓流釣り
6～7	ゆっくりしたジョギング(4～5 km/時) 自転車(17.5 km/時)	マスターテストD ステージ3 (7.0) 100 W(7.3)	まき割り シャベルで掘る 雪かき, 水汲み		テニス(シングルス)
7～8	ジョギング(8 km/時) 自転車(19 km/時)	ステージ4 (8.3) 125 W(8.7)			水泳 エアロビクスダンス 登山, スキー
8～	ジョギング(10 km/時) 自転車(22 km/時)	ステージ5 (10.2) 150 W(10.0)	階段を連続して昇る(10階)		なわとび 各種スポーツ競技

注：METsとは, 安静座位を1として, その何倍の酸素消費量に当たるかを示した.
　　運動負荷試験欄のステージはNCVCプロトコールによるトレッドミル試験のステージを示す. ( )内はMETs.

〔齋藤宗晴：心筋梗塞患者の退院指導. 木全心一, ほか(編)：狭心症・心筋梗塞のリハビリテーション 第3版. p156, 南江堂, 1999〕

(松本憲二)

40 cm 踏み台昇降

心拍数を用いた全身持久力の評価

対象	循環	尺度	仮間隔	構成	数値(点)
障害	体力(D)	方法	運動課題	重要度	★★★★

概要 心拍数を用いた代表的な全身持久力テストであり，一定の運動を実施した直後の心拍数を測定し，心拍数の回復をみることによって全身持久性を判定する．全身持久力が高ければ一定負荷に対する心拍数が低く抑えられ，かつその回復も早いというデータを根拠としている．被検者は，3分間の踏み台昇降運動を30回/分(29歳以下)または24回/分(30歳以上)を行い，運動終了後1～1分30秒，2～2分30秒，3～3分30秒の時点の心拍数を測定する．

評価値の意味 結果は(180/3回分の心拍数の和×2)×100で求めた値を得点化する．高得点ほど優れた成績ということになる．体重が大きいほど心臓への負担度が上がってしまい心拍数の回復が遅れる傾向にあることや，加齢による心拍応答の鈍化や血圧上昇を招きやすいなどの欠点についても指摘されている．

文献
・Montoye HJ：The Harvard step test and work capacity．Rev Can Biol 5：491-499，1953
・文部省体育局：昭和62年度体力・運動能力調査報告書．pp234-240，文部省体育局，1988

関連項目
・漸増シャトルウォーキングテスト ⇒ 257頁
・6分間歩行距離テスト ⇒ 257頁

(道免和久)

生理的コスト指数
Physiological Cost Index(PCI)

心拍数を用いた歩行時のエネルギー効率の測定法

対象	循環	尺度	間隔	構成	数値(拍/m)
障害	体力(D)	方法	運動課題	重要度	★★★

概要 活動中の酸素摂取量と心拍数との間に直線的な相関があることを利用して，一定時間歩行した際のエネルギー効率を，心拍数を用いて間接的に推定する方法．(歩行心拍数−安静時心拍数)(拍/分)/歩行速度(m/分)により算定する．治療前後の測定値を比較して，治療効果の判定に用いる．年齢を問わず歩行可能なら測定の対象となり，比較的簡単にエネルギー消費を評価できる．脳卒中，脳性麻痺，関節リウマチ(RA)，脊髄損傷，変形性股関節症などを対象に，装具，手術，運動療法などの評価に用いられる．最大酸素摂取量($\dot{V}_{O_2max}$)，酸素コストとの間に高い相関が報告されている．

評価値の意味 PCIが低いほど，単位歩行当たりのエネルギー消費量

が少なく歩行の効率がよい．概して，好みの歩行速度で PCI は最小になる．健常成人の PCI は 0.11〜0.51．PCI 値は歩行速度との相関で U 字カーブを描き，歩行が遅いとき(40 m/分以下)のほうが速いとき(120 m/分以上)より高値を示す．

文献
・Rose J, et al：The energy expenditure index；A method of quantitate and compare walking energy expenditure for children and adolescents. J Pediatr Orthop 11：571-578，1991

関連項目
・最大酸素摂取量 ⇒ 281 頁

(宮崎博子)

身体活動能力指数（Goldman 基準）
Specific Activity Scale（SAS）

狭心症患者がどの程度まで動いて日常生活を送ることができるかの評価法

対象	循環	尺度	順序	構成	21(軽度)〜1(重度)
障害	ADL(D)	方法	診察	重要度	★★★★★

概要 狭心症患者の症状が出現する身体活動を酸素消費量で定量化したスケール．安静時の酸素摂取量である 1 MET に比べてどの程度負担がかかるかを表している．

評価値の意味 狭心症が重度になるほど軽い運動で症状が出現するようになる．

1. 夜，楽に眠れるか(1 MET 以下)
2. 横になっていると楽か(1 MET 以下)
3. 一人で食事や洗面ができるか(1.6 METs)
4. トイレは一人で楽にできるか(2 METs)
5. 着替えが一人で楽にできるか(2 METs)
6. 炊事や掃除ができるか(2〜3 METs)
7. 自分で布団を敷けるか(2〜3 METs)
8. ぞうきんがけができるか(3〜4 METs)
9. シャワーを浴びても平気か(3〜4 METs)
10. ラジオ体操をしても平気か(3〜4 METs)
11. 健康な人と同じ速度で平地を 100〜200 m 歩いても平気か(3〜4 METs)
12. 庭いじり(軽い草むしりなど)をしても平気か(4 METs)
13. 一人でお風呂に入れるか(4〜5 METs)
14. 健康な人と同じ速度で 2 階まで昇っても平気か(5〜6 METs)
15. 軽い農作業(庭堀など)はできるか(5〜7 METs)
16. 平地を急いで 200 m 歩いても平気か(6〜7 METs)
17. 雪かきはできるか(6〜7 METs)
18. テニス(または卓球)をしても平気か(6〜7 METs)
19. ジョギング(時速 8 km 程度)を 300〜400 m しても平気か(7〜8

METs)
20. 水泳をしても平気か(7〜8 METs)
21. 縄跳びをしても平気か(8 METs 以上)

文献
・Goldman L, et al：Comparative reproducibility and validity of systems for assessing cardiovascular functional class：advantages of a new specific activity scale. Circulation 64：1227-1234, 1981

関連項目
・身体作業能力 ➡ 287 頁 (佐藤健一)

11

小児の疾患

小児用グラスゴー昏睡尺度
Children's Coma Scale

3歳以下の乳幼児の意識状態の評価

対象	小児	尺度	順序	構成	15（正常）〜3（重度）
障害	意識(I)	方法	観察	重要度	★★★★

概要 1988年，Hahnらが発表．グラスゴーコーマスケール(GCS)の言語機能の項目を改良して，3歳以下に適応できるようにした．スコア構成はGCSと同様に開眼機能：1〜4点，運動機能：1〜6点，言語機能：1〜5点．

評価値の意味
・総合点＝開眼機能点＋運動機能点＋言語機能点
・最高15点：予後良好
・7点以上：回復の見込みあり
・3〜5点：命にかかわる（特に固定瞳孔あり，眼球前庭反射なし，もしくは頭蓋内圧亢進のとき）
・最低3点：予後不良

〈開眼機能〉
・4点：自発的に開眼
・3点：問いかけに反応
・2点：痛みに反応
・1点：反応なし

〈運動機能〉
・6点：自発的に動く
・5点：痛み刺激に対して手で払いのける
・4点：痛み刺激に対して四肢を引っ込める
・3点：痛み刺激に対して異常な屈曲運動（除皮質姿勢）
・2点：痛み刺激に対して異常な伸展運動（除脳姿勢）
・1点：反応なし

〈言語機能〉
・5点：笑う・音に反応・物を追視・相互作用
・4点：あやすと泣き止む・相互作用が不適切
・3点：あやしても泣き止まないことがある・うめく
・2点：泣き止まない・イライラしている
・1点：反応なし

5歳以下の健常児では運動・言語機能の減点で大人より低い点数となることがある

文献
・Hahn YS, et al：Head injuries in children under 36 months of age-Demography and outcome. Childs Nerv Syst 4：34-40, 1988

関連項目
・グラスゴーコーマスケール ➡ 382頁

（山崎弘嗣）

アプガー指数
APGAR Score

新生児の出生後 1 分から数分後の健康度を表す指数

対象	小児	尺度	順序	構 成	10(正常)～0(重症)
障害	その他	方法	観察	重要度	★★★★★

概要 新生児の健康度を表す指数であり，簡便かつ実際的な方法として，国内でも広く用いられる．APGAR の頭文字からなる次の 5 項目について，それぞれ 3 段階(0～2 点)で評価する．

- A＝appearance：皮膚の色(0：全身蒼白または全身チアノーゼ，1：体幹ピンク・手足先チアノーゼ，2：全身ピンク色)
- P＝pulse：心拍数(0：心拍なし，1：心拍数が 100 以下，2：心拍数が 100 以上)
- G＝grimace：刺激による反射(0：反応なし，1：顔をしかめる，2：泣く)
- A＝activity：筋緊張(0：だらりとしている，1：腕や足を曲げている，2：活発に手足を動かす)
- R＝respiration：呼吸(0：呼吸をしていない，1：弱々しく泣く，2：強く泣く)

評価値の意味 得点範囲は 0～10 点で，0～2 点が重症仮死，3～6 点が軽症仮死，7 点以上が正常．

文献
- Apgar V：A proposal for a new method of evaluation of the newborn infant. Curr Res Anesth Analg 32：260-267，1953

関連項目
- 出生時体重の分類 ➡ 341 頁

(髙橋香代子)

シルバーマンの陥没指数
Silverman's Retraction Score

新生児の呼吸障害の重症度判定スコア

対象	小児	尺度	仮間隔	構 成	0(正常)～10(重度)
障害	呼吸機能(I)	方法	観察	重要度	★★★★

概要 新生児の呼吸障害の重症度判定のスコア．5 項目を 3 段階(0～2 点)で採点する．

評価値の意味
- 胸と腹の動き：同時に上昇…0 点，吸気時に上胸部の上昇が遅れる…1 点，シーソー運動…2 点
- 肋間腔の陥没：なし…0 点，やっと見える…1 点，著明…2 点
- 剣状突起部の陥没：なし…0 点，やっと見える…1 点，著明…2 点
- 鼻腔の拡大：なし…0 点，軽度…1 点，著明…2 点
- 呼気時のうめき：なし…0 点，聴診器で聴こえるだけ…1 点，聴診器

なしで聴こえる…2点
点数が高いほど呼吸障害が強い．5点以上は重症を表す．

文献
- Silverman WA：Dunham's Premature Infants 3rd ed. p144, Harper & Row, 1961

関連項目
- アプガー指数 ➡ 295頁

(松本憲二)

Seated Postural Control Measure(SPCM)

障害児の座位保持姿勢評価と座位保持装置の適合判定

対象	小児	尺度	仮間隔	構成	136(良好)〜46(不良)
障害	運動機能(I)	方法	運動課題	重要度	★★★

概要 カナダのバンクーバーのSunny Hill Health Center for Childrenで1980年代に開発が始まった重症心身障害児の座位保持装置上の姿勢評価法．座位保持装置などのフィッティング評価と座位能力を評価するために使用される．基本的機能(座位能力レベル1〜7，認知能力，使用する座位保持装置などの機構)のフェイスシートへの記録，静的座位保持姿勢(alignment section)の評価，機能的動作(function section)の評価をそれぞれ行う．1994年版ではalignment sectionは頭部・体幹など身体部分の正常位からの脱落度により22項目・4段階評価(34〜88点満点)，function sectionは座位での頭部・体幹・上肢の操作能力を12項目・4段階評価(12〜48点満点)となっている．

評価値の意味 結果は，「座位能力はレベル5(静的座位可能)，認知レベルは理解可能で十分協力できる，alignment sectionは75点，function sectionは47点，評価時間は約25分」などと表す．全体で34項目・136点満点で，点数が高いほど座位保持装置などのフィッティングは良好であり機能はよい．

文献
- Roxborough LA, et al：Development of a clinical measure of postural control for assessment of adaptive seating in children with neuromotor disabilities. Phys Ther 71：981-993, 1991

関連項目
- 座位能力スケール(マーチャーによる) ➡ 436頁

(佐久川明美)

シャラード分類による下肢麻痺と歩行能力

二分脊椎児の脊髄障害重症度の判定

対象	小児	尺度	名義	構成	分類
障害	運動機能(I)	方法	診察	重要度	★★★★★

概要 二分脊椎の新生児・乳児の脊髄障害重症度の判定で，きわめて広く利用されている評価法の1つ．6歳以下の子どもでは，徒手筋力

検査(MMT)による判定では筋力評価の信頼性が低い．これに対し，シャラード分類では新生児・乳児期の筋力は幼児期以降の筋力と一段階以内の誤差で一致する確率が高い(70～86％)．

評価値の意味 障害部位により6つのカテゴリーに分類し，麻痺レベルを8つに(カテゴリーⅡとⅣを2つに)分類する．

- カテゴリーⅠ：麻痺レベルTh，残存下肢運動機能なし
- カテゴリーⅡ：麻痺レベルL1，麻痺レベルL2
- カテゴリーⅢ：麻痺レベルL3
- カテゴリーⅣ：麻痺レベルL4
- カテゴリーⅤ：麻痺レベルL5
- カテゴリーⅥ：麻痺レベルS1，麻痺レベルS2．麻痺レベルS2では，股・膝・足関節運動正常，筋力低下のみ

たとえば，カテゴリーⅢで大腿四頭筋筋力4～5なら，高い歩行能力が獲得できる可能性が高い．

文献
- Sharrard WJ：The segmental innervation of the lower limb muscles in man．Ann R Coll Surg Engl 35：106-122，1964 ⇒原著．
- McDonald CM, et al：Modifications to the traditional description of the neurosegmental innervation in myelomeningocele．Dev Med Child Neurol 33：473-481，1991

関連項目
- American Spinal Injury Association Impairment Scale，ASIA Impairment Scale ➡ 221頁
- 徒手筋力検査 ➡ 438頁

(宮崎博子)

ホファーの分類
Hoffer's Classification

二分脊椎の運動能力・活動能力指標

対象	小児	尺度	順序	構成	4段階
障害	体幹・下肢機能(I)	方法	診察	重要度	★★★★

概要 歩行能力を社会生活における活動に関連し段階付けたもので，活動能力の評価法として実用的である．日常生活における歩行状態を，屋外を歩行，屋外は車いす利用であるが屋内では歩行，屋内も車いすを利用しているが訓練では歩行，常時車いすを利用，の4段階に分類している．二分脊椎の運動能力・活動能力指標として一般的に用いられており，二分脊椎児の診察や治療などには必須の尺度．脳性麻痺・脳卒中患者などの歩行能力指標としても利用される．

評価値の意味

- 屋外歩行レベル(community ambulator)：日常生活で屋内・屋外とも歩いて移動．杖，装具の使用は問わず，遠方へは車いすを使うこともある．

- 屋内歩行レベル(household ambulator):屋外活動や外出では車いすを利用.屋内では歩行しているが車いすを使うこともある.
- 訓練歩行レベル(nonfunctional ambulator):日常生活で車いすを利用.家庭や学校,病院では訓練などで歩行.
- 歩行による移動困難(nonambulator):歩行困難で,車いすで生活.椅子からベッドへの移乗は可能.

文献
- Hoffer MM, et al:Functional ambulation in patients with myelomeningocele. J Bone Joint Surg 55-A:137-148, 1973

関連項目
- シャラード分類による下肢麻痺と歩行能力 ➡ 296 頁

(田中隆史)

Touch Inventory for Preschoolers(TIP)

就学前の子どもの触覚防衛の程度を数字で表現

対象	小児	尺度	仮間隔	構成	46(正常)〜230(重度)
障害	感覚機能(Ⅰ)	方法	面接	重要度	★

概要 就学前の子どもの触覚防衛反応に関する評価法.46 項目のスクリーニング・スケールから構成されており,「子どもは裸足で歩くより靴を履くほうが好きですか?」などの質問に対し,評価者が子どもの行動を少なくとも 2 週間以上観察した結果を「全くない」「時折」「ときどき」「通常」「いつも」のいずれかで回答する.評価者は過度の熟考を避け,素早く回答しなくてはならない.質問のなかで観察されなかった行動は空欄にする.

評価値の意味 各回答の点数は,全くない:1 点,時折:2 点,ときどき:3 点,通常:4 点,いつも:5 点で,合計点は 46〜230 点.総点の解釈は,原典では 25 人の就学前の子どもを対象に評価し,平均点 86.84,標準偏差 17.43 であった.平均点 86.84+標準偏差 17.43 ≒ 104 となり,これより高い総点で触覚防衛を持つ子どもの可能性がある.

文献
- Royeen CB:TIP-Touch Inventory for Preschoolers;A pilot study. Phys Occup Ther Pediatr 7:29-40, 1987

関連項目
- Touch Inventory for Elementary School Aged Children(TIE) ➡ 299 頁
- 南カリフォルニア感覚統合検査 ➡ 318 頁
- Test of Sensory Functions in Infants(TSFI) ➡ 324 頁

(水野貴文)

Touch Inventory for Elementary School Aged Children (TIE)

小学生の触覚防衛の程度を数字で表現

対象	小児	尺度	仮間隔	構成	26(正常)～78(重度)
障害	感覚機能(I)	方法	面接	重要度	★★★

概要 6～12歳の子どもの触覚防衛反応に関する評価法. 対象となる子どもは, 少なくとも6歳の言語能力を持ち, 最低でも知能指数(IQ) 80以上で, 脳性麻痺, 盲, 二分脊椎などの身体的障害のない子どもに限定される. 26項目のスクリーニング・スケールから構成されており,「裸足で歩くことは不快ですか?」などの触覚防衛反応に関する質問に対して「いいえ」「少し」「ずいぶん」という反応を求められ, 点数が評価される.

評価値の意味 各反応の点数は, いいえ:1点, 少し:2点, ずいぶん:3点, となる. 合計点は26～78点で, 点数が低いほど正常. 粗点45の場合, パーセンタイルスコア75となり, 75%の正常児が粗点45を下回る(表).

表 得点化するための規範的データ

粗点	パーセンタイルスコア
60	100
51	60
45	75
40	50
35	25
31	10
25	0

文献
- Royeen CB, et al: Touch inventory for elementary-school-aged children. Am J Occup Ther 44: 155-159, 1990
- Blanche EI, et al(著), 高橋智宏(監訳): 神経発達学的治療と感覚統合理論—セラピストのための実践的アプローチ. pp23-24, 協同医書出版社, 2001

関連項目
- Touch Inventory for Preschoolers(TIP) ⇒ 298頁
- Test of Sensory Functions in Infants(TSFI) ⇒ 324頁

(水野貴文)

幼児・児童絵画統覚検査
Children's Apperception Test(CAT)

小児の性格を検査

対象	小児	尺度	N/A	構成	N/A
障害	心理(I)	方法	面接	重要度	★

概要 絵画統覚検査(TAT)の子ども版.1950 年に Bellak らが発表した.3~10 歳の小児が対象.動物あるいは人間が描かれているカードを見せ,子どもにストーリーを話させる.その内容をもとに検査に精通した専門家が,子どもが有する葛藤や情緒,態度やストレッサー,攻撃性などの側面を評価する.

評価値の意味 客観的な数値スコアの算出は行わない.

文献
・Bellak L, et al:An introductory note on the Children's Apperception Test(CAT). J Proj Tech 14:173-180, 1950

関連項目
・TAT 絵画統覚検査 ➡ 501 頁

(山崎弘嗣)

新版 S-M 社会生活能力検査

1~13 歳の子どもの社会生活能力を測定

対象	小児	尺度	仮間隔	構成	複合
障害	精神・運動発達(I/D)	方法	質問紙(専門職)	重要度	★★★★

概要 1953 年に Doll が原典を発表.1980 年に三木により翻訳・改訂が行われた.日本文化科学社から検査マニュアルが販売されている.子どもの行動をよく知る保護者などに質問して検査を行う.所要時間は 20 分程度.社会生活能力は,身辺自立(SH),移動(L),作業(O),意思交換(C),集団参加(S),自己統制(SD)の 6 領域から構成され,合計 130 項目(総得点 130 点)からなる.この点数から,発達度を年齢で表した社会生活年齢(social age;SA)と,実際の生活年齢(calendar age;CA)に対する発達の割合である社会生活指数(social quotient;SQ)を算出する.

評価値の意味
・社会生活年齢(SA):SA と同年齢の健常児と同程度の社会生活能力
・社会生活指数(SQ):100 なら暦年齢に相応の発達度

文献
・三木安正:新版 S-M 社会生活能力検査.日本文化科学社,1980

関連項目
・新版 K 式発達検査 ➡ 311 頁
・子どもの能力低下評価法 ➡ 338 頁

(山崎弘嗣)

ABS 適応行動尺度
Adaptive Behavior Scales(ABS)

精神発達遅滞児・者の適応行動評価					
対象	小児	尺度	順序	構 成	10(優)～1(劣)
障害	精神・運動発達(I/D)	方法	観察	重要度	★★★★★

概要 Nihira らの Adaptive Behavior Scales に準拠しつつ，文化的背景などを考慮し改訂された日本版．児童用(6～12歳)と成人用(13歳～)があり，いずれも「第1部：日常生活で自立する際に重要とされる10の行動領域における個々の技能・習慣の測定」「第2部：パーソナリティのゆがみと行動異常に関連した不適応行動の測定」の2部構成である．被検者を熟知する者が，普段の行動に合致する項目を選択し回答する．

評価値の意味 各項目に割り当てられた点を集計し，年齢別・測定知能水準別・性別に区分したうえで1～10点の標準点に換算してプロフィールを作成する．標準的な水準(5点)より劣っていたり，逆に優れている領域が明らかになる．結果は，精神発達遅滞児・者の適応行動の多側面からの把握，適切な訓練計画の立案に活かされる．

文献
・坂本龍生，ほか(編著)：障害児理解の方法―臨床観察と検査法．pp170-171，学苑社，1993

関連項目
・新版 S-M 社会生活能力検査 ⇒ 300 頁

(佐野恭子)

視覚-運動 統合発達検査
Developmental Test of Visual Motor Integration(VMI)

図形模写を用いた「目と手の協応」の評価					
対象	小児	尺度	仮間隔	構 成	24(正常)～0(重度)
障害	精神・運動発達(I/D)	方法	作業課題	重要度	★★★

概要 2～15歳を対象とし，視覚運動機能を「目と手の協応」の視点から評価する．24個の図形模写の課題について可(1点)，不可(0点)の2段階で評価．所要時間は10分程度．

評価値の意味 得点範囲は0～24点．高得点ほど視覚運動機能が高い．さらに2か月単位で同年齢の標準スコアとの比較することが可能である．

文献
・Beery KE, et al：The Beery-Buktenica Developmental Test of Visual-Motor Integration 5th ed. Pearson Assessments, 2006

関連項目
・日本版ミラー幼児発達スクリーニング検査 ➡ 303頁
・フロスティッグ視知覚発達検査 ➡ 316頁
・TVPS視知覚技能検査 ➡ 325頁
・グッドイナフ人物画知能検査 ➡ 327頁

(髙橋香代子)

ジョンソンの運動年齢テスト（上肢・下肢）
The Motor Age Test

幼児・小児の運動機能の評価

対象	小児	尺度	間隔	構 成	数値(月齢)
障害	精神・運動発達 (I/D)	方法	観察	重要度	★★

概要 1951年，Johnsonらが発表．生後4か月～6歳までに健常な小児が可能となる運動行動が遂行できるかどうかを検査する．上肢，下肢に分かれ，月齢に応じてテストがあり，各合計72点からなる．たとえば上肢は，4か月：がらがら握り（片手で）4点，66か月：糸巻き（30秒）0.6点，下肢では，7か月：お座り（1分以上）3点，54か月：片足とび（前方4回）6点，などである．可能であった運動課題に対応する検査表の点数を加算すれば運動年齢（月齢）になる．運動年齢（月齢）を生活年齢（月齢）で割って運動指数（MQ）として表す（上肢をUMQ，下肢をLMQとする）．

評価値の意味 健常児の暦年齢に対応する運動発達段階を月齢で表す．1以下のMQは障害を示唆する．

文献
・Johnson MK, et al：The motor age test：Measurement of motor handicaps in children with neuromuscular disorders such as cerebral palsy．J Bone Joint Surg 33-A：698-707，1951

関連項目
・粗大運動能力尺度 ➡ 次項
・ミラニーの発達チャート ➡ 304頁
・子どもの能力低下評価法 ➡ 338頁

(山崎弘嗣)

粗大運動能力尺度
Gross Motor Function Measure(GMFM)

小児の粗大運動能力の経時変化を評価するもの

対象	小児	尺度	間隔	構 成	数値(%)
障害	精神・運動発達 (I/D)	方法	観察	重要度	★★★★★

概要 1993年，Russellらが原典を発表．2002年に改訂版を発表した（日本語版未発表）．脳性麻痺児の運動機能の経時的変化をとらえるた

めの指標として開発された．健常な5歳児であれば遂行可能な88の検査項目で構成されている．実施には1時間前後かかる．補装具を使用した場合も適用可．

(評価値の意味) 値(%)が高いほど運動能力が高い．治療の前後などで，値を比較して何%変化したかを読みとる．

- 採点基準(4段階)：0…全くできない，1…少しだけできる，2…部分的にできる，3…完全にできる
- 検査領域(5領域)：A…臥位と寝返り(51点満点)，B…座位(60点満点)，C…四つ這いと膝立ち位(42点満点)，D…立位(39点満点)，E…歩行・走行とジャンプ(72点満点)
- 総合点：領域の点数を総計し，満点に対する割合(%)を平均したもの
- ゴール総合点：対象児のゴールと考えられる特定の領域のみの点数から算出した総合点

文献
- 近藤和泉，ほか(監訳)：GMFM 粗大運動能力尺度—脳性麻痺児のための評価的尺度．医学書院，2000

関連項目
- 子どものための機能的自立度評価法 ⇒ 337頁
- 子どもの能力低下評価法 ⇒ 338頁

(山崎弘嗣)

日本版ミラー幼児発達スクリーニング検査
Japanese Version of Miller Assessment for Preschoolers (JMAP)

未就学児の発達評価法

対象	小児	尺度	順序	構成	N/A
障害	精神・運動発達(I/D)	方法	作業課題	重要度	★★

(概要) 就学前(2歳9か月〜6歳2か月)の子どもを対象とし，発達早期介入を目的としたスクリーニング検査．中度〜軽度の障害の拾い上げを目的とする．感覚-運動能力，認知能力，複合能力の3分野・26項目を検査する．標準化された検査道具を用い，発達プロフィール全般(基礎的な神経学的能力，協応性，言語，非言語，複合領域)を評定尺度としている．採点用紙は年齢群別に7種類で，男女別．26項目の課題の通過率を0〜5%(赤)，6〜25%(黄)，74%以上(緑)の3段階に色分け分類し，採点用紙に各指標の赤と黄の数を記入，総合点数換算表を参照して赤と黄の交わる数値を求める．これが総合点で標準サンプルのなかのパーセント値を意味する．

(評価値の意味)

- 赤：0〜5%(危険)…精査を要する
- 黄：6〜25%(注意)…注意深い経過観察を要する
- 緑：74%以上(進め)…平均〜平均以上に発達している

記録用紙には総合点と基礎能力，協応性，言語，非言語，複合領域

の5機能別の遂行レベルが記録され，それを結ぶことで折れ線グラフとして発達レベルを目視できる．

文献
・土田玲子，ほか：日本版ミラー幼児発達スクリーニング検査とJMAP簡易版—その解釈及び関連研究．パシフィックサプライ，2003

関連項目
・遠城寺式乳幼児分析的発達検査法 ➡ 305頁
・新版K式発達検査 ➡ 311頁
・津守式乳幼児精神発達質問紙 ➡ 313頁
・日本版デンバー式発達スクリーニング検査 ➡ 314頁
・MN式発達スクリーニングテスト ➡ 323頁

(佐久川明美)

Gross Motor Function Classification System (GMFCS)
粗大運動能力による脳性麻痺児の分類

対象	小児	尺度	順序	構 成	Ⅰ(自立)～Ⅴ(非自立)
障害	精神・運動発達 (I/D)	方法	診察	重要度	★★★★★

概要 GMFCSは脳性麻痺児を粗大運動能力によって分類するシステムで，生後18か月～12歳の小児に分類される．GMFCSによる分類の特徴は，実際の自発運動を評価している点で，GMFCSで提供される予後情報は歩行可能性などの単純なものではなく，歩行の実用性あるいは歩行補助具や環境調整の必要性などが盛り込まれるので実用性に優れている．

評価値の意味 粗大運動能力をレベルⅠ～Ⅴの5段階(Ⅰが最も自立)に分けて，発達段階に合わせて2歳未満，2～4歳，4～6歳，6～12歳の各年齢グループに分類していく．

文献
・丸石正治，ほか：成人脳性麻痺の臨床像—痙性と筋力の影響．リハ医学 42：564-572，2005

関連項目
・脳性麻痺簡易運動テスト ➡ 314頁

(新井秀宜)

ミラニーの発達チャート
Milani's Developmental Chart

乳幼児の運動発達を調べるもの

対象	小児	尺度	仮間隔	構 成	数値(月)
障害	精神・運動発達 (I/D)	方法	観察	重要度	★★★

概要 1967年，Milani-Comparettiが発表．0～24か月の乳幼児の運動発達を記録する．15～20分で行える．運動行動の発達が反射機能

の成熟に対応するという理論的背景で,種々の誘発反応(反射)と自発的行動の成熟過程を月齢で評価する.

（評価値の意味）健常児の暦年齢に対応する運動発達段階を表す.

文献
- Milani-Comparetti A, et al：Pattern analysis of motor development and its disorders. Dev Med Child Neurol 9：625-630, 1967
- Milani-Comparetti A, et al：Routine developmental examination in normal and retarded children. Dev Med Child Neurol 9：631-638, 1967

関連項目
- ジョンソンの運動年齢テスト(上肢・下肢) ➡ 302頁
- 粗大運動能力尺度 ➡ 302頁

(山崎弘嗣)

遠城寺式乳幼児分析的発達検査法
子どもの身体・運動の発達に関する分析的評価

対象	小児	尺度	順序	構成	数値(DQ)
障害	精神・運動発達(I/D)	方法	診察/観察	重要度	★★★★

（概要）乳幼児(0～4歳7か月)の発達を,移動運動(64項目),手の運動(51項目),基本的習慣(48項目),対人関係(53項目),発語(46項目),言語理解(31項目)の6領域にわたって分析的に評価する.親への問診と子どもの観察により評価し,発達の遅れがみられる場合は適当と思われる段階から始める.項目の通過状況はプロフィールで示される.

（評価値の意味）発達指数(DQ)と発達過程の追跡により,発達の遅れとその推移を把握する.推移はグラフで表示され,グラフが暦年齢点の下にあれば発達の遅れがあり,グラフに凹凸があれば発達のバランスが悪いといえる.一般に暦年齢より3～4段階下回っていれば病的発達遅滞を疑う.

文献
- 岩谷 力,ほか(編)：障害と活動の測定・評価ハンドブック―機能からQOLまで. pp91-92, 南江堂, 2005
- 石川 齊,ほか(編集主幹)：図解 作業療法技術ガイド―根拠と臨床経験にもとづいた効果的な実践のすべて 第2版. pp176-177, 文光堂, 2003

関連項目
- 新版K式発達検査 ➡ 311頁
- 津守式乳幼児精神発達質問紙 ➡ 313頁
- 日本版デンバー式発達スクリーニング検査 ➡ 314頁
- MN式発達スクリーニングテスト ➡ 323頁

(眞渕 敏)

カテル小児知能検査法
Cattell Infant Intelligence Scale

乳幼児の精神発達評価法

対象	小児	尺度	順序	構 成	数値(月齢)
障害	精神・運動発達(I/D)	方法	観察	重要度	★★

概要 生後2~30か月までの乳幼児の認知的発達(精神発達)を評価する. 標準発達とされる95項目の発達項目をチェックしていくことで精神発達年齢を出す. 95項目の内訳は, 2~12か月の間は1か月ごとに5項目, 12~24か月間は2か月ごとに5項目, 24~30か月は1.5か月ごとに5項目設定されている.

評価値の意味 満たしている標準発達項目によって精神発達年齢は何歳であると評価する.

文献
・Lamb ME, et al (eds):Development in Infancy:An Introduction 4th ed. Lawrence Erlbaum, 2002

関連項目
・遠城寺式乳幼児分析的発達検査法 ⇒ 305頁
・日本版デンバー式発達スクリーニング検査 ⇒ 314頁
・ベイリー乳幼児発達検査 ⇒ 317頁
・MN式発達スクリーニングテスト ⇒ 323頁

(佐久川明美)

感覚発達チェックリスト
Japanese Sensory Inventory Revised(JSI-R)

発達における感覚調整障害を評価. 標準サンプルと比較可能

対象	小児	尺度	仮間隔	構 成	0(正常)~588(重度)
障害	精神・運動発達(I/D)	方法	質問紙(家族)	重要度	★★

概要 感覚調整障害に関連する行動質問項目147項目〔前庭感覚(30), 触覚(44), 固有受容覚(11), 聴覚(15), 視覚(20), 嗅覚(5), 味覚(6), その他(16)〕にて構成される. 各々の行動の出現頻度をチェックすることで, 感覚調整障害の有無を評価するものである.

評価値の意味 感覚発達は各項目の下位尺度の合計より, 次の3段階に判定される.

・Green:典型的な状態(0~109)
・Yellow:若干, 感覚刺激の受け取り方に偏りの傾向が推測される状態(110~157)
・Red:感覚刺激の受け取り方に偏りの傾向が推測される状態(158~588)

文献
・太田篤志:発達障害児における JSI-R 内部構造の分析. 作業療法 22:

354, 2003 ⇒ この評価の創作者，実際の症例に用いて，信頼性・妥当性を検討．

関連項目
・Erhardt 発達学的視覚評価 ➡ 320 頁

(竹林 崇)

ゲゼル検査法
Gesell's Developmental Diagnosis

乳幼児の行動発達診断					
対象	小児	尺度	仮間隔	構 成	数値(DQ)
障害	精神・運動発達(I/D)	方法	診察	重要度	★

概要 Gesell により，障害の早期発見，治療，指導のために開発された発達診断．行動が神経系の成熟に沿って規則的な原理で発達することを前提にした発達表は，運動(移動，把握など)，順応(目と手の協応など)，言語(コミュニケーション手段など)，社会性(遊び，微笑反応など)の 4 領域で構成されている．日常場面での子どもの自然な様子の観察と母親からの問診に基づいて評定し，発達指数(DQ)を算出する．

評価値の意味 算出した DQ よりも検査のプロセスが重要であり，検査への反応，検査中の変化，母子関係などを留意した総合的解釈が必要である．なお，発達診断自体が精神・身体・社会の多様な因子で構成されていることから，神経病理学的所見と合わせて最終的な診断・判断をすることが望ましい．

文献
・坂本龍生，ほか(編著)：障害児理解の方法―臨床観察と検査法．pp28-29，学苑社，1985

関連項目
・日本版デンバー式発達スクリーニング検査 ➡ 314 頁

(眞渕 敏)

原始反射
Primary Reflex

発達評価に不可欠な指標					
対象	小児	尺度	N/A	構 成	数値(月)
障害	精神・運動発達(I/D)	方法	診察	重要度	★★★★★

概要 原始反射は脊髄(手掌と足底の把握反射，交叉性伸展反射，自動歩行反射，逃避反射，Galant 反射)，脊髄から脳幹〔Moro 反射，非対称性緊張性頸反射(ATNR)〕，脳幹(対称性緊張性頸反射，緊張性迷路反射)に反射中枢を持つ反射群であり，胎生 5～6 か月より発達し，成熟とともに生後 2～4 か月で減弱・消失し始め，中脳・皮質により抑制

されて，抗重力的姿勢保持機能や正常感覚パターンにとって代わられていく．

評価値の意味 代表的な原始反射の減弱・消失時期は，手掌把握反射：2か月，交叉性伸展反射：2か月，自動歩行反射：2か月，逃避反射：2か月，Galant反射：3か月，Moro反射：4～6か月，緊張性迷路反射：4～6か月，ATNR：4～6か月，対称性緊張性頸反射：4～6か月，足底把握反射：12か月である．これらの反射の欠如は中枢性運動神経の障害を，また反射消失の遅延は中枢性運動神経の発達障害を意味し，中枢神経系の発達の指標として用いられている．しかし，正常児の自動歩行は新生児期には100％の頻度で認めるが，その後は急速に反射陽性率が低下し，生後1か月時には約40％，2か月時には6％，3～4か月時には4％と個人差を認める．また，正常児におけるATNRの出現と時間遷移について調べた研究結果にも一致がみられない〔Schaltenbrand(出生後～6か月)，Landau(4～9か月)，Milani(1～4か月)，Bobath(出生後～4か月)〕．反射の出現と消失時期は個々の児で少しずつ異なるため，1つの反射がみられなかったり，消失すべき月齢を過ぎていても，ただちに異常と判定できない．その他の反射の所見との組み合わせおよび反射以外の神経症候をみて判定をすることが望ましい．

文献
・Volpe JJ：Neurology of the Newborn 5th ed．pp133-134，WB Saunders，Philadelphia，2008
・Touwen B：Neurological Development in Infancy．pp27-28，William Heinemann Medical Books，1976
・Caputo AJ，et al：Primitive Reflex Profile．p36，University Park Press，1978

関連項目
・ミラニーの発達チャート ➡ 304頁
・ボイタの反射チャート ➡ 325頁

(香川真二)

姿勢反射評価
他動的姿勢変化により評価する方法

対象	小児	尺度	N/A	構成	N/A
障害	精神・運動発達(I/D)	方法	診察	重要度	★★★★★

概要 姿勢反射は局在性平衡反応(重力刺激に反応)，体節性平衡反応(四肢の動きに反応)，汎在性平衡反応(頭部の空間での動きに反応)に分類される．

〈局在性平衡反応〉
・陽性支持反応：乳児の足先を床面に接触させると下肢に伸張反射が起こる．
・陰性支持反応：陽性支持反応の状態から足先を床面から離すと筋が

弛緩する．
〈体節性平衡反応〉
・屈曲反射：足底刺激を与えると刺激側肢が屈曲する．
・交叉性伸展反射：足底の刺激をさらに強くすると反対側肢が伸展する．
〈汎在性平衡反応〉
・緊張性頸反射は非対称性緊張性頸反射(asymmetrical tonic neck reflex；ATNR)と対称緊張性頸反射(symmetrical tonic neck reflex；STNR)に分類される．ATNRは頭部を回転(側屈)させることで回転させた側の上下肢が伸展，反対側上下肢が伸展する．STNRは頭部を前屈させることで両上肢屈曲，両下肢伸展する．頭部後屈で両上肢伸展両下肢屈曲する．
・緊張性迷路反射：背臥位で四肢伸展・腹臥位で四肢屈曲する．

評価値の意味

〈局在性平衡反応〉：生後4週頃から出現し4か月で消失する．
・陰性支持反応：中枢神経疾患の場合，伸展した下肢がゆっくりと屈曲する．
〈体節性平衡反応〉：生後1〜2か月で消失し始める．
〈汎在性平衡反応〉
・ATNR：生後1〜4か月までみられる．
・STNR：生後6〜8か月までみられる．
・緊張性迷路反射：生後5〜6か月までみられる．

文献

・石川 齊，ほか(編)：図解理学療法技術ガイド—理学療法臨床の場で必ず役立つ実践のすべて 第3版．文光堂，2007
・明石 謙(編)：運動学—リハビリテーション医学全書4．医歯薬出版，1973
・真島英信：生理学 第18版．文光堂，1986

関連項目

・新版K式発達検査 ➡ 311頁

(谷田夏奈)

・評価法名は発表当時のもの

重症心身障害児の分類(文部省)

知能障害と身体障害による心身障害児の重症度分類

対象	小児	尺度	名義/順序	構 成	複合
障害	精神・運動発達(I/D)	方法	診察	重要度	★

概要

知能障害と身体障害の程度による縦横5段階，全25区画の分類．縦軸に身体障害度を0〜Ⅳに分類(0：身体障害なし，Ⅰ：日常生活可能，Ⅱ：軽度障害，Ⅲ：中等度障害，Ⅳ：高度障害)．横軸に知能障害程度をIQで5段階に分類〔A：85以上…正常，B：85〜75…やや低下，C：75〜50…軽度(教育可能)，D：50〜25…中度(訓練可能)，E：25以下…重度(要保護)〕．

表 知能障害・身体障害からみた「重症心身障害児」の区分(内容は発表当時のもの)

身体障害 (障害度) \ 知能障害 [IQ(DQ)]	85以上 A(正常)	85〜75 B	75〜50 教育可能 C	50〜25 訓練可能 D	25以下 要保証 E
0　身体障害なし	1	2	3	4	5
Ⅰ　日常生活が不自由ながらもできるもの	6	7	8	9	10
Ⅱ　軽度の障害 制約されながらも有用な運動ができるもの	11	12	13	14	15 行動異常 盲・聾
Ⅲ　中等度の障害 有用な運動がきわめて制約されているもの	16	17	18	19	20
Ⅳ　高度の障害 なんら有用な運動ができないもの	21	22	23	24	25

(文部省:「重症心身障害児」研究班による障害度分類表. 文部省, 1966 より引用, 一部改変)

評価値の意味 20(ⅢE), 24(ⅣD), 25(ⅣE)を重症心身障害とする(表). 大島の分類と区画数は同一だが縦横軸項目と重度順番が逆になり, 区画番号も異なるため要注意.

文献
・文部省:「重症心身障害児」研究班による障害度分類表. 文部省, 1966

関連項目
・重症心身障害児の大島の分類 ➡ 334頁
・重症心身障害児の分類(厚生省) ➡ 335頁

(佐久川明美)

新版 K 式発達検査

乳幼児期から 12 歳ごろまでの精神発達を調べるもの

対象	小児	尺度	間隔	構 成	複合
障害	精神・運動発達 (I/D)	方法	観察	重要度	★★★★★

概要 発達障害のリスクの高い子どもを早期発見するスクリーニングに用いることができる．1950 年原典発表，1983 年に改良された．京都国際社会福祉センターから実施手引書が販売されている．対象児の姿勢・運動(postural-motor；P-M)，認知・適応(cognitive-adaptive；C-A)，言語社会(language-social；L-S)の 3 領域の発達を調べる．324 個の検査項目のうち児が可能なものについて，各項目に割り当てられた点数の総得点を算出し，換算表を用いて発達年齢(DA)を読みとる．生活年齢に対する DA の割合を発達指数(DQ)とする．

評価値の意味
- DA：同年齢の健常児に相当する精神発達段階
- DQ：100 なら生活年齢に相当の発達度，低ければリスクが高い

文献
- 嶋津峯眞，ほか：新版 K 式発達検査実施手引書 増補版．京都国際社会福祉センター，1983

関連項目
- 子どものための機能的自立度評価法 ➡ 337 頁
- 子どもの能力低下評価法 ➡ 338 頁
- 小児の日常生活活動作能力評価表 ➡ 339 頁

(山崎弘嗣)

田研式社会成熟度診断検査

子どもの社会生活能力を父母などが観察により評価

対象	小児	尺度	仮間隔	構 成	数値(SQ)
障害	精神・運動発達 (I/D)	方法	質問紙(家族)	重要度	★

概要 子どもは，社会環境のなかで多くの人々の影響を受けながら徐々に発達し，さまざまな生活能力を身に付けていくが，その社会生活能力を測定し，発達の程度や欠陥を知るためのテスト．子どもの生活状況をよく知る父母や教師などが評価する．第一部は社会生活能力で，仕事の能力，身体のこなし，ことば，集団への参加，自発性，自己統制の 6 領域からなり，それぞれに対し 20 の項目がある．第二部は基本的習慣で，清潔，排泄，着衣，睡眠の 4 領域に対し 10 の項目，食事に対し 20 の項目がある．第一部，第二部の各項目とも，「できる」「できるだろう」と答えたものは 1 点，「できない」「できないだろう」と答えたものは 0 点，無答は 0.5 点として計算する．

評価値の意味 第一部では，粗点合計を求め，それぞれ発達年齢(DA)

に換算する(手引参照).第二部は粗点合計からA,B,Cの3段階に評価し,全体の合計点も3段階に評価する.これにより習慣形成の程度が診断できる.第一部と第二部の粗点合計より社会成熟年齢(SA)を算出し,さらに社会成熟度指数(SQ)を算出する(SQ=SA÷生活年齢×100).SQとは,知能検査における知能指数(IQ)に当たるもので,社会成熟度の度合いを示す尺度であり,劣〜優の5段階に段階付けられる.社会生活能力の総合発達診断により,家庭におけるしつけの良否や今後どのようにしつけをしたらよいかの指針を立てることができる.

文献
- 鈴木 清:田研式社会成熟度診断検査手引.日本文化科学社,1961
- 伊藤隆二,ほか(編):心理テスト法入門—基礎知識と技法習得のために 新訂増補.pp157-159,日本文化科学社,1983

関連項目
- 新版S-M社会生活能力検査 ➡ 300頁
- 津守式乳幼児精神発達質問紙 ➡ 313頁

(山本紗世)

知覚プロファイル
Sensory Profile

小児の発達障害の評価

対象	小児	尺度	仮間隔	構成	625(正常)〜125(重度)
障害	精神・運動発達(I)	方法	質問紙(家族)	重要度	★★★

概要 3〜10歳の小児の発達障害を評価する際に使用される.質問紙になっており,8つのカテゴリーの合計125項目で構成されている.子どもを観察し,聴覚,活動性,味覚および嗅覚,筋力,運動性,触覚,感情,社会性を評価する.観察者は両親もしくは介護職が行う.1点が「いつもそうである」,5点が「全くそうではない」を示す.1回の評価に15〜20分程度かかる.

評価値の意味 合計得点での評価と基準値(米国の標準値のみ)との比較が行える.8つのカテゴリーにはそれぞれ基準値がある.基準値を下回っていると異常行動がありうる,もしくは異常行動ありと定義される.合計得点は125〜625点で,高いスコアほど正常を示す.

文献
- Dunn W:The Sensory Profile. San Antonio, TX:The Psychological Corporation, 1999
- Dunn W, et al:Sensory processing issues associated with Asperger syndrome;A preliminary investigation. Am J Occup Ther 56:97-102, 2002

関連項目
- 知覚プロファイル(短縮版) ➡ 313頁

(森下慎一郎)

知覚プロファイル(短縮版)
Short Sensory Profile

小児の発達障害の評価

対象	小児	尺度	仮間隔	構 成	190(正常)〜38(重度)
障害	精神・運動発達(I/D)	方法	質問紙(家族)	重要度	★

概要 sensory profile の短縮版であり,3〜10歳の小児の発達障害を評価する際に使用される.質問紙になっており,合計38項目で構成されている.子どもを観察し,触覚,味覚,運動,反応・探索,聴覚,視覚,活発の7領域を評価する.観察者は両親もしくは介護職が行う.1点が「いつもそうである」,5点が「全くそうではない」を示す.1回の評価に5分程度かかる.

評価値の意味 合計得点での評価と基準値(米国の標準値のみ)との比較が行える.合計得点は38〜190点で表記され,高いスコアほど正常を示す.155〜190点は正常,142〜154点は異常行動がありうる,38〜141点は異常行動ありと定義される.

文献
- McIntosh DN, et al:Development and Validation of the Short Sensory Profile. In:Dunn W(ed):Sensory Profile Manual. pp59-73, San Antonio, TX:Psychological Corporation, 1999 ⇒原典.
- Batya Engel-Yeger:Sensory processing patterns and daily activity preferences of Israeli Children. Can J Occup Ther 75:220-229, 2008

関連項目
- 知覚プロファイル ➡ 312頁

(森下慎一郎)

津守式乳幼児精神発達質問紙
子どもの日常生活場面の観察に基づく発達診断

対象	小児	尺度	仮間隔	構 成	数値(DQ)
障害	精神・運動発達(I/D)	方法	質問紙(家族)	重要度	★★★

概要 0〜7歳の子どもの日常生活に表れる行動を集め,標準化の手続きにしたがって整理した検査.0〜3歳用では5領域(運動,探索・操作,社会,食事・生活習慣,言語)で全264の観察項目,3〜7歳用では5領域(運動,探索,社会,生活習慣,言語)で全174の観察項目について養育者と面接し,子どもの生活月齢に該当するものを中心に,どの項目も不可という月齢まで質問する.

評価値の意味 結果は発達指数(DQ)として算出できるが,作成者はあえて「そうするべきではない」と増補版で述べている.数値で個人を単一的に解釈せず,項目ごとに可・不可を見て質的に考察する.

文献
- 石川 齊,ほか(編集主幹):図解 作業療法技術ガイド―根拠と臨床経験に

もとづいた効果的な実践のすべて 第2版. pp172-175, 文光堂, 2003

関連項目
・遠城寺式乳幼児分析的発達検査法 ➡ 305頁
・新版K式発達検査 ➡ 311頁
・日本版デンバー式発達スクリーニング検査 ➡ 次項
・MN式発達スクリーニングテスト ➡ 323頁

(眞渕 敏)

日本版デンバー式発達スクリーニング検査
Japanese Denver Developmental Screening Test-Revised (JDDST-R)

子どもの全般的発達をみるスクリーニング検査

対象	小児	尺度	順序	構成	N/A
障害	精神・運動発達(I/D)	方法	質問紙(家族)	重要度	★★★★

概要 集団健診などの場で発達遅滞やゆがみが疑われる子どもを見つけ,精密検診の要否を判断するために用いられる.対象年齢は生後0か月～6歳.4領域(個人-社会,微細運動-適応,言語,粗大運動)・全104項目で構成されている.各項目について「お子さんは○○しますか?」と母親に尋ねて回答〔P(合格),F(失敗),R(拒否),NO(したことがない)〕を求める.

評価値の意味 4領域のどの領域に"遅れ"の項目が存在するかによって,正常,異常,疑問,不能の4つに判断される.従来の知能検査や発達検査のように,発達指数(DQ)や知能指数(IQ)などの数字で評価する方法はとらない.

文献
・上田礼子,ほか:日本版デンバー式発達スクリーニング検査 増補版—JDDSTとJPDQ.医歯薬出版,1980

関連項目
・遠城寺式乳幼児分析的発達検査法 ➡ 305頁
・ゲゼル検査法 ➡ 307頁
・新版K式発達検査 ➡ 311頁
・津守式乳幼児精神発達質問紙 ➡ 313頁
・MN式発達スクリーニングテスト ➡ 323頁

(眞渕 敏)

脳性麻痺簡易運動テスト
Simple Motor Test for Cerebral Palsy (SMTCP)

脳性麻痺児の粗大運動能力を評価するための尺度

対象	小児	尺度	仮間隔	構成	100(軽度)～0(重度)
障害	精神・運動発達(I/D)	方法	観察	重要度	★★

概要 脳性麻痺児の運動能力を,基本動作に関連し段階付けたもので,

治療的介入の効果判定の評価尺度として用いられる．特徴として，短時間で施行可能であること，母親など保護者の介助技術の向上が反映されるような段階付けが行われていること，実務経験の少ない者でも評価可能な動作課題の表現工夫がなされていること，などが挙げられる．対象の動作を観察・評価し，臥位，座位，四つ這いと膝立ち，立位，歩行の5つの大項目（各4〜6つの課題，計27課題）の平均%を総合点として算出する．

評価値の意味 採点法は，介助すればできるという段階を含む5段階（0：全くできない，1：介助すればできる，2：介助しなくても少しだけできる，3：介助しなくても部分的にできる，4：介助しなくても完全にできる．全16課題），含まない4段階（0：全くできない，1：少しだけできる，2：部分的にできる，3：完全にできる．全11課題）となっている．合計0点はすべての項目で「全くできない」ことを意味し，100点は「完全にできる」ことを意味する．

文献
・細川賀乃子，ほか：脳性麻痺簡易運動テスト（Simple Motor Test for Cerebral Palsy）の考案．リハ医学 39：483-491，2002
・朝貝芳美，ほか：多施設調査による脳性運動障害児 Simple Motor Test for Cerebral Palsy 運動レベル変化の検討．リハ医学 40：363-368，2000

関連項目
・粗大運動能力尺度 ➡ 302頁

（田中隆史）

ブラゼルトン新生児行動評価
Brazelton Neonatal Behavioral Assessment Scale（BNBAS）

新生児の行動発達と親子間の相互作用を包括的に評価

対象	小児	尺度	順序/仮間隔	構成	複合
障害	精神・運動発達(I/D)	方法	観察	重要度	★★★★★

概要 1973年に Brazelton によって開発された新生児の神経行動発達評価法．新生児を外界との相互作用によって諸機能を獲得する主体としてとらえ，その行動発達を生理系，運動系，状態系，注意/相互作用系に分類された観察項目によって評価する．生理系は呼吸・循環器，内臓の恒常性，運動系は姿勢や自発運動の調整能力，状態系は睡眠-覚醒リズムや意識状態，注意/相互作用系は視聴覚刺激に対する反応である．評価項目は，35項目の行動評価と18項目の神経学的評価からなる．行動評価項目は9段階，神経学的評価項目は4段階で評価する．

評価値の意味 BNBAS には新生児に関する多くの情報が含まれており，さまざまな研究に活用できる反面，項目数が多いためデータの解釈に統一された方法がないことが問題である．これは，BNBAS が神経学的評価にとどまらず，新生児が環境や刺激に対して適応しようと

する能力を評価することを目的としているためである．早産による超低出生体重児(1,000g未満)を対象としたリスク研究では，誘発反応に複数の異常所見を呈し，その状態が長時間続いた児では，そうでない児に比べて約2倍の確率で不幸にも脳性麻痺の経過をたどることが報告されている．BNBASを使用するには，評価者に一定水準の知識と判断を必要とするため，評価を実施する際には，トレーニングを受け，評価者としての認定を受ける必要がある．

文献
・Brazelton TB(編著)，穐山富太郎(監訳)：プラゼルトン新生児行動評価 原著第3版．医歯薬出版，1998
・穐山富太郎，ほか：低出生体重児における脳性麻痺児のプラゼルトン新生児行動評価の分析．リハ医学38：211-218，2001

関連項目
・新版K式発達検査 ➡ 311頁
・日本版デンバー式発達スクリーニング検査 ➡ 314頁　　　　　(香川真二)

フロスティッグ視知覚発達検査

視知覚発達が不十分な子どもの教育・治療に活用

対象	小児	尺度	仮間隔	構成	数値(複合)
障害	精神・運動発達(I/D)	方法	言語・認知課題	重要度	★★★★★

概要 5つの視知覚能力(視覚と運動の協応，図形と素地の弁別，形の恒常性，空間位置，空間関係)の知覚年齢(PA)，評価点(SS)，知覚指数(PQ)を算出し，視知覚上の問題を発見する検査．4歳0か月〜7歳11か月に適応．聴覚障害，脳性麻痺，知的障害，情緒障害，発達障害などの子どもにも実施可能である．

評価値の意味 本検査は治療教育の手がかりを求めることが主眼になっているため，数値として出たものを他検査の結果や臨床観察を合わせて考察しながら，総合的に解釈する．

文献
・松原達哉(編著)：心理テスト法入門—基礎知識と技法習得のために 第4版．pp374-375，日本文化科学社，2002

関連項目
・ベンダー・ゲシュタルト検査 ➡ 92頁
・コロンビア知的能力検査 ➡ 327頁
・ピクチュアブロック知能検査 ➡ 329頁　　　　　(眞渕 敏)

ベイリー乳幼児発達検査
Bayley Scales of Infant Development(Bayley-Ⅲ)

0～3歳児の認知,運動,言語の発達状態を評価

対象	小児	尺度	仮間隔	構成	複合
障害	精神・運動発達(I/D)	方法	質問紙(家族)/観察	重要度	★★★

概要 1～42か月児を対象とした認知,運動,言語の3分野の発達状態をみる検査.現在用いられている第3版にはより包括的に発達状態を評価するため,社交性・適応能力の質問用紙(保護者に施行)を含む.ブロックやカードを用いる.所要時間は40～60分.遂行可能であった項目の合計点を粗点とし,さらに指定の対比表を用いて総合点を算出する.

評価値の意味 総合点の得点範囲は40～160点.総合点を同月齢児の標準点(100±15点)と比較して,発達障害のスクリーニングに使用.

文献
- Bayley N : Bayley scales of infant and toddler development-Third edition. Pearson Education Inc. 2006

関連項目
- 日本版ミラー幼児発達スクリーニング検査 ➡ 303頁
- 新版K式発達検査 ➡ 311頁
- 日本版デンバー式発達スクリーニング検査 ➡ 314頁

(髙橋香代子)

ポーテージ乳幼児教育プログラム
Portage Guide to Early Education(P. G. E. E.)

未就学児の発達評価と療育プログラム

対象	小児	尺度	仮間隔	構成	数値(歳)
障害	精神・運動発達(I/D)	方法	観察	重要度	★★★★

概要 発達評価と行動目標が一体となった療育プログラム.発達は6領域(発達刺激,社会性,言語,身辺自立,認知,運動)に分けられており,領域ごとに達成度のチェックリストと行動目標の達成法,補助法,活動例がセットになっている.0～6歳に適応される.

評価値の意味 確実にできているレベル項目からチェックを始め,遂行できなくなるところまで行い,できた項目が発達年齢何歳に相応するのかで評価する(これを発達評価検査として使用することも可能).できていない項目の達成法を指導や訓練のプログラムとして採用する.随時達成できた日付を記録し経過がわかるようにする.

文献
- S.ブルーマ,ほか(著),山口薫(監訳):ポーテージ乳幼児教育プログラム(0～6歳・発達チェックと指導ガイド)手引き.日本ポーテージ協会発行

関連項目
・日本版ミラー幼児発達スクリーニング検査 ⇒ 303頁　　　　　（佐久川明美）

南カリフォルニア感覚統合検査
Southern California Sensory Integration Tests(SCSIT)

幼児・児童の感覚統合発達レベルの評価					
対象	小児	尺度	仮間隔	構成	数値
障害	精神・運動発達(I/D)	方法	作業課題	重要度	★★★★★

概要 適用範囲は4歳～10歳11か月（一部は8歳11か月）である．視知覚領域（空間視覚化，図-地弁別，空間位置知覚，図形模写），体性感覚領域（運動覚，図形操作知覚，手指弁別，手背文字判別，局徴，二点同時刺激識別），運動領域〔運動正確度，肢位模倣，正中線交差運動，両側運動協調，左右判別，立位バランス（開眼，閉眼）〕の3領域，計17の下位検査からなる．検査中の触覚防衛反応の有無，適応姿勢の保持，利き手，注意集中の程度，衝動的反応の有無などを観察することも重要である．

評価値の意味 手引きにしたがい，各検査の粗点または調整点（時間計測の検査：合計時間に対し一定の得点を粗点から減じて算出）から被験児における標準値を求め，プロフィールに記入する．標準値が「-1.0」以下の場合は障害の可能性がある．原版作成者のAyresは感覚統合障害症候群を①前庭-両側統合障害，②行為障害，③優位半球障害，④劣位半球障害，⑤触覚防衛の5つの観点でとらえており，これらは児のプロフィールを解釈するために利用される．

文献
・土田玲子：感覚統合機能検査．岩崎テル子，ほか（編）：標準作業療法学専門分野—作業療法評価学．pp547-549, 医学書院, 2005
・坂本龍生，ほか（編著）：障害児理解の方法—臨床観察と検査法．pp208-211, 学苑社, 1993

関連項目
・フロスティッグ視知覚発達検査 ⇒ 316頁　　　　　（佐野恭子）

Assessment of Preterm Infant's Behavior(APIB)

乳幼児の生理学的機能，反射，反応，自発運動を略述					
対象	小児	尺度	仮間隔	構成	1,572（正常）～76（異常）
障害	精神・運動発達(I/D)	方法	診察	重要度	★★

概要 早期産児および正期産児の運動や行動の生理学的・運動学的な裏付けの略述を目的とする．本評価には薬物や器械は不要である．評価の主な内容は，乳幼児の注意機能がその他の副次機能からある程度

独立しているか，環境に対する乳幼児の探索行動が調節，制御されているか，などである．評価手技は6つの大きなパッケージ(Package)にグループ化される．パッケージごとに得点化され，高得点なほど機能が良好であることを示す．

評価値の意味

- Package Ⅰ：21〜918点．光・音刺激に対する反応の評価．高得点の場合，刺激中，常に覚醒が持続する．
- Package Ⅱ：2〜18点．掛け物の除去，腹臥位から背臥位へ寝返らせた際の反応の評価．高得点の場合，自発運動のため掛け物が移動しており，背臥位での自発運動が円滑である．
- Package Ⅲ：7〜147点．局所的な軽い触刺激に対する反応の評価．高得点の場合，探索反射(rooting reflex)や把握反射(grasp reflex)が良好に認められる．
- Package Ⅳ：10〜135点．中等度の触刺激と中等度の前庭刺激に対する反応の評価．高得点なほど，体幹を空中で保持した姿勢での四肢運動が活発かつ円滑である．
- Package Ⅴ：0〜30点．強い触刺激と強い前庭刺激に対する反応の評価．高得点なほど，頸部・体幹への回旋刺激に対する応答が良好である．
- Package Ⅵ：36〜324点．注意と相互活動の評価．高得点なほど，刺激への反応と方向性の応答が良好で表情がいきいきとしている．

文献

- Als H, et al：Manual for the assessment of preterm infant's behavior (APIB). In：Fitzgerald HE, et al (eds)：Theory and Research in Behavioral Pediatrics. Plenum Press, 1982

関連項目

- 遠城寺式乳幼児分析的発達検査法 ➡ 305頁
- 日本版デンバー式発達スクリーニング検査 ➡ 314頁
- ブラゼルトン新生児行動評価 ➡ 315頁
- MN式発達スクリーニングテスト ➡ 323頁

(笹沼直樹)

デュボヴィッツ(Dubowitz)の神経学的評価

新生児の経時的な神経発達評価法

対象	小児	尺度	仮間隔	構成	34(正常)〜0(重度)
障害	精神・運動発達(I/D)	方法	観察	重要度	★★★★

概要 新生児の神経学的・行動学的評価方法．特徴は，専門知識のないスタッフでも容易に行え，満期産児と同様に早産児でも適用できることである．評価は，観察を行い専用のチャートに記入する．記録を含め15〜20分程度かかる．在胎37〜42週での評価が可能になっている．信頼性・妥当性ともに高く，非熟練者でも経時的な神経発達評価

が可能であることから，多くの施設で用いられている．また，このような臨床的な評価法は MRI や超音波断層などの画像所見ではとらえられない神経学的異常を早期に診断することができるとされている．

評価値の意味 全34項目よりなり，緊張(tone)(10項目)，緊張パターン(tone patterns)(5項目)，反射(reflexes)(6項目)，運動(movements)(3項目)，異常徴候(abnormal signs)(3項目)，行為(behavior)(7項目)の6つのカテゴリーからなる．各項目で良好な反応であれば1点，未熟性や異常性の強い反応であれば0点となる．total score で34点が満点となる．神経学的異常のない満期産児において，90％以上が30点以上であったことから，30点がカットオフ値となっている．

文献
- Dubowitz L, et al：An optimality score for the neurological examination of the term newborn．J Pediatr 133：406-416，1998
- 冨田 豊：出生時の新生児の評価．冨田 豊(編)：標準理学療法学・作業療法学 専門基礎分野―小児科学 第3版．pp41-43，医学書院，2009

関連項目
- アプガー指数 ➡ 295頁
- 原始反射 ➡ 307頁

（森下慎一郎）

Erhardt 発達学的視覚評価
Erhardt Developmental Vision Assessment(EDVA)

発達に合わせた小児の視覚機能の評価

対象	小児	尺度	名義	構成	分類
障害	精神・運動発達(I/D)	方法	作業課題	重要度	★

概要 視覚定位，注視，追視，注視点移行について，胎児および新生児期からほぼ成人と同様の機能に近付く生後6か月までの発達段階が示されている．これらの成熟は特に学習面での運動技能や視知覚の発達に重要である．刺激を与え，眼球運動のスムーズさ，頭部からの分離，焦点距離や視野，両眼視機能により発達段階を評価する．刺激は光，音，動き，輪郭・模様，大小の標的などである．

評価値の意味
- 胎児期：後期…近位周辺視野の水平30°の範囲で，それ自体に動きがあってゆっくりと移動している標的を追試する．しかし，絶えず標的を見失い，標的が静止すると再び見つけ出せる．中期…それ自体に動きがあって，ゆっくりと移動している標的に遅れて少し追視する．初期…眼は開眼状態であるが頭部から分離して無目的に動く．視覚的な標的に反応しない
- 新生児：追視している間，眼と頭部は一緒に動く．眼と頭部は側方へ短くでたらめな動きを示す．周辺視野で水平に45°追視し，眼はぎくしゃくと動き続ける
- 1か月：側方から正中線，正中線から側方へ水平60°の範囲で標的

を追う
- 2か月：正中線をわずかに超えた水平90°の範囲で標的を追う
- 3か月：連続的に水平180°の範囲で標的を追うが、行き過ぎたり、正中線上での休止と再定位がみられる
- 4か月：眼は左右両側の限られた視野を頭部から独立して動き始める
- 5か月：眼は上下の限られた視野を頭部から独立して動き始める
- 6か月：追視中、眼は左右両側の全視野を頭部から独立して動く

文献
- Erhardt RP（著）, 紀伊克昌（訳）：手の発達機能障害. pp45-64, 医歯薬出版, 1988 ⇒ 原著を日本語に翻訳したうえで解説.

関連項目
- Erhardt 発達学的把持能力評価 ➡ 321頁

(竹林 崇)

Erhardt 発達学的把持能力評価
Erhardt Developmental Prehension Assessment(EDPA)

発達時期に合わせた小児の把持機能の評価

対象	小児	尺度	名義	構成	分類
障害	精神・運動発達(I/D)	方法	作業課題	重要度	★★

概要 到達動作の際の上肢（背臥位, 腹臥位, 座位）, 把握（棒, 立方体, 小球, 操作的動作）, リリース（棒または立方体, 小球）などの上肢機能について, 胎児および新生児期から, それらが成熟する月齢までの運動パターンの発達段階が示されている. これらは日常生活, 遊び, 学習活動での運動技能に必要な基本的な上肢機能である. この評価で未熟な発達段階であれば, 運動技能の発達も遅れるか, 動作の協調性の欠如した非効率的なやり方となる.

評価値の意味
- 出生時（随意把握はみられず把握反射のみ）
- 3か月（随意性把握が尺側接触でのみ持続し, 母指は参加しない. 中指, 環指, 小指の順に強い. 手関節は屈曲する）
- 4か月（原始的握りこみ：触れた結果として手が物を引っ張り, 他側の手や身体に押し付けるようにして, 不安定なままぎゅっと握る. 母指は参加しない）
- 5か月（手掌握り：物を手指と内転した母指で持つ）
- 7か月（橈側手指握り：物と手指を対立した母指で持つ. 手関節はまっすぐ伸びている）
- 8か月（橈側手指握り：対立した母指と4指の指尖で物を持つ. 物と手との間には明らかに空間ができる）
- 9か月（橈側手指握り：手関節は伸展する）
- 10か月（3指握り：物を母指と2本の手指で持つ）

文献
- Erhardt RP(著), 紀伊克昌(訳):手の発達機能障害. pp45-64, 医歯薬出版, 1988 ⇒原著を日本語に翻訳したうえで解説.

関連項目
- Erhardt 発達学的視覚評価 ➡ 320 頁

(竹林 崇)

GMs 評価
General Movements(GMs) Assessment

新生児をビデオカメラで観察・評価

対象	小児	尺度	名義	構成	分類
障害	精神・運動発達(I/D)	方法	観察	重要度	★★

概要 子どもの自発運動をビデオ撮影し,その運動を視覚的ゲシュタルト知覚を用いて観察,質的評価を行うものである.本来,脳性麻痺や運動発達遅滞などの予後予測の目的で作られた評価である.近年は二分脊椎児や母体糖尿病児,脳性麻痺片麻痺児に対して研究が進んでいる.外部研究では,Ferrari が cramped-syncronized GMs の出現様式が脳性麻痺の予後予測に有用と述べているほか,Hadders-Algra は注意欠陥/多動性障害(ADHD)などの軽度の発達障害についても従来の神経学的検査に比較してはるかに高い予測力を持つことを報告している.

評価値の意味
- poor repertoire GMs(PR):連続する運動の構成要素の順序性が単調で,異なる身体部位の運動が正常な GMs でみられるような複雑なかたちで起こらない.
- chaotic GMs(Ch):この運動では硬さが現れ,正常な滑らかさや流暢な特徴に欠ける.四肢や体幹の筋はほぼ同時に収縮し,弛緩する.
- cramped-syncronized GMs(CS):四肢の運動は大きな振幅で,流暢さがなく,また滑らかさもなく,無秩序に起こる.一貫して突然起こる.
- abnormal fidgety(AF):fidgety 運動が満期後 6〜20 週で観察されない.しかしながら,他の運動は普通に観察される.
- fidgety absent(F-):振幅,速さ,ぎくしゃくしたものが中等度あるいは非常に誇張されていることを除けば,正常な fidgety 運動のようにみえる.

文献
- Prechtl HFR:General movement assessment as a method of developmental neurology:new paradigms and their consequences. Dev Med Child Neurol 43:836-842, 2001 ⇒原典.

関連項目
- ウェクスラー成人知能検査 ➡ 47 頁

(竹林 崇)

MN式発達スクリーニングテスト

乳幼児の精神運動発達のスクリーニング

対象	小児	尺度	仮間隔	構成	数値(DQ)
障害	精神・運動発達(I/D)	方法	質問紙(家族)	重要度	★★

概要 乳幼児の集団を対象とする精神運動発達のスクリーニングテストを質問紙形式で標準化したもの.検査用紙は,A:乳児用(生後6~12か月)40項目,B:1~2歳児用(1歳0か月~2歳11か月)46項目,C:3~6歳児用(3歳0か月~6歳11か月)46項目,の3種類あり,いずれも精神発達と運動発達(随意運動の巧緻性発達)に関する項目が半数ずつの構成になっている.回答は可能な限り母親であることが望ましい.

評価値の意味 各項目の回答に応じた点数(0~1点)の合計点と児の年齢段階の平均点および標準偏差を規定の式に当てはめ,精神発達,運動発達の各領域について発達指数(DQ)を算出する.DQは,被験児が暦年齢相応のスコアを取れば100になるように設定されており(標準偏差15),精神・運動いずれの発達においてもDQ70付近をスクリーニング・レベルとするのが目安としては現実的とされる.

文献
・坂本龍生,ほか(編著):障害児理解の方法―臨床観察と検査法.pp44-45, 学苑社, 1985

関連項目
・遠城寺式乳幼児分析的発達検査法 ⇒ 305頁
・津守式乳幼児精神発達質問紙 ⇒ 313頁

(眞渕 敏)

Sensory Integration and Praxis Test(SIPT)

学習と行為の基礎をなす感覚統合のプロセスに対する評価法

対象	小児	尺度	仮間隔	構成	数値
障害	精神・運動発達(I/D)	方法	作業課題	重要度	★★★

概要 1989年,Ayresによって開発された感覚統合のプロセスに対する評価.学習障害,情緒障害,微細脳機能障害と関連した認知障害に対して用いることができる.対象は8か月~4歳までの間である.検査は視覚や触覚,運動などを用いた17項目の下位検査からなり,各々の下位検査に対して標準偏差が算出されており,独立した検査として各検査を用いることができる.

評価値の意味 各下位項目において,標準偏差は-3~+3に設定されており,0を平均としている.その内訳は,-3.0~-2.5では重度の障害,-2.5~-2.0では中等度の障害,-2.0~-1.0では軽度の障害,-1.0~+1.0では年齢に適した機能,+1.0~+2.0では年齢で見込ま

れる平均以上の機能，+2.0〜+3.0では年齢で見込まれる以上に発達した機能を示している．

文献
・Ayres AJ：Sensory Integration and Praxis tests．Western Psychological Services，1989

関連項目
・動的二点識別覚検査 ➡ 429頁
・Semmes-Weinstein Monofilaments ➡ 430頁

(竹林 崇)

Test of Sensory Functions in Infants(TSFI)
子どもの感覚機能障害の有無に関する評価

対象	小児	尺度	仮間隔	構成	49(正常)〜0(重度)
障害	精神・運動発達(I/D)	方法	計測/観察	重要度	★★

概要 生後4〜18か月の子どもが対象．子どもの状態をより全般的にとらえるために，運動発達を含むほかの発達評価と合わせて，スクリーニングの目的として使用される．テストは24項目からなり，①触圧覚に対する反応，②視覚と触覚の統合，③適応的運動機能，④視覚運動の制御，⑤前庭刺激に対する反応，の5つの感覚機能の領域によって構成されている．約20分程度で実施が可能．感覚統合療法の領域で使用されることが多い．

評価値の意味 月齢ごとにトータルスコアのカットオフ値が設定されており，normal(正常)，at risk(境界)，definitely(異常)に分類し，感覚機能障害をスクリーニングする(表)．点数が高いほど正常で，低いほど異常となる．

表　月齢ごとのカットオフ値

	4〜6か月			7〜9か月		
	正常	境界	異常	正常	境界	異常
合計点	33〜49	23〜32	0〜22	41〜49	29〜40	0〜28
	10〜12か月			13〜18か月		
	正常	境界	異常	正常	境界	異常
合計点	44〜49	41〜43	0〜40	44〜49	41〜43	0〜40

文献
・DeGangi GA, et al：Test of Sensory Functions in Infants．Western Psychological Services，1989

関連項目
・Touch Inventory for Preschoolers(TIP) ➡ 298頁
・ベイリー乳幼児発達検査 ➡ 317頁
・Erhardt発達学的把持能力評価 ➡ 321頁

(古川 徹)

TVPS 視知覚技能検査
Test of Visual Perceptual Skills (TVPS)

図形の識別を用いて視覚認知能力をみる発達検査

対象	小児	尺度	仮間隔	構成	100(標準)～0(重度)
障害	精神・運動発達(I/D)	方法	課題作業/言語・認知課題	重要度	★

概要 視覚の認知能力をみるため，プレートに描かれた図形を識別させる検査で，識別，単一図形の記憶，空間関係，恒常性，連続図形の記憶，図と地，閉合の7つの項目(下位検査)からなる．所要時間は20～30分．対象年齢4～18歳．

評価値の意味 各下位検査の得点は，3か月単位の月齢で統計的に同月年齢の子どもと照合され数値化される．100点が標準，以下は標準以下と判断される．

文献
・Martin NA：Test for Visual Perceptual Skills (Non-Motor) 3rd ed. Academic Therapy Publications, 2006

関連項目
・視覚-運動 統合発達検査 ⇒ 301頁
・フロスティッグ視知覚発達検査 ⇒ 316頁

(髙橋香代子)

ボイタの反射チャート
Vojta's Reflex Chart

乳幼児の運動発達検査

対象	小児	尺度	順序	構成	N/A
障害	精神・運動発達(I/D)	方法	観察	重要度	★★★★★

概要 乳児の脳性運動障害を対象として Vojta が考案した検査法．Vojta は移動機能が3要素(姿勢反射能，起き上がり機能，相運動)からなると考えた．なかでも姿勢反射能が基礎的な要素であり，月齢とともに姿勢反射が発達し，それに相応した起き上がり機構と相運動が組み合わさって月齢に応じた移動運動が獲得されていくとした．引き起こし反応，Landau 反応など7つの反応を誘発した際の姿勢反応の違いから発達月齢を調べ，脳性麻痺になる危険性の高さを微軽症～重症の4段階に分類する．

評価値の意味 姿勢反射は，姿勢の変化により中枢神経系にもたらされる多様な求心性刺激に対する中枢神経の反応で，中枢機能や発達レベルを反映する．また，新生児期から存在し，運動発達段階に対応した規則正しい反応の推移を示す．したがって，姿勢反射は月齢に対応した姿勢反射能の正常な発達段階を示す指標となる．中枢神経系に障害があれば，姿勢反射は月齢に比して遅れを示すか，病的な反応が出

現する.

文献
- 渡辺 隆：脳性運動障害の Vojta による評価. 理作療法 11：189-195, 1977
- 岩谷 力, ほか（編）：障害と活動の測定・診断ハンドブック―機能から QOL まで. pp95-96, 南江堂, 2005

関連項目
- ミラニーの発達チャート ➡ 304 頁
- 原始反射 ➡ 307 頁
- 姿勢反射評価 ➡ 308 頁

(眞渕 敏)

ウェクスラー児童用知能検査
Wechsler Intelligence Scale for Children-Third Edition（WISC-Ⅲ）

標準化された児童の全般的知能を測る評価

対象	小児	尺度	仮間隔	構成	平均 100
障害	知能(I)	方法	作業課題/言語・認知課題	重要度	★★★★

概要 5歳0か月から16歳11か月の子どもに適応される偏差IQを求める分析的知能検査. 全部で13の下位検査から構成される. 下位検査には言語性と動作の2種類があり, 言語性の下位検査は, 知識, 類似, 算数, 単語, 理解, 数唱の6検査, 動作の下位検査は, 絵画完成, 絵画配列, 積木模様, 組合せ, 符号, 記号探し, 迷路の7検査である. さらに, WISC-Ⅲでは IQ 以外に因子的分析の結果をもとに群指数（Index Score）として, 言語理解（VC）, 知覚統合（PO）, 注意記憶（FD）, 処理速度（PS）を求めることができる.

評価値の意味 それぞれの下位検査の粗点, 平均 10, 標準偏差 3 の評価点として 1～19 点に換算され, 下位検査得点間の比較が可能である. 下位検査の評価点の合計から言語性 IQ（VIQ）, 動作性 IQ（PIQ）, 全検査 IQ（FIQ）が, 平均 100, 標準偏差 15 の偏差 IQ として求められる. 群指数も平均 100, 標準偏差 15 の群指数が求められる. この群指数は VIQ や PIQ をより詳細に分析することを可能とするものであり, WISC-Ⅲで測定しているものを明確にし, 子どもの能力の分析的な理解に役立つものとなっている.

文献
- Wechsler D：Wechsler intelligence Scale for Children 3rd ed. Psychological Corporation, 1997 ⇒原著.
- 藤田和弘, ほか：WISC-Ⅲアセスメント事例集―理論と実際. 日本文化科学社, 2005 ⇒日本語版 WISC-Ⅲのアセスメント方法を詳しく記載.

関連項目
- ウェクスラー成人知能検査 ➡ 47 頁

(竹林 崇)

グッドイナフ人物画知能検査
Goodenough Draw-A-Man Test (DAM)

知的発達のスクリーニング検査

対象	小児	尺度	仮間隔	構成	50(正常)〜0(重度)
障害	知能(I)	方法	作業課題	重要度	★★★★

概要 人物の全身像(男性)の描画を通して,子どもの知的水準の発達を知ることができる検査.適応は3〜10歳とされている(10歳以上になると絵を描く技術や芸術的才能を反映した絵画になってしまう).

評価値の意味 頭,胴体,手足など各部分の比率,全体と各部分の明瞭度・明細度に注目して採点する.採点項目は,頭,眼,胴,口,毛髪,腕と足の付け方,耳の位置と割合,指の細部など50項目に及ぶ(50点満点).本検査は描画行動を介した動作性知能指数(PIQ)を測定するものであり,したがって幼児の知的水準を確実に測定することはできないが,知的発達のスクリーニング検査として利用することができる.

文献
・小林重雄:グッドイナフ人物画知能検査ハンドブック.三京房,1977

関連項目
・コース立方体組み合わせテスト ➡ 50頁
・ウェクスラー児童用知能検査 ➡ 326頁

(佐野恭子)

コロンビア知的能力検査
Columbia Mental Maturity Scale (CMMS)

子どもの知能のうち,一般的推理能力を個別に評価

対象	小児	尺度	仮間隔	構成	数値(点)
障害	知能(I)	方法	言語・認知課題	重要度	★★★

概要 動作や言語に障害を持つ子どもの一般的推理能力を測定する目的で作成された検査であり,3歳0か月〜9歳5か月に適応される.92枚のカードに3つから5つの絵・図が描かれており,被検者はそれらの相違や無関係なものを選んで,1つだけが除外されるように一連の絵図を関連付ける原理を見出す.

評価値の意味 正答1つにつき1点が与えられ,合計が粗点となる.換算表により4つの換算点(年齢偏差得点,パーセンタイル順位,9段階表,発達年齢段階)を算出する.また正反応と誤反応が特定のカードに偏っていないか,絵図をよく見て反応したか,よく考えたか,固執反応など注意すべき反応があったか,時間がかかりすぎていないかなど,反応の特徴を含めて判定する.

文献
・松原達哉(編著):心理テスト法入門―基礎知識と技法習得のために 第4版.pp84-85,日本文化科学社,2002

関連項目
・田中ビネー知能検査 ➡ 次々項
・ピクチュアブロック知能検査 ➡ 329頁

(眞渕 敏)

鈴木ビネー知能検査
知能の全体像を個別的にとらえ，知的障害の診断と指導に役立てる

対象	小児	尺度	順序	構成	複合
障害	知能(I)	方法	作業課題/言語・認知課題	重要度	★★★★★

概要 2歳〜成人が適応であり，知能の全体像を個別的にとらえることができる．特別な支援が必要な子どもを早期に発見し，最も適切な教育指導を作り出すための知能検査として用いられることが多い．道具使用，言語，数字，思考を必要とするさまざまな問題(76問)が易から難へと並べられて構成されている(なお，2007年に改訂版が発表されている)．

評価値の意味 換算表にしたがい，精神年齢(MA)と知能指数(IQ)を算出する．また，合格・不合格の項目から基底年齢(basal age)と上底年齢(celling age)および両年齢の差を求め，知能診断書を作成する．さらに項目分析により知能構造上の特徴を考察することもできる．

文献
・松原達哉(編著)：心理テスト法入門―基礎知識と技法習得のために 第4版．pp62-63，日本文化科学社，2002

関連項目
・ウェクスラー成人知能検査 ➡ 47頁
・田中ビネー知能検査 ➡ 次項
・WPPSI知能診断検査 ➡ 331頁

(眞渕 敏)

田中ビネー知能検査
発達の遅れがある子どものための知能検査

対象	小児	尺度	仮間隔	構成	複合
障害	知能(I)	方法	作業課題/言語・認知課題	重要度	★★★★★

概要 基本的には発達の遅れがある子どもの状態をチェックし経過観察するのに適している．適応年齢範囲は2歳〜成人．1歳〜成人Ⅲまでの問題(118問)が易から難の順に並べられている．問題は，言語，動作，記憶，数量，知覚，推理，構成などからなる．

評価値の意味 精神年齢(MQ)と知能指数(IQ＝MQ÷生活年齢×100)が算出される．また，行動観察の記録，問題への取り組み程度の5段階判定，知能の内容的特性の診断も行われる．生活年齢・精神年齢ともに10歳であればIQは100になり，IQ100以下であれば生活年齢に

応じた知能を持たないと判断される.

文献
- 岩谷 力, ほか(編):障害と活動の測定・評価ハンドブック―機能から QOL まで. pp85-88, 南江堂, 2005

関連項目
- コロンビア知的能力検査 ➡ 327 頁
- ピクチュアブロック知能検査 ➡ 次項
- ITPA 言語学習能力診断検査 ➡ 333 頁

(眞渕 敏)

ピクチュアブロック知能検査
Picture Block Intelligence Test(PBT)

絵画と積木を用いた特殊な知能検査

対象	小児	尺度	仮間隔	構 成	数値(IQ)
障害	知能(I)	方法	認知・作業課題	重要度	★★★★

概要 とりわけ知的発達に遅れがみられたりその恐れのある子ども, 聴覚障害, 言語障害, 情緒障害などの障害を持つ子どもに実施が容易な個別式動作性検査. ピクチュア(絵画完成)検査 32 問(組み合わせ 23 問, はめ込み 9 問), ブロック(積木)検査 34 問からなる. 4～7 歳に対応.

評価値の意味 各問題正答が 1 点となる(最高点 66 点). 結果からは知能指数(IQ)が算出される. 精神遅滞児用の IQ 換算表も用意されている.

文献
- 石川 齊, ほか(編集主幹):図解 作業療法技術ガイド―根拠と臨床経験にもとづいた効果的な実践のすべて 第 2 版. p158, 文光堂, 2003
- 松原達哉(編著):心理テスト法入門―基礎知識と技法習得のために 第 4 版. pp86-87, 日本文化科学社, 2002

関連項目
- コース立方体組み合わせテスト ➡ 50 頁
- コロンビア知的能力検査 ➡ 327 頁
- WPPSI 知能診断検査 ➡ 331 頁
- ITPA 言語学習能力診断検査 ➡ 333 頁

(眞渕 敏)

ライター国際動作性知能検査
Leiter International Performance Scale

聴覚障害・言語障害児にも使用できる動作性知能検査

対象	小児	尺度	間隔	構 成	数値(MA, IQ)
障害	知能(I)	方法	作業課題	重要度	★★★★

概要 2 歳 0 か月～18 歳 11 か月まで 13 の精神年齢段階に分かれた計 54 課題で構成された非言語性検査. 枠の上段に提示された絵や図の形が一定の原理にしたがってつながるように, 下段にブロックをはめ

込んで回答する．基底年齢(推定精神年齢より2年低い段階から始め，全問正答した最も高い年齢段階)に，以後の年齢段階における課題の正答数に応じた精神月齢を掛け合わせ加算した値が精神年齢(MA)となる．さらに MA と暦年齢を既定式に当てはめて知能指数(IQ)を算出する．

評価値の意味 結果の解釈に当たっては，精査目的に利用するには検査の目が粗すぎる点，知能の一側面を測定しているに過ぎない点などから，IQ という数値にとらわれず，問題解決過程の十分な観察と合わせて総合的にとらえる必要がある．

文献
・坂本龍生，ほか(編著)：障害児理解の方法—臨床観察と検査法．pp78-79，学苑社，1985

関連項目
・コース立方体組み合わせテスト ➡ 50 頁
・ピクチュアブロック知能検査 ➡ 329 頁

(眞渕 敏)

K-ABC 心理・教育アセスメントバッテリー
Kaufman Assessment Battery for Children(K-ABC)

小児の知能と発達の程度を調べるもの

対象	小児	尺度	間隔	構成	100(平均)±15(標準偏差)
障害	知能(I)	方法	言語・認知課題	重要度	★★★★★

概要 1983 年，Kaufman 夫妻により発表された．対象年齢は 2 歳 6 か月～12 歳 6 か月．心理検査に精通した専門家によって行われる検査．知能を問題解決処理能力(intelligence)と知識(achievement)の側面から調べる．問題解決処理能力は逐次処理尺度(sequential)と同時処理尺度(simultaneous)の 2 尺度，最大 10 個の下位検査から評価し，知識尺度(achievement scale)は最大 6 つの下位検査から評価し，知能を算出する．1980 年代の情報処理論的な見方で，ウェクスラー式の知能指数(IQ)と同一の理論背景ではない．

評価値の意味 問題解決処理能力，知識ともに，平均 100，標準偏差 15 の知能指数(IQ)で表現される．

文献
・Kaufman AS, et al：Introduction to the Kaufman Assessment Battery for Children(K-ABC) for pediatric neuroclinicians. J Child Neurol 2：3-16, 1987

関連項目
・ウェクスラー児童用知能検査 ➡ 326 頁
・WPPSI 知能診断検査 ➡ 331 頁

(山崎弘嗣)

WPPSI知能診断検査
The Wechsler Preschool and Primary Scale of Intelligence-Revised (WPPSI-R)

小児の知能と発達の程度を調べるもの

対象	小児	尺度	間隔	構成	平均100
障害	知能(I)	方法	言語・認知課題	重要度	★★★★★

概要 1967年，Wechslerにより開発された．通常，「ウィプシ」のように呼ばれる．1989年に改訂版WPPSI-Rが発表された．WPPSIより対象年齢が広くなり，3歳0か月～7歳3か月の小児の知能を評価できるようになった．6歳0か月～7歳3か月はウェクスラー児童用知能検査改訂版(WISC-R)の対象年齢と重なっている．6つの動作性下位検査（そのうち1つはオプション）と6つの言語性下位検査（同）を実施し，言語性IQ(VIQ)と動作性IQ(PIQ)および全検査IQ(FIQ)を算出する．

評価値の意味 平均100，標準偏差15のウェクスラー式IQ．100であれば標準的な知能，100以下であれば標準以下，100以上は標準以上の知能を表す．

文献
・Wechsler D：Manual for the Wechsler Preschool and Primary Scale of Intelligence-Revised. San Antonio, TX：Psychological Corp, 1989

関連項目
・K-ABC 心理・教育アセスメントバッテリー ⇒ 330頁　　　　（山崎弘嗣）

絵画語彙発達検査
Picture Vocabulary Test(PVT)

小児の語彙理解の発達年齢評価法

対象	小児	尺度	仮間隔	構成	複合
障害	言語(I)	方法	言語・認知課題	重要度	★★★

概要 本邦で最初に標準化された絵画語彙検査法で，語彙の理解力と発達の様子を測定する．適応は生活年齢3～10歳（相応の精神年齢児）の児で，4枚の絵カードのなかから検者の質問する単語に最適なカードを選択させ，その正答数で評価する．個別でも集団でも実施可能．子どもの当て推量による応答の誤差を小さくするために正答数と誤答数から修正得点を換算する．検査語(68語彙)の年齢別正答率グラフは語彙理解力全体水準だけでなく，個々の語彙の理解力の発達をみていくのに役立つ．検査用紙は日本文化科学社から市販されている．

評価値の意味 正答した項目の数が粗点となり，粗点と選択誤答数から修正得点を換算して，語彙理解力がどの年齢水準にあるのか推定する語彙年齢(VA)と，同年齢のなかでの位置を示す評価点(SS)を算出し，語彙理解力の発達水準を知る．

文献
- 伊藤元信,ほか(編):新編 言語治療マニュアル.医歯薬出版,2002
- 小寺富子(監修),平野哲雄,ほか(編):言語聴覚療法臨床マニュアル 改訂第2版.協同医書出版社,2004
- 上野一彦,ほか:絵画語彙発達検査手引き.日本文化科学社,1991

関連項目
- 改訂版ピーボディ絵画語彙検査 ➡ 51頁

(佐久川明美)

国リハ式〈S-S法〉言語発達遅滞検査
本邦で開発された言語発達の検査法

対象	小児	尺度	N/A	構成	複合
障害	言語(I)	方法	言語・認知課題	重要度	★★★

概要 〈S-S法〉は意味するものとされるものとの関係,すなわち「記号形式-指示内容関係(sign-significate relations)」〔記号受信(理解)面と記号発信(表現)面〕,認知(動作性知能)や身振りなどの言語行動を支える「基礎的プロセス」「コミュニケーション態度」の3領域を中核として考える言語発達検査・訓練法.1970~90年代にかけて国立障害者リハビリテーションセンターで開発された.発達レベル1歳前後~小学校就学前まで,言語発達段階に即した一貫した評価ができ,検査結果はそのまま言語訓練と直結した臨床評価になる.言語記号未習得児の,言語習得以前の検査も可能で,言語発達遅滞児の臨床上の指針となる.

評価値の意味
- 記号形式-指示内容関係(言語記号:受信,発信)は,段階的な課題を実施,基準に基づいて判定し,受信,発信などのレベルを記載し,発達年齢を記載する.
- 基礎的プロセス(動作性課題)は,段階的な模倣・動作性課題を実施,基準に基づいて判定,実際の反応と発達年齢を記載する.
- コミュニケーション態度はチェックリストの項目にしたがい,良好・非良好・境界域かを判定する.

上記から総合評価として,各領域の発達レベルから個体内プロフィールを作成し,それにしたがい,A群:音声受信未習得,T群:音声発信未習得,B群:音声発信困難,C群:生活年齢に比し遅れ,に症状分類を行う.

文献
- 小寺富子,ほか(編著):国リハ式〈S-S法〉言語発達遅滞検査マニュアル 改訂第4版.エスコアール,1998

関連項目
- 新版K式発達検査 ➡ 311頁
- WPPSI知能診断検査 ➡ 331頁
- 絵画語彙発達検査 ➡ 331頁

(松本憲二)

ITPA 言語学習能力診断検査
Illinois Test of Psycholinguistic Abilities (ITPA)

子どもの言語学習能力の評価

対象	小児	尺度	仮間隔	構 成	複合
障害	言語(I)	方法	言語・認知課題	重要度	★★★★★

概要 言語学習能力を「回路(聴覚-音声,視覚-運動)」「過程(受容,連合,表現)」「水準(表象,自動)」の3次元で示し,学習障害や言語の遅れの診断を行う検査.10の下位検査により個人内差をみる.3歳0か月~9歳11か月が対象となる.

評価値の意味 各下位検査の粗点から評価点(SS)を求める.SSは平均36,標準偏差6になるよう基準化されている.下位検査のSSがその児童のSS平均値の±6以内にあれば能力間の差は特にないとみなす.SS換算ができない場合や暦年齢が10歳0か月以上の場合は,言語学習年齢(PLA)を算出して暦年齢とのずれをみる.

文献
・岩崎テル子,ほか(編):標準作業療法学 専門分野―作業療法評価学. p570,医学書院,2005
・松原達哉(編著):心理テスト法入門―基礎知識と技法習得のために 第4版.pp80-83,日本文化科学社,2002

関連項目
・WPPSI知能診断検査 ⇒ 331頁

(佐野恭子)

不安傾向診断テスト
General Anxiety Test (GAT)

小児を対象とした不安傾向の診断テスト

対象	小児	尺度	仮間隔	構 成	0(軽度)~100(重度)
障害	心理(I)	方法	質問紙(自記式)	重要度	★

概要 子ども(小学4年~高校3年)を対象とした不安傾向を診断する評価法.個人の不安傾向を,①不安感情の向けられる対象(不安対象)と②不安によって生じる行動(不安反応)の2つの側面から評価する.全部で100問の質問紙法である.不安対象は,4つの下位尺度〔学習不安傾向(15項目),対人不安傾向(10項目),孤独傾向(10項目),自罰傾向(10項目)〕から構成されており,また不安反応も4つの下位尺度〔過敏傾向(10項目),身体的特徴(15項目),恐怖傾向(10項目),衝動傾向(10項目)〕から構成されている.上記90項目に加え,検証尺度10項目が加わる.採点は「はい(1点)」「いいえ(0点)」の2件法である.

評価値の意味 不安対象4分野,不安反応4分野の合計8分野に対して各分野ごとに不安得点を算出し,偏差値に換算する.それをグラフに記載.各分野で高不安分野(8点以上)はどれか,低不安分野(2点以

下)はどれかを診断する.また,総不安偏差値で65以上のものは高不安であり,特別な指導が必要である.

文献
・田中教育研究所(編):田研式不安傾向診断検査手引.日本文化科学社,1958
・松原達哉(編著):心理テスト法入門―基礎知識と技法習得のために 第4版.日本文化科学社,2002

関連項目
・顕在性不安検査 ➡ 495頁

(坂本己津恵)

Siblings Problems Questionnaire(SPQ)

障害児の同胞の心理負担を測定する尺度

対象	小児	尺度	仮間隔	構成	36(正常)〜0(重度)
障害	心理(I)	方法	質問紙(家族)	重要度	★

概要 1986年にMacHaleらが開発した,知的障害児(5〜13歳)の同胞が出会う問題についての質問群.9領域(患児の将来についての不安,患児についての拒否の反応,親のえこひいき,友人から患児に対する肯定的な反応,親の患児に対する肯定的な態度,患児の状態への対処能力,負担,過剰な責任感,達成への重圧)・計36項目からなる.質問に対し,「はい」「いいえ」で答え,肯定的な場合は1点,否定的な場合は0点と採点する.

評価値の意味 最高点36点.最低点0点.得点が小さいほど悩みが大きい.個人のSPQの特徴はプロフィールから知ることができる.

文献
・北村弥生,ほか:慢性疾患患児の同胞の自己概念と意識―血液疾患群,神経疾患群,対照群の比較.国リハ研紀23:11-16,2002

関連項目
・重症心身障害児の分類(厚生省) ➡ 335頁

(松本憲二)

重症心身障害児の大島の分類

精神・運動能力による心身障害児の分類

対象	小児	尺度	名義	構成	分類
障害	総合(I)	方法	診察	重要度	★★★★★

概要 心身障害児の精神・運動能力を縦横5段階に区分し25区画に分類する.縦軸にIQを20ごとの5段階に区切り(0〜80),横軸に運動能力を寝たきり,座れる,歩行障害,歩ける,走れる,の5段階に区切っている.元は府中療育センターの入所判定基準に使用されていた.

評価値の意味 図を参照のこと.

図 大島の分類(一部改変)
(大島一良：重症心身障害児の基本的問題. 公衆衛生 35：648-655, 1971 より引用, 改変)

文献
- 大島一良：重症心身障害児の基本的問題. 公衆衛生 35：648-655, 1971
- 江草安彦(監修), 岡田喜篤, ほか(編)：重症心身障害療育マニュアル 第2版. 医歯薬出版, 2005

関連項目
- 重症心身障害児の分類(文部省) → 309 頁
- 重症心身障害児の分類(厚生省) → 次項

(佐久川明美)

・評価法名は発表当時のもの

重症心身障害児の分類(厚生省)

肢体不自由と知能障害による法的な重症度分類

対象	小児	尺度	順序	構成	複合
障害	総合(I)	方法	N/A	重要度	★★★★★

概要 肢体不自由と知能障害の合併程度による分類. 横軸に肢体不自由手帳等級, 縦軸に知能障害 IQ で区分する.

評価値の意味 肢体不自由 1, 2 級で知能障害 IQ 35 以下を重症心身障害児とする. 肢体不自由 1, 2 級で知能障害 IQ 36 以上は重度肢体不自由児, 肢体不自由 3 級以上で IQ 35 以下を重度知的障害児として分類している.

文献
- 佐藤 剛(編)：発達障害 第2版, 作業療法学全書 第6巻. 協同医書出版社, 1999

- 児童福祉法第42条. 厚生省, 1967

関連項目
- 重症心身障害児の分類(文部省) ➡ 309頁
- 重症心身障害児の大島の分類 ➡ 334頁

(佐久川明美)

超重症児(者)の判定基準
医学的管理を要する小児の重症度判定基準

対象	小児	尺度	仮間隔	構成	0(正常)~46(重度)
障害	総合(I)	方法	診察	重要度	★★★★

概要 運動機能を座位までしか獲得しておらず,呼吸や摂食などにおいて医学的管理を6か月以上必要とするときに,その医学的管理をスコア化して判定する.呼吸管理(6項目),食事機能(2項目),消化器機能(1項目),その他〔透析・導尿など(4項目)〕,計13項目をチェックする.スコアは3・5・8・10点の4段階あり,レスピレーター,IVH(中心静脈栄養法),血液透析などが10点項目,体位交換,投薬などが3点項目である.

評価値の意味 25点以上を「超重症児(者)」,10点以上25点未満を「準超重症児(者)」と判定する.

文献
- 江草安彦(監修),岡田喜篤,ほか(編):重症心身障害療育マニュアル 第2版.医歯薬出版,2005

関連項目
- アプガー指数 ➡ 295頁

(佐久川明美)

米国精神遅滞学会による精神遅滞分類
The Classification of American Association on Medical Retardation (AAMR)

精神遅滞の定義を示したもの

対象	小児	尺度	分類	構成	数値(複合)
障害	総合(I/D/H)	方法	言語・認知課題	重要度	★★

概要 米国精神遅滞学会(AAMR)による精神遅滞を定義し,社会適応上の問題点と必要となる支援の内容,そのレベルを明確にする尺度.知能指数に加えて,「コミュニケーション」「身辺処理」「家庭生活」「社会的スキル」「コミュニティ資源の利用」「自律性」「健康と安全」「実用的学業」「余暇」「仕事」の10領域の適応スキルに関する問題の有無(yes/noの2択)を評価する.

評価値の意味 精神遅滞の定義は次の3つの定義を満たすものとする.
- 知能指数(IQ)が70ないし75以下
- 2つ以上の適応スキルの問題がある

・18歳以前に発症する
文献
・岩谷 力：AAMRによる分類．岩谷 力，ほか(編)：障害と活動の測定・評価ハンドブック―機能からQOLまで．pp181-182, 南江堂, 2005

関連項目
・知能指数 ➡ 45頁 　　　　　　　　　　　　　　　　　　　(松本憲二)

子どものための機能的自立度評価法
Functional Independence Measure for Children (WeeFIM)

発達に合わせて検査できるADL評価．各対象年齢にて標準化

対象	小児	尺度	仮間隔	構成	126(自立)～18(全介助)
障害	ADL(D)	方法	観察	重要度	★★★★

概要 WeeFIMは子どもの能力低下を評価する必要最小限の機能評価尺度として開発され，欧米では小児(6か月～7歳程度)における日常生活動作(ADL)の共通尺度として用いられつつある．評価項目は18項目．成人用のFIMをもとにしているが，6項目で小児への応用を考慮した修正が加えられている．約50～60か月で満点となる傾向があり，ある月齢を境に短期間で自立する項目(移乗，移動など)や，月齢とともに徐々に自立に達する項目(更衣，整容など)が認められている．

評価値の意味 得点が高いほどADLにおける自立度が高い．得点はFIMと同様に介護度に応じて7段階で評価され，合計得点は18～126点となる．標準範囲は各年齢ごとに設定されている．7点：自立，6点：修正自立，5点：監視・準備，4点：最小介助，3点：中等度介助，2点：最大介助，1点：全介助．

文献
・Center for Functional Assessment Research Uniform Date System for Medical Rehabilitation for UDS Date Management Service：Guide for Use of the Uniform Date Set for Medical Rehabilitation including the Functional Independence Measure For Children (WeeFIM), Version 1.5. UB Foundation Activities Inc, Buffalo, 1991 ⇒原著.
・関 勝，ほか：WeeFIM (Functional Independence Measure)による小児のADL評価(1)―検者間の再現性および年齢的推移の検討．リハ医学 30：842, 1993

関連項目
・機能的自立度評価法 ➡ 466頁 　　　　　　　　　　　　　(竹林 崇)

子どもの能力低下評価法
Pediatric Evaluation of Disability Inventory(PEDI)

幼児・小児の社会生活能力の変化の評価

対象	小児	尺度	間隔	構成	複合
障害	ADL(D)	方法	観察	重要度	★★★★

概要 治療効果の判定,経時的な変化の観察を目的とする尺度.1992年にHaleyらが発表し,2003年に日本語訳が出版された.生後6か月〜7歳6か月児の,社会生活能力の3つの領域(セルフケア,移動,社会的機能)を点数化する.領域ごとに,機能的スキル(functional skill;FS),介護者による援助(caregiver assistance;CA),調整(modifications;MS)の3つの尺度で採点する.FSとCAの粗点を得点変換表を用いて,基準値標準スコア(年齢から予測されるスコア分布上のどのあたりかを示す)と尺度化スコア(動作遂行能力の高さを表す)にする.MSは合計点を求める.ソフトウェアによって適合スコアも出される.実施には熟練が必要.

評価値の意味

- 基準値標準スコア(平均50点,標準偏差10点):たとえば平均29.7点で標準誤差3.5であれば,95%の確率で,そのときの児のスコアが22.7〜36.7点にある.同年代の平均よりも2標準偏差以上低い点数.同じ月齢時の再検査で,この範囲内のスコアであれば,子どもの能力に変化があったとはいえない.
- 尺度化スコア(0〜100点):年齢調整しない機能状態の指標.スコアが高いと難易度の高い動作が可能.
- 適合スコア:+2.0に近づくかそれ以上では,簡単な動作はできないが複雑な動作ができるというように,子どもの能力レベルにむらがある.
- 調整(N,C,R,Eの4種類)の頻度合計:それぞれの調整方法が必要な頻度を表す.

文献
- 里宇明元,ほか(監訳):PEDI―リハビリテーションのための子どもの能力低下評価法.医歯薬出版,2003

関連項目
- 粗大運動能力尺度 ➡ 302頁
- 子どものための機能的自立度評価法 ➡ 337頁

(山崎弘嗣)

小児の日常生活動作能力評価表
Screening Test of ADL for Children (ADLC-s)

WeeFIM に換算可能な小児の ADL 評価法

対象	小児	尺度	順序	構成	126（自立）〜36（重度）
障害	ADL(D)	方法	観察	重要度	★★

概要 1998 年に佐鹿らが発表．学校教育と医学的リハビリテーションで共用できる小児の ADL 評価法として開発された．WeeFIM と同様の 18 項目（運動機能 13 項目，認知機能 5 項目）であり，5 段階の順序評価．自立から監視は WeeFIM と同じ 3 段階（7, 6, 5 点），要介助は 2 段階（軽介助 4 点，重度〜全介助 2 点）とする．

評価値の意味 得点が高いほど自立している．

文献
- 佐鹿博信，ほか：保護者への郵送調査による小児の日常生活動作能力評価表の再現性，信頼性，妥当性の検定．リハ医学 35：334-344, 1998

関連項目
- 子どものための機能的自立度評価法 ➡ 337 頁
- 子どもの能力低下評価法 ➡ 338 頁

（山崎弘嗣）

健康・生活・介護評価表（HLC Scale）

重症心身障害児・者の QOL 評価

対象	小児	尺度	仮間隔	構成	0（低）〜100（高）
障害	QOL(H)	方法	質問紙（家族）	重要度	★★★

概要 本人の意思を聴取することのできない重症心身障害児・者のQOL を評価するために開発された評価尺度．医療領域（5 項目），運動機能領域（7 項目），精神機能領域（5 項目），日常生活介護領域（6 項目），社会参加領域（6 項目）の 5 領域に合計 29 個の設問があり，主介護者（主に家族）がその設問に対し回答する．各設問の合計点は 100 点になるように設定されている．年齢や重症度に関係なく使用可能．相対的評価であり，個人間での比較はできない．

評価値の意味 QOL に主眼をおいた評価で，このスケールを用いて治療やケアの効果判定がなされることが期待される．

文献
- 会田茂男，ほか：在宅重症心身障害児・者のニーズ調査をもとにした健康・生活・介護評価表（HLC scale）の開発．総合リハ 31：863-869, 2003

関連項目
- 子どものための機能的自立度評価法 ➡ 337 頁

（石野真輔）

日本版乳幼児の家庭環境評価法
Japan Home Screening Questionnaire(JHSQ)

日本版小児の知的発達評価法(家庭環境評価)

対象	小児	尺度	仮間隔	構成	25(正常)〜0(重度)
障害	療育環境(H)	方法	質問紙(家族)	重要度	★★

概要 小児の知的な発達を評価する home screening questionnaire (HSQ)を日本版として改訂したもの.0〜3歳,3〜6歳までの2種類があり,それぞれ採点法が異なる.子どもが家庭で得られる影響などについて両親への質問法で構成されている.母子・父子間相互作用,家庭での情緒的雰囲気,物理的家庭環境,家庭で行われるしつけの方法などについて両親への質問法で構成されている.

評価値の意味
・0〜3歳用:19点以下…疑問,20点以上…正常
・3〜6歳用:20点以下…疑問,21点以上…正常

文献
・上田礼子:発達スクリーニングのための日本版・乳幼児の家庭環境評価法―JHSQ.医歯薬出版,1988

関連項目
・Home Screening Questionnaire(HSQ) ➡ 次項

(佐久川明美)

Home Screening Questionnaire(HSQ)

小児の知的発達評価法(家庭環境評価)

対象	小児	尺度	仮間隔	構成	11(14)(問題なし)〜0(問題あり)
障害	療育環境(H)	方法	質問紙(家族)	重要度	★★

概要 小児の知的な発達を評価する.0〜3歳,3〜6歳の2種類があり,それぞれ採点法が異なる.子どもが家庭で得ることができる社会的・情緒的・認知的支援の量的・質的側面をみるために考案された.母子・父子間相互作用,家庭での情緒的雰囲気,物理的家庭環境,家庭で行われるしつけの方法などに関する両親への質問法で構成され,小学4年生ほどの読書能力があれば約15〜20分で実施できる早くて簡便なスクリーニング検査である.

評価値の意味 得点が低いほど家庭環境に問題がある可能性が高いと判断する.子どもが家庭で利用できるおもちゃのチェックリスト(50種類)が含まれており,おもちゃのタイプ別に採点される(0〜3歳:11点満点,3〜6歳:14点満点).

文献
・Wasik BH, et al:Home Visiting:Procedures for Helping Families 2nd ed. Sage Publications Inc, 2000

関連項目
- 日本版デンバー式発達スクリーニング検査 ➡ 314頁
- 日本版乳幼児の家庭環境評価法 ➡ 340頁 　　　　　　　　　（佐久川明美）

出生時体重の分類

新生児の出生時体重の分類

対象	小児	尺度	間隔	構成	数値(g)
障害	その他	方法	計測	重要度	★★★★★

概要 低出生体重児の分類．

評価値の意味 出生時体重が 2,500 g 未満の新生児を低出生体重児という．低出生体重児は，その出生時体重によりさらに次のように分類される．

- 低出生体重児（low birth weight infant；LBWI）：出生時体重 2,500 g 未満
- 極低出生体重児（very low birth weight infant；VLBWI）：出生時体重 1,500 g 未満
- 超低出生体重児（extremely low birth weight infant；ELBWI）：出生時体重 1,000 g 未満

文献
- 前川喜平（編）：乳児健診における境界児の診かたと扱いかた．診断と治療社，1995

関連項目
- 日本版ミラー幼児発達スクリーニング検査 ➡ 303頁 　　　　　（島田眞一）

小児自閉症評定尺度
Childhood Autism Rating Scale（CARS）

行動観察に基づく小児の自閉症評定尺度

対象	小児/高次脳機能	尺度	仮間隔	構成	0(軽度)〜60(重度)
障害	疾患	方法	観察	重要度	★★★★★

概要 行動観察に基づく自閉症の評定尺度．15 の下位尺度からなり，各尺度は年齢相応の健常児と比較し，7 段階で評定する．1（正常）〜4（重度異常）で各段階の中間を 0.5 点で採点し，60 点満点となる．2 歳以上が適応で観察時間はおよそ 5〜10 分程度．観察項目は大きく，対人接触，身体使用，変化適応，聴覚反応，言語コミュニケーションの 5 項目である．

評価値の意味 総得点で正常，軽度自閉，重度自閉に 3 分類する．総得点 30 点未満を非自閉的，30〜36.5 点を軽度・中度に自閉的，37〜60 点を重度自閉的と分類する．

文献
・ショップラー E，ほか(著)，佐々木正美(監訳)：新装版 CARS—小児自閉症評定尺度．岩崎学術出版社，2008

関連項目
・田研式社会成熟度診断検査 ➡ 311 頁

(佐久川明美)

12

精神疾患

トゥレット症候群総合尺度
Tourette's Syndrome Global Scale

多彩な症状を出現頻度と社会的側面の両面から評価

対象障害	精神疾患	尺度	間隔	構成	0(軽症)～100(重症)
		方法	観察	重要度	★

概要 運動チックや音声チックなどの多彩な症状を呈するトゥレット症候群(TS)の評価法の1つであり，評価は観察による採点法によってなされる．運動チックと音声チックについてそれらの症状の出現頻度と社会的破綻の度合いを採点する．さらに，行動上の問題，運動の不穏状態，学校生活や学習上の問題，あるいは就業上の問題についてその程度を採点する．これらの採点結果から，TSの重症度(TSGS Score)を判定する．

評価値の意味

- 軽症(0～24点)：症状は学校や職場，社会生活において妨げにならず，ほとんどの場合他人に気付かれることがない
- 中等症(25～39点)：友人や周囲の人からの指摘によってチックを認識する
- 重症(40～59点)：運動チックや音声チックが誰にでも認識されるようになる
- 最重症(60～100点)：頻繁なチックの出現によって，通っている学校や職場から離れざるを得ない状況になる

文献
- Harcherik DF, et al：A new instrument for clinical studies of Tourette's syndrome．J Am Acad Child Psychiatry 23：153-160，1984 ⇒原典．詳細な評価の方法および評価票の信頼性や妥当性が示されている．

関連項目
- 小児自閉症評定尺度 ➡ 341頁

(髻谷 満)

精神障害の分類と診断の手引き
Diagnostic and Statistical Manual of Mental Disorders, Forth Edition Text Revision(DSM-Ⅳ-TR)

米国精神医学会で定義している精神疾患の分類と診断の基準

対象障害	精神疾患	尺度	名義	構成	分類
		方法	面接	重要度	★★★★

概要 DSMは米国精神医学会が定めた，精神科医が患者の精神医学的問題を診断する際の指針．1952年にDSM-Ⅰが出されて以降，随時改訂され，1987年にDSM-Ⅲ-Rが出版されている．現在は，2000年に発行されたDSM-Ⅳ-TRになっている．多軸分類方式で，5つの軸すべてを記載することで，患者を包括的に把握し，患者の環境や背景から多大な影響を受ける精神疾患に関する記録が充実するように

なった．

評価値の意味 DSM は操作的診断基準であり，必須の診断基準を箇条書きにしてあるが，そのなかの複数の症状のなかで特定数の項目があれば，基準を満たすこととなる．多軸診断〔第1軸：臨床的障害，第2軸：人格障害や知的障害，第3軸：身体的病態，第4軸：心理社会的環境問題(ストレス)の種類の程度，第5軸：生活の全体評価〕であり，1人の患者につき，5軸の診断を記載する．1軸の障害(病名)は状態像や症候群といったカテゴリー的な分類名であって，疾患単位(illness)ではなく，障害(disorder)と呼び複数の障害の併存を認めている．

文献
- Frances A, et al：DSM-Ⅳ-TR Case Studies：A Clinical Guide to differential Diagnosis. American Psychiatric Association, 2001
- 高橋三郎, ほか(訳)：DSM-Ⅳ-TR 精神障害の分類と診断の手引き. 医学書院, 2003

関連項目
- 簡易精神症状評価尺度 ⇒ 354頁
- 精神障害者社会生活評価尺度 ⇒ 355頁

(奥谷 研)

疫学的うつ病評価尺度，うつ病(抑うつ状態)自己評価尺度
Center for Epidemiologic Studies-Depression(CES-D) Scale

一般人が簡単に行えるうつ病スクリーニング検査

対象障害	精神 精神機能(I)	尺度 方法	仮間隔 質問紙(自記式)	構成 重要度	0(正常)～60(重度) ★★

概要 1977年，米国国立精神衛生研究所(NIMH)(Radloff)で開発された，自己評価用の評価尺度．面接でも可．質問はベック抑うつ評価尺度(BDI)をはじめ従来の調査項目から選択された20問で，「特異度」や「陽性的中立」が高く，BDIや自己評価抑うつ尺度(SDS)に比べより正確とされる．最近1週間における20項目の出現状況を4段階で評価する．実施判定が簡便．所要時間5分．

評価値の意味 過去1週間における症状の出現日数により，1日未満：0点，1～2日：1点，3～4日：2点，5～7日：3点の4段階評価．合計点数0～60点．カットオフ値は16点で，正常対象群，気分障害群のいずれかに判定する．16～22点は軽度から中等度，23点以上は重度うつ病に分類され，過去1週間のうつ症状が深刻であることを示す．

文献
- Radloff LS：The Center for Epidemiological Studies-Depression scale；A self-report depression scale for research in the general population. Appl Psychological Meas 3：385-401, 1977 ⇒原著．
- Radloff LS, et al：Use of the Center for Epidemiological Studies-Depression Scale with older adults. Clin Gerontology 5：119-136, 1986

関連項目
・ハミルトンうつ病評価尺度，HAM-D 構造化面接 SIGH-D ➡ 349 頁
・Self-rating Depression Scale(Zung 法) ➡ 350 頁
・ベック抑うつ評価尺度 ➡ 351 頁
・老年期うつ病評価尺度 ➡ 351 頁

（宮崎博子）

自動思考質問紙
Automatic Thoughts Questionnaire(ATQ)

抑うつに関連するネガティブな考えの程度を測るもの

対象障害	精神 精神機能(I)	尺度 方法	仮間隔 質問紙(自記式)	構　成 重要度	0(正常)～160(重度) ★★★★

概要 ベックの認知療法の理論によれば，抑うつ症状は自分の意思とは関係なく意識にのぼってくるネガティブなゆがんだ考え〔自動思考（私は価値がない，どこかへ行ってしまいたい，私は何もやり遂げられない，など）〕によってもたらされる．これを評価する目的で，Hollon らは 1980 年に 30 項目の自動思考質問紙を開発した．現在はこれに 10 項目を付け加えた全 40 項目の改訂版が使用されている．各項目で 0(全くない)～4(いつも)の 5 件法で採点される．

評価値の意味 カットオフ値は発表されていないが，平均点（標準偏差）は，健常者：45.12(11.02)，双極性うつ病：91.75(36.65)，単極性うつ病：85.00(23.62)，単極性うつ病の寛解期：45.77(10.91)である．得点が高いほど抑うつ傾向が強いとされる．

文献
・Nezu AM, et al (eds)：Practitioner's Guide to Empirically Based Measures of Depression. pp172-174, Kluwer Academic Publishers, 2000

関連項目
・ベック抑うつ評価尺度 ➡ 351 頁

（松本憲二）

社会行動評価法
Social Behaviour Schedule(SBS)

精神科疾患の問題行動に関する評価法

対象障害	精神 精神機能(I)	尺度 方法	仮間隔 観察	構　成 重要度	0(問題なし)～4(重度) ★★★

概要 病院やコミュニティに長期滞在していた精神科患者の行動に基づいて作成された評価法．コミュニケーションに関する項目や自殺願望および未遂，暴力行為，抑うつなど患者の行動に関する 21 項目の質問からなる．これらは情報提供者によって提供された過去数か月の患者の行動に関する情報をもとに評価される．

評価値の意味 ほとんどの項目が 0(問題なし・許容範囲)～4(深刻な問題)の範囲で評価される．点数が高いほど問題行動が深刻になる．

文献
- Wykes T, et al : The measurement of social behaviour in psychiatric patients : an assessment of the reliability and validity of the SBS schedule. Br J Psychiatry 148 : 1-11, 1986

関連項目
- Psychological General Well-being Index(PGWB) ➡ 494 頁
- Psychosocial Adjustment to Illness Scale-Self Report Version(PAIS-SR) ➡ 494 頁

(二宮友美)

推論の誤り尺度
Thinking Errors Scale(TES)

抑うつ的な人の推論の誤りを評価

対象	精神	尺度	仮間隔	構成	19(正常)～76(重度)
障害	精神機能(I)	方法	質問紙(自記式)	重要度	★★

概要 ベックの抑うつの認知理論によれば，抑うつ的な人の推論は独特であり，抑うつ症状の発現につながる，体系的な推論の誤り(logical thinking errors)があるとしている．この推論の誤りを測る尺度として，1998年，本邦で丹野らが開発した評価法．19項目(何か悪いことが起こると自分のせいであるかのように考えてしまうほうである，わずかな経験から広範囲のことを恣意的に結論してしまうほうである，など)からなり，各項目について，1(全く当てはまらない)～4(当てはまる)の4件法で回答するものである．

評価値の意味 得点が高いほど「推論の誤り」の程度が大きいとされる．

文献
- 丹野義彦，ほか：抑うつと推論の誤り―推論の誤り尺度(TES)の作成．このはな心理臨床ジャーナル 4：55-60，1998

関連項目
- 自動思考質問紙 ➡ 346 頁
- ベック抑うつ評価尺度 ➡ 351 頁
- 非機能的態度尺度 ➡ 352 頁
- 不合理的信念テスト ➡ 495 頁

(松本憲二)

陽性・陰性症状評価尺度
Positive and Negative Syndrome Scale(PANSS)

統合失調症の精神状態を全般的に把握するための評価法

対象	精神	尺度	仮間隔	構成	30(軽度)～210(重度)
障害	精神機能(I)	方法	面接	重要度	★★★★★

概要 主として統合失調症の精神状態を全般的に把握することを目的として，Kayら(1991)によって作成された評価尺度である．30項目

で構成されており，陽性症状，陰性症状の存在や重症度を評価する．その内訳は陽性尺度7項目(妄想，思考障害，幻覚，興奮，誇大妄想，被害妄想/疑い深さ，敵意)，陰性尺度7項目(感情鈍麻，意欲の欠如，関係性の貧困さ，社会的引きこもり，抽象思考の困難，自発性の欠如，思考の定型化)，それに総合精神病理尺度16項目(身体に関する不安，不安，罪悪感，緊張，独特な癖や姿勢，抑うつ，動作緩慢，非協力，思考内容の異常，見当識障害，注意の低下，判断や理解の欠如，意思決定能力の低下，衝動制御能力の貧困，心配，活動的社会行動の回避)からなっている．各項目は1(absent)～7(extreme)で評価される(0～6で採点されているものもある)．

評価値の意味 合計点は30～210点．信頼性や妥当性が検証されており，病型や病相の判断，治療効果の判定に利用されているが，評価は精神機能評価に熟練した者でないと困難と思われる．

文献

・Kay SR, et al：The positive and negative syndrome scale(PANSS) for schizophrenia. Schizophr Bull 13：261-276, 1987

関連項目

・簡易精神症状評価尺度 ➡ 354頁

(坂本己津恵)

General Health Questionnaire(GHQ)

精神的健康度の一般的指標

対象	精神	尺度	仮間隔	構成	60項目：0(健康)～60(重度)
					30項目：0(健康)～30(重度)
障害	精神機能(I)	方法	質問紙(自記式)	重要度	★★★★★

概要 12歳以上に対する神経症，心身症を中心とする非器質的・非精神病性の疾患の症状把握，スクリーニングテストとして開発された．不安・うつのような神経症関連の症状を反映する次元と精神的健康度の低さという全般的な活動水準に関する次元を含んでいる．高い信頼性，妥当性が示されており，精神科，内科，学校，企業で広く用いられている．リハビリテーション医療の場でも前記に準じる目的や，精神的健康度の指標として使われている．60項目版のほか，60項目の因子分析に基づいて一般的疾患傾向，身体的症状，睡眠障害，社会的活動障害，不安と気分変調，希死念慮とうつ傾向の6因子・各5項目で構成された30項目版と，身体症状，不安と不眠，社会的活動障害，うつ傾向の4因子・各7項目で構成された28項目版が使用可能である．採点法は4択の選択肢のそれぞれに0-0-1-1の尺度値を当てるGHQ採点が神経症者と健常者との判別値の判別率が高く一般的である．日本語版としては60項目版，30項目版，28項目版の3種が刊行されている．

評価値の意味 高得点ほど精神的健康度が低く，60項目版，30項目版，28項目版でそれぞれ17点，7点，6点以上を神経症者とみなす．

文献
・熊野宏昭：GHQ. 岩谷 力, ほか(編)：障害と活動の測定・評価ハンドブック―機能から QOL まで. pp45-46, 南江堂, 2005

関連項目
・顕在性不安検査 ➡ 495 頁
・モーズレイ性格検査 ➡ 505 頁

(松本憲二)

ハミルトンうつ病評価尺度, HAM-D 構造化面接 SIGH-D
Hamilton Rating Scale for Depression(HAM-D)

精神科領域の臨床評価で広く使用されるうつ病評価尺度

対象	精神	尺度	仮間隔	構 成	0(正常)～64(重度)
障害	精神機能(I)	方法	面接	重要度	★★★★★

概要 Hamilton(1960, 1967)が自らの臨床経験をもとに開発した評価尺度. うつ病の診断ではなく, 既にうつ病と診断された患者の重症度を定量的に評価して, その経過観察に用いられる. インタビュー形式のため, 回答が質問のされかたに左右されやすく, 質問者の熟練を要する. 身体項目を含むため高齢者にはやや不向き. 重症度判定を目的とした 17 項目の HAM-D-17 と, これにうつ病の性質を示す 4 項目を加えた HAM-D-21 がある. HAM-D では重症度判定についての明確なアンカーポイントが存在しないことによる信頼性の問題を克服するため, 1990 年, Potts らにより構造化面接が公表された. 所要時間 20～30 分.

評価値の意味 HAM-D-17 の 17 項目中, 8 項目を 0～2 点で, 9 項目を 0～4 点で評価. 合計点は 0～52 点で, 高得点ほどうつ病が重度. カットオフ値は 10/11 点. HAM-D-21 は, 10 項目を 0～2 点で, 11 項目を 0～4 点で評価. 合計点は 0～64 点.

文献
・Hamilton M：A rating scale for depression. J Neurol Neurosurg Psychiatry 23：56-62, 1960 ⇒原著.
・Hamilton M：Development of a rating scale for primary depressive illness. Br J Soc Clin Psychol 6：278-296, 1967

関連項目
・疫学的うつ病評価尺度, うつ病(抑うつ状態)自己評価尺度 ➡ 345 頁
・ベック抑うつ評価尺度 ➡ 351 頁

(宮崎博子)

Psychiatric Disability Assessment Schedule(DAS)

精神疾患を持っている患者の社会的機能を評価

対象	精神	尺度	順序	構 成	複合
障害	精神機能(I)	方法	面接	重要度	★

概要 精神科の患者を多軸的に評価する方法論と手段の開発を主な目

的として創案されたもの．臨床的かつ社会的な既往歴，精神科現症，心理的能力障害，社会的不利について，それぞれ標準化された尺度を入れて評価する．①全般的行動(4 項目)，②社会的な役割の遂行(10 項目)，③入院患者〔2 週間以上入院している場合(29 項目)〕，④修正要因〔特別な資質や経済的社会的条件(18 項目)〕，⑤包括的評価(1 項目)，⑥評価の要約(14 項目)の 6 部から構成される．

評価値の意味 点数が高いほど心理的に強く安定し，弱いほど不安定と評価．上記 6 部のうち，①と②では，個々の行動能力障害の程度が大きいほど，また障害された行動の持続が長いほど重症度の評価は高くなり，0(能力障害なし)～5(最高度の能力障害)の 6 段階で評価する．包括的評価は，0(秀でている，大変良好な適応状態)～5(深刻な不適応状態)と，8(評価できない)で評価する．

文献
・WHO：Disability Assessment Schedule．Geneva，1988 ⇒原著．

関連項目
・社会生活技能評価尺度 ➡ 354 頁

(奥野太嗣)

Self-rating Depression Scale(Zung 法)

抑うつ状態の評価尺度

対象	精神	尺度	仮間隔	構成	20(正常)～80(重度)
障害	精神機能(I)	方法	質問紙(自式式)	重要度	★★★

概要 20 項目よりなる抑うつ状態の評価尺度．第 1, 3 の項目は抑うつ状態の主感情，第 2, 4～10 の 8 項目は生理的随伴症状，第 11～20 の 10 項目は心理的随伴症状を評価する．容易に実施でき，億劫さの強いうつ病患者でも比較的容易に回答できる．リハビリテーション医療の現場でも臨床，研究の両方で広く使われている．

評価値の意味 被検者は各質問項目について，検査時の自分の状態に最もよくあてはまるものを，「ない，たまに」「ときどき」「かなりの間」「ほとんどいつも」の 4 つのカテゴリーから選ぶ．それぞれに 1～4 点が与えられており，総合得点は 20～80 点となる．正常対照群：35±12，神経症患者群：49±10，うつ患者群：60±7 に沿って結果を判定する．

文献
・Zung WWK, et al：A self-rating depression scale．Arch Gen Psychiatry 12：63-70, 1965
・岩谷 力，ほか(編)：障害と活動の測定・評価ハンドブック—機能から QOL まで．南江堂, 2005

関連項目
・ハミルトンうつ病評価尺度，HAM-D 構造化面接 SIGH-D ➡ 349 頁
・ベック抑うつ評価尺度 ➡ 351 頁

(島田眞一)

ベック抑うつ評価尺度
Beck Depression Inventory (BDI)

うつ病の心身症状を総合的に評価

対象	精神	尺度	仮間隔	構成	0(正常)〜63(重度)
障害	精神機能(I)	方法	質問紙(自記式)	重要度	★★★★★

概要 1961年, Beckらにより開発された質問票. 悲哀感, 自責感, 対人関心などの抑うつ症状とともに, 体重減少, 睡眠障害などの身体症状も合わせて21の質問項目で構成される. うつ病の心身症状を総合的に評価する診断的心理検査. ほかの測定法の多くが抑うつ状態の一般の測定であるのに対し, うつ病の鑑別診断としてもある程度有用とされている. 13項目の簡易版やDSM-Ⅳ(精神障害の診断と統計の手続き)を反映した項目に修正したBDI-Ⅱ版も作成されている.

評価値の意味 各項目を0〜3点の4段階に評価して重症度を判定. 合計点0〜63点で, 合計点数が高いほど重症. 0〜13点をほぼ正常, 14〜24点を軽症から中等症, 25点以上を重症のうつ病と判定. 21点以上は病理的な抑うつ感や憂うつ感である可能性が高い.

文献
・Beck AT, et al：An inventory for measuring depression. Arch Gen Psychiatry 4：561-571, 1961 ⇒ 原著.
・岡部祥平：ベックうつ病評定法(BDI). 新福尚武(編)：躁うつ病. p153, 医学書院, 1972

関連項目
・疫学的うつ病評価尺度, うつ病(抑うつ状態)自己評価尺度 ⇒ 345頁
・ハミルトンうつ病評価尺度, HAM-D構造化面接SIGH-D ⇒ 349頁
・Self-rating Depression Scale (Zung法) ⇒ 350頁 (宮崎博子)

老年期うつ病評価尺度
Geriatric Depression Scale (GDS)

認知的側面に焦点を当てた高齢者用うつ病スクリーニングテスト

対象	精神/高齢者	尺度	仮間隔	構成	0(正常)〜15(重度)
障害	精神機能(I)	方法	質問紙(専門職)	重要度	★★★★★

概要 ハミルトン抑うつ評価尺度(HAM-D)や自己評価抑うつ尺度(SDS)などは一般人を対象に開発された評価尺度であるので, 高齢者に実施した場合, 身体症状に関する項目が高得点に出てしまう. GDSでは, 身体症状に関する項目がほとんどないことが特徴で, 身体合併症を持つ高齢者に対するうつ病判定に有用である. 過去1週間の状態を評価し, 本人がyes/noの二者択一で答え, 回答結果が質問者の力量に左右されにくい. 初版は30項目. 15項目の短縮版がよく使われている.

評価値の意味 yesを1点として計算し, 0〜10点(短縮版では0〜4

点)を症状なし，11〜20点(5〜10点)を軽症または中等症，21点(11点)以上を重症うつ病の3段階で評価．11点以上(5点以上)をうつ病の可能性ありとする．

文献
- Yesavage JA, et al：Development and validation of a geriatric depression screening scale；A preliminary report．J Psychiatr Res 17：37-49, 1983 ⇒原著．
- 笠原洋勇，ほか：うつ状態を評価するための測度(1)．老年精神医学6：757-766，1995

関連項目
- 疫学的うつ病評価尺度，うつ病(抑うつ状態)自己評価尺度 ➡ 345頁
- ハミルトンうつ病評価尺度，HAM-D構造化面接SIGH-D ➡ 349頁
- Self-rating Depression Scale (Zung法) ➡ 350頁 (宮崎博子)

Wakefield Self-Assessment Depression Inventory

在宅女性高齢者の自覚症状の評価に適した抑うつ評価尺度

対象	精神/高齢者	尺度	仮間隔	構 成	0(正常)〜96(重度)
障害	精神機能(I)	方法	面接	重要度	★★★

概要 在宅生活の高齢者を対象に，ソーシャルワーカーが自宅を訪問して面接する．質問は自覚症状を中心とした12項目を，それぞれ0〜3点の4段階で評価．トライアルでは女性の平均値が男性の平均値より高く，女性が自覚する抑うつ症状を検出しやすい内容になっている．

評価値の意味 正常は0点．合計点は0〜96点で，カットオフ値は15点．高得点ほど重症．

文献
- Oltman A, et al：Structure of depression in older men and women．J Clin Psychol 36：672-674，1980 ⇒原著．

関連項目
- 疫学的うつ病評価尺度，うつ病(抑うつ状態)自己評価尺度 ➡ 345頁
- Self-rating Depression Scale (Zung法) ➡ 350頁
- ベック抑うつ評価尺度 ➡ 351頁
- 老年期うつ病評価尺度 ➡ 351頁 (宮崎博子)

非機能的態度尺度
Dysfunctional Attitude Scale (DAS)

抑うつを生み出すネガティブな考え方を測定する評価法

対象	精神	尺度	仮間隔	構 成	100(正常)〜700(重度)
障害	総合(I)	方法	質問紙(自記式)	重要度	★★★★

概要 ベックの認知モデルによれば，うつ病の脆弱性は，特定の非機能的態度や背景にある思い込みと関連している(Kovacs & Beck,

1978)とされる．この認知的脆弱性である「抑うつスキーマ」を測定する手段として，Weissman と Beck(1978)は，自己報告式の質問票である非機能的態度尺度(DAS)を開発した．オリジナルは 100 項目の評価法で，1(全くそう思わない)〜7(全くそう思う)の 7 段階で回答する（例：「もし私がミスをしたら，私は人から軽くみられるだろう」「私の知っているほとんどの人が私をほめてくれなければ，私は幸せなはずがない」「私が仕事の上で失敗したら，私は人としても失敗者である」「他の人々が私のことをどう思うかということは，とても重要である」）．

評価値の意味 総得点は 100〜700 点．得点が高いほど抑うつを生み出すネガティブな考え方をしやすい．

文献
・Nezu AM, et al：Practitioner's Guide to Empirically Based Measures of Depression. Kluwer Academic Publishers, 2000

関連項目
・自動思考質問紙 ➡ 346 頁
・ベック抑うつ評価尺度 ➡ 351 頁

(松本憲二)

神経系統の機能又は精神の障害に関する障害等級認定基準(労災)

労災による障害等級認定基準

| 対象障害 | 精神 職業能力(D) | 尺度方法 | 順序診察 | 構成重要度 | 14(軽度)〜1(重度) ★ |

概要 労災保険において，労務・通勤中の負傷・疾病による後遺障害に対して障害程度(等級)に応じた給付(障害補償)が行われる．厚生労働省が平成 15 年に改正した神経・精神機能障害に関する認定基準で，非器質性精神障害，脳の器質的損傷による障害，脊髄損傷による障害，その他〔外傷性てんかん，反射性交感神経性ジストロフィー(RSD)〕の 4 分類ごとに，1(最重度)〜14(最軽度)の 14 区分に等級基準を規定している．

評価値の意味
・1・2 級：著しい障害を残し，(常時・随時)介護を要する
・3 級：著しい障害を残し，終身労務困難
・5 級：著しい障害を残し，特に軽易な労務のみ
・7 級：障害を残し，軽易な労務のみ
・9 級：障害を残し，労務が相当な程度制限される
・12 級：局部に頑固な神経症状が残る
・14 級：局部に神経症状が残る

文献
・厚生労働省精神・神経の障害認定に関する専門検討会：精神・神経の障害認定に関する専門検討会報告書．2003

関連項目
・高次脳機能障害整理表による4能力の喪失と障害等級 ➡ 509頁

(佐久川明美)

簡易精神症状評価尺度
Brief Phychiatric Rating Scale(BPRS)

向精神薬の効果判定のための精神症状評価法

対象	精神	尺度	仮間隔	構 成	0(正常)～126(最重度)
障害	社会適応(H)	方法	診察	重要度	★★★

概要 精神疾患全般において精神症状がどの程度安定しているのかを，診察時に質問してチェックし判定する．Overallらが1962年に16項目の評価尺度を発表，現在は18項目に修正されている．元来は急性期の成人入院患者の精神症状評価を目的とし，慢性期や小児患者は対象としていない．本邦では向精神薬の臨床試験の効果判定にBPRS慶大版が広く使用されてきた．不安，引きこもり，緊張，姿勢，抑うつ気分，敵意，幻覚，興奮，感情鈍麻などの18項目の症状について，1(症状なし)～7(最重度)の7段階で評価チェックする．

評価値の意味 点数が低いほど精神状態は安定しており，症状は軽度である．

文献
・稲田俊也，ほか：観察者による精神科領域の症状評価尺度ガイド．じほう，2004
・精神医学講座担当者会議(監修)，佐藤光源，ほか(編)：統合失調症治療ガイドライン 第2版．医学書院，2008

関連項目
・精神障害者社会生活評価尺度 ➡ 355頁

(佐久川明美)

社会生活技能評価尺度
Social Skill Assessment Scale

社会生活中の役割遂行を観察，情報収集，面接によって評価

対象	精神	尺度	仮間隔	構 成	188(正常)～0(重度)
障害	社会適応(H)	方法	観察	重要度	★★

概要 対象者の日常生活で必要とされる行動の出現頻度を観察し，社会生活のなかでの役割遂行をみる評価法である．それぞれの生活技能について，清潔(7項目)，食生活(3項目)，生活リズム(4項目)，整理整頓(3項目)，生活技術(4項目)，生活の計画性と準備性(3項目)，社会資源の利用(7項目)，余暇活動(3項目)，対人関係の広がり(2項目)，コミュニケーション(11項目)の全10個のカテゴリー・計47項目より構成されている．

評価値の意味 得点は行動の出現頻度を表し，得点が下がるほど行動

の出現頻度が低いことを意味する.
- 4点:十分にできている段階
- 3点:やや不十分な段階
- 2点:かなり不十分な段階
- 1点:全くできない段階
- 0点:該当なし

文献
- 皿田洋子:精神分裂病を対象とした生活技能訓練とその効果.精神神経学雑誌 94:171-188, 1992 ⇒原典.

関連項目
- 精神障害者社会生活評価尺度 ➡ 次項
- Rehabilitation Evaluation Hall and Baker(REHAB) ➡ 357頁　　(竹林 崇)

精神障害者社会生活評価尺度
Life Assessment Scale for the Mentally Ill(LASMI)

精神障害者の社会生活を5段階で評価

対象	精神	尺度	仮間隔	構成	複合
障害	社会適応(H)	方法	観察	重要度	★★★★★

概要　障害者労働医療研究会精神障害部会により開発された精神障害者の社会生活に関する評価尺度.客観的な行動観察の3尺度(35項目)〔日常生活尺度(12項目),対人関係尺度(13項目),労働または課題の遂行尺度(10項目)〕,その他の2尺度(5項目)〔経時的尺度(持続性・安定性)(2項目),心理的尺度(自己認識)(3項目)〕の全体で5尺度・40項目について,0(問題なし)~4(大変問題あり)の5段階で評価し,どの程度助言や援助を必要とするかを判断する.評価された点数は尺度ごとに平均点を算出する.

評価値の意味　点数が低いほど社会生活適応が良好である.また,尺度間バランスがわかる.簡便で精神症状との関連も明らかなため病棟,デイケア,社会復帰施設などさまざまな場面で利用されている.

文献
- 蜂矢英彦,ほか(監修),安西信雄,ほか(編):精神障害リハビリテーション学.金剛出版,2000
- 上野武治(編):標準理学療法学・作業療法学 専門基礎分野 精神医学 第2版.医学書院,2005
- 岩崎晋也,ほか:精神障害者社会生活尺度の開発—信頼性の検討(第1報).精神医学 36:1139-1151, 1994

関連項目
- 陽性・陰性症状評価尺度 ➡ 347頁
- 簡易精神症状評価尺度 ➡ 354頁

(佐久川明美)

Katz Adjustment Scale

障害者の社会への適応に関する評価尺度

対象	精神	尺度	仮間隔	構 成	数値（Tスコア）
障害	社会適応(H)	方法	質問紙(自記式/家族)	重要度	★★★

概要 1963年にKatzらが精神疾患患者の治療効果を見るために開発した評価法。近年では，神経疾患などのリハビリテーション患者にも用いられてきている。オリジナルは127項目の質問（例：眠りにくい，自殺について話すなど）について，家族が患者の状態を4段階〔1（ほとんど決してない）～4（ほとんどいつも）〕に病前と病後に分けて評価する形式となっていた。最近出版されているものは3部に分けられ，PartⅠ「一般的な状態」（精神病理学全般，安定性，好戦性，消極性，言語の誇大妄想性，不安・抑うつ，など）（7領域・100項目）をオリジナルと同様に患者の家族が4段階に採点，PartⅡ「社会的に期待される活動」（16項目）とPartⅢ「余暇の過ごし方」（23項目）については患者自身と患者の家族が，4段階〔0（していない）～3（いつもしている，あるいはするように期待する）〕に評価し，両者の乖離を評価するなど，より詳細に評価できるように改訂された。

評価値の意味 素点から各々の領域のTスコアを算出し，40以下：低い，41～44：平均以下，45～55：平均，56～59：平均以上，60以上：高い，と評価する。一般に，Tスコアが高い領域が適応の際に問題となっている領域を示すが，PartⅡの患者自身が評価する領域のみはTスコアが高いほうが適応がよいことを示す。

文献
- Wade DT：Measurement in Neurological Rehabilitation. pp247-251, Oxford University Press, 1992

関連項目
- General Health Questionnaire(GHQ) ➡ 348頁
- 社会適応スケール自己報告 ➡ 358頁
- 機能の全体的評価尺度 ➡ 359頁

(松本憲二)

看護師による入院患者行動観察スケール
Nurses' Observation Scale for Inpatient Evaluation (NOSIE)

統合失調症，脳損傷患者の社会適応スケール

対象	精神	尺度	仮間隔	構 成	0（正常）～120（重症）
障害	社会適応(H)	方法	質問紙(専門職)	重要度	★

概要 統合失調症患者の病棟での行動を看護師が観察してスコアリングする社会適応スケールで，治療効果判定のために作成された。当初は100項目存在したが，現在は30項目について評価するNOSIE-30が多用されている。本邦においては，鈴木らによる脳損傷者用七里

版がある．七里版では6分野(知的機能，興味，整容，易怒性，緩慢，精神傾向)・29項目に分けて採点している．七里版の質問項目では健常的人格的な要素が含まれており幅広い評価が可能とされる．

評価値の意味 depression(うつ状態), irritability(易刺激性), manifest psychosis(精神症状), personal neatness(身だしなみ), retardation(緩慢), social competence(社会生活への順応), social interest(社会的関心)の7分野において総項目30を各々0(全くなし)～4(絶えず)の5段階で評価し点数をつける．点数の評価については加算する方法や項目ごとに評価する方法などさまざまである．数値の変動より治療効果や障害の回復を判定する．

文献
・Honigfeld G, et al：NOSIE-30；A treatment-sensitive ward behavior scale. Psychol Rep 19：180-182, 1966
・鈴木英二，ほか：脳卒中患者の社会適応スケールの作成．総合リハ 24：351-358, 1996

関連項目
・Katz Adjustment Scale ⇒ 356頁

(石野真輔)

Rehabilitation Evaluation Hall and Baker(REHAB)

精神疾患患者の地域生活可能性評価と援助方法の効果判定に利用

対象	精神	尺度	仮間隔	構成	全般：0(正常)～144(重度)
					逸脱：0(正常)～21(重度)
障害	QOL(H)	方法	観察	重要度	★★★★★

概要 病院などの保護性の高いところから，グループホームなどより援助の少ない施設への移行が可能な対象者を見つけたり，行動変化を評価するなどの目的で作成．評価方法は専門家による行動評定で行われる．評価項目は，7項目からなる「逸脱行動」と，16項目からなる「全般的行動」の計23項目からなる．前者は頻度により0(なし)，1(1回)，2(2回以上)の3段階で評定する．後者は4つの中項目に分けられ，普通の人を基準にしてどの程度障害されているかを直線上で評定し，0(正常)～9(最重度)の10段階で点数化する．

評価値の意味 目の前の患者がどれくらいの重症度なのかを知ることができ，調べた患者が社会生活を送ることが可能かどうかを知ることができる．また，ある治療がその患者にとって有効かどうかを経時的に調べることができる．「全般的行動」が40点以上の患者は社会生活が困難なことが多い．

文献
・Baker R, et al：REHAB；A new assessment instrument for chronic psychiatric patients. Schizophr Bull 14：97-111, 1988 ⇒原著．
・山下俊幸，ほか：精神科リハビリテーションにおける行動評価尺度「REHAB」の有用性：精神医学 37：199-205, 1995 ⇒日本語訳．

関連項目
・精神障害者社会生活評価尺度 ➡ 355頁
・Quality of Life Scale(QLS) ➡ 次項

(奥野太嗣)

Quality of Life Scale(QLS)
統合失調症患者のQOL評価

対象	精神	尺度	仮間隔	構成	126(良好)～0(重度)
障害	QOL(H)	方法	面接	重要度	★★★★

概要 統合失調症患者のQOL評価に用いられる．QLSは感情の平板化や意欲の低下などのいわゆる陰性症状がもたらす患者の生活上の支障を，治療でどの程度まで改善できるかを評価する目的で，Heinrichsらによって開発された．日本語版は宮田らによって翻訳され，信頼性，妥当性が確認されている．対人関係と社会的ネットワーク，仕事・学校・家事などの役割遂行，精神内界の基礎，一般的所持品と活動の4つの因子からなる21の評価項目を評点する．各評価項目は，7段階尺度法が採用されており，面接者の臨床的判断に基づいて，それぞれ0～6点の範囲で点数化される．対象となるのは統合失調症の非入院患者であるが，慢性の気分障害や人格障害などにも使える可能性がある．

評価値の意味 総得点は0～126点である．スコアが高いほど状態がよいことになる．尺度の高得点領域(5～6点)は正常あるいは機能障害のないこと，低得点領域(0～1点)は重篤な機能障害のあることを示している．

文献
・池上直己, ほか(編)：臨床のためのQOL評価ハンドブック. 医学書院, 2001
・Heinrichs DW, et al(著), 宮田量治, ほか(訳)：クオリティ・オブ・ライフ評価尺度―解説と利用の手引 増補改訂版. 星和書店, 2001

関連項目
・SF-36 ➡ 481頁

(新井秀宜)

社会適応スケール自己報告
Social Adjustment Scale-Self Report(SAS-SR)
精神障害者の社会適応の評価法の1つ

対象	精神	尺度	仮間隔	構成	1(良好)～5(重度)
障害	社会適応(H)	方法	質問紙(自記式)	重要度	★★★

概要 精神障害者の社会適応を測定する評価法．主要な6つの社会的役割(労働者・主婦・学生，社会・余暇活動，親戚との付き合い，配偶者，親，家族の一員としての役割)について，42項目の質問を5段階〔1(いつもできる)～5(できない)〕に分けてスコア化．日本語版もあ

り，信頼性と妥当性が確認されている．

評価値の意味 役割領域ごとの平均得点で評価．社会適応の状態について次のように評価する．
・1点：理想的
・2点：軽度の障害であるが一般人口の平均の範囲内
・3～5点：得点が上がるにしたがいより重度の障害を示す

文献
・Weissman MM, et al：Assessment of social adjustment by patient self-report．Arch Gen Psychiatry 33：1111-1115，1976 ⇒原典．

関連項目
・Katz Adjustment Scale ➡ 356頁
・機能の全体的評価尺度 ➡ 次項

(松本憲二)

機能の全体的評価尺度
Global Assessment of Functioning(GAF)

精神障害者の簡便な心理・社会・職業的機能評価

対象	精神	尺度	順序	構成	100(良好)～1(重度)
障害	総合(I/D/H)	方法	診療	重要度	★★★★

概要 対象者の心理的，社会的，および職業的な機能を簡潔に評価するもの．18歳未満の小児用として children's global assessment scale (C-GAS)も発表されている．原因が精神状態によるもののみを対象とし，身体的または環境的な制約による障害は除外される．採点は，この1週間の最も低い機能状態について，100(最も健康)～1(最も不健康)の10点ごと(100～91，90～81，…10～1)の10段階で評価し，その値が適切であれば10段階のなかで15や68のような中間値を付ける．たとえば7段階(70～61)は，「いくつかの軽い症状がある．社会的，職業的または学校の機能に，いくらかの困難はあるが，全般的には機能はかなり良好で，有意義な対人関係も保たれている」である．0点は「情報不十分」を表す．また，同じ構成の評価法で，より社会的・職業的状態に焦点を当て，精神以外の身体的・環境的制約の評価を含む social and occupational functioning assessment scale (SOFAS)がある．

評価値の意味
・100～81：最も良好な精神衛生状態
・80～71：良好な精神衛生状態がなんとか保たれている
・70以下：心理的援助を求める人や治療を受けている人のほとんどが当てはまる(外来患者は70～31，入院患者では40～1，40以下では再入院率は高い)

文献
・Endicott J, et al：The Global Assessment Scale；A Procedure for Measuring Overall Severity of Psychiatric Disturbance．Arch Gen

Psychiatry 33：766-771，1976 ⇒原典．
・香山明美：機能の全体的尺度(GAF)．特集 EBOT 時代の評価法 厳選 25．OT ジャーナル 38(増大号)：588-590，2004

関連項目
・精神障害者社会生活評価尺度 ➡ 355 頁

(松本憲二)

PTSD 臨床診断面接尺度(CAPS)
最もよく使われる PTSD 評価

対象	精神	尺度	仮間隔	構成	複合
障害	疾患	方法	面接	重要度	★★★★★

概要 外傷後ストレス障害(PTSD)は，外傷的出来事を体験した後で，侵入思考や侵入的想起，外傷の出来事を想起させる刺激の回避，感情麻痺，過覚醒などの症状が生じた状態である．CAPS は PTSD の診断や，PTSD における症状の有無や頻度，強度を評価でき，現在の症状や以前の症状などを含めて総合的に評価できる評価法である．30 項目の質問からなり，専門家(もしくはトレーニングを受けた検者)による面接によって行われる．PTSD の全体像や重症度を評価することができ，PTSD 評価のスタンダードとなっている．この検査は 15 歳以上を対象としており，8〜15 歳を対象としたバージョンもある．

評価値の意味 30 項目の質問は，DSM-Ⅲ-R における PTSD の 17 の症状，8 つの関連症状，5 つの追加の項目からなる．それぞれ，症状の「頻度」と「強度」で 0〜4 の 5 段階で評価でき，点数が高いほど PTSD が重度である．

文献
・Blake DD，et al：The development of clinician-administered PTSD scale. J Trauma Stress 8：75-90，1995

関連項目
・改訂版出来事インパクト尺度(IES-R) ➡ 次項

(坂本己津恵)

改訂版出来事インパクト尺度(IES-R)
特定のトラウマについて精神の健康への影響の程度を評価

対象	精神	尺度	仮間隔	構成	0(影響なし)〜88(影響あり)
障害	心理(I)	方法	質問紙(自記式)	重要度	★★★★★

概要 外傷後ストレス障害(posttraumatic stress disorder；PTSD)のハイリスク者をスクリーニングする方法で，特に早期の段階での感度と特異性に優れているといわれ，多くの現場で用いられている．PTSD の診断基準に則しており，再体験症状，回避症状，覚醒亢進症状から構成されている．ほとんどの外傷的出来事について使用可能である．22 項目の質問に，それぞれ 0(全くなし)〜4(非常に)までの 5 段階で点数を付ける．地下鉄サリン事件や 9.11 米国同時多発テロ後

などでも使用された．

評価値の意味 一般に，IES-R での PTSD の臨床診断は困難だが，IES-R の総得点の臨床的に有用なカットオフ値は 24 点と 25 点の間といわれる．

文献
・Asukai N, et al：Reliability and validity of the Japanese-language version of the impact of event scale-revised (IES-R-J). J Nerv Ment Dis 190：175-182，2002 ⇒日本語版.

関連項目
・PTSD 臨床診断面接尺度(CAPS) ➡ 360 頁

(奥野太嗣)

13

がん

ステージ分類(病期分類，臨床病期分類)

がんの進行度を表す分類

対象	がん	尺度	順序	構成	0(上皮内)〜Ⅳ(転移)
障害	疾患	方法	診察	重要度	★★★★★

概要 原発巣の腫瘍の大きさや進展度，リンパ節転移，臓器転移の有無において分類する．通常，Ⅰ〜Ⅳ期まで4段階に分け，数字が増えるにつれ進行した状態を表すが，臓器によっては，0期(上皮内がん)を加え，5段階に分類する．Ⅰ期a，Ⅰ期bというように細かく分かれているものもある．臓器による性質や働きの違いから，ステージの決め方が異なり，乳がんは腫瘍の大きさだけで決めるのではなく，その大きさとリンパ節転移の有無が重視される．乳がんの場合はリンパ節転移があると，遠隔転移の可能性も高くなるためである．一方，胃がんや大腸がんは胃壁や腸壁への浸潤の深さが重視され，それは周辺への浸潤が深いほど，他臓器への転移率も高くなるためとされている．この分類は，適切な治療方法の決定，治療結果の評価，予後予測などに用いられる．全般的に手術適応となるのは0〜Ⅲ期であり，Ⅳ期(状態によってはⅢ期も含む)では緩和的治療が行われることが多い．

評価値の意味
- 0期：上皮内にとどまって浸潤していない
- Ⅰ期：がんが原発臓器に限局している
- Ⅱ期：所属リンパ節への転移を伴うが，隣接組織や臓器への浸潤はない
- Ⅲ期：隣接組織や臓器に直接浸潤しているが，遠隔転移はない
- Ⅳ期：遠隔転移がある

文献
- 奈良林至：がんのステージング(拡がり診断)とTNM分類．medicina 42：1916-1920，2005

関連項目
- TNM分類 ➡ 次項

(窪田朋恵)

TNM分類
TNM Stage Classification

がんの進行の程度(病期)を記号と数字で表現

対象	がん	尺度	名義	構成	分類
障害	疾患	方法	画像診断/検体検査	重要度	★★★★★

概要 がんの進行度(病期)を，がん，周辺リンパ節転移，遠隔臓器転移の3要素に分類したもの．がんが細胞診あるいは組織診で診断が確定した後，画像診断などの全身検査をもとに治療前の進行度を決定する．TNM分類は，国際的に用いられているので，治療方針決定の指

標になるだけでなく、予後予測や施設間・他国間でのがんに関するデータ比較・解析における共通言語としての役割もある.

評価値の意味

〈原発腫瘍(tumor；T)〉
・T0：腫瘍を認めない
・T1～T4：がんの大きさ，浸潤程度により各臓器別に分類
〈リンパ節転移(lymph nodes；N)〉
・N0：リンパ節に転移を認めない
・N1～N4：リンパ節転移の程度により各臓器別に分類
〈遠隔転移(metastasis；M)〉
・M0：遠隔転移を認めない
・M1：遠隔転移を認める
　T1～T4，N1～N4 の範囲は各種がんにより異なる.

文献
・田村和夫：悪性腫瘍のとらえかた―眼でみるベッドサイドの病態生理. 文光堂，2005

関連項目
・ステージ分類(病期分類，臨床病期分類) ⇒ 364 頁 　　　　　(田中隆史)

細胞診
Cytodiagnosis

最小限の侵襲で組織や細胞の悪性度を評価する方法

対象	がん	尺度	順序	構 成	Ⅰ(正常)～Ⅴ(重度)
障害	疾患	方法	検体検査	重要度	★★★★★

概要
生体から針で刺したり(穿刺細胞診)，ブラシでこすったり(擦過細胞診)して，細胞を採取し，スライドグラスに乗せて染色した後に，顕微鏡で観察して悪性か良性かの診断をつけること. 採取される検体量が少なくてすみ，生体への侵襲は少ないが，検体が適切に採取されていない場合は診断精度が落ちる可能性があるため注意が必要である. 染色方法としてはパパニコロー染色が一般的で，その結果から導かれるパパニコロー分類が一般的である.

評価値の意味
・Class Ⅰ：正常
・Class Ⅱ：良性異型
・Class Ⅲ：良・悪性のいずれとも判定しがたい細胞
・Class Ⅳ：悪性を強く疑う細胞
・Class Ⅴ：悪性(がん)細胞

　パパニコロー分類では，Class Ⅰ,Ⅱは異常なし，Class Ⅲは悪性とはいえないが判断が難しいので精密検査を勧められる. Class Ⅳは悪性が高くがんと診断されるが，こちらも精密検査を勧められる. Class Ⅴはがんと判断. 注意すべき点は，がんがあっても検体の採取

部位によって異常なしと判定されることがあるところである．

文献
- 坂本穆彦(編)：細胞診を学ぶ人のために 第4版．医学書院，2005

関連項目
- ステージ分類(病期分類，臨床病期分類) ➡ 364頁
- TNM分類 ➡ 364頁

(佐藤健一)

ECOG Performance Status
悪性腫瘍患者のADL評価法

対象	がん	尺度	順序	構成	0(問題なし)〜4(重度)
障害	ADL(D)	方法	面接	重要度	★★★

概要 米国の腫瘍学の団体の1つであるECOG(The Eastern Cooperative Oncology Group)が決めたがん患者の日常生活動作(ADL)評価．

評価値の意味 次の5段階で評価する．

- 0：全く問題なく活動できる．発症前と同じ日常生活を制限なく行うことができる．
- 1：肉体的に激しい活動は制限されるが，歩行可能で，軽作業や座っての作業は行うことができる(軽い家事，事務作業など)．
- 2：歩行可能で，自分の身のまわりのことはすべて可能だが，作業はできない．日中の50%以上はベッド外で過ごす．
- 3：自分の身のまわりの限られたことしかできない．日中の50%以上をベッドか椅子で過ごす．
- 4：全く動けない．自分の身のまわりのことは全くできない．完全にベッドか椅子で過ごす．

文献
- Oken MM, et al：Toxicity and response criteria of The Eastern Cooperative Oncology Group．Am J Clin Oncol 5：649-655, 1982

(新井秀宜)

Karnofsky Performance Status
がん患者などに使われる一般全身状態の評価

対象	がん	尺度	仮間隔	構成	100(正常)〜0(死)
障害	ADL(D)	方法	診察	重要度	★★★

概要 KPSと略されることが多く，がん治療の適応や治療前後の評価などにKPSが何%以上，などと使われる．performance status(PS)と併記して使われることもある．

評価値の意味

- 100%：正常，臨床症状なし
- 90%：軽い臨床症状があるが，正常の活動可能
- 80%：かなり臨床症状があるが，努力して正常の活動可能

- 70%：自分自身の世話はできるが，正常の活動・労働をすることは不可能
- 60%：自分に必要なことはできるが，ときどき介助が必要
- 50%：病状を考慮した看護および定期的な医療行為が必要
- 40%：動けず，適切な医療および看護が必要
- 30%：全く動けず，入院が必要だが死は差し迫っていない
- 20%：非常に重症，入院が必要で精力的な治療が必要
- 10%：死期が切迫している
- 0%：死

文献
- Karnofsky DA, et al：The Clinical Evaluation of Chemotherapeutic Agents In Cancer. In：MacLeod CM (ed)：Evaluation of Chemotherapeutic Agents. p196, Columbia Univ Press, 1949

関連項目
- Palliative Performance Scale(PPS) ➡ 次項
- Edomonton Functional Assessment Tool(EFAT)-2 ➡ 次々項

(土岐めぐみ)

Palliative Performance Scale(PPS)

がん患者のADL評価方法

対象	がん	尺度	順序	構 成	100(正常)〜0(死)
障害	ADL(D)	方法	観察	重要度	★★★

概要 古典的な評価法である Karnofsky performance status(KPS)が現状の医療状況と矛盾する点を考慮し，修正されたがん患者の評価法．
評価値の意味 0〜100%までの11段階で評価するが，小項目として，移動，活動性，セルフケア，食物摂取，意識状態をそれぞれ評価する．

文献
- Anderson F, et al：Palliative performance scale(PPS)：a new tool. J Palliat Care 12：5-11, 1996

関連項目
- Karnofsky Performance Status ➡ 366頁
- Edomonton Functional Assessment Tool(EFAT)-2 ➡ 次項

(土岐めぐみ)

Edomonton Functional Assessment Tool(EFAT)-2

がん患者のADL評価法

対象	がん	尺度	仮間隔	構 成	0(正常)〜33(重度)
障害	QOL(H)	方法	観察	重要度	★

概要 緩和ケアにおいて，患者の身体的な障害と機能的な能力を測定する評価方法．評価項目は，コミュニケーション，精神機能，疼痛，

呼吸困難，バランス，動作，移動，疲労，意欲，日常生活動作（ADL），全身活動状態の11項目がある．

評価値の意味 0〜3点の4段階で評価．合計は0〜33点で，合計点が高いほど重度である．
・0点：機能的（障害なし）
・1点：最小の機能障害
・2点：中等度の機能障害
・3点：重度の機能障害

文献
・Kaasa T, et al：The Edmonton Functional Assessment Tool：further development and validation for use in palliative care. J Palliat Care 17：5-11, 2001

関連項目
・Karnofsky Performance Status ➡ 366頁
・Palliative Performance Scale（PPS）➡ 367頁　　　　　　　　　（土岐めぐみ）

Piper Fatigue Scale
がんに関連した疲労の評価法

対象	がん	尺度	仮間隔	構成	0（疲労なし）〜10（重度）
障害	QOL（H）	方法	質問紙（自記式）	重要度	★★★★

概要 がんに関連した疲労を評価する方法として開発された．質問は22項目からなり，行動/激しさ（6項目），感情（5項目），感覚（5項目），認知/気分（6項目）の4領域で構成される．各項目は0（全くない）〜10（非常にある）の11段階で回答する．

評価値の意味 各領域の平均値を求め，それらの和を4で除すことで，総疲労スコアを算出する．
・0：疲労なし
・1〜3：軽度
・4〜6：中等度
・7〜10：重度

文献
・Piper BF, et al：Fatigue mechanism in cancer. Oncol Nurs Forum 14：17-23, 1987

関連項目
・Palliative Performance Scale（PPS）➡ 367頁　　　　　　　　　（川本聖子）

The European Organization for Research and Treatment of Cancer QLQ-C30(EORTC QLQ-C30)

がん患者のQOL評価

対象	がん	尺度	仮間隔	構 成	100(良好)〜0(重度)
障害	QOL(H)	方法	質問紙(自記式)	重要度	★★★★

概要 EORTC QLQ-C30はがん患者のQOLを測定するために1986年に国際的に開発が始まった30項目のQOL調査表である。患者が自己記入する。総合的QOL(2項目)と5つの機能スケール〔身体(5項目),役割(2項目),認知(2項目),情緒(4項目),社会(2項目)〕と9つの症状スケール〔嘔気・嘔吐(2項目),倦怠感(3項目),呼吸困難(1項目),痛み(2項目),睡眠障害(1項目),食欲不振(1項目),便秘(1項目),下痢(1項目),経済(1項目)〕に分かれている。日本語版は肺がん患者や乳がん患者において信頼性や妥当性が確認されている。なお,使用の際にはEORTCのscoring manualにしたがいスコア化しなければならない。

評価値の意味 すべての項目の合計点で評価せず,下位尺度別に合計点を100点満点に換算して評価する。総合的QOLと5つの機能スケールは高得点ほどよいQOLであり,9つの症状スケールは高得点ほど悪い状態を示している。

文献
・Fayers PM, et al：EORTC QLQ-C30 Scoring Manual 3rd ed. pp7-15, European Organization for Research and Treatment of Cancer, 2001
・Aaronson NK, et al：The European Organization for Research and Treatment of Cancer QLQ-C30；A quality-of-life instrument for use in international clinical trials in oncology. J Natl Cancer Inst 85：365-376, 1993

関連項目
・SF-36 ➡ 481頁
・Hospital Anxiety and Depression Scale(HADS) ➡ 500頁　　(森下慎一郎)

STAS日本語版(STAS-J)
Support Team Assessment Schedule(STAS)

ホスピス・緩和ケアの評価尺度

対象	がん	尺度	順序	構 成	0(軽度)〜4(重度)
障害	総合(I/D)	方法	観察	重要度	★★★★

概要 STAS-Jは,患者の苦痛の程度を医療者が評価する方法。医療者が評価することで状態の悪い患者にも対応できる。症状が患者の日常生活にどれくらい影響を与えているかを評価。主要項目には,痛みのコントロール,症状が患者に及ぼす影響,患者の不安,家族の不安,患者の病状認識,患者と家族のコミュニケーション,医療専門職間の

コミュニケーション,患者・家族に対する医療専門職とのコミュニケーションがある.STAS-J 症状版は,疼痛,しびれ,全身倦怠感などを含めた 21 項目について同様に 5 段階で評価する.

評価値の意味 0 は症状が最も軽く(問題が小さい),4 は症状が最も重い(問題が大きい)ことを意味する.得点が 2 以上であれば,なんらかの対応が必要な状況と考える.合計点はなく,それぞれの項目を評価する.

文献
・Miyashita M, et al:Reliability and validity of Japanese version STAS (STAS-J). Palliat Support Care 2:379-384, 2004
・中島信久,ほか:急性期病棟における STAS 日本語版の導入と問題点―アンケート調査の結果から.緩和ケア 16:561-565, 2006

関連項目
・Karnofsky Performance Status ➡ 366 頁
・Palliative Performance Scale(PPS) ➡ 367 頁 (土岐めぐみ)

14

熱傷

熱傷指数
Burn Index (BI)

熱傷の重症度の判定に用いられる指標

対象	熱傷	尺度	間隔	構 成	0(軽症)～100(重症)
障害	疾患	方法	診察	重要度	★★★★★

概要 Ⅱ度熱傷の面積の1/2とⅢ度熱傷の面積の和で算出される熱傷の重症度評価指数である．Artzの基準とは異なり，熱傷部位などを考慮せず，面積と深度のみで算出できるため比較しやすい．

評価値の意味 BIが小児の場合10以上，成人の場合15以上が重症とされる．BIは死亡率ともよく相関しているが，受傷早期ではⅡ度熱傷とⅢ度熱傷の鑑別が困難であることが多い点や，年齢因子が考慮されていないといった欠点がある．死亡率との比較では，10以下で死亡率3％，30以上では死亡率50％，70以上では死亡率96.8％とされている．

文献
- 菊地尚久：熱傷．臨床リハ 16：258-262，2007
- 木所昭夫(編)：熱傷治療マニュアル．pp8-9，中外医学社，2007

関連項目
- 熱傷深度 ➡ 次項
- 熱傷予後指数 ➡ 373頁
- Artzの基準 ➡ 375頁

(細見雅史)

熱傷深度

熱傷を皮膚組織損傷の深達度により分類

対象	熱傷	尺度	順序	構 成	Ⅰ(軽症)～Ⅲ(重症)
障害	疾患	方法	観察	重要度	★★★★★

概要 熱傷は，皮膚組織への損傷の深達度によりⅠ～Ⅲ度に分類される．Ⅱ度熱傷は，その深達度によって浅達性と深達性に分けられる．Ⅰ～浅達性Ⅱ度については，痛みを伴うが，深達性Ⅱ度より損傷が深くなると痛覚の鈍麻，欠如を来たす．また，深達性Ⅱ～Ⅲ度では瘢痕形成を認める．熱傷深度の判定はある程度可能であるが，さまざまな深度の創傷が混在しており，受傷直後の正確な診断が難しい場合が少なくない．

評価値の意味

- Ⅰ度熱傷：表皮のみの損傷．局所に発赤・軽度腫脹を認めるも，水疱形成はない．疼痛を伴う．1週間以内に瘢痕を残さずに治癒する．
- 浅達性Ⅱ度熱傷：表皮全層と真皮浅層まで及ぶ損傷．水疱形成があり，その底面が紅色を呈し疼痛を伴う．10～15日で瘢痕を残さずに治癒する．

- 深達性Ⅱ度熱傷：表皮全層と真皮深層まで及ぶ損傷．水疱底面は白色で痛覚は鈍麻，欠如を来たす．治癒には3週以上を要し瘢痕形成を認める．植皮術の適応となる．感染によりⅢ度に移行することがある．
- Ⅲ度熱傷：皮膚全層から皮下組織までの損傷．表面は白色で乾燥したり，黒褐色の焼痂で覆われている．痛覚は欠如し無痛性となる．治癒には1か月以上を要し瘢痕形成を認める．植皮術の適応．

文献
- 千野直一(編)：現代リハビリテーション医学 改訂第3版．pp505-507，金原出版，2009
- 西川武二(監修)，瀧川雅浩，ほか(編)：標準皮膚科学 第8版．pp161-164，医学書院，2007

関連項目
- 熱傷指数 ➡ 372頁
- Artzの基準 ➡ 375頁

(細見雅史)

熱傷予後指数
Prognostic Burn Index(PBI)

熱傷指数に年齢因子も加味した熱傷患者の予後の指標

対象	熱傷	尺度	仮間隔	構 成	0(軽症)〜約200(重症)
障害	疾患	方法	診察	重要度	★★★

概要 面積と深度のみで算出する熱傷指数(burn index；BI)に年齢因子も加味した重症度判定基準の1つであり，予後予測の指標として実用的である．BIが同じでも，年齢によって予後が異なることから考えられた．

評価値の意味 PBIは熱傷指数＋年齢で算出される．PBIが80〜100の場合，重症熱傷であり死亡する可能性もある．100〜120の場合，救命は可能であるがクリティカルな熱傷，120以上で致命的となる．高齢者は生理機能の低下や易感染性であることなどにより，わずかな熱傷でも致死的になりうる．

文献
- 木所昭夫(編)：熱傷治療マニュアル．pp8-10，中外医学社，2007
- 田中秀治：熱傷治療ハンドブック—プレホスピタルケアからリハビリテーションまで．p43，総合医学社，2004

関連項目
- 熱傷指数 ➡ 372頁
- 熱傷深度 ➡ 372頁
- Artzの基準 ➡ 375頁

(細見雅史)

374　14. 熱傷

ルンド・ブラウダーの法則
Lund and Browder Chart

熱傷面積の測定法

対象	熱傷	尺度	間隔	構　成	0(軽度)～100(重度)
障害	疾患	方法	観察	重要度	★★★★★

概要 熱傷の重症度の判定には，Ⅱ度以上の熱傷皮膚〔burn surface area(BSA)〕の割合が全身皮膚〔total body surface area(TBSA)〕の何％に及ぶかを算定する必要がある．ルンド・ブラウダーの法則では，体表面を細分化し年齢による補正を行うため，熱傷面積の算出方法としては，Wallaceの9の法則やBlockerの5の法則より正確である．
評価値の意味 頭部，大腿，下腿については年齢によって割合を変化させ，小児のほうが頭部の割合を高く設定している(図)．

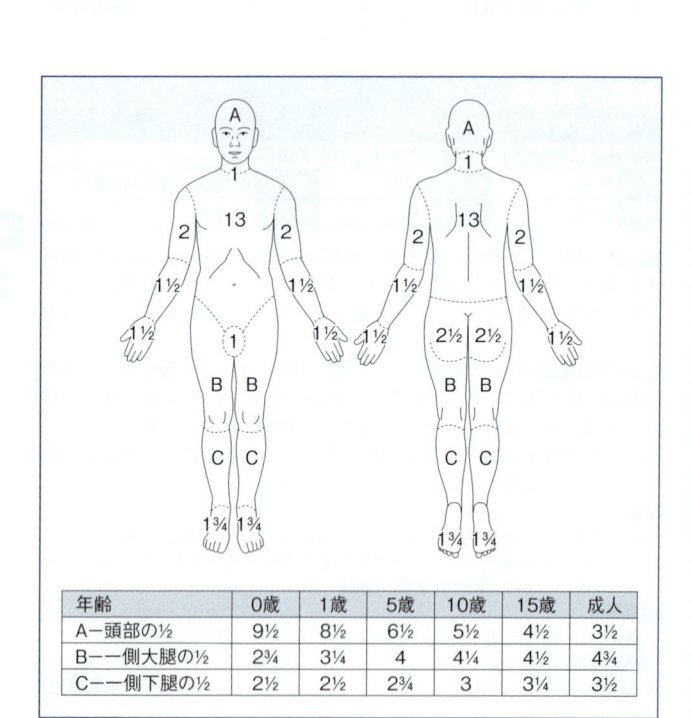

年齢	0歳	1歳	5歳	10歳	15歳	成人
A－頭部の½	9½	8½	6½	5½	4½	3½
B－一側大腿の½	2¾	3¼	4	4¼	4½	4¾
C－一側下腿の½	2½	2½	2¾	3	3¼	3½

図　ルンド・ブラウダーチャート
〔辻 哲也：熱傷．千野直一(編)：現代リハビリテーション医学 第3版．p506, 金原出版, 2009より一部改変〕

文献
- 千野直一(編)：現代リハビリテーション医学 改訂第3版. pp505-506, 金原出版, 2009

関連項目
- Wallace の9の法則/Blocker の5の法則 ➡ 次々項 　　　　　　(細見雅史)

Artz の基準

熱傷の重症度をその深達度や受傷面積で判定する基準

対象	熱傷	尺度	順序	構成	N/A
障害	疾患	方法	観察	重要度	★★★★

概要 熱傷の治療方針の柱となる重症度の基準である．深達度とその面積，部位，気道熱傷の有無，他の外傷の有無を確認し，軽度熱傷，中等度熱傷，重症熱傷に分類する．深達度とその面積に関して経時的に評価を繰り返し，重症度の判定に反映させる必要がある．

評価値の意味

- 重症熱傷：総合病院または熱傷専門施設で入院加療を必要とする
  1. Ⅱ度熱傷 30％以上
  2. Ⅲ度熱傷 10％以上
  3. 顔面，手，足の熱傷
  4. 気道熱傷
  5. 電撃傷，化学熱傷
  6. 骨折，軟部組織熱傷を伴う
- 中等度熱傷：一般病院で入院加療を必要とする
  1. Ⅱ度熱傷 15～30％
  2. Ⅲ度熱傷で顔面，手，足を除く 10％未満
- 軽度熱傷：外来通院
  1. Ⅱ度熱傷 15％未満
  2. Ⅲ度熱傷 2％未満

文献
- 土佐泰祥，ほか：覚えておきたいテクニック―1．熱傷の創傷管理．臨床研修プラクティス 3：43-47, 2006

関連項目
- 熱傷指数 ➡ 372頁
- Wallace の9の法則/Blocker の5の法則 ➡ 次項 　　　　　　(窪田朋恵)

Wallace の9の法則/Blocker の5の法則
Rule of Nine/Rule of Five

熱傷面積を大まかに計測する方法

対象	熱傷	尺度	順序/間隔	構成	複合
障害	疾患	方法	観察	重要度	★★★★★

概要 身体の各部位の面積を，体表面積の9％，または2倍の18％と換算し，熱傷を受けている割合を表す方法である(Wallace の9の法則)(図の a ➡ 次項)．頭部・左上肢・右上肢をそれぞれ9％，体幹前面・

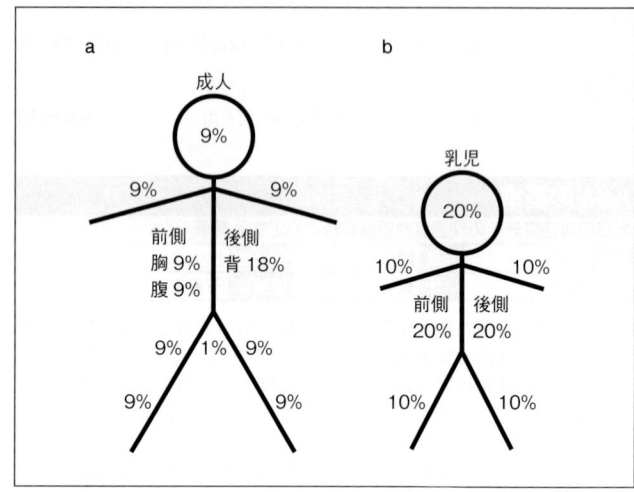

図　熱傷面積
a：Wallace の 9 の法則，b：Blocker の 5 の法則

後面・左下肢・右下肢をそれぞれ 18%，陰部を 1% で計算する．乳幼児は成人と比べて頭部が大きく下肢が小さいため，9 の法則の代わりに 5 の法則を用いる(Blocker の 5 の法則)(図の b)．乳児の場合，頭部・体幹前面・後面をそれぞれ 20%，四肢をそれぞれ 10% で計算する．幼児の場合，頭部を 15%，左上肢・右上肢をそれぞれ 10%，体幹前面を 20%，体幹後面・左下肢・右下肢をそれぞれ 15% で計算する．

評価値の意味　全身体表面積のうち熱傷を受けている面積(%)を用いて表す．数値の意味を解釈するためには熱傷深度(Ⅰ～Ⅲ度)，重症度〔Artz の基準あるいは熱傷指数(Burn Index；BI)〕とともに評価する必要がある．

〈Artz の基準より〉
・重症熱傷：Ⅱ度熱傷 30% 以上あるいはⅢ度熱傷 10% 以上
・中等度熱傷：Ⅱ度熱傷 15～30% あるいはⅢ度熱傷 10% 未満(顔面，手，足を除く)
・軽度熱傷：Ⅱ度熱傷 15% 未満あるいはⅢ度熱傷 2% 未満

〈熱傷指数(BI)〉
・Ⅲ度熱傷面積＋Ⅱ度熱傷面積×1/2 で，10～15 が重症熱傷

文献
・土佐泰祥，ほか：覚えておきたいテクニック―1．熱傷の創傷管理．臨床研修プラクティス 3：43-47，2006

関連項目
・熱傷指数 ➡ 372頁
・Artzの基準 ➡ 375頁

(窪田朋恵)

15

疾患全般

Sedation-Agitation Scale(SAS)

鎮静状態の評価法の1つ

対象	ICU	尺度	順序	構成	−3(覚醒不能)〜3(緊急状態)
障害	意識(I)	方法	観察	重要度	★★★★★

概要 鎮静レベルを評価するためのスケールの1つ．集中治療領域での人工呼吸管理には鎮静が行われるが，過度の鎮静は不穏や興奮，呼吸循環状態の悪化などをまねくことがある．したがって，鎮静スケールを用いて定期的に適切な鎮静レベルが保たれているかどうかを評価し，鎮静薬の投与量を適切に調節する必要がある．

評価値の意味 SASは−3〜+3の7段階評価からなり，−3になるほど深鎮静状態，+3になるほど興奮状態を示す．

- 7(+3)：緊急状態…気管チューブやカテーテルを引っ張る，暴力的，ベッド柵を越える
- 6(+2)：高度不穏状態…身体抑制や度重なる注意が必要，気管チューブを噛む
- 5(+1)：不穏状態…座ろうとするが，注意すると落ち着く
- 4(0)：冷静で協力的…冷静，覚醒しており指示に応じる
- 3(−1)：やや鎮静過剰…覚醒困難，会話や指示に応じることが困難
- 2(−2)：鎮静過剰…強い刺激によってのみ覚醒する
- 1(−3)：覚醒不能…どんな刺激を加えられても覚醒しない

文献
- 磨田 裕：集中治療での鎮痛・鎮静 第4版．ベネコム，2006

関連項目
- Richmond Agitation-Sedation Scale(RASS) ➡ 381頁

(山内真哉)

ラムゼイ鎮静スケール
Ramsay Sedation Scale

人工呼吸器装着中の鎮静の評価

対象	ICU	尺度	順序	構成	scale 1(不安不穏状態)〜6(無反応)
障害	意識(I)	方法	観察/診察	重要度	★★★★★

概要 Ramsayにより定められた人工呼吸器装着患者の鎮静状態を評価するスケール．覚醒レベルの指標となる．人工呼吸器管理中の患者への治療は，咳嗽や深呼吸など患者の協力が必要である場合と，看護ケア時や患者の睡眠時など鎮静が必要な場合など，鎮静レベルをコントロールする必要があるといえる．短時間作用性の薬剤の使用時など，患者の覚醒レベルの評価に用いられ，一般的に鎮静度を評価するsedation agitation scale(SAS)と併用されることが望ましい．

評価値の意味
- Scale 1：不安不穏状態

- Scale 2：落ち着いており協力的で見当識あり
- Scale 3：命令にのみ反応
- Scale 4：眠っているが刺激に対して素早く反応する
- Scale 5：眠っており刺激に対して反応が鈍い
- Scale 6：無反応

一般的な目標は Scale 2〜5．長期人工呼吸患者は Scale 2〜3．しかし不穏が強い場合は Scale 5 での管理を行うこともある．

文献
- Ramsay MAE, et al：Controlled sedation with alphaxalone-alphadolone. Br Med J 50：656-659, 1974
- 行岡秀和：鎮静・鎮痛モニタリング．ICU と CCU 25：695-700, 2001

関連項目
- Sedation-Agitation Scale(SAS) ➡ 380 頁

(谷田夏奈)

Richmond Agitation-Sedation Scale(RASS)

人工呼吸中の鎮静評価

対象	ICU	尺度	順序	構成	+4(興奮)〜−5(昏睡)
障害	意識(I)	方法	診察	重要度	★★★

概要 人工呼吸器装着中の患者の鎮静度を測るスケールである．

- ステップ1：30秒間患者を観察．スコア0〜+4 を判定．
- ステップ2：
  1) 大声で名前を呼ぶか開眼させる．
  2) 10秒以上アイコンタクトができなければ繰り返す．
  上記2項目の呼びかけ刺激の反応を見る．スコア−1〜−3を判定．
  3) 動きがなければ，身体刺激を与える．スコア−4〜−5を判定．

評価値の意味

+4：好戦的	−1：傾眠状態
+3：非常に興奮	−2：軽い鎮静状態
+2：興奮	−3：中等度鎮静
+1：落ち着きがない	−4：深い鎮静状態
0：意識清明で落ち着いている	−5：昏睡

文献
- Sessler CN, et al：The Richmond Agitation-Sedation-Scale：validity and reliability in adult intensive care unit patients．Am J Respir Crit Care Med 166：1338-1344, 2002

関連項目
- Sedation-Agitation Scale(SAS) ➡ 380 頁

(塩嵜加津)

APACHEスコア

ICU入室患者の重症度の把握

対象	ICU	尺度	仮間隔	構成	0(軽症)〜59(重症)
障害	その他	方法	検体検査/生理検査	重要度	★★★★★

概要 APACHE(acute physiology and chronic health evaluation)とは,ICU入室直後24時間の12項目の生理学的指標(血圧,脈拍,血液ガス,電解質など)と,年齢,慢性併存疾患の有無から重症度を層別化したり,生存死亡を予測するスコアリングシステムである.米国で開発され,1985年にその第2版であるAPACHE Ⅱに改訂されている.

評価値の意味 スコアが高得点なほど重症度が高い.

〈total acute physiology score(APS):生理学的変数〉

直腸陰,平均血圧,心拍数,呼吸数,$AaDO_2/PaO_2$,(動脈血pH:血液ガスを測定しないときの代用),血清HCO_3^-,血清Na,血清K,血清クレアチニン,Ht,WBC,GCS(15-GCS)の12項目を異常の大きさに応じて0〜4点で評価.

〈age point〉

≤ 44:0点,44〜54:2点,55〜64:3点,65〜74:5点,≥ 75:6点

〈chronic health point(CHP)〉

・慢性併存疾患を有する非手術患者または緊急手術患者:5点
・慢性併存疾患を有する予定手術患者:2点

〈APACHE Ⅱスコア = APS + age points + CHP〉

APACHE Ⅱスコアによる院内死亡率の予測方程式がある.

文献

・福家伸夫:ICUチェックブック 第2版.メディカル・サイエンス・インターナショナル,1999

(坂本己津恵)

グラスゴーコーマスケール
Glasgow Coma Scale(GCS)

全世界的に使用されている意識障害を分類するためのスケール

対象	一般診察	尺度	順序	構成	複合
障害	意識(I)	方法	観察	重要度	★★★★★

概要 1974年にグラスゴー大学の脳神経学教授TeasdaleとJennettによって提唱された意識障害の分類スケールで,世界的に広く使用されている.当初は頭部外傷の意識レベルの評価に使用されていたが,その他の状況にも使用されるようになった.意識状態を開眼の状態(E),言語による応答(V),運動による応答(M)の3項目で評価していき,各項目について数字が大きい,もしくは合計点数が大きいほど意識状態がよいと判断されている.

評価値の意味

〈開眼の状態〉〔best eye response(E)〕
・1：開眼不能(does not open eyes)
・2：疼痛に反応して開眼(opens eyes in response to painful stimuli)
・3：声かけに開眼(opens eyes in response to voice)
・4：自発的に開眼(opens eyes spontaneously)

〈言葉による応答〉〔best verbal response(V)〕
・1：言語による反応なし(makes no sounds)
・2：意味のない音声(incomprehensible sounds)
・3：混乱した言葉(inappropriate words)
・4：混乱した会話(confused)
・5：見当識あり，正常な会話(oriented, converses normally)

〈運動による応答〉〔best motor response(M)〕
・1：動きなし(no motor response)
・2：疼痛に対して伸展運動(extension to pain)
・3：疼痛に対して屈曲運動(flexion in response to pain)
・4：疼痛への回避運動(withdraws from pain)
・5：疼痛部への動きあり(localizes to pain)
・6：従命あり(obeys Commands)

評価方法として項目ごとの数字の列挙や合計した点数を表記する方法がある．合計した場合はその点数によって重症度を分類できる．

例：GCS 9 = E3 V4 M2
・重度：GCS < 8
・中等度：GCS 9〜12
・軽度：GCS > 13

文献
・Teasdale G, et al：Assessment of coma and impaired consciousness；A practical scale. Lancet 2：81-84，1974

関連項目
・ジャパンコーマスケール ➡ 次項
・Edinburgh-2 Coma Scale ➡ 384頁

(佐藤健一)

ジャパンコーマスケール
Japan Coma Scale(JCS)

本邦で使われている意識障害の分類

対象	一般診察	尺度	順序	構 成	0(清明)〜300(重度)
障害	意識(I)	方法	診察	重要度	★★★★★

概要 本邦で主に使用されている意識障害のレベル分類．世界的にはグラスゴーコーマスケール(GCS)が使用されている．覚醒度で3段階，その内容でさらに3段階に分けられている．

評価値の意味

〈Ⅰ.覚醒(1桁の数字)〉
・0:意識清明
・1(Ⅰ-1):見当識は保たれているが,意識清明ではない
・2(Ⅰ-2):見当識障害がある
・3(Ⅰ-3):自分の名前,生年月日が言えない

〈Ⅱ.刺激に応じて一時的に覚醒(2桁の数字)〉
・10(Ⅱ-1):普通の呼びかけで開眼
・20(Ⅱ-2):大声で呼びかけたり,強く揺するなどで開眼
・30(Ⅱ-3):痛み刺激を加えつつ呼びかけを続けるとかろうじて開眼

〈Ⅲ.刺激しても覚醒しない(3桁の数字)〉
・100(Ⅲ-1):痛みに対し払いのけるなどの動作をする
・200(Ⅲ-2):痛み刺激で手足を動かしたり,顔をしかめたりする
・300(Ⅲ-3):痛み刺激に対し全く反応しない

文献
・Ohta T, et al:Nizofenone administration in the acute stage following subarachnoid hemorrhage. J Neurosurg 64:420-426, 1986
・Takagi K, et al:Japan Coma Scale as a grading scale of subarachnoid hemorrhage;A way to determine the scale. No Shinkei Geka 26:509-515, 1998

関連項目
・グラスゴーコーマスケール ⇒ 382頁
・Edinburgh-2 Coma Scale ⇒ 次項

(佐藤健一)

Edinburgh-2 Coma Scale

重症度評価,臨床経過観察に用いられる意識障害評価法

対象	一般診察	尺度	順序	構成	0(正常)〜9(重度)
障害	意識(I)	方法	診察	重要度	★★★

概要
患者の意識障害を評価するために,1973年に前身となるEdinburgh Coma Scaleがエディンバラ大学によって作成され,その後1978年に杉浦らによってEdinburgh-2 Coma Scaleとして改良された.口頭による質問,口頭指示の応答,痛み刺激の反応の順で患者の反応をもとに評価を行う.

評価値の意味
「何月か?」「年齢はいくつか?」との問いかけに対して,両方正しく答えることができれば0,どちらか1つを正しく答えることができれば1,両方正しく答えることができなければ2とする.また,「手を閉じたり開いたりする」「目を閉じたり開いたりする」などの口頭指示に対する応答については,2つの項目を正しく遂行できれば3,どちらか1つの項目を正しく遂行できれば4,両方遂行できなければ5とする.さらに,痛み刺激に対する反応について,手足で払いのければ6,手足を曲げる反応であれば7,手足を突っ張る反応であれば8,強い痛みを与えても何の反応もなければ9とする.

文献
- Sugiura K, et al：A clinical study on a system of assessment of impaired consciousness [in Japanese]．No To Shinkei 29：879-883，1977
- Sugiura K, et al：The Edinburgh-2 coma scale；A new scale for assessing impaired consciousness．Neurosurgery 12：411-415，1983

関連項目
- グラスゴーコーマスケール ➡ 382頁
- ジャパンコーマスケール ➡ 383頁

(若杉樹史)

心拍数
Heart Rate

心臓の1分間の拍動数					
対象	一般診察	尺度	間隔	構成	数値(回/分)
障害	心機能(I)	方法	計測	重要度	★★★★★

概要 一定の時間(通常は1分間)に心臓が拍動した回数のこと．胸郭に心電図電極を付けたり，心拍計を付けることで心臓の拍動数を直接計測できるが，簡易的に橈骨動脈で測定することも多い．その際は脈拍数となる．

評価値の意味 年齢が高くなるほど低下する傾向にあり，「220－年齢」が最大心拍数である．測定時は脈拍数と調律(洞調律か不整脈か)，脈の大きさ(脈の振れの大きさ)，脈の緊張(拍動の強さ)，動脈壁の性状(動脈の硬化の有無)を確認するようにする．橈骨動脈で脈拍を測定する際は心房細動がないかを確認する必要がある．心房細動時は末梢に脈拍が伝わらないこともあるので心拍数よりも脈拍数が減少しうる．

文献
- 松岡 健(編)：基本的臨床技能ヴィジュアルノート―OSCEなんてこわくない．医学書院，2003
- 赤石 誠：循環器内科マニュアル．南江堂，1995

関連項目
- 最大心拍数 ➡ 282頁
- 身体作業能力 ➡ 287頁

(佐藤健一)

血圧
Blood Pressure

血液が全身に流れる際に血管壁にかかる圧を測定した数値					
対象	一般診察	尺度	間隔	構成	数値(mmHg)
障害	その他	方法	計測	重要度	★★★★★

概要 左心室から駆出された血液が末梢血管の壁に加える圧力のこと．収縮期血圧と拡張期血圧がある．上腕動脈を用いて肘で測定することが一般的であったが，最近は手首(橈骨動脈)にて簡便に測定する器具も出ている．しかし，肘で測定するよりも高値となりうることや

今までの血圧に関する研究は肘で測定している結果を用いていることから，手首で測定した血圧は臨床的には参考程度とするほうがよい．

評価値の意味 世界保健機関（WHO）によると 120/80 mmHg 以下が正常値，140/90 mmHg を高血圧としているが，可能な限り正常値以下にすべきとしている．またショック状態などによる末梢血管の拡張，血液の大量喪失などでは脈を触れることができなくなる．血圧の測定結果が左右で大きく異なる（20 mmHg 以上）ときは血管に狭窄や閉塞などがある可能性もあるため注意が必要である．

〈起立性低血圧の診断〉

数分間安静臥床することで脈拍数と血圧を安定させたのち，1 分間おきに 2 回以上血圧を測定する．その後起立させ脈拍数と血圧を 1 分ごとに 10 分間測定する．収縮期血圧が 20 mmHg 以上低下したり，脈拍が 20 以上増大した場合が起立性低血圧と診断する．

文献
- 松岡 健（編）：基本的臨床技能ヴィジュアルノート―OSCE なんてこわくない．医学書院，2003
- 赤石 誠：循環器内科マニュアル．南江堂，1995
- Beers MH,et al（編著），福島雅典（日本語版総監修）：メルクマニュアル 第18版 日本語版．日経 BP 社，2006

関連項目
- 心電図 ➡ 537 頁

(佐藤健一)

Modified Ashworth Scale（MAS）

他動運動時の筋緊張の客観的評価法

対象	一般診察	尺度	順序	構成	0（正常）〜4（重度）
障害	運動機能(I)	方法	診察	重要度	★★★★★

概要 Bohannon と Smith は脳血管障害片麻痺患者の痙縮を評価する方法として Ashworth scale 変法（MAS）を発表した．現在は変法のほうがよく使用される．痙縮を有する患者の病態の把握や治療効果判定などに使用されている．Ashworth scale との違いは Grade 1 を 1 と 1＋に分け，痙縮の強度を合計 6 段階に分類している点．

評価値の意味

- Grade 0：正常な筋緊張
- Grade 1：可動域の終わりにわずかな抵抗感がある
- Grade 1＋：可動域の 1/2 以下でわずかな抵抗感がある
- Grade 2：より筋緊張は亢進し，可動域のほぼ全域で抵抗感があるが，四肢は簡単に動かすことができる
- Grade 3：著明な筋緊張の亢進により四肢の他動運動が困難
- Grade 4：四肢が固く，屈曲，伸展できない

文献
- Bohannon RW, et al：Interrater reliability of a modified Ashworth scale of muscle spasticity．Phys Ther 67：206-207，1987

関連項目
・Spasm Frequency Scale ⇒ 32 頁
・Tone Assessment Scale ⇒ 33 頁
・アシュワーススケール ⇒ 392 頁

(石野真輔)

呼吸数
Respiratory Rate

ある一定時間当たりの呼吸回数で,通常は1分間の値

対象	一般診察	尺度	間隔	構 成	数値(回/分)
障害	その他	方法	診察	重要度	★★★★★

概要 1分当たりに行っている呼吸の回数.規則正しい感覚,深さ,長さ,吸気と呼気のバランスで無意識に行われている.女性のほうが男性よりも多く,加齢とともに減少していく.

評価値の意味 正常成人では14〜20回/分とされている.呼吸の深さが変化せず25回以上の速い呼吸を頻呼吸,12回以下の少ない呼吸を徐呼吸と呼ぶ.また,呼吸のリズムが変化するような異常呼吸と呼ばれる状態も存在する.代表的なのはチェーン・ストークス呼吸(呼吸が徐々に増大・減少を繰り返す,減少時は呼吸が停止している),クスマウル大呼吸(深い深呼吸が持続する)などがある.

文献
・松岡 健(編):基本的臨床技能ヴィジュアルノート—OSCE なんてこわくない.医学書院,2003

関連項目
・肺機能検査 ⇒ 248 頁

(佐藤健一)

ビジュアルアナログスケール
Visual Analogue Scale(VAS)

痛みの強度を直線で表示

対象	一般診察	尺度	間隔	構 成	0(軽度)〜10(重度)
障害	その他	方法	質問紙(自記式)	重要度	★★★★★

概要 10 cm の直線を引き,左端を痛みなし,右端を経験可能な最大の痛みとして,現在の痛みがどのあたりにあるかを患者自身に示させるものである.患者の持つ痛みの程度が数値化できる点が特徴的であり,感度も高いとされている.

評価値の意味
・0 cm:痛みなし
・10 cm:経験しうる最大の痛み

文献
・Huskisson EC:Measurement of pain.Lancet 2:1127-1131,1974 ⇒原典.
・長谷川守,ほか:リハビリテーションにおけるアウトカム評価尺度—Vis-

ual Analogue Scale(VAS), McGill Pain Questionnaire(MPQ). 臨床リハ 15:160-167, 2006

関連項目
・マクギル疼痛質問表 ➡ 403頁 (宮越浩一)

国際疾病分類第10版
International Classification of Diseases, 10th Revision(ICD-10)

世界標準の疾病分類

対象	その他	尺度	名義	構成	分類
障害	疾患	方法	診察	重要度	★★★★

概要 WHO(世界保健機関)で制定された世界標準の疾病を分類する方法である．1893年にinternational list of causes of deathとして初版が作成され，その後改訂が加えられ，現在は1990年に提唱された第10版が1994年よりWHOの加盟国で使用されている．傷病や障害，およびその原因や保険サービスの利用に至るまで細かく分類され，コードが割り振られている．主に統計や分析に使用される．旧バージョンのICD-9と比較すると分類コード，分類項目，分類方法などに大幅な変更が加えられている．

評価値の意味 さまざまな病気や健康関連の問題を世界共通の方法で分類することにより，異なる国や地域から，異なる時点で集計された死亡や疾病のデータの体系的な記録，分析，解釈および比較を行うことが可能となった．本邦でも厚生労働省がICD-10に準拠した「疾病，傷害及び死因分類」を作成し，統計法に基づく統計調査が行われているほか，医学的分類として医療機関における診療録の管理などに活用されている．本邦の人口動態統計では，1995年からICD-10を使用しており，それ以前のICD-9を使用したものと比較すると死因統計に変化が生じているため注意が必要である．

文献
・厚生労働省：疾病，傷害及び死因分類に関する指標(http://www.mhlw.go.jp/toukei/sippei/index.html).

関連項目
・国際障害分類 ➡ 389頁
・国際生活機能分類 ➡ 396頁 (大田哲生)

国際障害分類
International Classification of Impairments, Disabilities and Handicaps(ICIDH)

WHO が制定した障害に関する評価基準					
対象	その他	尺度	名義	構 成	分類
障害	疾患	方法	観察/面接	重要度	★★★★★

概要 従来用いられていた国際疾病分類(ICD)ではリハビリテーションにとって重要な障害の概念が含まれておらず,疾病によって個人,家族,職場,社会にもたらされる問題の解決には不十分であった.そこで,疾病による障害を機能障害(impairment),能力低下(disability),社会的不利(handicap)の3相でとらえる医療のモデルが1980年にWHO(世界保健機関)によって制定された.機能障害は身体の臓器機能や外観の異常を,能力低下は機能障害により生じる能力や活動の低下を,社会的不利は機能障害や能力低下の結果被る職業や学業などに関する社会的な不利益を示す.

評価値の意味 機能障害(1,009項目),能力低下(338項目),社会的不利(72項目)からなり,障害を多面的・構造的に理解する視点を示し,それをもとにさまざまな施策が展開されたため大きな功績を残した.しかし,ICIDHの概念には環境的な要素が含まれておらず,使用されている用語も否定的な印象を受けるといった批判があったり,また構成要素間の関係が病気から始まって,機能障害,能力低下,社会的不利までの一方通行的な因果関係の考え方に疑問が起こり,1997年にICIDH-2のベータ版が作成され,その後修正が加えられた.そして2001年,障害をさらに積極的にとらえる考え方が提唱され,国際生活機能分類(ICF)が採択された.

文献
- 厚生省大臣官房統計情報部(編):WHO国際障害分類試案(仮訳).厚生統計協会,1985
- 障害者福祉研究会(編):ICF国際生活機能分類―国際障害分類改訂版.中央法規出版,2002

関連項目
- 国際生活機能分類 ⇒ 396頁

(大田哲生)

ピンチ力
Pinch Strength

指でつまむ力					
対象	一般診察	尺度	間隔	構 成	数値(kg)
障害	上肢機能(I)	方法	計測	重要度	★★★★★

概要 ピンチ力の測定は,握力と並んで機器(ピンチ計)を使用する筋力測定として行われる.側腹つまみ(lateral pinch),指腹つまみ(pulp

表　ピンチ力の測定データ　　　　　　　　　　　　　　　　　　（単位：kg）

年齢 （歳）	指尖つまみ		指腹つまみ		三指つまみ	
	男性	女性	男性	女性	男性	女性
20〜39	7.9〜8.2	4.8〜5.7	11.2〜12.1	7.2〜8.5	11.1〜12.0	7.4〜8.7
40〜59	6.8〜8.2	4.7〜6.0	10.4〜12.1	6.7〜8.0	9.6〜11.2	7.0〜8.1
60〜69	6.9〜7.7	4.5〜4.8	10.0〜10.6	6.4〜7.0	9.6〜 9.9	6.2〜6.7
70〜94	6.0〜6.3	4.2〜4.6	8.7〜 9.3	5.2〜6.6	8.2〜 8.5	5.2〜6.5

pinch），指尖つまみ（tip pinch），三指つまみ（three point pinch）を測定して，つまみの形態による差や左右差などを比較する．20〜94歳の628人のデータを表に示す．

評価値の意味　一般に，指尖つまみのピンチ力はほかと比較して劣るが，その他のつまみに関しては個人差が大きい．つまみの形態をうまくとれるか，数値に左右差があるか，極端に数値が低下しているつまみがあるかなどを検討して，弱化筋を推測することができる．

文献
- Kellor M, et al：Hand strength and dexterity．Am J Occup Ther 25：77-83，1971
- Mathiowetz V, et al：Grip and pinch strength：normative data for adults．Arch Phys Med Rehabil 66：69-74，1985

関連項目
- 握力 ➡ 390頁
- 簡易上肢機能検査 ➡ 456頁
- 手指機能指数テスト ➡ 458頁

（香川真二）

握力
Grip Strength

手指屈筋群の張力を粗大筋力として把握

対象	一般診察	尺度	間隔	構成	数値(kg)
障害	上肢機能(I)	方法	計測	重要度	★★★★★

概要　物体を握るとき，手指と前腕の屈筋群を収縮させて出力する筋力のこと．体力因子の1つ．握力計を使用し安定した立位で実施する．握りの間隔は，示指基節骨基部から指尖までの長さの半分かやや長めを目安とし，測定時には手や握力計が身体に触れないようにする．左右交互に2回ずつ測定し（利き手を先行させる），最高値か平均値のいずれかを採用する．瞬発的筋力を測定するため，関節や軟部組織の損傷を起こさぬよう留意する．

評価値の意味　一般的には男性平均値：40〜45 kg，女性平均値：26〜30 kgとされているが，年齢や職業などの影響を受ける．本検査の結果は，把持機能への影響や低下度合いなどの評価に活かすことができる．握力は測定が容易であり，手指屈筋のみならず総合的上肢筋力と

高い相関があり，繰り返し測定できる客観的指標として有用である．大塚らによる高齢健常者の握力は，男性では60歳：33.4 kg，65歳：33.5 kg，70歳：30.3 kg，75歳：32.5 kg，80歳：33.2 kgで，年齢の影響はなかった．女性では60歳：21.8 kg，65歳：20.0 kg，70歳：20.8 kg，75歳：18.6 kg，80歳：15.0 kgで，年齢が高くなるほど握力は低下傾向にある．

文献
・奈良 勲，ほか(編)：図解 理学療法検査・測定ガイド．pp195-211，文光堂，2006
・大塚友吉，ほか：高齢者の握力—測定法と正常値の検討．リハ医学 31：731-735，1994

関連項目
・ピンチ力 ➡ 389頁
・徒手筋力検査 ➡ 438頁 (道免和久)

足部潰瘍の重症度分類(ワグナー分類)
Wagner Classification

糖尿病による足病変に伴う潰瘍についての分類

対象	一般診察	尺度	順序	構成	0(正常)～5(重症)
障害	疾患	方法	診察	重要度	★★★

概要 糖尿病による足病変に伴う潰瘍についての分類．足部の潰瘍の状態を診察時の状態をもとに0～5度に分類する．

評価値の意味
・0度：皮膚潰瘍が全く認められない
・1度：皮膚の全層にわたる潰瘍が認められるが皮下組織までは達していない
・2度：靱帯と筋肉にまで達する深い潰瘍が認められるが，骨までは波及していない．あるいは膿瘍を形成していない
・3度：蜂窩織炎，膿瘍，しばしば骨髄炎を伴う深い潰瘍がある
・4度：限局性の壊疽を認める
・5度：広範な壊疽を認める

現在の潰瘍の状態について評価を行うことができる．この点数の推移によって潰瘍の状態が治癒にあるのか悪化しているのかの判断が可能．また，潰瘍の状態により，治療方針や追加する検査の有無も異なるため，迅速に適切な治療を選択するためにも活用される．

文献
・Wagner FW Jr：Orthopedic rehabilitation of the dysvascular lower limb. Orthop Clin North Am 9：325-350，1978

関連項目
・デザイン ➡ 408頁
・ブレーデンスケール ➡ 409頁 (佐藤健一)

ギボンズのRSDスコア
Gibbon's RSD Score

RSDの診断基準						
対象	一般診察	尺度	順序	構成	0(正常)〜9(重度)	
障害	その他	方法	画像診断	重要度	★	

概要 反射性交感神経性ジストロフィー(reflex sympathetic dystrophy；RSD)は，神経因性疼痛の代表的疾患である．1986年，国際疼痛学会はRSDを「主要な神経の損傷が認められない骨折などの外傷後に交感神経のhyperactivityと関連して四肢に生じる疼痛」と定義した．また1992年にはGibbonsがRSDの診断基準であるRSDスコアを提唱し，今日においても使用されている．

評価値の意味
- 1：痛覚異常，過敏
- 2：灼熱痛
- 3：浮腫
- 4：皮膚色や毛の異常(蒼白，光沢，脱毛)
- 5：発汗異常(過多，減少)
- 6：皮膚温度の異常(低下，上昇)
- 7：X線上の骨萎縮像(ズディック骨萎縮)
- 8：血管運動障害(レイノー現象，冷え，紅潮)
- 9：骨シンチグラフィの異常所見(集積像)

それぞれのスコアにつき＋なら1点，±なら0.5点，−なら0点とする．合計点が5点以上ならRSD，3〜4.5点ならRSDの可能性あり，3点未満ならRSDではないと判断する．

文献
- Gibbons JJ, et al：RSD score：criteria for the diagnosis of reflex sympathetic dystrophy and causalgia. Clin J Pain 8：260-263，1992

関連項目
- Pain and Distress Scale ➡ 393頁
- 数値的評価スケール ➡ 401頁
- マクギル疼痛質問表 ➡ 403頁
- Brief Pain Inventory(BPI) ➡ 404頁

(島田眞一)

アシュワーススケール
Ashworth Scale

他動運動時の筋緊張の客観的評価法						
対象	一般診察	尺度	順序	構成	0(正常)〜4(重度)	
障害	運動機能(I)	方法	診察	重要度	★★★	

概要 痙縮の強度の把握を目的とする．他動運動時の筋緊張の客観的評価法である．患者をリラックスさせ，評価する筋を他動的に動かし

たときの抵抗感(筋伸張時の抵抗感)によって評価する．Grade 0～4 の5段階に区分している．多発性硬化症(MS)の痙縮の評価のために考案された．現在は Bohannon，Smith によって発表された変法のほうが多用されている．

評価値の意味
- Grade 0：正常な筋緊張
- Grade 1：引っかかるようなわずかの筋緊張亢進
- Grade 2：より筋緊張は亢進するが四肢は簡単に動かせる
- Grade 3：著明な筋緊張の亢進により四肢の他動運動が困難
- Grade 4：四肢が固く，屈曲，伸展できない

文献
- Ashworth B：Preliminary trial of carisoprodol on minimal to moderate spasticity in multiple sclerosis. Practitioner 192：540-542, 1964

関連項目
- Modified Ashworth Scale(MAS) ➡ 386 頁

(石野真輔)

Pain and Distress Scale
急性疼痛による気分変化・行動変化を評価

対象	一般診察	尺度	仮間隔	構成	20(正常)～80(重度)
障害	疼痛(I)	方法	質問紙(自記式)	重要度	★★★★★

概要 急性疼痛による精神的・身体的苦痛について評価する．疼痛評価 1 項目，気分変化 6 項目，行動変化 13 項目の計 20 項目からなり，それぞれを 1(全くない)～4(常にある)の 4 段階で自己評価する．慢性疼痛に対して用いられることは少ない．

評価値の意味 得点範囲は 20～80 点．20 点は疼痛による心的・身体的影響が全くないことを示し，高得点になるほど疼痛による影響が大きいことを示す．

文献
- Zung WK：A self-rating pain and distress scale. Psychosomatics 24：887-880, 892-894, 1983

関連項目
- ビジュアルアナログスケール ➡ 387 頁
- マクギル疼痛質問表 ➡ 403 頁
- Brief Pain Inventory(BPI) ➡ 404 頁

(髙橋香代子)

Short-Form McGill Pain Questionnaire(SF-MPQ)
痛みを強さ，質的側面より評価

対象	一般診察	尺度	仮間隔	構成	0(軽度)～45(重度)
障害	疼痛(I)	方法	質問紙(自記式)	重要度	★★★★★

概要 1975 年に開発された McGill pain questionnaire(MPQ)は評価

に時間がかかるという問題があった．これを改善するために開発された評価方法がこのSF-MPQである．痛みの性質を表現する15項目の言葉が与えられ，項目ごとに痛みの強さに対して0〜3点の評価を行う．これらを合計することで，pain rating index(PRI)が求められる．痛みの強さ(present pain intensity；PPI)の評価は，6つの言葉(no pain, mild, discomforting, distressing, horrible, excruciating)より選択することにより求められる．また，痛みの強さはnumerical rating scale(NRS)によっても評価する．

評価値の意味 点数が大きいほど，痛みが強い．PRI：0〜45点，PPI：0〜5点，NRS：0〜10点．

文献
- Melzack R：The short-form McGill Pain Questionnaire. Pain 30：191-197, 1987 ⇒原典.
- 長谷川守，ほか：リハビリテーションにおけるアウトカム評価尺度—Visual Analogue Scale(VAS), McGill Pain Questionnaire(MPQ). 臨床リハ 15：160-167, 2006

関連項目
- ビジュアルアナログスケール ➡ 387頁
- 数値的評価スケール ➡ 401頁
- マクギル疼痛質問表 ➡ 403頁

(宮越浩一)

慢性疲労症候群の重症度分類（厚生省分類）

疲労・倦怠の程度を10段階で評価

対象	その他	尺度	順序	構成	0(自立)〜9(全介助)
障害	疾患	方法	面接	重要度	★

概要 慢性疲労症候群(chronic fatigue syndrome；CFS)の診断基準として，1992年に旧厚生省研究班が作成．セルフケアや仕事に関する質問項目を含み，活動状態により，疲労・倦怠の程度を10段階のパフォーマンス・ステータス(PS)に分類している．Grade 3以上でCFSとみなされる．

評価値の意味 PSは次の通り．

- 0：倦怠感がなく平常の社会生活ができ，制限を受けることなく行動できる
- 1：通常の社会生活ができ，労働も可能であるが，疲労感を感じるときがしばしばある
- 2：通常の社会生活ができ，労働も可能であるが，全身倦怠感のため，しばしば休息が必要
- 3：全身倦怠感のため，月に数日は社会生活や労働ができず自宅にて休息が必要
- 4：全身倦怠感のため，週に数日は社会生活や労働ができず自宅にて休息が必要
- 5：通常の社会生活や労働は困難である．軽作業は可能であるが，

週のうち数日は自宅にて休息が必要
- ・6：調子のよい日は軽作業は可能であるが，週のうち50％以上は自宅にて休息
- ・7：身のまわりのことはでき，介助も不要であるが，通常の社会生活や軽作業は不可能
- ・8：身のまわりのことはある程度できるが，しばしば介助を要し，日中の50％以上は就床
- ・9：身のまわりのこともできず，常に介助を要し，終日就床が必要

文献
- ・倉恒弘彦：慢性疲労症候群の疫学，病態，診断基準．日本臨床 65：983-990，2007

関連項目
- ・脊髄小脳変性症重症度分類（厚生省）➡ 131頁
- ・筋ジストロフィー症厚生省機能障害度分類 ➡ 136頁　　　（水口裕香子）

Patient Evaluation Conference System (PECS)

リハビリテーション患者の総合的な障害評価法の1つ

対象	その他	尺度	仮間隔	構　成	7(正常)〜0(重度)
障害	総合(I/D/H)	方法	観察	重要度	★★★

概要 Harveyらが1981年に発表した，機能障害，日常生活動作（ADL），社会的な側面から，服薬，栄養状態の医学的な側面と心理的な面まで含めたリハビリテーション患者の総合的な評価システム．オリジナルの評価内容は17領域にわたり各領域7つまでの項目からなる．各領域はリハビリテーション医師，リハビリテーション看護師，理学療法士などのリハビリテーションの職種ごとに採点を行うシステムとなっている．

評価値の意味 総点を記載するものでなく，項目ごとに採点し，グラフ化してプロフィールをみる．0（全介助または評価不能）〜7（完全自立）の8段階からなる．4点以下が介助で，点数が低いほど介助量が多い．5点以上が自立で得点が上がるほど自立度が高くなる．項目ごとに細かな評価基準が定められている．

文献
- ・Harvey RF, et al：Functional performance assessment：A program approach．Arch Phys Med Rehabil 62：456-461，1981

関連項目
- ・国際生活機能分類 ➡ 396頁
- ・機能的自立度評価法 ➡ 466頁　　　（松本憲二）

国際生活機能分類
International Classification of Functioning, Disability and Health (ICF)

WHOが作成した生活機能と障害の分類

対象	その他	尺度	仮間隔	構成	0(正常)〜4(重度)
障害	総合(I/D/H)	方法	観察	重要度	★★★★★

概要 2001年5月, 世界保健機関(WHO)総会において, ICFは, 人間の生活機能と障害の分類法として採択された. この特徴は, これまでのWHO国際障害分類(ICIDH, ICIDH-2)がマイナス面を分類するという考え方が中心であったのに対し, ICFは, 生活機能というプラス面からみるように視点を転換したこと〔ICIDH-2の障害構造である機能障害(impairment), 能力低下(disability), 社会的不利(handicap)をそれぞれ心身機能(body function)・身体構造(body structure), 活動(activity), 参加(participation)に転換〕, またこれまでICIDH-2では評価されなかった背景因子(contextual factor)を, 生活機能に対する促進因子・阻害因子である環境因子(environmental factor), 個人の人生や生活の特別な背景である個人因子(personal factor)として付け加えたことである.

評価値の意味 1,400余りの分類項目は第1レベルから第4レベルまで配列され, すべてアルファベットと数字のコードが対応している. 最初のb, s, d, eはそれぞれ心身機能, 身体構造, 活動/参加, 環境因子を意味し, その後の数字は, 該当項目のコード番号を表す(例:d450…歩行). 小数点以下の数字は, その人がその項目に有している「評価点」(qualifier)を表し, 0:問題なし(0〜4%), 1:軽度の問題(5〜24%), 2:中等度の問題(25〜49%), 3:重度の問題(50〜95%), 4:完全な問題(96〜100%)の5段階に評価され, 8:詳細不明, 9:非該当の評価点も用意されている(例:d6301.1…手の込んだ食事の調理に軽度の問題がある). 環境因子の評価で促進因子を示す場合は小数点を+で置き換え同様に評価する(例:e310 + 4…家族は生活機能に関して完全な促進因子である). また, 活動と参加の場合, 小数点第1位はその個人の実際の「実行状況」を, 第2位には個人が有する「能力」の評価点を示す.

文献
・障害者福祉研究会(編):ICF 国際生活機能分類—国際障害分類改訂版. 中央法規出版, 2002

関連項目
・国際障害分類 ➡ 389頁

(松本憲二)

腹圧性尿失禁の分類

腹圧性尿失禁を原因により分類

対象	泌尿器	尺度	名義	構 成	分類
障害	疾患	方法	観察	重要度	★★

概要 尿失禁は，病態に基づく分類により，腹圧性尿失禁，切迫性尿失禁，溢流性尿失禁，機能性尿失禁，反射性尿失禁に分類される．さらに特殊な尿失禁として，尿道外尿失禁と小児夜尿症が加わることがある．腹圧性尿失禁は緊張性尿失禁，ストレス尿失禁ともいわれ，腹圧を急激に上昇させる動作の際に尿が漏れることをいう．腹圧性尿失禁の原因を Blaivas は 3 型に分類した．

評価値の意味

- Type 1：膀胱下垂が少なく，尿失禁の少ないもの
- Type 2：膀胱の支持組織の脆弱化による膀胱・尿道の過動性(hypermobility)に基づくもの
- Type 3：外尿道括約筋障害(intrinsic sphincter deficiency；ISD)に基づくもの

文献

- Blaivas JG, et al：Stress incontinence：classification and surgical approach．J Urol 139：727-731，1988 ⇒原典．

関連項目

- 残尿測定 ➡ 405 頁

(島田眞一)

膀胱尿管逆流の分類
Vesicoureteral Reflux(VUR)

膀胱尿管逆流の画像診断における重症度分類

対象	泌尿器	尺度	順序	構 成	Grade I (軽度)〜V (重度)
障害	疾患	方法	画像診断	重要度	★★★★★

概要 原発性(先天性：尿管膀胱接合部の形成不全で小児に多い)，ならびに続発性(下部尿路通過障害により尿管膀胱接合部の機能的・器質的異常が生じ発生) の VUR の診断に，排尿時膀胱尿道造影(voiding cystourethrography；VCG)が施行され，その所見で逆流の程度に応じて Grade I〜Vの重症度が分類される．

評価値の意味

- Grade I：尿管のみの逆流
- Grade II：腎盂・腎杯までの逆流，腎盂・尿管の拡張なし
- Grade III：腎盂・腎杯までの逆流，腎盂・尿管に軽度〜中等度の拡張．腎杯は正常〜軽度鈍円化
- Grade IV：腎盂・腎杯と尿管の中等度拡張・屈曲．腎杯は中等度鈍円化
- Grade V：腎盂・腎杯と尿管の高度拡張・屈曲．腎杯は完全に鈍円化

GradeⅣ・Ⅴの高度逆流や10歳以上の年長児,尿路感染の頻回持続,抗菌薬服用困難例などが逆流防止手術の適応となる.
文献
・大関武彦,ほか(総編集):小児科学 第3版. pp1443-1444, 医学書院, 2008
関連項目
・残尿測定 ➡ 405頁
・尿流動態検査 ➡ 405頁

(石野真輔)

糖尿病性腎症の病期
早期診断基準と5段階の糖尿病性腎症分類

対象	泌尿器	尺度	順序	構成	第1期(腎症前期)～第5期(透析療法期)
障害	疾患	方法	検体検査	重要度	★★★

概要 尿蛋白陰性か陽性の糖尿病患者の腎機能障害を段階付けする.これにより血圧管理や血糖コントロール,蛋白制限を行う指標とする.

評価値の意味

・第1期(腎症前期):尿蛋白正常,糸球体濾過量(GFR)正常で時に高値
・第2期(早期腎症期):微量アルブミン尿,GFR正常で時に高値
・第3期-A(顕性腎症前期):持続性蛋白尿期,GFRほぼ正常
・第3期-B(顕性腎症後期):持続性蛋白尿期(1g/日以上),GFR 60 ml/分以下
・第4期(腎不全期):持続性蛋白尿,著明低下(GFR 30 ml/分以下が目安),SCr上昇
・第5期(透析療法期):透析療法中

文献
・片岡仁美,ほか:糖尿病性腎症. 日本医師会雑誌 136:S204-S207, 2007
関連項目
・腎不全病期分類 ➡ 531頁

(児玉典彦)

国際禁制学会分類,下部尿路機能分類
International Continence Society(ICS), Lower Urinary Tract Function
排尿障害の病態分類

対象	泌尿器	尺度	名義	構成	分類
障害	膀胱機能(Ⅰ)	方法	生理検査	重要度	★★★★★

概要 排尿障害の病態を膀胱機能と尿道機能に分けて,それぞれ蓄尿期,排尿期で尿流動態検査所見に基づき分類したものである.膀胱機能の蓄尿期は,A.排尿筋の活動性〔正常,過活動(排尿筋反射亢進,不安定排尿筋)〕,B.膀胱知覚(正常,亢進,減弱,欠如),C.膀胱容量(正

常,高容量,低容量),D.コンプライアンス(正常,高,低)で分類され,排尿期は排尿筋の活動性(正常,低活動,無収縮)で分類される.尿道機能の蓄尿期は正常,機能不全に,排尿期は正常,閉塞(尿道括約筋過活動,物理的閉塞)に分類される.

評価値の意味

- 蓄尿期の膀胱機能:排尿筋の過活動とは膀胱内圧曲線上,不随意収縮による圧上昇を認める場合をいう.コンプライアンスとは膀胱の伸び具合を評価したもので,コンプライアンスが低いと膀胱容量の増大に伴い内圧が上昇する.
- 蓄尿期の尿道機能:排尿筋の収縮がないのに尿が漏れる場合,尿道機能不全という.
- 排尿期の膀胱機能:仙髄排尿中枢障害の場合,膀胱は無収縮となる.排尿筋の収縮が弱く残尿がある状態を排尿筋低活動という.高齢者や脳血管障害患者では蓄尿期に膀胱過活動を示し,排尿期に膀胱低活動を示すことがある.
- 排尿期の尿道機能:膀胱収縮時に不随意に尿道が収縮する排尿筋-括約筋協調不全は尿道括約筋過活動に含まれる.

文献

- Abrams P, et al : The standardization of terminology of lower urinary tract function. Neurourol Urodyn 7 : 403-426, 1988

関連項目

- 残尿測定 ➡ 405 頁
- 尿流動態検査 ➡ 405 頁

(大田哲生)

国際前立腺症状スコア
International Prostate Symptom Score(IPSS)
前立腺肥大による症状の重症度スコア

対象	泌尿器	尺度	仮間隔	構成	0(軽度)〜35(重度)
障害	膀胱機能(I)	方法	質問紙(自記式)	重要度	★★★★★

概要

前立腺肥大による排尿障害の症状について,国際的に広く用いられている重症度評価法.①排尿後まだ残っている感じがありますか? ②排尿後2時間以内にもう一度行く必要がありますか? ③排尿の途中で尿が途切れることがありますか? ④尿意を催すと我慢するのがつらいですか? ⑤尿の出る勢いが弱いことがありますか? ⑥排尿を始めるとき,いきみが必要ですか? ⑦夜寝てから朝起きるまでに何回排尿に置きますか? の各項目について,0(ない)〜5(ほとんどいつもある)の6段階に分け,各項目を合計する.

評価値の意味

結果の解釈は0〜7点(軽症),8〜19点(中等症),20〜35点(重症)に分けられ,8点以上が治療の必要な前立腺肥大の可能性ありとされている.

文献
- 五十嵐隆, ほか(監修・編集):日本医師会生涯教育シリーズ 腎・泌尿器疾患診療マニュアル―小児から成人まで. pp288-289, メジカルビュー社, 2007

関連項目
- 尿流動態検査 ➡ 405頁

(松本憲二)

肺炎の重症度分類

診察所見と検査所見にて院内肺炎を分類

対象	一般診察	尺度	順序	構 成	複合
障害	総合(I)	方法	画像診断/生理検査	重要度	★★★★★

概要 日本呼吸器学会が作成したガイドラインはEBMには基づかず,市中肺炎の最も重要な肺炎球菌の耐性化防止目的に,肺炎の重症度そのものを基準にしている(欧米は死亡率を基準にしている).

評価値の意味

〈市中肺炎の重症度〉

軽症と重症を規定.臨床所見と検査所見に分ける.X線で1肺野の1/3までと2/3以上,体温が37.5℃未満と38.6℃以上,脈拍100/分未満と130/分以上,呼吸数20/分未満と30/分以上,脱水あるとなしで,それぞれ5項目中3項目を満たすときに軽症と重症とする.検査所見では白血球 $10,000/mm^3$ 未満と $20,000/mm^3$ 以上か $4,000/mm^3$ 未満,CRP 10 mg/dl 未満と 20 mg/dl 以上,PaO_2 70 Torr 以上と 60 Torr,SpO_2 以下で,それぞれ3項目中2項目以上を満たすときに軽症と重症とする.

〈院内肺炎の重症度〉
- 項目:血圧(収縮期)90 mmHg 以下,SpO_2 90%以下(PaO_2 60 Torr 以下),BUN 21 mg/dl 以上または脱水あり,意識障害,男性70歳以上/女性75歳以上
- 軽症:上記5つの指標のいずれも満たさない
- 中等症:上記指標の1つまたは2つを有するもの
- 重症:上記指標の3つを有するもの
- 超重症:上記指標の4つまたは5つを有するもの
  ただし意識障害,ショックがあれば1項目のみでも超重症とする.

文献
- 日本呼吸器学会市中肺炎診療ガイドライン作成委員会(編):「呼吸器感染症に関するガイドライン」成人市中肺炎診療の基本的考え方.日本呼吸器学会, 2000
- American Thoracic Society : Guideline for the management of adults with community-acquired pneumonia. Diagnosis, assessment of severity, antimicrobial therapy, and prevention. Am J Respir Crit Care Med 163 : 1730-1754, 2001

関連項目
- 肺炎患者の危険度(Pneumonia Patients Outcome Research Team による)
  ⇒ 251 頁
- 動脈血酸素飽和度(SpO_2) ⇒ 255 頁

(児玉典彦)

高血圧病期分類

臓器障害の程度による高血圧の分類

対象	一般診察	尺度	順序	構 成	Ⅰ(軽症)〜Ⅲ(重症)
障害	疾患	方法	検体検査/生理検査	重要度	★★★★★

概要 高血圧における臓器合併症の程度によりⅠ〜Ⅲ期の3群に分類する．これらを把握することで高血圧の診断と治療を進める．

評価値の意味

〈第Ⅰ期：臓器障害の徴候なし〉

〈第Ⅱ期：次の臓器合併症の徴候のうち少なくとも1項目を認める〉
- 左室肥大(胸部X線，心電図，心エコー図)
- 網膜動脈の全体的あるいは部分的狭窄
- 蛋白尿または血清クレアチニンの軽度上昇(1.2〜2.0 mg/dl)
- 粥状硬化性プラークの超音波あるいはX線所見(頸動脈，大動脈，腸骨動脈，大腿動脈)

〈第Ⅲ期：臓器障害の結果として次の症状と徴候が出現する〉
- 心臓：狭心症，心筋梗塞，心不全
- 脳：脳卒中，一過性脳虚血発作，高血圧性脳症
- 眼底：網膜の出血性あるいは滲出性病変(乳頭浮腫の有無は問わない)
- 腎臓：血漿クレアチニン＞2.0 mg/dl，腎不全
- 血管：解離性大動脈瘤，症状を伴う閉塞性動脈疾患

文献
- 河野雅和，ほか：高血圧の判定基準，分類と重症度．日本臨牀 58(増刊号：高血圧 上巻)：237-245, 2000

関連項目
- 腎不全病期分類 ⇒ 531 頁

(川本聖子)

数値的評価スケール
Numerical Rating Scale

ヒトの痛みの強さの主観的評価法の1つ

対象	一般診察	尺度	仮間隔	構 成	0(なし)〜10(強い痛み)
障害	疼痛(I)	方法	面接	重要度	★★★★★

概要 疼痛疾患における痛みの強さを0(痛みなし)〜10(今まで体験したなかで最も強い痛み)までの11段階として，面接で聞きとる．

評価値の意味 痛みの強さは0が最小, 10が最大.

文献
- 日野原重明, ほか(監修), 岡島康友(編):看護のためのリハビリテーション医学講座 第27巻―リハビリテーション・運動療法. pp105-109, 中山書店, 2002

関連項目
- ビジュアルアナログスケール ➡ 387頁
- フェイススケール ➡ 次項
- マクギル疼痛質問表 ➡ 403頁

(松本憲二)

フェイススケール
Face Pain Scale

痛みの強さを顔の絵を用いて評価

対象	一般診察	尺度	順序	構成	図で表記
障害	疼痛(I)	方法	質問紙(自記式)	重要度	★★★★★

概要 一般的には数枚の顔の絵を使用する. 最もよく用いられている

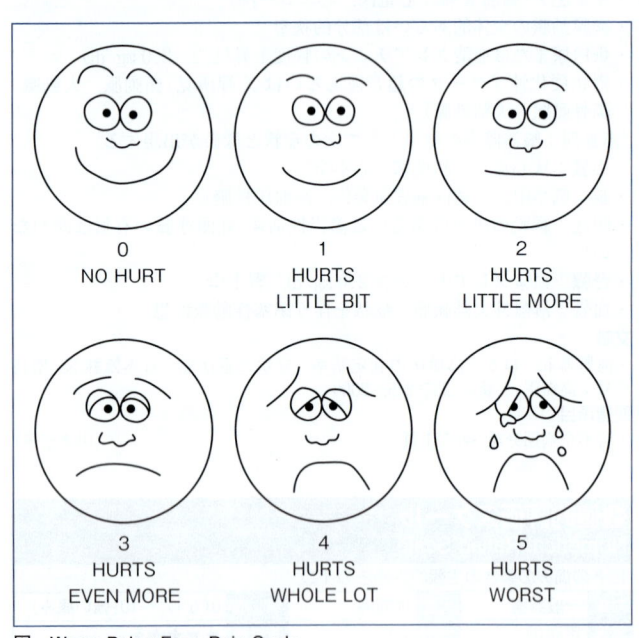

0	1	2
NO HURT	HURTS LITTLE BIT	HURTS LITTLE MORE

3	4	5
HURTS EVEN MORE	HURTS WHOLE LOT	HURTS WORST

図 Wong-Baker Face Pain Scale

(Wong DL, et al : Pain in children comparison of assessment scale. Pediatr Nurs 14 : 9-17, 1988)

ものは Wong-Baker face pain scale であり，6枚の絵を選択することで，現在の痛みを表現する．Lorish らによる評価法では，20枚の絵が用意されている．ビジュアルアナログスケール(VAS)と類似しているが，患者の持つ痛みの程度が言語を使用せずに評価可能である．

評価値の意味 図を参照のこと．

文献
- Wong DL, et al：Pain in children comparison of assessment scale. Pediatr Nurs 14：9-17, 1988
- Lorish CD, et al：The face scale；A brief nonverbal method for assessing patient mood. Arthritis Rheum 29：906-909, 1986

関連項目
- ビジュアルアナログスケール ➡ 387頁
- Short-Form McGill Pain Questionnaire(SF-MPQ) ➡ 393頁　　(宮越浩一)

マクギル疼痛質問表
McGill Pain Questionnaire(MPQ)

痛みを強さ，質的側面より総合的に評価

対象	一般診察	尺度	仮間隔	構成	0(軽度)～78(重度)
障害	疼痛(I)	方法	質問紙(自記式)	重要度	★★★★★

概要 痛みの部位，性質，時間的変化，強さを総合的に評価するもの．痛みの性質は 20 領域にわたる 78 の痛みを表現する言葉が選択肢として与えられている．これらの痛みを表現する言葉ごとに，軽い痛み(1点)から，1段階痛みの程度が強い言葉を選択するごとに1点加算される．これらを合計することで pain rating scale が求められる．時間的変化は，一時的な痛みか，持続的な痛みかを選択する．強さ(present pain intensity)は，6つの言葉(no pain, mild, discomforting, distressing, horrible, excruciating)より選択することにより求められる．

評価値の意味 合計点は 0～78点．点数が大きいほど痛みが強い．

文献
- Melzack R：The McGill Pain Questionnaire：major properties and scoring methods. Pain 1：277-299, 1975 ⇒原典．
- 長谷川守，ほか：リハビリテーションにおけるアウトカム評価尺度—Visual Analogue Scale(VAS)，McGill Pain Questionnaire(MPQ). 臨床リハ 15：160-167, 2006

関連項目
- ビジュアルアナログスケール ➡ 387頁
- Short-Form McGill Pain Questionnaire(SF-MPQ) ➡ 393頁　　(宮越浩一)

Brief Pain Inventory(BPI)

がん性疼痛の程度や生活支障，鎮痛剤の使用状況などの総合評価

対象	一般診察	尺度	仮間隔	構成	複合
障害	疼痛(I)	方法	質問紙(自記式/専門職)	重要度	★★★★★

概要 がん性疼痛の種類や程度，鎮痛剤の種類や効用など，総合的に評価する．痛みの有無，質や持続時間，日常生活(歩行や睡眠)への影響について，0(なし)〜10(あり)の11段階で評価．痛みの部位は人体図に印を付け，原因については2択などさまざまな方法で問う．鎮痛剤については，服薬状況，効き具合，効用時間について評価する．

評価値の意味 痛みの程度や鎮痛剤の使用状況と効き具合などについて質的に評価し，経過的変化を考慮し鎮痛や慢性疼痛管理に使用する．

文献
・Daut RL, et al：The prevalence and severity of pain in cancer. Cancer 50：1913-1918, 1982

関連項目
・ビジュアルアナログスケール ➡ 387頁
・Pain and Distress Scale ➡ 393頁
・マクギル疼痛質問表 ➡ 403頁

(髙橋香代子)

Pain Disability Index(PDI)

疼痛によるADL低下の評価

対象	ADL	尺度	仮間隔	構成	0(正常)〜70(重度)
障害	ADL(D)/疼痛(I)	方法	質問紙(自記式)	重要度	★★★★

概要 家庭での役割，余暇活動，社会生活，就労，性的活動，身辺動作，生命維持の7つの項目において，疼痛による日常生活動作(ADL)の低下の程度をそれぞれ0〜10点で評価する．合計点により障害の程度を評価する．

評価値の意味 点数が大きいほど障害が重度である．疼痛による障害がない場合は0点となる．

文献
・Chibnall JT, et al：The Pain Disability Index：factor structure and normative data. Arch Phys Med Rehabil 75：1082-1086, 1994

関連項目
・ビジュアルアナログスケール ➡ 387頁
・マクギル疼痛質問表 ➡ 403頁
・SF-36 ➡ 481頁

(宮越浩一)

残尿測定
Residual Urine Measurement

尿排出機能を評価するパラメータ					
対象	泌尿器	尺度	間隔	構成	数値(ml)
障害	膀胱機能(I)	方法	計測	重要度	★★★★★

概要 排尿後に膀胱内に残った尿量.カテーテルを挿入して直接測定するか,超音波検査(エコー)で間接的に測定する.

評価値の意味 一般に 50 ml 未満が正常,常に 50 ml 以上ある場合は異常と判断される.しかし,同一個人でも残尿量はばらつきが大きく,再現性は不良であることが示されている.そのため,残尿量の絶対値を問題とするよりも,複数回の測定を行い,おおまかな目安としてとらえるほうが妥当とされている.残尿量が多い場合は,神経陰性膀胱(低活動性膀胱),前立腺肥大,過活動性膀胱に対する抗コリン薬の副作用,排尿筋外尿道括約筋協調不全(detrusor-sphincter dyssynergia;DSD)などを考える.残尿量が多いまま放置すると尿路感染のリスクが高くなる.

文献
・後藤百万:尿流測定と残尿測定.泌尿器外科 19:17-23, 2006

関連項目
・腹圧性尿失禁の分類 ➡ 397 頁
・国際禁制学会分類,下部尿路機能分類 ➡ 398 頁
・尿流動態検査 ➡ 次項

(道免和久)

尿流動態検査
Urodynamic Study

排尿,蓄尿時の異常を評価するための各種検査					
対象	泌尿器	尺度	間隔	構成	数値(複合)
障害	膀胱機能(I)	方法	検体検査/生理検査	重要度	★★★★★

概要 蓄尿から排尿時に膀胱の圧と尿の流れを評価する一連の検査.膀胱機能と尿道機能を評価する検査方法を組み合わせて排尿障害の原因を同定する.

・尿流量測定(uroflowmetry):排尿開始から終了までの尿流率を測定しグラフ化
・膀胱内圧測定(cystometry):膀胱内にカテーテルを留置し水を注入し内圧測定
・尿道内圧測定(urethral pressure profile;UPP):尿道全長の閉鎖圧を測定
・外尿道括約筋活動(electromyography;EMG):外尿道括約筋の筋電図を測定

通常は同時に測定して，複合的に判定する．各項目とも年齢や個人差の影響も受けるので判定の際は考慮が必要となる．

評価値の意味

- 尿流量測定：1回排出量(15〜30秒で200 ml以上)，最大尿流率(15 ml/秒以下)で排尿障害と診断
- 膀胱内圧測定：蓄尿にかけての内圧，排尿終了までの内圧を測定
- 初発尿意(first desire to void)：100〜200 ml
- 最大尿意(maximum desire to void)：250〜500 ml
- 最大膀胱容量(maximum cystometric capacity)：300〜600 ml
- 内圧：400〜500 mlくらい蓄尿するまで内圧が低値($10〜15\ cmH_2O$)の場合は正常とされる

排出障害では尿道括約筋の過活動性，膀胱容量増加，膀胱内圧増加がみられる．蓄尿障害では利尿筋の過活動性，膀胱容量低下，低活動性尿道がみられる．

文献

- 藤岡知昭：尿路機能検査法．折笠精一(監修)，香川 征，ほか(編)：標準泌尿器科学 第7版．pp73-76，医学書院，2005

関連項目

- 腹圧性尿失禁の分類 ⇒ 397頁
- 残尿測定 ⇒ 405頁
- 針筋電図 ⇒ 540頁

(中島誠爾)

OHスケール

褥瘡危険要因の評価

対象	褥瘡	尺度	順序	構 成	0(危険なし)〜10(高度リスク)
障害	疾患	方法	観察	重要度	★★★★

概要 厚生労働省長寿科学総合研究班(大浦武彦班長)の調査をもとに作成された褥瘡危険要因の評価法．4項目の危険要因を点数で合計し，0〜10点で評価．評価点(OHスコア)でさらに4段階の危険レベルに分類し，各々の褥瘡発生確率と平均治癒期間を示した．

評価値の意味 自力体位変換(できる：0，どちらでもない：1.5，できない：3)，病的骨突出(なし：0，軽度・中等度：1.5，高度：3)，浮腫(なし：0，あり：3)，関節拘縮(なし：0，あり：1)，これらを合計したOHスコアにより危険レベルを次のように分類する．

- 0点：危険因子なし
- 1〜3点：軽度レベル(褥瘡発生確率：約25％以下，平均治癒：40日)
- 4〜6点：中等度レベル(褥瘡発生確率：約26〜65％，平均治癒：57日)
- 7〜10点：高度レベル(褥瘡発生確率：約66％以上，平均治癒：173日)

褥瘡　407

文献
・大浦武彦：褥瘡の発生要因．真田弘美(編)：褥瘡ケア完全ガイド―予測・予防・管理のすべて．pp6-8，学習研究社，2004

関連項目
・ブレーデンスケール ➡ 409 頁
・K 式スケール ➡ 410 頁　　　　　　　　　　　　　　　　　(石野真輔)

NPUAP 分類（改訂版）
Pressure Ulcer Stages Revised by NPUAP

褥瘡の深達度分類					
対象	褥瘡	尺度	順序	構 成	StageⅠ(浅)～Ⅳ(深)
障害	疾患	方法	観察	重要度	★★★★

概要 米国褥瘡諮問委員会 (National Pressure Ulcer Advisory Panel；NPUAP) の作成した褥瘡深達度分類．2007 年に改訂が行われ今までの StageⅠ(浅)～Ⅳ(深) に，判定不能群と深部組織損傷 (deep tissue injury；DTI) 疑い群の 2 つが新たに追加された．褥瘡の発生機序に，深部組織が表面皮膚より先に損傷される病態が注目されていることに対応した．

評価値の意味
・Suspected DTI：皮膚損傷はないが変色疼痛硬結などで皮下の組織の損傷が疑われる
・StageⅠ：紅斑(圧迫しても蒼白にならない)
・StageⅡ：真皮に及ぶ損傷
・StageⅢ：皮膚全層および皮下組織に至る深在性筋膜(deep fascia)に及ぶ損傷
・StageⅣ：筋肉・骨支持組織に至る損傷
・Unstageable：壊死組織の存在で深達度判定不能

文献
・大浦武彦：褥瘡治療のトータルケア―第 3 回 創傷治癒からみた新褥瘡経過評価法．形成外科 42：389-400，1999
・長瀬 敬，ほか：オーバービュー 褥瘡の理解．臨床リハ 18：10-16，2008

関連項目
・改訂版デザイン ➡ 次項　　　　　　　　　　　　　　　　(石野真輔)

改訂版デザイン
DESIGN-R

評価項目の重み付けによる褥瘡重症度の定量化					
対象	褥瘡	尺度	順序	構 成	0(最良)～66(最悪)
障害	疾患	方法	観察	重要度	★★★★

概要 従来の DESIGN では，7 つの評価項目間の相対的重症性が不明

であった．2008年の改訂により，各評価項目に重み得点を付加し総計点で重症度の定量的指標を目指した．総点での褥瘡の変化を評価でき，また患者間の重症度も比較できるとされる．

評価値の意味 深さ(D)，浸出液(E)，大きさ(S)，炎症(I)，肉芽組織(G)，壊死組織(N)，ポケット(P)のうち，深さ(D)は他項目との統計的関連が強く，総点算出から除外される．ESIGNPの各項目については各重症度に応じて点数が付加され，合計点を算出する．「d(もしくはD)○-e(もしくはE)○ s(もしくはS)○ g(もしくはG)○ n(もしくはN)○ p(もしくはP)○：××(点)」と表記する．××は総点が算出され，66点が一番悪い状態となる．

文献
・日本褥瘡学会学術教育委員会：学術教育委員会報告—DESIGN改訂について．褥瘡会誌 10：586-596，2008

関連項目
・NPUAP分類(改訂版) ➡ 407頁
・デザイン ➡ 次項

(石野真輔)

デザイン
DESIGN

日本褥瘡学会によって作成された褥瘡を評価するためのスケール

対象	褥瘡	尺度	順序	構　成	0(軽度)～2(3,4,5,6)(重度)
障害	疾患	方法	診察	重要度	★★★★★

概要 褥瘡の治癒過程を評価するツールとして，日本褥瘡学会にて作成された．病態の変化が大きいことより急性期には使用しないことを原則としている．同一の項目で褥瘡重症度分類と褥瘡経過評価用に使用される．各項目を軽度と重度に区分し，軽度はアルファベットの小文字(d, e, s, i, g, n)，重度はアルファベットの大文字(D, E, I, G, N)を使用している．また，褥瘡の経過評価用としてポケット(P)が用いられている．これは，褥瘡潰瘍面とポケットを含めた外形を描き，その長径と短径(長径と直交する最大径)を測定して，それぞれを掛け合わせた数値から褥瘡の大きさで測定した数値を差し引いた値によって重症度を分類するためのものである．このツールを褥瘡の経過評価として使用するときは各項目をさらに細分化し数値化しているため，合計点数によって褥瘡の治癒経過を評価できるようになっている．

評価値の意味 評価項目は次の通り．
・D(depth)：深さ…d(0, 1, 2)，D(3, 4, 5)
・E(exudate)：浸出液…e(0, 1, 2)，E(3)
・S(size)：大きさ…s(0, 1, 2, 3, 4, 5)，S(6)
・I(inflammation/infection)：炎症/感染…i(0, 1)，I(2, 3)
・G(granulation tissue)：肉芽組織…g(0, 1, 2)，G(3, 4, 5)
・N(necrotic tissue)：壊死組織…n(0)，N(1, 2)

・P(pocket):ポケット…p(0), P(1, 2, 3, 4)

　DESIGN を使用した場合の結果は厳密には順序尺度ではなく，同じ合計点数でも褥瘡の状態は異なっているため，点数のみで褥瘡の状態を比較検討することは避けたほうがよい．

文献
・森口隆彦, ほか：DESIGN―褥瘡の新しい重症度分類と経過評価のツール. 日褥会誌 4：1-7, 2002

関連項目
・ブレーデンスケール ⇒ 次々項　　　　　　　　　　　　　　　　（佐藤健一）

ノートンスケール
Norton Scale

本人の状態を評価することで褥瘡の発生リスクを予測するスケール

対象	褥瘡	尺度	仮間隔	構 成	5(軽度)～20(重度)
障害	疾患	方法	観察	重要度	★★

概要 褥瘡発生のリスクを予測するスケール．身体面(physical condition)，精神面(mental condition)，活動性(activity)，移動性(mobility)，失禁(incontinent)の5項目を1～4点の4段階で評価する．

評価値の意味 合計5～20点となり，高いほどリスクが低い．14点以下であると褥瘡のリスクがあると判断される．

文献
・Norton D：Calculating the risk：reflections on the Norton Scale. Decubitus 2：24-31, 1989

関連項目
・デザイン ⇒ 408頁
・ブレーデンスケール ⇒ 次項　　　　　　　　　　　　　　　　（佐藤健一）

ブレーデンスケール
Braden Scale

現在の状態で褥瘡の発生のリスクを予測するためのスケール

対象	褥瘡	尺度	仮間隔	構 成	23(軽度)～6(重度)
障害	疾患	方法	観察	重要度	★★★★

概要 褥瘡の発生を予測するために作成されたスケール．評価項目は6項目．そのうち，知覚の認知(sensory perception)，湿潤(moisture)，活動性(activity)，可動性(mobility)，栄養状態(nutrition)は各1～4点，摩擦とズレ(friction & shear)は1～3点で評価し，合計点数を算出する．介護施設など医療関係者がいない状況でも評価を行うことができるように，採血項目は含まれていない．また，あくまで予測をするツールにすぎないことを念頭に置く必要がある．

評価値の意味 合計得点は6～23点．得点が低いほど発症のリスクが

高くなるとされている．評価する環境によって褥瘡発生に注意する点数は変わり，病院などの医療機関では 14 点以下，在宅や施設入所者は 17 点以下で注意が必要とされている．同一施設内で定期的に評価を行い，点数と褥瘡発生の有無を比較していくことが最も重要である．

文献
- 真田弘美：日本語版 Braden Scale の信頼性と妥当性の検討．金大医短紀要 15：101-105，1991

関連項目
- デザイン ➡ 408 頁
- ノートンスケール ➡ 409 頁

（佐藤健一）

K 式スケール

褥瘡のリスクアセスメント

対象	褥瘡	尺度	順序	構成	前段階要因・引き金要因とも 0(リスク小)～3(大)
障害	疾患	方法	観察	重要度	★★★

概要 ブレーデンスケールは感度が高いものの特異度が低く，褥瘡の発生しない患者にも予防ケアが行われていた．また，採点に熟練を要し煩雑であった．それらの改善を目的に真田らが作成した日本の現状に則したリスク評価法．

評価値の意味 「前段階要因」と「引き金要因」の 2 段階方式．前段階要因は，自力体位変換不可，骨突出あり，栄養状態悪いの 3 項目で，yes の場合は各々 1 点で合計 0～3 点．引き金要因は，体圧の増加，湿潤の増加，ずれの増加の 3 項目で，yes の場合は各々 1 点で合計 0～3 点．採点時期・頻度は症例により異なる．検者間信頼性も高く，ブレーデンスケールよりも特異度が高い．また，リスク感知面でも優れ，褥瘡発生の 1 週間前には 70％の症例で得点が上昇していた．

文献
- 大桑真由美：褥瘡の発生要因．真田弘美(編)：褥瘡ケア完全ガイド―予測・予防・管理のすべて．pp25-30，学習研究社，2004

関連項目
- OH スケール ➡ 406 頁
- ブレーデンスケール ➡ 409 頁

（石野真輔）

身長
Height

直立状態での足底から頭頂部までの高さ

対象	一般診察	尺度	間隔	構成	数値(cm)
障害	その他	方法	計測	重要度	★★★★★

概要 人間が直立した状態で測定した，足底から頭頂部までの高さ．

成長ホルモンの分泌が盛んになる第二次性徴のときに一気に伸び，その後はほぼ変わらない状態となる．そして高齢になるほど脊椎の弯曲などによって身長が低くなる傾向にある．また，長期臥床よって膝関節・股関節が屈曲していると正確な身長を求めることが困難となるが，メジャーを当てておおよその身長を求めることもある．

評価値の意味 身長は各種の推定値を求める際によく利用されているため，極力測定することが望ましい．2004年に日本静脈経腸栄養学会にて発表された Knee-Height の推定式により，膝高(cm)と年齢からおおよその身長を求めることができる．

・男性：$64.02 + 2.12\,KN - 0.07\,Age\,(\pm 3.43\,cm)$
・女性：$77.88 + 1.77\,KN - 0.10\,Age\,(\pm 3.26\,cm)$
　KN：膝高(cm)，Age：年齢(年)

文献
・福井次矢, ほか(日本語版監修)：ハリソン内科学 第2版. pp411-448, メディカル・サイエンス・インターナショナル, 2006
・日本病態栄養学会(編)：認定 NST ガイドブック 2008 改訂版. メディカルレビュー社, 2008
・佐藤和人, ほか(編)：エッセンシャル臨床栄養学 第4版. 医歯薬出版, 2007

関連項目
・体重 ➡ 次項
・Body Mass Index (BMI) ➡ 415 頁

(佐藤健一)

体重
Weight

身体の重さ

対象	一般診察	尺度	間隔	構成	数値(kg)
障害	その他	方法	計測	重要度	★★★★★

概要 身体の重さのこと．体重計を使うことで測定する．被測定者の状況により体重計にもさまざまな種類があり，車いすに乗ったまま測定できるもの，寝たきりの人をつり下げて測定するものなどがある．下肢や下腿切断時には実測の体重と実際に評価に使用されている体重との間に差が出てくるので注意が必要である．

評価値の意味 身長とともに各種の推定値を求める際によく利用されている．在宅で寝たきりの人の体重測定は困難な状態であったが，2004年に日本静脈経腸栄養学会にて発表された Knee-Height の推定式によりおおよその体重を求めることができる．

・男性：$1.01\,KN + 2.03\,AC + 0.46\,TSF + 0.01\,Age - 49.37\,(\pm 5.01\,kg)$
・女性：$1.24\,KN + 1.21\,AC + 0.33\,TSF + 0.07\,Age - 44.43\,(\pm 5.11\,kg)$
　KN：膝高(cm)，AC：上腕周囲(cm)，TSF：上腕三頭筋皮下脂肪厚(mm)，Age：年齢(年)

文献
- 福井次矢,ほか(日本語版監修):ハリソン内科学 第2版. pp411-448, メディカル・サイエンス・インターナショナル, 2006
- 日本病態栄養学会(編):認定 NST ガイドブック 2008 改訂版. メディカルレビュー社, 2008
- 佐藤和人,ほか(編):エッセンシャル臨床栄養学 第4版. 医歯薬出版, 2007

関連項目
- 身長 ➡ 410頁
- Body Mass Index(BMI) ➡ 415頁

(佐藤健一)

％理想体重
% Ideal-Body-Weight(% IBW)

おおまかな身体像を把握

対象	生活習慣病	尺度	間隔	構成	数値(%)
障害	その他	方法	計測	重要度	★★★★★

概要 理想体重比のこと. 理想体重(標準体重)に対する個人の測定体重比率のことで, 筋蛋白消耗状態を判定することができる. 身長(HT)に対する測定体重(WT)の比率:% IBW(WT/HT)=体重/理想体重×100(%). 理想体重の算出式は $HT(m)^2 \times 22$ が一般的.

評価値の意味 % IBW が90%以上なら正常, 70%以下では高度の筋蛋白質の消耗を疑う.

- 200%＜% IBW:病的肥満
- 150%≦% IBW ≦ 200%:重度肥満
- 120%≦% IBW ＜ 150%:肥満
- 110%≦% IBW ＜ 120%:肥満傾向
- 90%≦% IBW ＜ 110%:基準内
- 80%≦% IBW ＜ 90%:軽度栄養障害
- 70%≦% IBW ＜ 80%:中等度栄養障害
- 0%≦% IBW ＜ 70%:高度栄養障害

文献
- Gray DS:Diagnosis and prevalence of obesity. Med Clin North Am 73:1-13, 1989
- 東口高志(編):NST 完全ガイド—栄養療法の基礎と実践. p8, 照林社, 2005

関連項目
- Body Mass Index(BMI) ➡ 415頁
- 低栄養リスク評価スケール ➡ 419頁

(宮本純子)

ウエスト・ヒップ比

生活習慣病のリスク予測因子

対象	生活習慣病	尺度	間隔	構成	数値(比)
障害	疾患	方法	計測	重要度	★★★★

概要 一般的に肥満のスクリーニングとしては body mass index (BMI) が用いられるが,心疾患や高血圧,脂質異常症,糖尿病,動脈硬化などのリスクの指標としてウエスト周囲径/ヒップ周囲径にて算出されるウエスト・ヒップ比が用いられる.これは,BMI が全身的な肥満度を示すのに対し,ウエスト・ヒップ比では腹部に着目することで内臓脂肪量の程度を反映させているので,生活習慣病に対するリスクをより強く反映することが可能だからである.しかし,内臓脂肪断面積との相関はウエスト周囲径のほうが高く,ウエスト・ヒップ比はあくまでもリスク予測因子の1つとしての使用が適切であり,腹部 CT や体脂肪率,BMI,血液検査値などと総合的に評価する必要がある.

評価値の意味 男性 1.0 以上,女性 0.8 以上を内臓肥満の基準とし,生活習慣病のリスク群とする.

文献
・Yusuf S, et al:Obesity and the risk of myocardial infarction in 27,000 participants from 52 countries:a case-control study. Lancet 366:1640-1649, 2005

関連項目
・身長 ➡ 410 頁
・体重 ➡ 411 頁
・体脂肪率 ➡ 414 頁
・Body Mass Index(BMI) ➡ 415 頁

(上村洋充)

食行動質問表
Eating Behavior Questionnaire

肥満の原因となる食行動の問題点をチェック

対象	生活習慣病	尺度	仮間隔	構成	55(正常)~220(問題あり)
障害	その他	方法	質問紙(自記式)	重要度	★

概要 肥満症患者には患者特有の食行動の「ずれ」と「くせ」が存在する.その問題点を把握するために吉松らが開発した質問表.55 の質問(早食いである,外食や出前が多い,何もしていないとついものを食べてしまう,朝食をとらない,など)からなり,それぞれ 1(そんなことはない)~4(全くその通り)の4段階で回答.合計点と,「食事の規則性」「食事内容」「食べ方」「空腹・満腹感覚」「代理摂食」「食動機」「体質や体重に関する認識」の問題点の7つの領域の平均点でダイアグラムを作成.治療の方向性や問題点を探すうえで有用な手段となる.

評価値の意味 合計点は 55〜220 点. 合計点が高いほうが食行動に問題がある. ダイアグラムでは中心からはずれている(得点が高い)領域がこの患者の食行動の問題点である.

文献
・吉松博信:体重コントロール—減量の意義・目標・方法. 日本医師会雑誌 136(特別号 1):195-199, 2007

関連項目
・Body Mass Index(BMI) ⇒ 415 頁

(松本憲二)

体脂肪率
Body Fat Percentage
体重に占める脂肪の割合

対象	生活習慣病	尺度	間隔	構成	数値(%)
障害	疾患	方法	計測	重要度	★★★★★

概要 体重に占める脂肪の割合のこと. 以前は皮下脂肪厚を測定し,計算式に当てはめて求めていたが,内臓脂肪を評価できないなどの欠点があった. 現在は微弱な電流を流すことによる生体インピーダンス法を用いて体脂肪率を求める方法が最も普及している.

評価値の意味 肥満の判定にはスクリーニングとして body mass index(BMI)が用いられるが, BMI のみでは不十分であり, 脂肪の割合を知ることが重要である. 基準値は世界共通のものはまだ定められていないが, 一般的に普及している基準は 1993 年度より適用の東京慈恵会医科大学の判定基準である(表).

測定に際しては体内の水分量の変化により測定値が変動するため同一の時間帯に測定することが望ましい. また, 体重計などと同様, 使用する機器により値が変わるため同一の機器で測定値の比較を行うことなどの点について考慮が必要である.

表 東京慈恵会医科大学の判定基準 (単位:%)

年代	標準	肥満
30 歳未満男性	14〜20	25 以上
30 歳以上男性	17〜23	25 以上
30 歳未満女性	17〜24	30 以上
30 歳以上女性	20〜27	30 以上

文献
・石田 均(監訳):栄養. 福井次矢, ほか(日本語版監修):ハリソン内科学第 2 版. pp411-448, メディカル・サイエンス・インターナショナル, 2006
・東口高志(編):全科に必要な栄養管理 Q&A—初歩的な知識から NST の実際まで. pp28-29, 総合医学社, 2008
・日本病態栄養学会(編):認定 NST ガイドブック 2008 改訂版. メディカルレビュー社, 2008

- 佐藤和人,ほか(編):エッセンシャル臨床栄養学 第4版.医歯薬出版,2007

関連項目
- 身長 ➡ 410頁
- 体重 ➡ 411頁
- ウエスト・ヒップ比 ➡ 413頁
- Body Mass Index(BMI) ➡ 次項
- 上腕三頭筋皮下脂肪厚 ➡ 418頁

(上村洋充)

Body Mass Index(BMI)

身長と体重から肥満度を判定する世界的に用いられている評価法

対象	生活習慣病	尺度	間隔	構成	数値
障害	その他	方法	計測	重要度	★★★★★

概要 身体の肥満度を判定する1つの方法.体重(kg)/体重(m)^{2}で求められる.日本人のBMIの標準値は22といわれており,この数値のときが標準体重となる.つまり22に近いほど標準体重に近付き,死亡率や疾病への罹患率が統計学的に低くなるといわれている.

評価値の意味 本邦におけるBMI判定は次の通り.
- < 18.5:やせ
- $18.5 \leq \sim < 25$:標準
- $25 \leq \sim < 30$:肥満
- $30 \leq$:高度肥満

計算式は世界で変わりないが,判定基準はその国によって異なり,米国では30以上が肥満と判定される.また,体脂肪は考慮されていないため,筋肉量が少なくてもある程度の脂肪量があれば標準値に近くなるという欠点があるので注意が必要である.

文献
- 福井次矢,ほか(日本語版監修):ハリソン内科学 第2版.pp411-448,メディカル・サイエンス・インターナショナル,2006
- 東口高志(編):ナーシングケアQ&A 全科に必要な栄養管理Q&A—初歩的な知識からNSTの実際まで.pp28-29,総合医学社,2005
- 佐藤和人,ほか(編):エッセンシャル臨床栄養学 第4版.医歯薬出版,2007

関連項目
- 身長 ➡ 410頁
- 体重 ➡ 411頁
- ウエスト・ヒップ比 ➡ 413頁
- 体脂肪率 ➡ 414頁

(佐藤健一)

生活活動強度

1日の生活行動量の段階付け（Ⅲが目標）

対象	その他	尺度	順序	構　成	Ⅰ（低い）～Ⅳ（高い）
障害	その他	方法	観察	重要度	★★★★★

概要　個人のエネルギー消費からみた日常生活における生活活動の強さの目安．
- Ⅰ（低い）：散歩，買い物など比較的ゆっくりした1時間程度の歩行のほか，大部分は座位での読書，勉強，談話，またテレビ，音楽鑑賞などをしている場合
- Ⅱ（やや低い）：通勤，仕事などで2時間程度の歩行や乗車接客，家事など立位での業務が比較的多いほか，大部分は座位での事務，談話などをしている場合
- Ⅲ（適度）：Ⅱのものが1日1時間程度の速歩やサイクリングなど比較的強い身体活動を行っている場合や，大部分は立位での作業であるが1時間程度は農作業，漁業など比較的強い作業に従事している場合
- Ⅳ（高い）：1日のうち1時間程度は激しいトレーニングや木材の運搬，農繁期の農耕作業などのような強い作業に従事している場合

評価値の意味　Ⅱは，現在国民の大部分が該当する．Ⅲは，国民が健康人として望ましいエネルギー消費をして，活発な生活活動をしている場合であり，国民の目標とする．

文献
- 厚生省保健医療局生活習慣病対策室：第6次改定日本人の栄養所要量について（http://www1.mhlw.go.jp/shingi/s9906/s0628-1_11.html）．

関連項目
- 国際生活機能分類 ➡ 396頁

（児玉典彦）

皮下脂肪厚
Skinfold Thickness

身体の栄養状態を評価する項目の1つ

対象	その他	尺度	間隔	構　成	数値（mm）
障害	その他	方法	計測	重要度	★★★★★

概要　皮膚をつまみ上げ，専用のキャリパーで測定される皮膚の厚さのこと．肥満度の測定に用いられるほか，蛋白質・カロリー栄養失調症の重症度の決定にも重要となる．一般的に測定される部位は上腕三頭筋中央部，肩甲骨下部である．

評価値の意味　「上腕三頭筋中央部の皮下脂肪厚＋肩甲骨下部皮下脂肪厚」が男性で40 mm以上，女性で50 mm以上であれば肥満傾向と判断される．しかし，測定方法の問題，皮下脂肪厚の分布の個人差の影響もあることを忘れないようにする．

その他　417

文献
- 福井次矢，ほか（日本語版監修）：ハリソン内科学 第2版．pp411-448，メディカル・サイエンス・インターナショナル，2006
- 東口高志，ほか（編）：ナーシングケア Q&A 全科に必要な栄養管理 Q&A ―初歩的な知識から NST の実際まで 新装版．pp28-29，総合医学社，2008
- 日本病態栄養学会（編）：認定 NST ガイドブック 2008 改訂版．メディカルレビュー社，2008

関連項目
- 上腕三頭筋皮下脂肪厚 ➡ 418頁　　　　　　　　　　　　　　　（佐藤健一）

簡易栄養状態評価表
Mini Nutritional Assessment(MNA)

栄養状態の評価

対象	その他	尺度	順序	構成	30（良好）〜0（栄養不良）
障害	その他	方法	診察	重要度	★★★★★

概要　MNA は身体計測，一般状態，食事状況，自己評価の4つのカテゴリー，18 の項目から構成される．はじめにスクリーニングとして6項目の評価（合計14ポイント）を行い，12ポイント以上を正常とし，11ポイント以下の場合，さらに残りの12項目の評価を行い，合計点で判定する（30ポイント満点）．

評価値の意味
- 24ポイント以上：栄養状態が良好
- 17〜23.5ポイント：低栄養リスクあり
- 17ポイント未満：栄養不良

文献
- DiMaria-Ghalili RA, et al：The mini nutritional assessment．Am J Nurs 108：50-59, 2008

関連項目
- Body Mass Index(BMI) ➡ 415頁　　　　　　　　　　　　　　　（新井秀宜）

上腕筋囲
Arm Muscle Circumference(AMC)

栄養状態の把握（筋蛋白量の指数）

対象	その他	尺度	間隔	構成	数値(cm)
障害	その他	方法	計測	重要度	★★★★★

概要　利き腕でない上腕の中間点で上腕周囲（AC）を測定し，以下の式で皮下脂肪の厚さを除いた上腕筋囲（AMC）を算出する．そして筋蛋白量を推定する．

　AMC = AC − [3.14 × TSF(mm)]/10
　TSF：上腕三頭筋部皮下脂肪厚

評価値の意味
- 基準値：男性…24.8 cm，女性…21.0 cm
- 基準値の80～90％：軽度の筋蛋白栄養障害，60～79％：中等度の筋蛋白栄養障害，59％以下：高度の筋蛋白栄養障害

2001年に日本人の新身体計測基準値(JARD2001)が，日本栄養アセスメント研究会によってまとめられた．

文献
- 東口高志(編)：NSTの運営と栄養療法―栄養管理の基本とチーム連携．医学芸術社，2006
- 有澤正子，ほか：JARD 2001のベストフィットグラフ作成について．栄養―評価と診断 19：486-492，2002
- 森脇久隆，ほか：日本人の新身体計測基準値(JARD2001)．栄養―評価と治療 19(suppl)：45-81，2002

関連項目
- 上腕三頭筋皮下脂肪厚 ➡ 次々項

(児玉典彦)

上腕周囲長

栄養状態の評価の1つ

対象	その他	尺度	間隔	構成	数値(cm)
障害	その他	方法	計測	重要度	★★★

概要 利き腕でない上腕の中間点で周囲径を測定．筋蛋白量の概算とフォローアップに使用．

評価値の意味 上腕筋囲の算出時に，上腕三頭筋部皮下脂肪厚と上腕周囲径とで求める．

文献
- 有澤正子，ほか：JARD 2001のベストフィットグラフ作成について．栄養―評価と治療 19：486-492，2002

関連項目
- 上腕筋囲 ➡ 417頁
- 上腕三頭筋皮下脂肪厚 ➡ 次項

(児玉典彦)

上腕三頭筋皮下脂肪厚
Triceps Skinfold Thickness(TSF)

栄養状態の把握(体脂肪)

対象	その他	尺度	間隔	構成	数値(mm)
障害	その他	方法	計測	重要度	★★★★★

概要 利き腕でない腕の上腕三頭筋の中間点の1cm上方の皮膚を脂肪とともに親指と人差し指でつまみ上げ，皮下脂肪測定器で3回連続測定する(ただし片麻痺のある場合は健側で測定)．体脂肪量を示す．

評価値の意味 2001年に日本人の新身体計測基準値が，日本栄養アセ

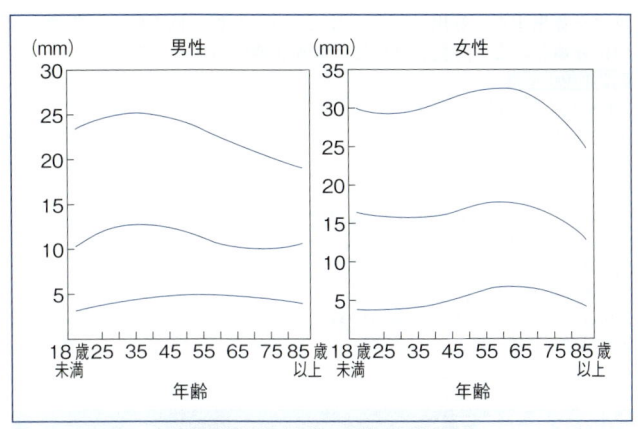

図 JARD2001：身体計測評価表(上腕三頭筋皮下脂肪厚)
(有澤正子：JARD2001のベストフィットグラフ作成について. 栄養-評価と治療 19：486-492, 2002)

スメント研究会によってまとめられた．ここに18~85歳までの詳細な評価表(図)が掲載されている．臨床上の判断基準として，体脂肪の状態で簡易的な目安を示す．
・基準値：男性…8.3 mm，女性…15.3 cm
・基準値の80~90%：軽度の体脂肪消耗状態，60~79%：中等度の体脂肪消耗状態，59%以下：高度の体脂肪消耗状態

文献
・東口高志(編)：NSTの運営と栄養療法―栄養管理の基本とチーム連携. 医学芸術社, 2006
・有澤正子：JARD 2001のベストフィットグラフ作成について. 栄養―評価と治療 19：486-492, 2002

関連項目
・上腕筋囲 ➡ 417頁
・上腕周囲長 ➡ 418頁

(児玉典彦)

低栄養リスク評価スケール
Nutrition Screening Initiative(NSI)

米国で発案された問診による栄養状態評価法					
対象	その他	尺度	仮間隔	構成	0(良好)~5以上(危険)
障害	その他	方法	質問紙(専門職)	重要度	★

概要 米国で発案された栄養状態の評価リスト．10問の質問からなる．質問内容により1~4点に分けられ，各点数の合計により栄養ス

コアを算出する．算出された点数により，良好，低下傾向，危険の3つに分類される．点数が高いほど栄養状態は不良となる．

評価値の意味
・0〜2点：良好
・3〜5点：低下傾向
・5点またはそれ以上：危険

文献
・高橋龍太郎：地域在住要介護高齢者の低栄養リスクに関連する要因について．日老医誌 43：375-382, 2006

関連項目
・体脂肪率 ➡ 414頁
・Body Mass Index(BMI) ➡ 415頁
・簡易栄養状態評価表 ➡ 417頁

(二宮友美)

改訂水飲みテスト
Modified Water Swallowing Test(MWST)

ハイリスクの患者のための検査

対象	嚥下障害	尺度	順序	構成	5(正常)〜1(重度)
障害	嚥下機能(I)	方法	運動課題	重要度	★★★★★

概要
水飲みテスト(原法)より負荷を小さくするために考案されたもの．冷水3 mlを口腔前庭に注ぎ嚥下を指示する．嚥下後追加して，さらに2回の嚥下運動を指示する(空嚥下)．評価基準が4点以上の場合，最大2施行(合計3施行)繰り返し，最も悪い嚥下運動を評価する．

評価値の意味
評価点が低いほど障害程度が重い．
・1：嚥下なし，むせる and/or 呼吸切迫
・2：嚥下あり，呼吸切迫〔不顕性誤嚥(silent aspiration)の疑い〕
・3：嚥下あり，呼吸良好，むせる and/or 湿性嗄声
・4：嚥下あり，呼吸良好，むせなし
・5：4に加え，追加嚥下運動が約30秒以内に2回可能

文献
・藤島一郎, ほか(編著)：嚥下リハビリテーションと口腔ケア．p25, メヂカルフレンド社, 2006

関連項目
・食物テスト ➡ 425頁
・着色水飲みテスト ➡ 428頁
・水飲みテスト(原法) ➡ 428頁

(宮本純子)

嚥下障害　421

反復唾液嚥下テスト
Repetitive Saliva Swallowing Test(RSST)

嚥下評価の第一歩

対象	嚥下障害	尺度	順序	構　成	3回以上(正常)〜0回(重度)
障害	嚥下機能(I)	方法	運動課題	重要度	★★★★★

概要　30秒間にできる嚥下運動の回数を触診(舌骨と喉頭隆起)にて確認し,機能的嚥下能力をみるスクリーニング.道具や食物を使用しないので臨床上簡便で安全にできる.

評価値の意味　3回未満/30秒を陽性(嚥下障害あり)と判断する.高齢者は30秒以内に3回できれば正常とする.

文献
- 小口和代,ほか:機能的嚥下障害スクリーニングテスト「反復唾液嚥下テスト」(the Repetitive Saliva Swallowing Test:RSST)の検討.リハ医学 37:375-388,2000
- 藤島一郎,ほか(編著):嚥下リハビリテーションと口腔ケア.p25,メヂカルフレンド社,2006

関連項目
- 改訂水飲みテスト ➡ 420頁
- アイスマッサージによる嚥下誘発テスト ➡ 422頁

(宮本純子)

聖隷式嚥下質問紙

問診による嚥下機能評価法の1つ

対象	嚥下障害	尺度	順序	構　成	C(正常)〜A(重度)
障害	嚥下機能(I)	方法	質問紙(自記式/家族)	重要度	★★

概要　本人もしくは本人をよく知る介護者に嚥下障害に関する質問を行い,その答えから障害の有無や障害部位の推定をするもの.項目1は肺炎の有無,項目2は栄養状態,項目3〜7は咽頭機能,項目8〜11は口腔機能,項目12〜14は食道機能,項目15は声門防御機能,とそれぞれの特徴を反映する質問が選択されている.各項目ごとにA(明らかに,よくある,たいへん),B(ときどき,わずかに),C(なし)の3段階で評価.

評価値の意味　1つでも頻度Aの項目があれば嚥下障害ありと診断.妥当性は敏感度92%,特異度90%,偽陰性率8%.短時間で嚥下障害の有無を判定したいときは高頻度項目3・15を優先的に聴取する.14は省略も可能.

文献
- 藤島一郎,ほか(編):嚥下リハビリテーションと口腔ケア.pp19-20,メヂカルフレンド社,2006

関連項目
- 改訂水飲みテスト ➡ 420頁

- 反復唾液嚥下テスト ➡ 421頁
- 食物テスト ➡ 425頁
- 水飲みテスト(原法) ➡ 428頁

(二宮友美)

アイスマッサージによる嚥下誘発テスト

従命不良の患者にも使用できる嚥下機能評価法

対象	嚥下障害	尺度	間隔	構成	数値(秒)
障害	嚥下機能(I)	方法	観察	重要度	★★

概要 反復唾液嚥下テスト(RSST)の指示に従えない患者や重度の仮性球麻痺患者にも可能な嚥下機能評価法.口腔内と咽頭の嚥下反射誘発部位(口蓋弓,舌根部,咽頭後壁など)に凍らせた綿棒で刺激を与える.その後,触診(舌骨と甲状軟骨)や観察にて嚥下運動の有無やその様子,嚥下反射が起きるまでの時間を測定して嚥下障害を判定する.

評価値の意味 嚥下反射誘発部位を刺激してから嚥下が起こるまでの時間が3秒以上なら嚥下障害を疑う.5秒以上なら問題あり.

文献
- 日本嚥下障害臨床研究会(編):嚥下障害の臨床―リハビリテーションの考え方と実際 第2版.pp76-77,医歯薬出版,2008

関連項目
- 改訂水飲みテスト ➡ 420頁
- 反復唾液嚥下テスト ➡ 421頁
- 水飲みテスト(原法) ➡ 428頁

(二宮友美)

嚥下圧,咽頭通過時間,舌圧,咬合力など

嚥下機能の定量的指標

対象	嚥下障害	尺度	間隔	構成	数値(mmHg, kg)
障害	嚥下機能(I)	方法	計測	重要度	★★

概要
- 嚥下圧:トランスデューサーを利用し,咽頭から食道の安静時と嚥下時の内圧を測定するもの.咽頭内圧としては中咽頭の圧を利用する場合が多い.
- 咽頭通過時間:嚥下造影にて,食塊の先端が梨状陥凹底部に到達してから,後端が食道入口部を通過するまでの時間を測定する.
- 舌圧:嚥下圧の一部に含まれ,口腔内の圧力として測定されることがある.
- 咬合力:咀嚼能力の指標の1つとして測定される.

評価値の意味
- 嚥下圧:圧の変化をグラフ上に記録し,その最大内圧(ピーク圧)と持続時間(duration)を含めた評価を行う.咽頭嚥下のピーク圧は,仮性球麻痺患者で健常者よりやや低く,球麻痺患者ではさらに低い

傾向がある．また，duration は仮性球麻痺患者ではほぼ健常者と同じであるが，球麻痺患者では延長する傾向がある．また，咽頭内圧と食道入口部の内圧変化の時間的関係を評価することによって，協調運動障害(incoordination)や蠕動運動の伝播などの情報も得ることができる．嚥下圧(中咽頭圧)は，嚥下量によって漸増する傾向があり一定しないが，100～150 mmHg 程度と考えられる．

- 咽頭通過時間：嚥下する物質の粘性によっても正常値は異なるが，正常者の平均は 0.5 秒前後であり，咽頭通過時間が長い場合，誤嚥性肺炎のリスクが高いとする研究もある．
- 舌圧：口腔内圧として，嚥下運動の口腔期の指標として用いられる．圧力が上昇し，食塊が咽頭へと移動する力となる．摂食動作中に口腔内圧(舌圧)は変化するが，最大圧は 100 mmHg 前後とされている．
- 咬合力：咀嚼する食物によって変化するが，普段の食物を咀嚼する場合にはおおむね平均で 5～15 kg 程度，硬い食べ物を咀嚼する場合には最大 80～100 kg に及ぶこともある．前歯で 5 kg 程度，奥歯で 30 kg 程度が平均．

文献
- 藤島一郎：脳卒中の摂食・嚥下障害 第 2 版．医歯薬出版，1998
- 田中栄士，ほか：嚥下時の下顎運動と口腔内圧，咽頭圧の解析．歯科医学 64：152-160，2001　　　　　　　　　　　　　　　　　(坂本己津恵)

嚥下前・後 X 線撮影
Pre-and Post-Swallowing X-P(SwXP)

単純 X 線撮影で可能な誤嚥の検査

対象	嚥下障害	尺度	順序	構　成	5(正常)～1(重症)
障害	嚥下機能(I)	方法	画像診断	重要度	★★★★

概要　単純側面 X 線撮影を，50％バリウム液 4 ml の嚥下の前と 1 分後に実施し，前後の画像を比較して誤嚥の有無や残留を評価する．誤嚥していたにもかかわらず嚥下後 10 秒以内に咳がなかった場合を，不顕性誤嚥と判定する．透視設備のない施設でも誤嚥の有無が判定できる．口腔や上部食道まで含めて撮影すると広範囲に病態を把握でき，またポータブル撮影装置を利用すればベッドサイドでも実施可能であるなど，応用が利く検査である．

評価値の意味　結果は次の 5 段階で評価する．
- 1：誤嚥中等度以上(and/or silent aspiration)あり，または嚥下運動なし
- 2：誤嚥わずかで顕性
- 3：喉頭内侵入
- 4：口腔・咽頭残留
- 5：正常範囲

文献
- 水野雅康,ほか:単純レントゲン検査による嚥下障害のスクリーニング—造影剤嚥下前・後レントゲン像と videofluorography 所見との比較. リハ医学 37:669-675, 2000

関連項目
- 嚥下造影検査(VF 検査) ➡ 次項

(井之川真紀)

嚥下造影検査(VF 検査)
Videofluorography

透視による嚥下動態の評価

対象	嚥下障害	尺度	N/A	構成	複合
障害	嚥下機能(I)	方法	画像診断	重要度	★★★★★

概要 造影剤,もしくは造影剤を含んだ食品を X 線透視下で摂飲食してもらい,口腔・咽頭・食道の構造や機能の異常を評価する方法.嚥下障害の補助的診断法に位置付けられており最も有力な情報が得られる.また,不顕性誤嚥を可視的に評価できるという意味でも本検査は重要である.画像は録画して分析する.検査では,異常の有無の判断だけでなく,姿勢(頸部の向き,頸部体幹の角度),食形態,嚥下方法を変えることで誤嚥のリスクが減らせるか,経口摂取の実用性の向上が図れるかまでを評価したうえで,リハビリテーションの方針を検討することが求められる.

評価値の意味 各種の評価表がある.日本摂食・嚥下リハビリテーション学会による評価表では,食塊形成,鼻咽腔逆流,誤嚥など 22 項目を,藤島らの評価表では同様に 23 項目を,それぞれ 1(正常)~3(異常)の 3 段階で評価する.Rosenbek らは喉頭侵入,誤嚥の重症度を,1(喉頭に侵入しない)~8(声門下まで食塊が入り,排出しようとする動作がみられない)の 8 段階.このほか,食塊の咽頭通過時間(年齢,食形態で大きく異なる.Logemann によると通常 0.35~0.48 秒)を計測し改善の指標にしたり,疾患ごとの特徴を検討をしたりする流れもある.

文献
- Logemann JA: Evaluation and Treatment of Swallowing Disorders 2nd ed. Pro ed, 1998
- Rosenbek JC, et al: A penetration-aspiration scale. Dysphagia 11: 93-98, 1996
- 日本摂食・嚥下リハビリテーション学会医療検討委員会:嚥下造影の標準的検査法(詳細版)—日本摂食・嚥下リハビリテーション学会医療検討委員会案作成に当たって. 日摂食嚥下リハ誌 8:71-86, 2004
- 藤島一郎:脳卒中の摂食・嚥下障害 第 2 版. 医歯薬出版, 1998

関連項目
- 嚥下内視鏡検査(VE 検査) ➡ 425 頁

(井之川真紀)

嚥下内視鏡検査(VE 検査)
Videoendoscopy

侵襲が少なく情報量の多い嚥下機能検査

対象	嚥下障害	尺度	N/A	構　成	N/A
障害	嚥下機能(I)	方法	画像診断	重要度	★★★★

概要 軟性喉頭ファイバースコープを鼻から咽頭に向けて挿入し,口腔,咽頭,喉頭の嚥下機能を評価する検査.非侵襲的で繰り返し実施可能であり,持ち運べばベッドサイドや在宅でも行える.嚥下反射出現瞬時は画面がホワイトアウトするため,誤嚥診断をするためには嚥下造影検査(VF 検査)と組み合わせて評価する.

評価値の意味 安静時の喉頭の様子,異常の有無や嚥下運動時の咽頭・喉頭の機能が評価できる.喉頭での誤嚥防止過程の異常も判定可能.また咽頭・喉頭の左右差や実際に食物を摂食したときの流れや動きもとらえられる.なお,ホワイトアウトが起こる前に食塊が各部位でとどまっている正常値(秒)は,「喉頭蓋谷:液体($3.2±0.5$),固形物($2.1±0.3$)」「梨状窩:液体($1.4±0.6$),固形物($1.5±0.7$)」「喉頭蓋の縁:液体($0.3±0.04$),固形物($0.4±0.05$)」との参考値がある.

文献
- 藤島一郎,ほか:嚥下リハビリテーションと口腔ケア.pp47-50　メヂカルフレンド社,2006
- Dua KS, et al:Coordination of deglutitive glottal function and pharyngeal bolus transit during normal eating. Gastroenterology 112:73-83, 1997

関連項目
- 嚥下造影検査(VF 検査) ➡ 424 頁

(宮本純子)

食物テスト
Food Test(FT)

水飲みテストの食物版

対象	嚥下障害	尺度	順序	構　成	5(正常)〜1(重度)
障害	嚥下機能(I)	方法	運動課題	重要度	★★★★★

概要 ティースプーン1杯程度(4g)のプリン状のものを舌背前部に置いて食べさせ,食塊形成能力や咽頭への送り込みを評価する方法.もし可能ならプリンを嚥下した後,追加して2回嚥下運動をさせる(空嚥下).評価基準4点以上の場合は最大2試行(合計3試行)繰り返し,最も悪い嚥下運動を評価する.評価方法は基本的に改訂水飲みテスト(MWST)と同じ.嚥下後に口腔内残渣の程度を評価する点が付け加えられているのが特徴.食物の物性や体位の工夫,環境設定などをした場合には別途記載が必要となる.

評価値の意味 1〜5の5段階評価で,点数が低いほど障害程度が重い.

- 1：嚥下なし，むせる and/or 呼吸切迫
- 2：嚥下あり，呼吸切迫〔不顕性誤嚥(silent aspiration)の疑い〕
- 3：嚥下あり，呼吸良好，むせる and/or 湿性嗄声 and/or 口腔内残留中等度
- 4：嚥下あり，呼吸良好，むせなし，口腔内残留ほぼなし
- 5：4に加え，追加嚥下運動が約30秒以内に2回可能

文献
- 才藤栄一，ほか：摂食・嚥下障害の治療・対応に関する統合的研究．平成11年度厚生科学研究費補助金(長寿科学総合研究事業)，pp1-18，1999
- 藤島一郎，ほか(編著)：嚥下リハビリテーションと口腔ケア．p25，メヂカルフレンド社，2006

関連項目
- 改訂水飲みテスト ➡ 420頁
- 着色水飲みテスト ➡ 428頁
- 水飲みテスト(原法) ➡ 428頁

(宮本純子)

摂食・嚥下障害の臨床的病態重症度分類(才藤)

精査困難な環境での摂食・嚥下機能を評価する方法

対象	嚥下障害	尺度	順序	構成	7(正常)～1(唾液誤嚥)
障害	嚥下機能(I)	方法	画像診断/運動課題	重要度	★★★★★

概要
才藤により嚥下造影検査や喉頭内視鏡を用いずに可能な摂食・嚥下障害の臨床的評価法(改訂水飲みテスト，食物テスト，嚥下前・後X線像)が規格され，そのなかで評価の結果を表記する分類として提案されたもの．重症度を7段階に分類．嚥下各期の問題が一元化されていたり，臨床的対応法や合併症のリスクが分類基準とされている．

評価値の意味
- 7点：正常範囲(normal)：問題なし
- 6点：軽度問題(minimum problem)：若干の食事形態の工夫が必要
- 5点：口腔問題(oral problem)：主に準備期や口腔期に中等度から重度の障害があり，咀嚼に対して食事形態の工夫が必要
- 4点：機会誤嚥(chance aspirator)：通常の摂食方法では誤嚥を認めるが，一口量の調整，姿勢効果，嚥下代償法などで，水の誤嚥も十分防止できる．適当な摂食・嚥下方法が必要
- 3点：水分誤嚥(water aspirator)：水の誤嚥を認め，誤嚥防止法の効果は不十分であるが，食物形態効果は十分に認める．適当な摂食・嚥下方法が必要
- 2点：食物誤嚥(food aspirator)：誤嚥を認め，食物形態効果が不十分．経管栄養法が基本となる．直接的訓練は専門施設内で施行
- 1点：唾液誤嚥(saliva aspirator)：常に唾液も誤嚥していると考えられる状態．持続的な経管栄養法を必要とするが，誤嚥のために医学的安定性を保つことが困難．直接的訓練も施行が困難

文献
- 才藤栄一:「摂食・嚥下障害の治療・対応に関する統合的研究」統括研究報告書. 平成11年度厚生科学研究費補助金(長寿科学総合研究事業). pp1-17, 2000
- 小口和代, ほか:摂食・嚥下障害のスクリーニングテスト. 臨床リハ 10:714-718, 2001

関連項目
- 改訂水飲みテスト ➡ 420頁
- 嚥下前・後X線撮影 ➡ 423頁
- 食物テスト ➡ 425頁

(奥野太嗣)

摂食・嚥下能力グレード(藤島)

摂食・嚥下障害の重症度評価尺度

対象	嚥下障害	尺度	順序	構 成	10(正常)〜1(重度)
障害	嚥下機能(I)	方法	運動課題	重要度	★★★★★

概要 摂食・嚥下能力を10段階で示す評価尺度. 主に現在の摂食・嚥下能力の把握や, ゴール設定, 訓練効果を示すために用いられる. 10段階評価のほか, 食事介助の有無, 食事条件(体位, 食事形態, 一口量, 食事時間)も記録する.

評価値の意味 10段階評価でGrade 1が最も重症, 10が正常となる. また, Grade 1〜3を「重症(経口不可)」, 4〜6を「中等度(経口と補助栄養)」, 7〜9を「軽症(経口のみ)」, 10を「正常」と分類する.

- Grade 1:嚥下困難または不能, 嚥下訓練適応なし
- Grade 2:基礎的嚥下訓練のみの適応あり
- Grade 3:条件が整えば誤嚥は減り, 摂食訓練が可能
- Grade 4:楽しみとしての摂食は可能
- Grade 5:一部(1〜2食)経口摂取が可能
- Grade 6:3食経口摂取が可能だが代替栄養が必要
- Grade 7:嚥下食で3食とも経口摂取可能
- Grade 8:特別嚥下しにくい食品を除き3食経口摂取可能
- Grade 9:常食の経口摂取可能. 臨床的観察と指導を要する
- Grade 10:正常の摂食・嚥下能力

文献
- 藤島一郎:脳卒中の摂食・嚥下障害 第2版. 医歯薬出版, 1998

関連項目
- 摂食状況のレベル ➡ 144頁
- 摂食・嚥下障害の臨床的病態重症度分類(才藤) ➡ 426頁

(大黒大輔)

着色水飲みテスト
Blue Dye Test

気管切開患者に使用される嚥下機能評価法

対象	嚥下障害	尺度	順序	構成	1(正常)～5(重度)
障害	嚥下機能(I)	方法	観察	重要度	★★★

概要 気管切開中の摂食・嚥下障害リスク患者に吸引器準備下にて0.03%メチレンブルー着色水を3～30 ml飲ませてプロフィール判定するもの．むせのない誤嚥や気管切開口閉鎖プロセスへ貢献できる．30～60°のギャッチアップ位にしたうえで着色水(常温)が入った薬杯を患者に手渡し，「いつものように飲んでください」と指示する．介助をしたり，スプーンやシリンジを使用して1→3→5→10 mlと徐々に増量しても可．

評価値の意味 プロフィールの数字が高くなるほど嚥下障害程度が重い．

- 1：30 mlを一口で飲めて気管切開口からの着色水の吸引もない
- 2：30 mlを2回以上に分けて飲むが，気管切開口からの着色水の吸引はない
- 3：30 mlを一口で飲めるが，気管切開口から着色水が吸引される
- 4：30 mlを2回以上に分けて飲むにもかかわらず，気管切開口から着色水が吸引される
- 5：3 mlの着色水が飲めない，再度の3 mlにても飲めない
  → 気管切開口からの着色水吸引の有無にかかわらず5と判定

文献
- 今泉有美子，ほか：嚥下障害スクリーニングテスト「唾液飲みテスト」の試み．第33回日本リハビリテーション医学会学術集会抄録集：181, 1996
- 日本嚥下障害臨床研究会(編)：嚥下障害の臨床―リハビリテーションの考え方と実際 第2版．pp76-77, 医歯薬出版, 2008

関連項目
- 改訂水飲みテスト ➡ 420頁
- 反復唾液嚥下テスト ➡ 421頁
- 食物テスト ➡ 425頁
- 水飲みテスト(原法) ➡ 次項

(二宮友美)

水飲みテスト(原法)

嚥下のスクリーニング方法の1つ

対象	嚥下障害	尺度	順序	構成	1(正常)～5(重度)
障害	嚥下機能(I)	方法	観察	重要度	★★★★★

概要 嚥下障害患者にとって困難なことが多い水を使用して嚥下機能を評価するもの．水30 mlを入れたコップを患者に手渡し，「いつものように飲んでください」と指示．飲み終わるまでの時間，プロフィール，エピソードを測定，観察する．

評価値の意味 プロフィール1でかつ5秒以内が正常．5秒以上ならプロフィール2となり異常を疑う．プロフィール3〜5は異常と判定する．飲み方や取り込みの様子，むせの様子などのエピソードは別途記載が必要．

- 1：1回でむせることなく飲むことができる
- 2：2回以上に分けるが，むせることなく飲むことができる
- 3：1回で飲むことができるが，むせることがある
- 4：2回以上に分けて飲むにもかかわらず，むせることがある
- 5：むせることがしばしばで，全量飲むことが困難である

文献
- 窪田俊夫，ほか：脳血管障害における麻痺性嚥下障害—スクリーニングテストとその臨床応用について．総合リハ 10：271-276，1982
- 藤島一郎，ほか（編）：嚥下リハビリテーションと口腔ケア．p24，メヂカルフレンド社，2006

関連項目
- 改訂水飲みテスト ➡ 420頁
- 反復唾液嚥下テスト ➡ 421頁
- 食物テスト ➡ 425頁
- 着色水飲みテスト ➡ 428頁

（二宮友美）

動的二点識別覚検査
Moving Two-Point Discrimination Test(M2PD)

感覚検査で数少ない感覚尺度．動的に測定

対象	感覚系	尺度	間隔	構成	数値(mm)
障害	感覚機能(I)	方法	計測	重要度	★★★

概要 ディスク・クリミネーターを用いて動的二点識別覚を調べる検査．手指の指腹中央から指尖にかけて皮膚を軽く圧しながら約2秒間かけて動かす．動的二点識別覚の改善は末梢神経損傷後の閾値に達した速順応型の受容器の分布密度が予測でき，中枢疾患では第一体性感覚野の3b野への投射や周辺抑制の機能，立体覚の障害の有無が予測できる．回復や増悪があると判断するためには，2 mm 以上の値の変化が必要である．

評価値の意味 45歳以下では指腹3 mm以下で正常．46歳以上では指腹4 mm以下で正常．指腹6 mm以下であれば物体識別可能．

文献
- Dellon AL（著），内西兼一郎（監訳）：知覚のリハビリテーション—評価と再教育．pp33-38，pp113-114，協同医書出版社，1994 ⇒標準値を記載．

関連項目
- Sensory Integration and Praxis Test(SIPT) ➡ 323頁
- Semmes-Weinstein Monofilaments ➡ 430頁

（竹林 崇）

Semmes-Weinstein Monofilaments

感覚検査で数少ない感覚尺度

対象	感覚系	尺度	順序	構 成	2.83(正常)～6.65(測定不能)
障害	感覚機能(I)	方法	計測	重要度	★★★★★

概要 手指・手掌の触覚の閾値を調べるための検査．臨床では2.83番(緑)，3.61番(青)，4.31番(紫)，4.56番(赤)，6.65番(赤斜線)の5本のフィラメントを用いて触覚の障害を数値化することができる．末梢神経損傷では，どの神経がどのレベルで損傷されているかを予測することができ，絞扼性神経障害の早期診断に有効である．

評価値の意味 手指・手掌における判断基準は次の通り．
・触覚正常：フィラメント番号2.36～2.83(緑)
・触覚低下：フィラメント番号3.22～3.62(青)
・防御知覚低下：フィラメント番号3.83～4.31(紫)
・防御知覚消失：フィラメント番号4.56～6.65(赤)
・測定不能：フィラメント番号6.65～反応なし(赤斜線)

文献
・岩崎テル子，ほか(編)：標準作業療法学 専門分野―作業療法評価学．p130，医学書院，2005

関連項目
・Sensory Integration and Praxis Test(SIPT) ➡ 323頁
・動的二点識別覚検査 ➡ 429頁

(竹林 崇)

静的2点識別覚検査
2 Point Discrimination Test(2PD)

大脳皮質性の感覚の1つ

対象	感覚系	尺度	間隔	構 成	数値(mm)
障害	感覚機能(I)	方法	計測	重要度	★★★★★

概要 ノギスやデバイダーを用いて皮膚表面に与えた2つの触覚刺激を2つであると識別できる最小の距離を測定する．検査に当たっては長軸に対しては直角方向，体幹では長軸方向の識別距離を測定する．まず，十分に離した2つの刺激を与え，徐々に刺激間距離を狭めていき，刺激が2つであることを識別できる閾値を求める．次いでこれより狭めた距離で2つの刺激を与え，これらが1つであると感じられることを確認してから，徐々に刺激感覚を広げていき刺激が2つであることを識別できるようになる閾値を求める．このように上行性，下行性で調べた閾値がほぼ一致すれば，それがその場所での2点識別覚の閾値である．

評価値の意味 2点識別覚は，内側毛帯を経由して伝達される深部感覚，主に脊髄視床路を経由して伝達される表在感覚などの体性感覚情

報が中枢神経内で統合された結果として生じる感覚の1つである．距離が小さいほど，識別感覚が鋭敏．一般に大脳皮質体性感覚野の障害では表在覚鈍麻の程度に比し，識別覚の障害が重篤である傾向があるとされる．正常値は指尖：2～8 mm，手掌：8～12 mm，手背：30 mm，胸部・前腕・下腿：40 mm，背部：40～70 mm，上腕・大腿：75 mm．

文献
・岩田 誠：神経症候学を学ぶ人のために．pp277-278，医学書院，1994

関連項目
・動的二点識別覚検査 ➡ 429頁

(松本憲二)

最大一歩幅

脚力の指標の1つ

対象	運動系	尺度	間隔	構成	数値(cm)
障害	運動機能(I)	方法	運動課題	重要度	★★★★★

概要 右踵が接地し，次に左踵が接地するまでの距離を歩幅と呼び，その最大値(できるだけ大きく踏み出した歩幅)を計測する．健脚度測定項目に含まれており，測定項目は「歩く，またぐ，昇降する」といった誰もが行う日常の移動動作を想定し，「10 m全力歩行」「最大一歩幅」「40 cm踏台昇降」の3つから構成されている．特に高齢者を対象として，移動動作から運動機能を評価するものである．東京大学大学院身体教育学講座や東京厚生年金病院，身体教育医学研究所(長野県北御牧村)の研究チームが開発，普及に取り組んでいる．

評価値の意味 健常者の平均は男性100～120 cm，女性90～100 cm．

文献
・中村隆一，ほか：基礎運動学 第5版．医歯薬出版，2000
・上岡洋晴，ほか：地域高齢者の移動能力を定量化する「健脚度®」測定の意義と方法について．オステオポローシス・ジャパン 13：127，2005

関連項目
・Get Up and Go Test ➡ 146頁
・Timed Up and Go Test ➡ 150頁
・歩幅 ➡ 446頁

(川本聖子)

等尺性筋力
Isometric Muscle Strength

等尺性運動における筋力

対象	運動系	尺度	間隔	構成	数値(複合)
障害	運動機能(I)	方法	計測	重要度	★★★★★

概要 筋が収縮しているにもかかわらず，関節運動を伴わない静的収縮(static contraction)状態の筋力である．関与する筋の違いにより等尺性収縮と同時性収縮に分類される．等尺性収縮とは，抵抗に抗して

筋が収縮しているにもかかわらず，筋の起始停止は一定の長さを保っている収縮の状態をいう．同時性収縮とは，主動筋，拮抗筋いずれも同時に収縮しているにもかかわらず，筋の起始停止が一定の長さを保っている収縮の状態をいう(例：持ち上げた重錘を一定の高さに保持しておくときの上腕二頭筋の収縮).

評価値の意味 表示単位は，ニュートン(N)，キログラム(kg)，ポンド(lb)で表すが，一般的には kg が用いられている．数値データは間隔尺度で 0 から表示でき，数値が大きいほど，強い筋力を有していると考えられる．

文献
・Bohannon RW：Measuring knee extensor muscle strength．Am J Phys Med Rehabil 80：13-18，2001
・平澤有里，ほか：健常者の等尺性膝伸展筋力．PT ジャーナル 38：330-333，2004

関連項目
・トルクマシンによる等速性筋力計測 ➡ 次項
・携帯用筋力計測機器 ➡ 439 頁　　　　　　　　　　　　　　　　(道免和久)

トルクマシンによる等速性筋力計測
コンピュータ制御による運動測定

対象	運動系	尺度	間隔	構成	数値(複合)
障害	運動機能(I)	方法	計測	重要度	★★★★

概要 関節運動を中心とした肢節の角運動の強さを機械的に計測する．その結果を物理量で表示するため，計測値は連続尺度であり，かつ検者の主観的な判定によらないという利点を持つ．計測対象となるのは，開放運動連鎖(open kinetic chain；OKC)の関節運動が多いが，

表 膝関節における最大トルク(Nm)標準値

男性				
角速度	30 degree/秒		180 degree/秒	
年齢(歳)	伸展(Nm)	屈曲(Nm)	伸展(Nm)	屈曲(Nm)
20〜29	169.7±33.7	110.0±21.4	118.1±21.6	79.3±17.7
30〜39	170.1±32.7	112.7±23.8	112.2±20.7	80.2±18.8
40〜49	154.6±30.8	100.9±23.8	97.0±21.4	71.9±18.0
50〜59	135.9±26.0	89.1±20.7	85.3±16.8	67.2±15.8
女性				
20〜29	105.2±18.5	60.3±11.1	65.9±12.0	43.1± 7.6
30〜39	101.7±21.1	59.9±18.3	61.3±13.1	40.0± 8.4
40〜49	85.5±16.6	45.2±11.4	51.3± 6.0	34.2± 7.2
50〜59	80.5±11.2	50.3± 6.5	44.8± 6.6	34.9± 2.7

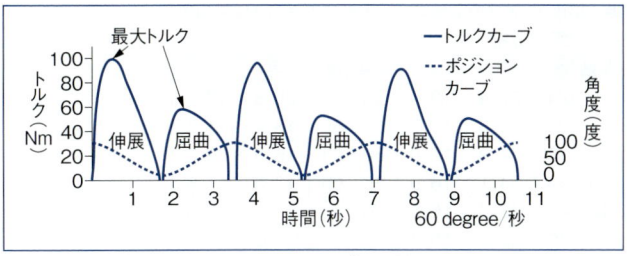

図 膝伸展/屈曲運動におけるトルクカーブの一例

上下肢の屈曲・伸展時の足底面あるいは手掌面にかかる荷重力を計測することで閉鎖運動連鎖(closed kinetic chain；CKC)による運動の大きさも計測できる．しかし，計測する関節運動ごとに機器の設定を変更する必要があること，大きく重いために機器が設置されている場所のみ計測が可能で，ベッドサイドや在宅で使用することは不可能などのデメリットもある．

評価値の意味 コンピュータ処理によって多くの筋力パラメータを得ることができる〔最大トルク値(Nm)，最大トルク体重比(Nm/kg)，任意時間におけるトルク値(Nm)，主動筋/拮抗筋比率(%)，最大仕事量(J)，最大仕事量体重比率(%)，総仕事量(J)，平均パワー(W)，最大トルク発生時間(s)，仕事量疲労(%)，トルク曲線〕．Nm の男女別，年代別の標準値(表)および膝関節運動のトルクカーブの一例(図)を示す．

文献
- 木村貞治：トルク測定の原理および装置の基本的性能比較．理学療法 9：61-73，1992
- 堂園浩一朗，ほか：等運動性機器を用いた筋力測定と訓練．総合リハ 22：197-202，1994

関連項目
- 徒手筋力検査 ➡ 438 頁
- 携帯用筋力計測機器 ➡ 439 頁

(道免和久)

上体起こし
Sit Up

新体力テストの実施項目の1つ

対象	運動系	尺度	間隔	構成	数値(回)
障害	運動機能(I)	方法	運動課題	重要度	★★★★★

概要 文部科学省の新体力テストの実施項目の1つ．いわゆる「腹筋」．すべての年代で含まれている項目．測定方法も実施要項により詳細に統一されており，ホームページからダウンロードできる (http://www.mext.go.jp/a_menu/sports/stamina/03040901.htm)．

表 平成17年度の上体起こし年齢別正常値全国平均値
　　(回)の分布

年齢(歳)	男	女	年齢(歳)	男	女
20～24	27.4	19.4	50～54	20.5	13.3
25～29	26.3	17.7	55～59	18.4	11.1
30～34	24.9	17.0	60～64	16.5	9.5
35～39	24.1	16.9	65～69	13.3	7.6
40～44	23.3	16.5	70～74	11.1	6.3
45～49	22.0	15.4	75～79	9.6	5.4

測定方法の概要は，被検者は背臥位，両膝90°屈曲位で，両腕を胸の前で組む．介助者が足を持ち固定，両肘と両大腿部がつくまで上体を起こす．30秒間での上体起こしの回数を記録する．

評価値の意味 年齢別の正常値(全国平均値)は表の通り．

文献
・文部省：新体力テスト―有意義な活用のために．ぎょうせい，2000

関連項目
・長座位体前屈 ➡ 436頁

(松本憲二)

関節可動域
Range of Motion (ROM)

関節を動かせる角度範囲

対象	運動系	尺度	間隔	構成	数値(度)
障害	運動機能(I)	方法	計測	重要度	★★★★★

概要 関節可動域は，関節の動く角度範囲のこと．対象者が自分で動かせる範囲(自動)と検査者が動かせる範囲(他動)がある(断りがなければ他動で表記)．本邦では下記文献の方法が通常用いられ，そこには測定対象関節ごとに運動の方向，その名称，0°の肢位(基本肢位)などが示されている．注釈に自動(active)とあれば自動運動の計測結果，疼痛(pain)とあれば疼痛が測定値に影響．

評価値の意味 主な関節の参考可動域角度は表の通り．ただし，これは「正常値」ではない．関節可動域は個人差が非常に大きいことに注意．

文献
・日本リハビリテーション医学会：関節可動域表示ならびに測定法．リハビリテーション医学 32：207-217，1995 ⇒ 日本リハビリテーション医学会と日本整形外科学会の公認の方法．

関連項目
・総自動運動 ➡ 451頁

表 主な関節の参考可動域角度　　　　　　　　　　　　　　　　　　　（単位：度）

部位	運動方向	角度	部位	運動方向	角度	部位	運動方向	角度
肩	屈曲	180	手	屈曲	90	股	屈曲	125
	伸展	50		伸展	70		伸展	15
	外転	180		橈屈	25		外転	45
	内転	0		尺屈	55		内転	20
	外旋	60	指	屈曲(MCP)	90		外旋	45
	内旋	80		伸展(MCP)	45		内旋	45
	水平屈曲	135		伸展(PIP)	0	足	屈曲	45
	水平伸展	30		屈曲(PIP)	100		伸展	20
肘	屈曲	145		屈曲(DIP)	80	足部	外がえし	20
	伸展	5		伸展(DIP)	0		内がえし	30
前腕	回内	90	膝	屈曲	130		外転	10
	回外	90		伸展	0		内転	20

（吉田直樹）

最大反復回数
Repetition Maximum（RM）

最大筋力の簡便な表示法

対象	運動系	尺度	仮間隔	構成	数値（RM）
障害	運動機能（I）	方法	運動課題	重要度	★★★★★

概要 1948年に DeLorme によって筋力トレーニングの強度の目安として考案された．ある負荷運動の最大反復回数（repetition maximum）から最大筋力を推定する．「○RM」とは，「○回反復可能な最大の負荷」という意味．つまり「10 RM」は10回反復可能な負荷で，11回は反復できない負荷．「1 RM」は1回しか反復できない負荷で，これが最大筋力になる．一般的に筋力増加をもたらす抵抗負荷強度は1 RM の60％以上であるが，高齢者や罹患者の場合では，50％以下の低負荷においても筋力増強効果が認められている．

評価値の意味

〈10 RM 測定〉

① 一定の負荷を与えて，10回繰り返すことができるかどうかを試す
② 10回繰り返すことができたら，負荷を少し増やして①と同じことを行う
③ 10回繰り返すことができなくなったら，その前の負荷を10 RM とする

　たとえば，10 kg の負荷状態でスクワットを10回できれば10 RM が10 kg となる．1回で限界だという場合は1 RM が10 kg となる．

〈1 RM の測定〉

　1 RM 測定には，実際に挙上する「直接法」があるが，外傷の危険性

があるため，反復回数から推定する「間接法」が多く用いられる．
① 5～8 RM 程度の負荷を準備する
② 最大反復回数を測定

1 RM で上げられる重量を 100％とした場合，4 RM は 90％，8 RM は 80％，12 RM は 70％となるという推定値を用いることで，最大筋力（1 RM）を計算する．たとえば 10 kg の負荷で 8 回反復できる重量による推定値は 80％に相当することから，次の計算により最大筋力（1 RM）の推定値が算出できる．

・1 RM（最大筋力）：10 kg ÷ 0.8 = 12.5 kg

文献
・DeLorme TL, et al：Technics of progressive resistance exercise. Arch Phys Med Rehabil 29：263-73，1948
・山本泰三：DeLorme が提唱した PRE の再考．理学療法 18：700-707，2001

関連項目
・徒手筋力検査 ➡ 438 頁

（香川真二）

座位能力スケール（マーチャーによる）
Mulcahy's Sitting Ability Scale

座位保持能力評価

対象	運動系	尺度	順序	構成	7（自立）～1（座位不能）
障害	運動機能(I)	方法	運動課題	重要度	★★★

概要 機能的な座位能力レベルと座位姿勢を評価する．レベル 1（座位不能）～7（立ち上がり・着席動作自立）の 7 段階の座位機能レベル（quantity）と，5 つの座位姿勢評価（quality）からなる．評価は「体幹は左右対称か」などのいくつかの設問項目に対し，該当する項目をすべてチェックし，その数（該当項目数/設問項目数）で表す．

評価値の意味 「レベル 3 の 2/5」のように表し，レベルが高く評価点が多いほど機能が良好であることを表す．

文献
・奈良 勲，ほか（編）：姿勢調節障害の理学療法．医歯薬出版，2004

関連項目
・Seated Postural Control Measure（SPCM） ➡ 296 頁

（佐久川明美）

長座位体前屈
すべての年代で測定する体力テストの一項目

対象	運動系	尺度	間隔	構成	数値（cm）
障害	運動機能(I)	方法	計測	重要度	★★★★★

概要 文部科学省の新体力テストの実施項目の 1 つで，すべての年代で含まれている項目．測定方法も実施要項により詳細に統一されてお

表 平成17年度の長座位体前屈年齢別正常値全国平均値(cm)の分布

年齢(歳)	男	女	年齢(歳)	男	女
20～24	45.2	45.4	50～54	40.8	42.8
25～29	44.0	44.3	55～59	39.3	42.3
30～34	43.5	44.1	60～64	38.5	41.5
35～39	42.4	43.9	65～69	37.6	41.4
40～44	42.0	44.2	70～74	36.2	39.2
45～49	41.8	43.7	75～79	34.8	36.5

り,ホームページからダウンロードできる(http://www.mext.go.jp/a_menu/sports/stamina/03040901.htm).測定法の概要は,①背・尻をぴったりと壁につけ,長座位姿勢をとり,両手の掌を下にして両手を伸ばす,②体幹を最大限前屈させていき,その際両手の先の移動した距離を測定(cm).

評価値の意味 平成17年度の年齢別正常値の全国平均値は**表**の通り.

文献
・文部省:新体力テスト―有意義な活用のために.ぎょうせい,2000

関連項目
・上体起こし ➡ 433頁

(松本憲二)

振り子試験
Pendulum Test

筋緊張の客観的評価法

対象	運動系	尺度	間隔	構成	数値(度)
障害	運動機能(I)	方法	計測	重要度	★★

概要 電気角度計を利用して大腿四頭筋の痙縮を下垂時の膝の屈曲角度から測定する工学的評価法.1941年,Thomasが下腿の異常な筋緊張の簡便な客観的評価法として報告した.Katzらはmodified Ashworth scaleとpendulum testのパラメータとの間に有意な相関があり,下肢のどの客観的評価よりも優れていると報告した.

評価値の意味 患側下肢の自由落下運動を大転子,膝関節裂隙中央,足関節外果にランドマークを付け,ビデオにて撮影し初期屈曲角度(D1),初期伸展角度(D0),リラクゼーションインデックス(D1/D0)などをパラメータとして測定する.

文献
・Katz RT, et al:Objective quantification of spastic hypertonia:correlation with clinical findings. Arch Phys Med Rehabil 73:339-347, 1992

関連項目
・Tone Assessment Scale ➡ 33頁
・Modified Ashworth Scale(MAS) ➡ 386頁

(島田眞一)

踵上げ検査（爪先立ち検査）
Heel-Rise Test

足関節底屈筋力を測定する方法

対象	運動系	尺度	順序	構 成	5(正常)～0(重度)
障害	運動機能(I)	方法	運動課題	重要度	★★★

概要 徒手筋力検査（MMT）における，足関節底屈（腓腹筋とヒラメ筋）の筋力を測定する方法である．テストする側の下肢で膝関節を伸ばして立ち，示趾と中趾の2本の足趾でバランスが崩れないように支持し，足を底屈しうる限りいっぱいに底屈させ，繰り返し踵を床から持ち上げさせる．

評価値の意味

- Normal(5)：完全な踵持ち上げ・爪先立ち動作を，動作の間に休みを置くことなく，また疲労をみせることなく，最小限20回はうまく行える場合
- Good(4)：正しく踵を持ち上げる動作を，Normalと同様に10～19回の間の回数の場合（一定の反復の間に完全な運動範囲を動かすことができなかった場合は4以下のレベルに段階を下げる）
- Fair(3)：正しい踵持ち上げ動作を，1～9回の間の回数なら休みも疲れもなしに完全に行える場合
- Poor(2)：わずかに床から踵を離し，持ち上げるだけで，爪先立ちはできない場合
- Trace(1)：伏臥位で足関節底屈を試み，筋の収縮活動の存在を触知する場合
- Zero(0)：なんらの収縮も触知できない場合

文献
- Hislop HJ, et al：Daniels and Worthingham's Muscle Testing：Techniques of Manual Examination 6th ed. WB Saunders, 1995

関連項目
- 徒手筋力検査 ⇒ 次項

(道免和久)

徒手筋力検査
Manual Muscle Testing(MMT)

検査器具を使わない大まかな筋力表現

対象	運動系	尺度	順序	構 成	5(正常)～0(重度)
障害	運動機能(I)	方法	運動課題	重要度	★★★★★

概要 検査器具を用いずに，検査者の徒手で行う筋力検査．各種の方法があるが，本邦ではDaniels & Worthinghamの方法が一般的．患者自身の手足の重さ，検査者の徒手抵抗，筋収縮の有無が主な判定基準．検査対象筋ごとに計測方法が定められており，検査にはある程度の習熟が必要である．

評価値の意味

- 5（N）：正常（Normal）＝「最大の抵抗」に対しても肢位を保てる
- 4（G）：優（Good）＝「中等度の抵抗」に対して肢位を保てる
- 3（F）：良（Fair）＝重力の抵抗（自身の体節の重さ）に抗して可動範囲を動かせる
- 2（P）：可（Poor）＝水平面内の動きなら可能
- 1（T）：不可（Trace）＝関節運動は起こらないが，筋収縮あり
- 0（0）：ゼロ（Zero）＝筋収縮が認められない

2なら可能な動作は限定的で，補助器具を要する場合もある．3ならさまざまな動作が可能．4と5の境界はあいまいで，筋力範囲も広い（このレベルの筋力の正確な測定にはダイナモメータなどの器具が必要）．

文献

- Hislop HJ, et al：Daniels and Worthingham's Muscle Testing：Techniques of Manual Examination, 7th ed. WB Saunders CO, 2002〔津山直一（訳）：新・徒手筋力検査法 原著第7版. 協同医書出版社, 2003〕⇒原典とその邦訳．

関連項目

- ピンチ力 ➡ 389頁
- 握力 ➡ 390頁
- トルクマシンによる等速性筋力計測 ➡ 432頁

（吉田直樹）

携帯用筋力計測機器
Hand-Held Dynamometry（HHD）

簡便に客観的筋力計測が可能

対象	運動系	尺度	間隔	構成	数値（N）
障害	運動機能(I)	方法	計測	重要度	★★★

概要 歪み計を圧力センサーとして用いた筋力計測機器である．測定時の運動・動作時の筋収縮様式は等張性もしくは等尺性であるが，計測できる筋力は基本的には等尺性収縮である．HHDによる筋力計測の方法は種々行われているが，なかでも肢節の重量による影響を最小限にするための計測姿勢と運動方向を考慮する必要がある．また，等尺性収縮を利用するので，血圧上昇には注意が必要である．

評価値の意味 Bohannonらが健常者（20〜79歳）の基準値を報告している（表➡次頁）．臨床での基準値は健側の同一筋の値とするのが一般的．健側の筋力に対する比率〔対健側比率（％）〕を算出し，相対的な筋力評価とする．徒手筋力検査（MMT）の各グレードとHHDの計測値を対応させると，MMTグレード0〜3と比較してグレード4および5ではHHDの計測値がより大きく，より広範囲に分布していた．したがって，MMTグレード3以上では，HHDによる筋力計測を並行して行うことが望ましい．

表 HHDの基準値(利き手, 利き足)

年齢	肘屈曲(N)		膝伸展(N)	
(歳)	男性	女性	男性	女性
20～39	268.5～285.0	154.9～163.8	572.9～575.2	408.3～467.3
40～59	268.5～286.9	151.3～155.3	470.9～583.0	334.7～380.6
60～79	237.3～259.4	129.9～130.6	360.3～386.9	210.1～273.6

文献
・Bohannon RW：携帯用筋力計による筋力検査．高橋正明，ほか(監訳)：筋力検査マニュアル―機器検査から徒手検査まで．pp59-75, 医歯薬出版, 1996
・Bohannon RW：Reference values for extremity muscle strength obtained by hand-held dynamometry from adults aged 20 to 79 years. Arch Phys Med Rehabil 78：26-32, 1997

関連項目
・トルクマシンによる等速性筋力計測 ➡ 432頁
・徒手筋力検査 ➡ 438頁

(香川真二)

機能的上肢到達検査
Functional Reach Test(FRT)

立位での前方へのリーチ距離からバランス能力を評価					
対象	運動系	尺度	間隔	構成	数値(cm)
障害	バランス能力(D)	方法	運動課題	重要度	★★★★★

概要 転倒リスクの評価として用いられる．立位で肩関節90°屈曲，肘・手・指関節を伸展した状態の上肢を，前方に最大限伸ばす．開始肢位での上肢先端の点と最大に伸ばした際の到達点の水平距離をcm単位で測定し，3回の平均をFRT値として使用する．

評価値の意味 15cm未満で転倒の危険性が高まる．

文献
・Duncan PW, et al：Functional reach；a new clinical measure of balance. J Gerontol 45：192-197, 1990
・杉原敏道，ほか：高齢者の身体能力認識と転倒について．理学療法科学 20：13-16, 2005

関連項目
・バランス安定性時間計測検査 ➡ 444頁
・Functional Balance Scale ➡ 444頁
・ベルグバランススケール ➡ 445頁

(髙橋香代子)

モース転倒スケール
Morse Fall Scale(MFS)

転倒リスクの有無を簡便に把握できる尺度					
対象	運動系	尺度	仮間隔	構成	0(リスクなし)~125(高リスク)
障害	バランス能力(D)	方法	質問紙(自記式)	重要度	★★★

概要 被検者の転倒傾向を簡便に評価できる尺度．心身状態に関する6項目(明らかな転倒歴があるか，1つ以上の確定した医学的診断がなされているか，歩行時に補助具を必要とするか，点滴など持続的治療を受けているか，歩行姿勢やバランスに問題はないか，自分の能力を理解しているか)のそれぞれについて，2つないし3つの選択肢から該当するものを採用し合計点(MFS score)を算出する(0~125点)．

評価値の意味 0~24点(転倒のリスクなし)，25~50点(低リスク)，51点以上(高リスク)に分類される．Morseらは，被検者は本検査の結果に基づいて転倒リスクの程度に応じた介入を受ける必要があると述べている．

文献
・Morse JM, et al：Development of a scale to identify the fall-prone patient．Canadian Journal on Aging 8：366-377，1989

関連項目
・機能的上肢到達検査 ➡ 440頁
・バランス安定性時間計測検査 ➡ 444頁

(眞渕 敏)

片足立ち時間(片足立位保持時間)

立位でのバランス保持能力を評価					
対象	運動系	尺度	間隔	構成	数値(秒)
障害	バランス能力(D)	方法	運動課題	重要度	★★★★★

概要 裸足で床に直立し，一側の足を挙上させ30秒間観察する．支持足の位置がずれたとき，両手が体幹から離れたとき，体幹が前後左右に大きく傾斜したとき，挙上足が接床したときは保持できなくなったと判断し，保持時間と接床回数を開閉眼・左右足で測定する．平衡機能の低下を評価するのに用いるが，高齢者においては下肢筋力との相関が大きいとの報告もある．

評価値の意味 開眼30秒以下，閉眼10秒以下を異常とする．また，30秒間の観察で閉眼で3回以上接床するものも異常とする．加齢による影響が大きく，屋外歩行安定度の目安になる．基本的に左右差はなく，報告されている健常者での平均値は開眼で20~50歳代：30秒以上，60歳代：22~23秒，70歳代：14~15秒，80歳代：8~10秒．閉眼では20歳代：29~30秒，30歳代：27~28秒，40歳代：24~25秒，50歳代：21~22秒，60歳代：10~11秒，70歳代：4~5秒，80歳

代:2~3秒である.
文献
・田口孝行,ほか:平衡機能(バランス)の測定方法.理学療法 22:35-44,2005
・奈良 勲,ほか(編):姿勢調節障害の理学療法.医歯薬出版,2004
関連項目
・Timed Up and Go Test ➡ 150頁
・機能的上肢到達検査 ➡ 440頁
・Functional Balance Scale ➡ 444頁 (佐久川明美)

重心動揺計によるバランス評価
平衡機能障害の定量的評価

対象	運動系	尺度	間隔	構成	複合
障害	バランス能力(D)	方法	計測	重要度	★★★★★

概要 平衡機能障害の定量的評価法として重心動揺計が広く利用されている.重心動揺の測定は,床反力計上で静止立位を一定時間保持している最中の足圧中心点のX(左右)・Y(前後)方向,すなわち二次元座標上の移動軌跡を計測する方法が確立している.基本的な検査方法は,日本めまい平衡医学会が定める基準にしたがって静止立位で行われるが,理学療法では,立位での随意的な重心移動能力の測定,座位の重心動揺を測定するなどの研究が行われている.測定は,簡便かつ非侵襲であり,平衡機能障害の客観的評価に有用である.

評価値の意味 重心動揺のパラメータとして,総軌跡長(正常値:開眼 942.7±261.7 mm,閉眼 1336.6±420.9 mm/60秒),矩形面積(X・Y方向の最大幅の積,正常値:開眼 9.63±4.6/60秒),集中面積(標準偏差),包絡面積(扇の積分),実効値(2乗平均の平方根)などの量的評価,軌跡の周波数解析(fast fourier transform;FFT)(正常値:1 Hz 以下の成分が 60%前後)による質的評価などが用いられる.

量的評価において,その値が小さいほど,正常値に近づき平衡機能が保たれていると解釈されるが,パーキンソン病では正常値との差がない.集中面積は再現性が高く,その他の指標とも比較的高い相関を示すが,突発的な重心動揺は反映されにくいなど,結果の解釈に注意が必要である.開眼と閉眼では,閉眼で大きな値を示し,視覚による代償の影響を評価することが可能である.質的評価は,X・Y方向の位置成分,速度成分のパワースペクトラムから,揺れの繊細さの性質を比較しようとするものである.周波数(ピーク値,平均値),区分した周波数帯域(面積)から,平衡機能障害の特性を見出す研究が行われている.

文献
・奈良 勲,ほか(編):姿勢調節障害の理学療法.医歯薬出版,2004

- 内山 靖:講座 理学療法機器 14―重心動揺計. 理学療法 11:459-466, 1996

関連項目
- 脊髄小脳変性症重症度分類(平山) ➡ 131頁
- バランス安定性時間計測検査 ➡ 444頁

(上谷清隆)

転倒危険度スコア
Fall Risk Index

転倒の危険性が高い人を層別化する評価法

対象	運動系	尺度	仮間隔	構 成	0(低リスク)~35(高リスク)
障害	バランス能力(D)	方法	診察/観察	重要度	★★★

概要 主に病棟看護の場において,転倒転落アセスメントシートを利用し,患者の転倒・転落の危険因子を点数化し看護計画立案に役立てるもの.その合計点数より,転倒リスクⅠ~Ⅲに分類し,転倒の危険が高い患者を層別化する.完全に1つの様式には統一されておらず,各施設によりその項目内容,総点は微妙に異なっているが,層別化する点数はおおむね同じである.採点項目・採点法の一例を以下に挙げる.

- 年齢:70歳以上,9歳以下(2点)
- 性別:男性(1点)
- 既往歴:転倒,失神の既往歴(2点)
- 感覚:視聴覚障害(1点)
- 機能障害:麻痺・関節拘縮など(3点)
- 活動領域:筋力低下や車いす・歩行器の使用など(3点)
- 認識力:見当識障害や認知症など(4点)
- 薬剤:鎮痛剤・麻薬・睡眠導入剤・薬剤などの薬剤(全7種類)の使用(各1点:7点)
- 排泄:頻尿・尿便失禁などの排泄障害6項目(各2点:12点)

以上の35点満点となる.

評価値の意味 上記の採点に基づき,次のように層別化する.
- 0~5点:リスクⅠ…転倒・転落する可能性がある
- 6~15点:リスクⅡ…転倒・転落を起こしやすい
- 16点以上:リスクⅢ…転倒・転落をよく起こす.

文献
- 日本看護協会:組織でとりくむ医療事故防止―看護管理者のためのリスクマネジメントガイドライン.看護 51:27-79, 1999

関連項目
- Tinetti Performance-oriented Mobility Assessment(POMA) ➡ 146頁
- ベルグバランススケール ➡ 445頁

(松本憲二)

バランス安定性時間計測検査
Timed Balance Test

立位バランスの簡易評価

対象	運動系	尺度	順序	構 成	6(良好)~0(重度)
障害	バランス能力(D)	方法	運動課題	重要度	★★★

概要 短時間で実施可能な立位バランスの検査.被検者は靴を履いた状態で,45.7 cm×50.8 cm の水平枠内に,両足,片足の2条件で30秒間立位をとる課題である.これらの課題は開眼および閉眼の条件で遂行する.施行回数はそれぞれ5回までで,30秒に達しなければ5回の施行のうち最大値(秒)をスコアとする.

評価値の意味 スコアは0~6の7段階.点数が高いほどバランスがよい.
- 0:介助なしでは立つことができない
- 1:両足を足長の幅で離して立つことができる(30秒未満)
- 2:両足を足長の幅で離して立つことができる(30秒以上)
- 3:踵をつけて立つことができる(30秒未満)
- 4:踵をつけて立つことができる(30秒以上)
- 5:片足で立つことができる(30秒未満)
- 6:片足で立つことができる(30秒以上)

文献
- Bohannon RW:Standing balance and function over the course of acute rehabilitation. Arch Phys Med Rehabil 76:994-996, 1995
- 中村隆一,ほか:基礎運動学 第6版.pp357-358,医歯薬出版,2003

関連項目
- Functional Balance Scale ➡ 次項

(道免和久)

Functional Balance Scale

機能的バランス評価

対象	運動系	尺度	順序	構 成	14項目,合計56点(点数が高いほどバランスが良い)
障害	バランス能力(D)	方法	観察	重要度	★★★

概要 総合的バランス検査であり,高齢者に対する転倒のスクリーニング,脳血管障害患者に対する治療指針の決定,経時的変化の評価などに用いられる.

評価値の意味 対象者が課題を遂行したときの安全性や安定性を観察し評価する.評価方法は,課題の遂行状況によって0~4の選択肢から,最も近いと考えられる項目を選び,段階付ける.合計点は0~56点で点数が高いほどバランスがよい.高齢者をスクリーニングするための基準点は45点.

文献
- Berg KO, et al：Measuring balance in the elderly：preliminary development of an instrument. Physiother Can 41：304-311, 1989

関連項目
- モース転倒スケール ➡ 441頁
- バランス安定性時間計測検査 ➡ 444頁

(島田眞一)

ベルグバランススケール
Berg Balance Scale(BBS)

治療効果判定や転倒スクリーニングに活用

対象	運動系	尺度	仮間隔	構成	56(正常)～0(重度)
障害	バランス能力(D)	方法	運動課題	重要度	★★★★★

概要 機能的バランス能力の評価. 座位, 立位での静的姿勢保持と動的バランスなど, 臨床的によく用いられる動作を評価項目としている. そのため, 治療効果判定や経時的変化を追うことに適しているが, パフォーマンステストであるために, 機能障害の原因究明には適さない. 評価項目が日常的に必要とされている動作で構成されているため, どの項目の動作能力が低下しているかを明らかにすることができる. 評価項目は全14項目. その課題到達度, 実施時間などから, 各項目を5段階(0～4点)で評価する. その得点は多くの研究にも利用されており, 転倒頻度や歩行能力, 日常生活動作(ADL)とも関連がある.

評価値の意味 合計点は0～56点で, 点数が高いほどバランスがよい. 高齢者では45点が杖歩行の基準値となり, それ以下では転倒リスクが高まる. 急性期脳血管障害患者では, 45.0～45.3点で家庭復帰, 27.3～32.9点でリハビリテーション病院への転院, 8.1～19.5点では転院も困難となる. 経時的変化を追う場合は, 1点の減点が転倒リスクを3～8%上昇することを意味しているため, 得点の改善が転倒リスクの改善と解釈する. また, 36点以下では転倒リスクは100%となる.

文献
- Berg KO, et al：Measuring balance in the elderly：preliminary development of an instrument. Physiother Can 41：304-311, 1989 ⇒原典. 評価方法が記されている.
- 内山 靖, ほか(編)：臨床評価指標入門―適用と解釈のポイント. pp103-108, 協同医書出版社, 2003 ⇒評価値の解釈と妥当性, 信頼性などが記されている.

関連項目
- 機能的上肢到達検査 ➡ 440頁

(若杉樹史)

歩行率 ケーデンス
Walking Rate, Cadence

実用的歩行能力の評価指標					
対象	運動系	尺度	間隔	構成	数値(歩/分)
障害	歩行(D)	方法	運動課題	重要度	★★★★★

概要 平地を直線歩行したときの1分間当たりの歩数を測定したもの.

評価値の意味 標準ケーデンスは120歩/分. 個人差が大きいため, 他者との比較というよりも各個人の運動効果や機能変化の指標として用いることが多い.

文献
・Götz-Neumann K(原著), 月城慶一, ほか(訳):観察による歩行分析. 医学書院, 2005
・中村隆一, ほか:基礎運動学 第6版. 医歯薬出版, 2003

関連項目
・歩幅 ➡ 次項
・歩行速度 ➡ 448頁

(佐久川明美)

歩幅
Step Length

歩行機能評価の指標					
対象	運動系	尺度	間隔	構成	数値(m)
障害	歩行(D)	方法	運動課題	重要度	★★★★

概要 片方の踵が接地したときから, もう片方の踵が接地するまでの動作が1歩(step)で, この間の距離が歩幅(step length)である. 右足が前なら右の歩幅, 左足が前なら左の歩幅とし, 左右の歩幅をそれぞれ測定評価する.

評価値の意味 歩幅の決まりはなく, 身長, 脚長, 歩行速度によって異なる. 左右対称であるか, 一定しているかなどで病的問題があるかを判断したり, 運動能力の判断に用いる. 成人健常者の男性平均0.6〜0.7 m, 女性平均0.5〜0.7 m. 歩行速度は歩幅に影響される.

文献
・Götz-Neumann K(原著), 月城慶一, ほか(訳):観察による歩行分析. 医学書院, 2005
・中村隆一, ほか:基礎運動学 第6版. 医歯薬出版, 2003

関連項目
・歩行率 ケーデンス ➡ 前項
・歩行速度 ➡ 448頁

(佐久川明美)

歩行分析
Gait Analysis

歩行の様子をさまざまな角度から評価

対象	運動系	尺度	間隔	構成	数値(複合)
障害	歩行(D)	方法	計測	重要度	★★★★★

概要 歩行とはさまざまな因子が統合されて成立する複合動作であり，歩行分析とはその歩行を構成する因子を分析することである．しかし，歩行には多くの因子が関与しているため，完全にすべての項目を評価することは困難である．そのため，次のような歩行に大きく関与している項目を中心に評価することが多い．その定量的な測定には，ストップウォッチ，メジャー，ビデオカメラ，3次元解析装置，床反力計，運動筋電位(EMG)計測器などが用いられ，測定法には①時間・距離的分析，②運動学的分析，③運動力学的分析，④運動生理学的分析がある．一般的な臨床の場面では，①が簡便で，多く用いられている．得られた結果を標準値と比較し，その異常歩行の程度を把握するが，標準値との比較には年齢，性別，体型などを考慮することが必要である．

評価値の意味

〈時間・距離的分析：標準値(成人)〉

・歩行周期(walking cycle)：遊脚期…40％，立脚期…60％，二重支持期…20％．
・歩調(cadence)：120歩/分
・ストライド(stride)：1.4 m
・歩幅(step)：0.7 m
・歩隔(step width)：5～13 cm
・歩行速度(walking speed)：77～86 m/分

文献

・Götz-Neumann K(原著)，月城慶一，ほか(訳)：観察による歩行分析．医学書院，2005
・日本整形外科学会，ほか(監修)：義肢装具のチェックポイント 第7版．医学書院，2007
・米本恭三(監修)，石神重信，ほか(編)：最新リハビリテーション医学 第2版．医歯薬出版，2005

関連項目

・12分間歩行距離テスト ➡ 256頁
・6分間歩行距離テスト ➡ 257頁
・最大一歩幅 ➡ 431頁
・10 m最大歩行速度 ➡ 449頁
・10 m歩行時間 ➡ 450頁
・10 m歩行歩数 ➡ 450頁
・歩数(万歩計) ➡ 454頁

(梅田幸嗣)

2ステップテスト

最大2歩幅長による歩行能力の推定

対象	運動系	尺度	間隔	構成	数値
障害	歩行(D)	方法	運動課題	重要度	★★★★★

概要 最大2歩幅長を身長比で表した数値を求める．歩行速度，日常生活自立度，転倒リスクとの有意な関係があるとされている．2ステップ値と10m歩行速度($R2=0.81$)，6分間歩行距離($R2=0.80$)は正の相関を示す．timed up and go test(TUG)と類似しているが，椅子からの立ち上がり・方向転換を含まないため，評価がより簡便である．

評価値の意味 若年健常者の平均値は1.7である．数値が大きいほど歩行能力が高い．1.0を下回ると転倒のリスクが大きくなるとされている．

文献
- 村永信吾，ほか：2ステップテストを用いた簡便な歩行能力推定法の開発．理学療法学 30：236，2003

関連項目
- Timed Up and Go Test ➡ 150頁
- 機能的上肢到達検査 ➡ 440頁

(宮越浩一)

歩行速度

歩行能力の測定尺度

対象	運動系	尺度	間隔	構成	数値(m/秒)
障害	歩行(D)	方法	計測	重要度	★★★★★

概要 一定の距離(10mが一般的)を普通の速さ(自由歩行速度)，またはできる限り速く(最大歩行速度)歩いたときの所要時間を測定し，速度を計算する．10m歩行速度の測定法は平坦で滑りにくい床上に16mの直線歩行路を設け，両端の3mを予備路とする．3mから13mの点までを歩行する際，被検者の遊脚側の下肢がスタートラインを横切った時点からゴールラインを横切ったときまでの時間を測定する．測定は3～5回繰り返し，最も速い測定データを採用する．検査手技が簡単で，訓練効果の評価手段として非常に有用である．歩行速度は加齢に伴って遅くなる．高齢者においては日常生活の歩行速度はその人の最大歩行速度に規定される．若年者ではそのような相関は認められない．

評価値の意味 10m最大歩行速度は別項で扱うので，ここでは10m自由歩行速度の正常値を示す．自由歩行速度の正常平均(m/秒)は，男性では20歳代：1.41，30歳代：1.31，40歳代：1.39，50歳代：1.30，60歳代：1.41で，若年～比較的若年者では加齢による変化はない．ただし，高齢者では，65～69歳男性：1.21，同女性：1.14，70～74歳男性：1.17，同女性：0.95，75～79歳男性：1.08，同女性：0.95，

80〜84歳男性：0.88, 同女性：0.78のデータが報告されており，後期高齢者では減少傾向がみられる．

文献
- 岩谷 力：WS(walking speed, 歩行速度). 岩谷 力, ほか(編)：障害と活動の測定・評価ハンドブック―機能からQOLまで. pp110-112, 南江堂, 2005

関連項目
- 歩行率 ケーデンス ➡ 446頁
- 10 m最大歩行速度 ➡ 次項
- 10 m歩行時間 ➡ 450頁

(松本憲二)

10 m最大歩行速度
10 Meter Maximum Walking Speed

10 mを可能な限り速く歩いた場合の速度

対象	運動系	尺度	間隔	構成	数値(m/秒)
障害	歩行(D)	方法	計測	重要度	★★★★★

概要 最大歩行速度で歩行する際，意図的には歩調，歩幅，歩行率などを制御できず，各人でそれぞれほぼ一定の値を示すため，被検者の最大能力が発揮されたのものと考えることができる．年齢，性，身長，体型，筋力，運動能力などの個人特性に依存する．

評価値の意味 正常平均速度(m/秒)は，男性では20歳代：4.71, 30歳代：3.62, 40歳代：3.53, 50歳代：3.25, 60歳代：2.74と加齢により確実に遅くなる．高齢者では，65〜69歳男性：2.08, 同女性：1.77, 70〜74歳男性：1.92, 同女性：1.49, 75〜79歳男性：1.75, 同女性：1.46, 80〜84歳男性：1.43, 同女性：1.12のデータが報告されている．

また，佐直らによると，10 m最大歩行速度は在宅脳卒中患者の生活活動レベルとの関連性が認められることが示されている．最大歩行速度が20 m/分以上の人はラジオを聴いたり，衣類，耐久消費財の買い物に行くことができ，40 m以上の人は政治講演会や各種会合に参加したり，博物館・美術館などに出かけたり，絵や陶芸など創作活動を行うことができる，60 m/分以上の人は政党や組合などの集会に出席したりでき，80 m/分以上の人は病人や高齢者の世話を行っていたとされている．

文献
- 岩谷 力：WS(walking speed, 歩行速度). 岩谷 力, ほか(編)：障害と活動の測定・評価ハンドブック―機能からQOLまで. pp110-112, 南江堂, 2005
- 佐直信彦, ほか：在宅脳卒中患者の生活活動と歩行機能の関連. リハ医学 28：541-547, 1991

関連項目
- 歩行速度 ➡ 448頁
- 10 m歩行時間 ➡ 450頁

(松本憲二)

10 m 歩行時間
10 Meter Walking Time

10 m を何秒で歩けるかを計測					
対象	運動系	尺度	間隔	構　成	数値(秒)
障害	歩行(D)	方法	運動課題	重要度	★★★★★

概要 歩行速度は計算がやや煩雑なので，臨床の現場ではより簡便な「10 m 歩行時間」を歩行速度の代わりに用いることがしばしばある．歩行速度(m/秒) = 10(m)/10 m 歩行時間(秒)．

評価値の意味 青信号の時間は歩行者の速度を 60 m/分を想定して設置されているので，交差点の横断には最大歩行速度でも 10 m 歩行時間が「10 秒以下」，また実用歩行(おおむね 20 m/分以上)の目安として自由歩行速度での 10 m 歩行時間が「30 秒以内」がよく用いられる指標である．

文献
・越智文雄，ほか：歩行障害．米本恭三，ほか(編)：リハビリテーションにおける評価 Ver.2. 臨床リハ別冊，pp132-141，医歯薬出版，2000

関連項目
・歩行速度 ➡ 448 頁
・10 m 最大歩行速度 ➡ 449 頁

(松本憲二)

10 m 歩行歩数
Steps of 10 Meter Walking

10 m での歩行速度検査での歩数					
対象	運動系	尺度	間隔	構　成	数値(歩)
障害	歩行(D)	方法	運動課題	重要度	★★★★★

概要 10 m での歩行速度検査では，歩行速度だけではなく，歩行率，重複歩距離を測定するため，歩数を測定する．歩数は歩幅に依存している．

評価値の意味 10 m での自由歩行速度での正常平均(歩数)は，男性では 20 歳代：13.2，30 歳代：14.1，40 歳代：14.5，50 歳代：14.9，60 歳代：14.1 と加齢による変化は少ない．しかし高齢者では，65～69 歳男性：15.1，同女性：17.2，70～74 歳男性：16.1，同女性：20.0，75～79 歳男性：17.2，同女性：20.0，80～84 歳男性：20.4，同女性：22.7 と加齢に伴い歩数の増加がみられる．また，最大歩行速度では加齢による歩数の増加はより大きくなる．

文献
・岩谷 力：WS(walking speed，歩行速度)．岩谷 力，ほか(編)：障害と活動の測定・評価ハンドブック—機能から QOL まで．pp110-112，南江堂，2005

関連項目
・歩行速度 ➡ 448 頁
・10 m 最大歩行速度 ➡ 449 頁

(松本憲二)

Modified Sitting Step Test
体力の評価法

対象	運動系	尺度	名義	構 成	分類
障害	体力(D)	方法	運動課題	重要度	★★★

概要 5 分間の最大下運動負荷による体力測定法．被検者は座った姿勢で 6 インチ(15.2 cm)の台に交互に足をステップする．ステップの速度は 1 秒に 1 ステップで，それを 5 分間継続する．運動量は，2.3 Mets に相当する．ほかの運動負荷テストと同様，テストを行わない基準(安静時心拍数＞100，安静時収縮期血圧＞180，安静時拡張期血圧＞95)と中止基準(息切れ，疲労や継続困難，心拍数＞120，収縮期血圧 10 以上の低下，収縮期血圧＞220，拡張期血圧 10 以上の上昇)がある．

評価値の意味 5 分間のテスト達成や運動負荷に対する反応などで，体力の状態を次の 3 段階に分類する．

・unhealthy：運動負荷ができなかったり，5 分間の運動負荷が終了できなかった対象．
・deconditioned：5 分間の運動を終了することはできたが，運動終了時と，終了 2 分後の状態が不適当だった対象．RPP＝心拍数×収縮期血圧に基づいて評価する．
・healthy：上記 2 段階以外の状態．

文献
・Smith EL：Physical activity prescription for the older adult. The Physician and Sports Medicine 11：91-101, 1983
・Jennifer S, et al：Physical impairment and disability：relationship to performance of activities of daily living in community-dwelling older men. Phys Ther 82：752-761, 2002

(坂本己津恵)

総自動運動
Total Active Motion (TAM)
手指の三関節合計屈曲角度より合計伸展不足角度を差し引いた角度

対象	運動系	尺度	間隔	構 成	数値(度)
障害	上肢機能(I)	方法	計測	重要度	★★★★

概要 関節可動域の表記法のなかに総自動運動(total active motion；TAM)，全他動運動(total passive motion；TPM)があり，米国手の外科学会(American Society for Surgery of the Hand)により関節運動の記述方法として推奨されている．TAM は MP，PIP，DIP 関節の全関

節を最大屈曲したときの角度の合計より，各関節を伸展させたときの伸展不足角の和を差し引くことによる角度の総和である．測定は握りこぶしの状態で行う．

評価値の意味 TAM は腱の滑走，TPM は関節の可動性を表し，これらを比較する際に用いられる．機能障害としての損失の％を計算するために用いられるものではない．また PIP，DIP 関節での過伸展は異常値として考慮し，不足角として計算する．

文献
・宮前珠子, ほか(訳)：手の外傷. Pedretti LW(著), 宮前珠子, ほか(監訳)：身体障害の作業療法 第4版. pp733-767, 協同医書出版社, 1999
・中田眞由美, ほか：作業療法士のためのハンドセラピー入門 第2版. 三輪書店, 2006

関連項目
・関節可動域 ➡ 434 頁
・指尖手掌距離 ➡ 457 頁

(川本聖子)

10秒テスト

簡単にできる脊髄障害の評価法

対象	運動系	尺度	間隔	構成	数値(回)
障害	上肢機能(I)	方法	運動課題	重要度	★★★★

概要 脊椎・脊髄疾患に対する運動機能評価法の1つで，単純に手の全指を握ったり開いたりするグー，パーの動作を10秒間に何回できるかをみるもの．3回行い，その平均を測定する．特別な検査器具を必要とせず，外来診察場面やベッドサイドで簡便かつ短時間に施行でき，評価者にも特別な訓練を要しないといった利点がある．術後回復の指標としても利用でき，上肢 JOA スコアとの有意な相関を認めた報告もあり，多くの研究が行われている．また，これをもとにした脳卒中軽度片麻痺患者に対する簡易な上肢機能評価テストも存在する．

評価値の意味 20 回以下の場合には巧緻運動障害の可能性が高く，脊髄障害の疑いがあるといわれている．

文献
・Ono K, et al：New clinical signs of cervical cord damage. J Bone Joint Surg 69-B：215-219, 1987 ⇒原著.

関連項目
・変形性股関節症の X 線像の評価(日本整形外科学会) ➡ 193 頁

(奥野太嗣)

運動系 453

指床間距離
Finger-Floor Distance(FFD)

ハムストリングスや腰背筋の柔軟性の評価方法

対象	運動系	尺度	間隔	構成	数値(cm)
障害	その他	方法	運動課題	重要度	★★★★

概要 膝を曲げないようにして,体幹を前屈する.上肢を下垂させて,指先と床の間の距離を測定する.正常者では床に指がつくことが多い.これによりハムストリングスや腰背筋の柔軟性を評価する.

評価値の意味 高齢者では−5 cm 程度(床まで届かない),若年者では 5〜10 cm 程度となることが多い.

文献
・岩倉博光(監修),松沢 正(編):理学療法評価法 改訂第3版.P78,金原出版,1995

関連項目
・関節弛緩性評価 ➡ 209 頁

(宮越浩一)

活動別バランス自信度尺度
Activity Specific Balance Confidence Scale(ABC)

歩行可能な高齢者におけるバランスに対する自信の評価

対象	運動系	尺度	仮間隔	構成	100(自信あり)〜0(なし)
障害	その他	方法	質問紙(自記式)/面接	重要度	★★

概要 本検査は自己記入,面接あるいは電話での聞き取り調査により行う.被検者は,室内歩行から屋外の駐車場への歩行,混み合った商店街を歩くといった難易度の異なる 16 の活動を行うときのバランスの安定性について,0(全く自信がない)〜100(完全な自信を有する)を示した 11 スケールから選択する.

評価値の意味 成績は 0〜100 点の範囲で算出される.考案者によれば,80 点台後半以上の被検者は高い活動性を有しており,機能維持を図るべきとしている.一方,80 点未満ではバランスに対する自信についてさらに改善すべき余地があるが,80 点以上の被検者に比較して改善幅が大きいことが複数の研究から示唆されている.

文献
・Finch E, et al(著),望月 久,ほか(監訳):リハビリテーション評価ガイドブック─帰結評価の考え方と進め方.pp60-62,ナップ,2004

関連項目
・転倒予防自己効力感尺度 ➡ 159 頁

(眞渕 敏)

歩数(万歩計)
Number of Steps(Step-Meter)

1日の活動性をはかる指標

対象	運動系	尺度	間隔	構成	数値(歩)
障害	その他	方法	計測	重要度	★★★★★

概要 活動性の指標として万歩計による測定が広く用いられている.また,「歩行1日○○歩」が糖尿病・メタボリックシンドロームの予防,運動療法の処方として用いられている.

評価値の意味 一般的に,1,000歩は,健常者で歩く時間で約10分,歩行距離で600～700m程度で,歩数によって次のように分けられている.

- 2,000～4,000歩/日:不活発なレベルの生活
- 4,000～7,000歩/日:中間的な活動レベルの生活
- 7,000～10,000歩/日:活発なレベルの生活

運動療法での指標としては,ほかに運動を制限する合併症がなければ10,000歩/日が最終目標とされることが多く,脳卒中後で屋外歩行の自立した人の活動性の維持・向上には7,000～8,000歩/日程度が目標となる.また,疾患の一次予防の取り組みである厚生労働省の「健康日本21」では,現状の平均男性8,202歩/日,女性7,282歩/日を,2010年には男性9,200歩/日以上,女性8,300歩/日以上にすることが目標として掲げられている(10,000歩=300kcalの消費).

文献
- 健康日本21企画検討会,ほか:21世紀における国民健康づくり運動(健康日本21)について 報告書.厚生労働省,2000

関連項目
- 10m最大歩行速度 ➡ 449頁
- 10m歩行時間 ➡ 450頁

(松本憲二)

クラウス・ウエーバーテスト
Kraus-Weber Test

体幹機能評価による体力テスト

対象	運動系	尺度	間隔	構成	数値(cm)
障害	その他	方法	運動課題	重要度	★★

概要 腹筋群(膝伸展・屈曲時の上体起こし,背臥位での膝伸展・両下肢挙上)と背腰筋群(上体そらし,腹臥位での膝伸展・両下肢挙上),体幹柔軟性(立位体前屈)の6項目からなる検査.それぞれ床から何cm離れたかを測定する.体力テストの原型.現在,この検査を改訂し,7項目で各5～6段階評価(40点満点)の脊柱機能検査(クラウス・ウエーバーテスト変法・大阪市大方式)が,主にスポーツ選手の脊柱機能の評価や術後の脊柱機能の変化のスケールとして用いられている.

評価値の意味 元来のクラウス・ウエーバーテストは，各検査項目に関して基準値を満たしているかどうかで判定する．個人の値というよりも集団のなかで何割がどの程度基準を満たせないかを算出し体力の集団評価として使用していた．脊柱機能検査（クラウス・ウエーバー変法・大阪市大方式）は点数が高いほど機能が優れていると判断する．

文献
・Twomey LT, et al (eds)：Physical Therapy of the Low Back 3rd ed. Churchill Livingstone, 2000

関連項目
・日本整形外科学会腰痛疾患治療成績判定基準 ➡ 178 頁
・Roland and Morris Disability Questionnaire (RMDQ) ➡ 179 頁
・上体起こし ➡ 433 頁　　　　　　　　　　　　　　　　　　（佐久川明美）

Nine-Hole Peg Test
手指巧緻性の評価

対象	作業療法関連	尺度	間隔	構成	数値（秒）
障害	上肢機能 (I)	方法	作業課題	重要度	★★★★★

概要 海外で汎用されている上肢機能評価法の1つ．9つの穴が配置された台座と9本のペグを用いる．ペグを1本ずつ穴に挿し，すべて挿し終わったら再び1本ずつ抜いていく．ペグを挿し始めてから抜き終わるまでの所要時間が成績となる．健側手→患側手の順に2回ずつ所要時間を測定し，よいほうの成績を採用する．海外では多発性硬化症（multiple sclerosis；MS）患者に対する上肢機能評価に多用されているようで，関連文献も多い．

評価値の意味 厳密な判定基準は報告されていないが，経験則的には15〜20秒が標準範囲と推察される．また，質の評価（つまみの形態，取り落とし状況，左右差，疲労，学習効果など）も可能である．

文献
・Mathiowetz V, et al：Adult Norms for the Nine Hole Peg Test of Finger Dexterity. The Occupational Therapy Journal of Research 5：24-37, 1985

関連項目
・Wolf Motor Function Test (WMFT) ➡ 20 頁
・簡易上肢機能検査 ➡ 456 頁
・手指機能指数テスト ➡ 458 頁　　　　　　　　　　　　　　（佐野恭子）

簡易上肢機能検査
Simple Test for Evaluating Hand Function (STEF)

本邦での上肢機能検査のスタンダード

対象	作業療法関連	尺度	間隔	構成	100(正常)〜0(重度)
障害	上肢機能(I)	方法	運動課題	重要度	★★★★

概要 小児から老人まで，左右どちらの手でも利用できる上肢機能検査．専用の検査道具を用いる．各10点満点の10種類のサブテストからなり，合計点が総得点．各サブテストでは，異なる重さや素材の物品(ボール，木片，布，ピンなど)の運搬能力を，運搬に必要な時間を基準に得点化．多数の健常者群から得られた年齢階級別得点(表)から年齢ごとの正常域がわかる．得点の変化が有意かどうかを示す「差の指標」(1.2〜3.8点)がサブテストごとに決められている．

評価値の意味 年齢階級別得点表を参考に評価する．100点以下でも異常とは限らない．たとえば，60歳代の対象者なら，88点でも正常域の範囲内である．

表 簡易上肢機能検査(年齢階級別得点)

年齢階級	正常域			年齢階級	正常域		
	最高	平均	最低		最高	平均	最低
3	85	57	28	14〜19	100	100	98
4	93	71	49	20〜29	100	100	99
5	100	85	71	30〜39	100	100	98
6	100	91	78	40〜49	100	99	96
7	100	95	90	50〜59	100	98	92
8	100	97	93	60〜69	100	95	88
9	100	98	94	70〜79	100	90	75
10	100	99	95	80以上	100	83	66
11〜13	100	99	96				

〔金子 翼：簡易上肢機能検査(STEF)—検査者の手引き．酒井医療株式会社，1986〕

文献
- 金子 翼：簡易上肢機能検査(STEF)—検査者の手引き．酒井医療，1986
  ⇒酒井医療社製のSTEF検査用具付属の手引き書．
- 谷口敬道：簡易上肢機能検査．内山 靖，ほか(編)：臨床評価指標入門—適用と解釈のポイント．pp121-126，共同医書出版社，2003

関連項目
- 脳卒中上肢機能検査 ➡ 19頁
- 手指機能指数テスト ➡ 458頁

(吉田直樹)

作業療法関連　457

指尖手掌距離
Tip Palm Distance

手の外科領域でよく用いられる検査. 手の屈曲機能診断の1つ

対象	作業療法関連	尺度	間隔	構成	数値(cm)
障害	上肢機能(I)	方法	計測	重要度	★★★★★

概要 手の屈曲機能診断の1つ. 指尖(Ⅱ～Ⅴ指)と近位手掌皮線(proximal palmar crease), または遠位手掌皮線(distal palmar crease)との距離(cm)を測る検査. なんらかの原因で関節可動域(ROM)が測定できない場合に利用することが多い.

評価値の意味 各指尖と手掌の間の距離は0cmが正常. 基本的に, 指尖と手掌間に少しでも距離が認められると異常とされている.

文献
・古川昭人：基礎技法. 金子 翼(編)：作業療法学全書—作業療法評価法 改訂第2版. p52, 協同医書出版社, 2000

関連項目
・関節可動域 ⇒ 434頁
・手指機能指数テスト ⇒ 458頁

(竹林 崇)

ジョブセン・テーラー手指機能検査
Jebsen-Taylor Hand Function Test

手指巧緻性の評価

対象	作業療法関連	尺度	間隔	構成	数値(秒)
障害	上肢機能(I)	方法	運動課題	重要度	★★★

概要 標準化された課題において被検者の測定値と客観的な測定値を比較する, 実施が容易な検査である. 検査は7つの下位項目からなり, 日常生活で必要となる動作を評価する. 利き手, 非利き手ごとに各下位テストを行う時間を測定し, それぞれの標準値と比較する. 標準値はさらに性別, 年齢別についても分類されている. この検査は優れた総合的な手機能の検査方法である.

評価値の意味 7つの下位項目における20～59歳までの男性の利き手の標準値(秒)は, ①書字(12.2), ②カードの裏返し(4.0), ③小物品のつまみ上げ(5.9), ④摂食動作の真似(6.4), ⑤駒の積み重ね(3.3), ⑥大きな空き缶の持ち上げと移動(3.0), ⑦1ポンド缶の持ち上げと移動(3.0), である.

文献
・中田眞由美：作業療法士のためのハンドセラピー入門. p35, 三輪書店, 2001
・Jebsen RH, et al：An objective and standardized test of hand function. Arch Phys Med Rehabil 50：311-319, 1969

関連項目
- Wolf Motor Function Test(WMFT) ➡ 20頁
- Nine-Hole Peg Test ➡ 455頁
- 簡易上肢機能検査 ➡ 456頁
- 手指機能指数テスト ➡ 次項
- パーデュー・ペグボード・テスト ➡ 次々項

(川本聖子)

手指機能指数テスト
Finger Function Quotient Test(FQテスト)

上肢・手指機能を標準化された指数で評価

対象	作業療法関連	尺度	仮間隔	構 成	100(正常)〜0(障害)
障害	上肢機能(I)	方法	観察	重要度	★★★

概要 10種の下位検査からなる手指の機能障害や治療の改善程度を評価するために開発されたテストである．手指機能指数(finger function quotient；FFQ)によって表示される．

評価値の意味 10種の下位検査はそれぞれ10段階で，合計は0〜100点であり，健常者で最も不器用なものがFQ=100となる．また，日常生活動作(ADL)がかろうじて自立可能なものの機能を20〜30となるように設定されている．そのため，対象者が健常者の何％の機能であるかを示す指標になっている．

文献
- 今田 拓，ほか：手指機能評価の考察と実際—Finger Function Quotient (FQ)．総合リハ 5：407-417, 1977 ⇒評価の概要と使い方を解説．

関連項目
- 指尖手掌距離 ➡ 457頁

(竹林 崇)

パーデュー・ペグボード・テスト
Purdue Pegboard Test

応用的な手指巧緻性の評価

対象	作業療法関連	尺度	間隔	構 成	数値(本・セット数)
障害	上肢機能(I)	方法	運動課題	重要度	★★★

概要 組立作業，機械操作，手作業などを行う複数の作業現場で数千人を対象に実験・標準化された巧緻性検査である．ボード，ペグ，カラー，ワッシャーからなる専用の道具を用いる．手・指の粗大運動と指尖つまみなどの操作性を測定する．時間内に連続して適切に操作したペグ数が成績となり，5つのスコア〔①右手(利き手：30秒)，②左手(非利き手：30秒)，③両手(30秒)，④右+左+両手の合計，⑤組み立て(1分)〕が得られる．

評価値の意味 脳損傷の有無や側性，年齢，志望職種別などの多種多様なデータが報告されており，それぞれに信頼性の検証も行われてい

る．たとえば Costa ら(1963)は 60 歳以下の右利き被検者について，成績が「左手(非利き手)11 以下，右手(利き手)13 以下，両手 10 以下，左手＞右手，右手＞左手＋3」のうち 1 つ以上適応する場合を脳障害としている．

文献
・Tiffin J：Purdue Pegboard：Examiner Manual．Science Research Associates，1968
・岩崎テル子，ほか(編)：標準作業療法学 専門分野―作業療法評価学．pp187-188，医学書院，2005

関連項目
・Nine-Hole Peg Test ➡ 455 頁
・ジョブセン・テーラー手指機能検査 ➡ 457 頁　　　　　　　　　　（佐野恭子）

上肢障害評価表
The Disabilities of the Arm, Shoulder and Hand(DASH) Outcome Questionnaire

日常生活における上肢全体の能力低下の評価

対象	作業療法関連	尺度	仮間隔	構成	0(正常)～100(重度)
障害	ADL(D)	方法	質問紙(自記式)	重要度	★★★★★

概要　米国整形外科学会(AAOS)で開発され，日常生活における能力低下を反映する自己質問紙評価法．日本手の外科学会により，日本語版が作成され，手の外科，関節リウマチ(RA)，頸椎疾患など上肢障害を有する多くの疾患で用いられている．「食事の支度ができますか」などの障害に関する質問 30 項目と，スポーツ・仕事に関する選択項目 8 項目から構成され，困難度に応じて，患者自身が各項目につき 1～5 点で回答する．

評価値の意味　得点範囲は 0～100 点．高得点ほど重度の障害を示す．

文献
・Hudak PC：Development of an upper extremity outcome measure：the DASH(disabilities of the arm, shoulder and hand)．Am J Ind Med 29：602-608，1996
・堀井可奈：上肢障害の評価．臨床リハ 15：413-419，2006

関連項目
・Michigan Hand Outcomes Questionnaire(MHQ) ➡ 188 頁
・Modified Health Assessment Questionnaire(MHAQ) ➡ 243 頁
・SF-36 ➡ 481 頁　　　　　　　　　　　　　　　　　　　　（水口裕香子）

Canadian Occupational Performance Measure (COPM)

患者の興味や優先順位を評価

対象	作業療法関連	尺度	仮間隔	構成	複合
障害	その他	方法	質問紙(自記式)	重要度	★★★★★

概要 作業遂行の問題に対する患者の認識を評価するための個別尺度で,次の4段階で構成.

- 第1段階:セルフケア,仕事,レジャーの作業遂行について,やりたいこと,する必要のあること,期待されることを決定.
- 第2段階:それぞれの作業遂行の重要度をカードを使って10段階で評定〔1(全然重要でない)~10(とても重要)〕.
- 第3段階:取り上げた問題のうち,患者が優先する順で5つに絞り,それぞれに遂行度と満足度を10段階で評定し〔遂行度:1(全然できず)~10(とても上手),満足度:1(全然満足せず)~10(とても満足)〕,問題数で割って,全体の遂行スコアと満足スコアを計算.
- 第4段階:一定期間後,遂行度と満足度を再評価し,初回との差を記録.

評価値の意味 最初の点数自体に意味があるというよりも,患者とのインタビュー過程を通して最も優先順位の高い領域は何かを明らかにすることができる.評価と再評価のスコアの変化は,臨床的に重要な点数となり,2点以上の変化は臨床上重要である.

文献
- Law M, et al:Canadian Occupational Performance Measure 2nd ed. CAOT Publications ACE, 1994 ⇒原著.
- Law M, et al(著),吉川ひろみ,ほか(訳):COPM—カナダ作業遂行測定第3版.大学教育出版, 2001

関連項目
- Assessment of Motor and Process Skills(AMPS) ➡ 472頁　　　(奥野太嗣)

ゴール達成スケーリング
Goal Attainment Scaling (GAS)

症例の目標到達度を測る評価

対象	作業療法関連	尺度	仮間隔	構成	+2(高い)~-2(低い)
障害	総合(I/D/H)	方法	面接	重要度	★★★★

概要 患者が到達すると予測される結果に対して,実際に介入した後の到達度を測定する評価法である.個人内の変化を評価できるだけでなく,介入の効果を数字で表すことができる.

評価値の意味 評価マニュアルにある計算公式により,各個人のゴール達成係数を算出し,それに対して,-2(最も低いレベルの結果),-1(少し低いレベルの結果),0(期待される結果),+1(少し高いレベ

ルの結果), +2(最も高いレベルの結果)というように数値で示される.
文献
・Kiresuk TJ, et al:Goal attainment scaling;A general method for evaluating comprehensive community mental health programs. Community Ment Health 4:443-453, 1968 ⇒原典.
関連項目
・Barthel Index ➡ 463頁
・機能的自立度評価法 ➡ 466頁
・Assessment of Motor and Process Skills(AMPS) ➡ 472頁　　　　（竹林 崇）

会話明瞭度検査

自由発話の明瞭度を5段階で評価

対象	言語療法関連	尺度	順序	構 成	1(正常)~5(重度)
障害	言語(I)	方法	言語・認知課題	重要度	★

概要 構音障害の検査. 単語レベルの明瞭度がよい場合でも自由会話での異常度が高い場合があるため, 会話の全体的な印象や実用的なレベルでの明瞭度を検査者が聴覚的に評価するもの. 検査者の主観的な判断となる.

評価値の意味
・1:すべてわかる
・2:ときどきわからない言葉がある
・3:テーマ(内容)がわかっていれば推測することができる
・4:ときどきわかる言葉がある
・5:ほとんどわかる言葉がない
　1~2:軽度, 3:中等度, 4~5:重度となる

文献
・熊倉勇美(編):言語聴覚療法シリーズ 9 運動障害性構音障害. pp61-62, 建帛社, 2001

関連項目
・成人構音障害者用単語明瞭度検査 ➡ 462頁
・発話特徴抽出検査 ➡ 462頁　　　　（二宮友美）

最長発声持続時間
Maximum Phonation Time(MPT)

連続する発話のための呼気の供給と喉頭の発声効率の評価

対象	言語療法関連	尺度	間隔	構 成	数値(秒)
障害	言語(I)	方法	計測	重要度	★★★★★

概要 深呼吸後に普通の声の高さと大きさで, できるだけ長く母音を発声させ, この時間をストップウォッチで測定する. 休憩を挟みながら3~5回測定を行い, 最長時間を最長発声持続時間(MPT)として記

録する．MPT 値は若年成人で最大となり，加齢とともに次第に減少する．幼児・学童には男女差はないが，思春期以降は男性のほうが長くなる．

評価値の意味 幼児で3秒未満，学童で5秒未満，成人で10秒未満を異常とみなす．

・日本人成人男性の平均：29.7秒(棄却限界 13.9秒)
・日本人成人女性の平均：20.3秒(棄却限界 9.0秒)

文献
・小寺富子(監修)，平野哲雄，ほか(編)：言語聴覚療法臨床マニュアル 第2版．協同医書出版社，2004
・廣瀬 肇，ほか：言語聴覚士のための運動障害性構音障害学．医歯薬出版，2001

(塩嶌加津)

成人構音障害者用単語明瞭度検査
構音障害の単語レベルでの発話明瞭度を評価

対象	言語療法関連	尺度	仮間隔	構 成	数値(%)
障害	言語(I)	方法	運動課題	重要度	★★★

概要 品詞，抽象語の数などがほぼ等しい2～5モーラの単語リスト5セット(計120語，各モーラ30語ずつ)を患者に音読もしくは復唱させ，録音したものを3名の健聴者に聞かせ，その明瞭度を%で示す．

評価値の意味 %値が高いほど明瞭度がよい．

文献
・伊藤元信：成人構音障害者用単語明瞭度検査の作成．音声言語医学 33：227-236，1992
・大久保洋，ほか：舌癌治療後の構音機能．音声言語医学 26：236-244，1985

関連項目
・会話明瞭度検査 ➡ 461頁
・発話特徴抽出検査 ➡ 次項

(宍貝美保)

発話特徴抽出検査
構音障害の多面的な症状分析検査

対象	言語療法関連	尺度	順序	構 成	複合
障害	言語(I)	方法	言語・認知課題	重要度	★★

概要 構音症状を，発話全体面の全25症状(声質：4，声：6，話す速さ：3，話し方：5，共鳴・調音：5，全体評価：2)について，聴覚的印象で評価するもの．この評価をさらに掘り下げて症状を把握することで，訓練プログラムを立案することができる．

評価値の意味 発話サンプルを用い，0が「正常」，±4が「最も異常とする」の5段階評価で，検査者の聴覚的印象に基づき採点する．一部，

−4〜±4というようにマイナスで記載する項目と,明瞭度は1〜5とする項目が含まれる.

文献
- 廣瀬 肇,ほか:言語聴覚士のための運動障害性構音障害学.pp12-13,医歯薬出版,2001

関連項目
- 会話明瞭度検査 ➡ 461頁
- 成人構音障害者用単語明瞭度検査 ➡ 462頁

(宍貝美保)

鼻息鏡による呼気鼻漏出検査
鼻咽腔閉鎖機能の可視的な評価

対象	言語療法関連	尺度	間隔	構成	数値(メモリ)
障害	言語(I)	方法	計測	重要度	★★★★★

概要 blowing時の呼気鼻漏出を評価する方法と,母音発声時の呼気鼻漏出を評価する方法がある.Blowing時の呼気鼻漏出を評価する方法では,ストローでコップの水を吹き,blowingさせ,鼻息鏡を鼻の下に置きその程度を調べる.可能であれば3秒以上blowingを持続させる.母音発声時の呼気鼻漏出を評価する方法では,5種の母音を持続発声させ,呼気鼻漏出の有無を評価する.疲れやすい患者の場合は「アー」「イー」のみで評価してもよい.いずれの評価法も鼻漏出の最大値を記録する.

評価値の意味 3メモリ以上は鼻漏出が重度.

文献
- 小寺富子(監修),平野哲雄,ほか(編):言語聴覚療法臨床マニュアル 第2版.協同医書出版社,2004
- 廣瀬 肇,ほか:言語聴覚士のための運動障害性構音障害学.医歯薬出版,2001

(塩嵜加津)

Barthel Index
最も利用されてきたADL評価法

対象	ADL	尺度	仮間隔	構成	100(正常)〜0(重度)
障害	ADL(D)	方法	観察	重要度	★★★★★

概要 Mahoneyにより1965年に発表され,以来日常生活動作(ADL)評価法のスタンダードとして,疾患共通に用いられてきた.特に脳卒中での有用性が確かめられている.項目の重み付けは臨床経験に基づいているが,後に統計的にも妥当なものであることが証明された.各項目5〜15点満点で,食事(10点),移乗(15点),整容(5点),トイレ(10点),入浴(5点),歩行(15点),階段(10点),更衣(10点),排便(10点),排尿(10点)の全10項目の合計が100点となる.5点刻みであるため,実際には21段階のスケールである点に注意する.さらに詳細

に評価するために，各項目を2～3点刻みに細分化した modified Barthel index が作成されたが，これは後に機能的自立度評価法(FIM)に発展した．

評価値の意味 正常値は100点．しかし，脳卒中の非麻痺側上肢だけで ADL が自立していても100点満点となるので，天井効果に注意．Barthel index の総得点と各項目の ADL について脳卒中では一定の難易度を維持していることから，次のような総得点による ADL の状況が推測できる．

〔Barthel index 総得点(脳卒中)〕
・80点：移乗がほぼ自立
・60点：介助から部分自立への分岐点．入院当初60点なら退院時自立
・40点：入院当初40点なら自宅退院率高
・40点未満：移動能力自立はない．食事，排泄など基本的 ADL 自立は半数未満

〔Barthel Index の ADL 項目別難易度(脳卒中)〕
〈易〉 ←   → 〈難〉
食事 排便 排尿 整容 トイレ 更衣 移乗 歩行 入浴 階段

　最初に自立する最も容易な ADL は食事であり，得点が上がるにしたがって徐々に右側の項目が自立する．極端にいえば，階段が自立していればすべての項目が自立しているはずである．脳卒中以外では難易度はある程度変化する．

文献
・Mahoney FI, et al：Functional evaluation：The Barthel Index. Md St Med J 14：61-65，1965
・Granger C, et al：Stroke rehabilitation：analysis of repeated Barthel Index measures. Arch Phys Med Rehabil 60：14-17，1979
・伊藤利之，ほか(編)：ADL とその周辺—評価・指導・介護の実際 第2版．医学書院，2008

関連項目
・機能的自立度評価法 ➡ 466頁　　　　　　　　　　　　　　　(道免和久)

Katz ADL Index

現在も利用されている古典的 ADL 評価法

対象	ADL	尺度	順序	構成	2(自立)～0(全介助)
障害	ADL(D)	方法	観察	重要度	★★★

概要 Katz Index は日常生活動作(ADL)のうち，入浴，更衣，トイレ移動，移乗，排尿・排便コントロール，食事の6項目．各項目とも自立(I)：0，部分介助(A)：1，全介助(依存：D)：2の3段階で評価する．

評価値の意味 項目ごとに0～2，または I，A，D の評価値が付く．総得点を評価することは普及していない．さらに，自立度に応じて次の

8つのカテゴリー分類がある.
- A：6項目とも自立
- B：1項目を除いて自立
- C：入浴ともう1項目を除いて自立
- D：入浴, 更衣ともう1項目を除いて自立
- E：入浴, 更衣, トイレ移動ともう1項目を除いて自立
- F：入浴, 更衣, トイレ移動, 移乗, およびもう1項目を除いて自立
- G：6項目すべて全介助
- O：2項目以上が全介助だが, C, D, E, Fに分類できないもの

文献
- Katz S, et al：Studies of illness in the aged. The index of ADL；A standardized measure of biological and psychosocial function. JAMA 185：914-919, 1963
- 才藤栄一, ほか：日常生活動作(活動)の評価. 千野直一(編)：現代リハビリテーション医学. pp197-211, 金原出版, 1999

関連項目
- Barthel Index ➡ 463頁
- 機能的自立度評価法 ➡ 466頁

(道免和久)

Kenny Self-Care Evaluation
かつて使われていたADL評価法

対象	ADL	尺度	仮間隔	構成	28(自立)～0(全介助)
障害	ADL(D)	方法	観察	重要度	★★★

概要 ベッド, 移乗, 移動, 更衣, 衛生, 排便と排尿, 食事の7つのカテゴリーを次の17項目の活動に分ける. ベッド(①ベッド上, ②起き上がりと座位), 移乗(③座位になる, ④立位になる, ⑤トイレ), 移動(⑥歩行, ⑦階段, ⑧車いす), 更衣(⑨上半身と腕, ⑩下半身と脚, ⑪足部), 衛生(⑫顔・髪・腕, ⑬体幹・会陰, ⑭下肢), 排便と排尿(⑮排便, ⑯排尿), ⑰食事. それぞれの活動項目に具体的課題があり, 合計85項目の活動それぞれについて3段階(自立, 部分介助または見守り, 全介助)で評価する. そして各活動について, 0(全介助), 1(重度介助), 2(中等度介助), 3(軽度介助 and/or 監視), 4(自立)の5段階の活動評点をつける. カテゴリー内の活動評点の平均値をカテゴリー評点とする. カテゴリー評点の合計点がセルフケア・スコアである.

評価値の意味 17の活動項目をそれぞれ0(全介助)～4(自立)で評価する. カテゴリー評点は, それぞれに含まれる活動の平均値であるから0(全介助)～4(自立). 7カテゴリーの合計点は0(全介助)～28(すべて自立)となる.

文献
- Schoening HA, et al：Numerical scoring of self-care status：a study of the Kenny self-care evaluation. Arch Phys Med Rehabil 49：221-229, 1968

関連項目
・Barthel Index ➡ 463 頁
・Katz ADL Index ➡ 464 頁
・機能的自立度評価法 ➡ 次々項

(道免和久)

Northwick Park Index of Independence in ADL

直接評価による ADL 自立度の評価

対象	ADL	尺度	仮間隔	構 成	34(完全自立)~0(全介助)
障害	ADL(D)	方法	運動課題	重要度	★

概要 1976 年に Northwick Park 病院で開発された,日常生活動作(ADL)自立度を測定する評価法.患者を部屋に呼び,実際に説明する内容の動作を行わせることで直接評価する.動作項目は,移乗,整容,入浴,トイレ動作,更衣から調理や階段昇降,屋外動作など 17 項目からなる.

評価値の意味 各項目ともに 0 点(全介助),1 点(部分介助),2 点(完全自立)の 3 段階で評価し,最低得点が 0 点で全介助,最高得点が 34 点で完全自立を表す.

文献
・Benjamin J:The Northwick Park ADL index. Br J Occup Ther 39:301-306, 1976

関連項目
・Barthel Index ➡ 463 頁
・Katz ADL Index ➡ 464 頁
・機能的自立度評価法 ➡ 次項

(谷田夏奈)

機能的自立度評価法
Functional Independence Measure(FIM)

ADL 評価の世界的スタンダード

対象	ADL	尺度	仮間隔	構 成	126(完全自立)~18(全介助)
障害	ADL(D)	方法	観察	重要度	★★★★★

概要 国内外における日常生活動作(ADL)の標準的評価法の 1 つ.介護量の測定を目的としている.評価者は,患者の「している ADL」を評価する.患者に動作をさせて採点するのではなく,日常生活における実際の状況の観察などから採点する.疾患によらず,すべての障害者に使用可能である.食事,清拭など,13 の「運動項目」と,表出,理解など,5 つの「認知項目」からなる.各項目の評価尺度が統一されているため,項目ごとの点数の乖離がわかりやすい.「できる ADL」と「している ADL」には,物理的・人的環境や介護者の力量などの理由により,差異が生じやすい.介護に必要な資源を想定するために,「している ADL」の評価が重要となる.

評価値の意味

- 7点：完全自立…自助具・補助具なしに，安全に，適切な時間内に遂行している
- 6点：修正自立…自助具・福祉用具などを使用しているか，安全性の配慮が必要か，通常以上の時間を要する場合
- 5点：監視・準備…動作を遂行するために，指示・観察・促し，または必要な物品を準備したり，動作を行うのに必要な装具を装着したりする必要がある場合．装着対象者の身体には直接触れない
- 4点：最小介助…動作を遂行するために，75％以上自分で行っている
- 3点：中等度介助…動作を遂行するために，50％以上75％未満自分で行っている
- 2点：最大介助…動作を遂行するために，25％以上50％未満自分で行っている
- 1点：全介助…25％未満しか自分で行っていない

なお，認知項目では，5点の評価基準として，「課題を遂行するために，90％より多く自分で行っている」ことが加わる．

合計点は18〜126点．脳卒中におけるFIM総得点の持つ意味は次の通り．

- 80点台後半：屋外歩行自立群
- 80点台前半：屋内歩行自立群
- 70点台：セルフケア自立群
- 50〜60点台：半介助群
- 50点未満：全介助群

文献
- 千野直一(編)：脳卒中患者の機能評価—SIASとFIMの実際．シュプリンガー・フェアラーク東京，1997
- 辻 哲也，ほか：入院・退院時における脳血管障害患者のADL構造の分析—機能的自立度評価法(FIM)を用いて．リハ医学 33：301-309，1996

関連項目
- Stroke Impairment Assessment Set(SIAS) ➡ 9頁
- Katz ADL Index ➡ 464頁
- modified Barthel Index ➡ 469頁

(花田恵介)

スタンフォード健康評価質問紙
Stanford Health Assessment Questionnaire(HAQ)

RA以外でも使用できる患者自身による能力低下の評価法

対象	ADL	尺度	仮間隔	構成	0(自立)〜3(全介助)
障害	ADL(D)	方法	質問紙(自記式)	重要度	★★★★★

概要 short HAQとfull HAQがあり，食事，排泄，歩行など8つのカテゴリーの能力低下の程度を4段階(0：困難なく可能，1：いくらか困難，2：かなり困難，3：不能)で示すdisability indexと，pain scale

(0：なし，3 or 100：激痛)よりなる short HAQ が一般的．点数は各カテゴリーの平均で示される．Full HAQ には薬の副作用や死因に関する質問がある．通常は患者が質問紙に記載するが，対面式や電話インタビューでも可．Full HAQ は 20〜30 分．Short HAQ は約 5 分で終了する．Patient global scale と呼ばれる QOL の評価も含まれる (0：very well，100：very poor).

評価値の意味 disability index (HAQ-DI) は各カテゴリーの平均点数で示される (0〜3 点)．0 点は自立しており，3 点は全介助の状態となる．HAQ-DI は Nottingham health profile や SF-36 などのほかの評価法とも相関を認めており，入院期間や自助具の必要性，患者の満足度などとも関連している．患者の経時的な変化をみることも可能である．

文献
・Bruce B, et al：The Stanford Health Assessment Questionnaire；A review of its history, issues, progress, and documentation. J Rheumatol 30：167-178, 2003

関連項目
・Michigan Hand Outcomes Questionnaire (MHQ) ➡ 188 頁
・Modified Health Assessment Questionnaire (MHAQ) ➡ 243 頁
・Quality of Well-being Scale (QWB, QWBS) ➡ 479 頁　　　　　(大田哲生)

mini FIM スクリーニング法

FIM の短縮版の得点分布からリハの必要性を判定

対象	ADL	尺度	仮間隔	構成	49(完全自立)〜7(全介助)
障害	ADL(D)	方法	観察	重要度	★

概要 日常生活動作 (ADL) を評価する機能的自立度評価法 (FIM) の短縮版．運動項目の 7 項目〔食事，入浴，更衣・下半身，排尿コントロール，ベッド移乗，移動，階段〕から構成されている．採点には FIM の採点知識や経験が必要とされる．対象は在宅要介護者であり，このスクリーニング法を使用することで，FIM の採点をもって中等度介助，最小介助である対象者のリハビリテーション介入の必要性を判定できるとされる．

評価値の意味 7 項目をそれぞれ 1〜7 点で評価する．1 点：全介助，2 点：最大介助，3 点：中等度介助，4 点：最小介助，5 点：監視・準備，6 点：修正自立，7 点：完全自立として採点される．医師によりリハビリテーションの適応なしと判断された場合の FIM 短縮版の各項目の得点分布は 1〜3 点，5〜7 点に分布する傾向があった．

文献
・山田 深：「仮の要介護状態」とその対応．総合リハ 36：749-754, 2008

関連項目
・機能的自立度評価法 ➡ 466 頁　　　　　(細川まみ)

modified Barthel Index

Barthel Index の配点を細分化した ADL 評価法

対象	ADL	尺度	仮間隔	構成	100(自立)〜0(全介助)
障害	ADL(D)	方法	観察	重要度	★★★★★

概要 Barthel Index から，介助の段階付けと配点を調整し，細分化したもの．機能的自立度の変化をより詳細にとらえることができる．たとえば「食事」の項目は，Barthel Index では3つの介助段階に応じて，各々0・5・10点と定められているのに対し，modified Barthel Index では5つの介助段階に応じて，各々0・2・5・8・10点となっている．評価項目は全10項目で，総合点は100点．介助量は，自立，最小介助，中等度介助，最大介助，全介助の5段階で判定．各項目に該当する得点を選択し，それらを加算すれば総合点が得られる．

評価値の意味 各項目で異なる0〜15点の点数の重み付けは，介助量とそれに要する時間を経験的に考慮されたもの．総合点が高いほど介助量が少なく，日常生活動作(ADL)能力が高いことを示す．

文献
・Shah S, et al：Improving the sensitivity of the Barthel Index for stroke rehabilitation．J Clin Epidemiol 42：703-709, 1989

関連項目
・Barthel Index ➡ 463頁
・機能的自立度評価法 ➡ 466頁

(前原亜実)

Supervision Rating Scale(SRS)

介護者による見守り(監視)の程度に関する評価

対象	ADL	尺度	順序	構成	0(自立)〜13(常時監視)
障害	ADL(D)	方法	観察	重要度	★★★

概要 介護者による見守り(監視)のレベルを評価する検査．監視が13段階のどのレベルに該当するかをチェックするのみの検査である．

評価値の意味 結果は，レベル1(完全に自立)〜5(すべての時間に及ぶ直接的な監視)の5段階に分類する．介護状態を客観的にとらえられる人物がいれば，本検査の実施は簡便である．監視を要する程度を随時把握しておくことで，介護者の心身負担に配慮した適切な対処法の指導や，新たなソーシャルサービスの検討などを効果的に進めることができる．

文献
・Boake C：Supervision rating scale；A measure of functional outcome from brain injury．Arch Phys Med Rehabil 77：765-772, 1996

関連項目
・A Caregiver Strain Index(CSI) ➡ 156頁
・機能的自立度評価法 ➡ 466頁

(佐野恭子)

Rand Physical Capacities Battery

ADL・IADL の評価法の1つ					
対象	ADL	尺度	仮間隔	構成	12(正常)～36(重度)
障害	ADL(D)/IADL(D)	方法	質問紙(自記式)	重要度	★

概要 12項目からなる日常生活動作(ADL)・手段的 ADL(IADL)の評価法．身体可動性の項目に焦点を当てているのが特徴．各項目について3段階(1：はい，2：はい，しかしゆっくりでしかできません，3：いいえ，できません)に分けて回答．項目は，床の拭き掃除，重い家具の移動といった重労働，水泳・テニス・バスケットボール・バレーボール・ボート漕ぎといった活動的なスポーツ，椅子や机の移動・掃除機をかけるといった中等度の労働などのほか，更衣，食事，入浴が含まれている．

評価値の意味 点数が高いほうが ADL・IADL の障害が大きい．

文献
・Wade DT : Measurement in Neurological Rehabilitation. Oxford University Press, 1992

関連項目
・Rand Functional Limitation Battery ➡ 471頁

(松本憲二)

フレンチャイ拡大 ADL 尺度
Frenchay Activities Index(FAI)

より高いレベルの手段的 ADL を測定する尺度					
対象	ADL	尺度	順序	構成	56(活動性高)～11(低)
障害	ADL(D)/IADL(D)	方法	質問紙(自記式)	重要度	★★★★★

概要 もともとは脳卒中患者が地域で生活するために必要な機能を評価する尺度として開発されたが，今日では大腿骨頸部骨折や他の下肢障害など，徐々に対象範囲は広がっている．日常生活における応用的な活動や社会生活に関する15項目(食事の用意，食事の後片付け，洗濯，掃除や整頓，力仕事，買い物，外出，屋外歩行，趣味，交通手段の利用，旅行，庭仕事，家や車の手入れ，読書，就労)から構成されている．各項目について，最近3か月以内の状況を4段階で評価する．本邦では，蜂須賀らが作成した日本語版 FAI 自己評価表が用いられている．

評価値の意味 点数が高いほど活動性が高いことを示す．なお，蜂須賀らは，一般高年齢者(55～59歳男性)の FAI 標準値を 22.5 点としている．

文献
・蜂須賀研二，ほか：応用的日常生活動作と，無作為抽出法を用いて定めた

在宅中高年齢者の Frenchay Activities Index 標準値. リハ医学 38：287-295, 2001

関連項目
・老研式活動能力指標 ➡ 151 頁
・細川らの拡大 ADL 尺度 ➡ 472 頁 　　　　　　　　　　　　(佐野恭子)

Lambeth Disability Screening Questionnaire
22 項目の質問表による能力低下の評価

対象	ADL	尺度	仮間隔	構 成	22(重度)～0(正常)
障害	ADL(D)/IADL(D)	方法	質問紙(自記式)	重要度	★

概要 ロンドン市ランベス地区の成人健康調査における能力低下の検査として発展した．現在は第3版である．22項目の質問表で構成されている．起居・移動動作，歩行，セルフケア，家事，趣味活動など日常生活上の困難さに関する項目に対して，yes/no で回答する．郵送によるアンケート形式である．

評価値の意味 1つあるいはそれ以上の項目で困難さを報告した場合は，「能力が低下した」と分類される．健康調査の実施や社会福祉事業を計画するうえで，アンケートを行った区域全体での能力低下の状態を評価できる．

文献
・Patrick DL : Screening for Disability in Lambeth ; A Progress Report on Health and Care of the Physically Handicapped. ST Thomas Hospital Medical School, Department of Community Medicine, 1978
・McDowell I, et al Measuring Health : A Guide to Rating Scales and Questionnaires 2nd ed. pp89-93, Oxford University Press, 1996
・Patrick DL(ed) : Health and Care of the Physically Disabled in Lambeth ; Phase I : Report of the Longitudinal Disability Interview Survey. ST Thomas Hospital Medical School, Department of Community Medicine, 1981 　　　　　　　　　　　　　　　　　　　　　　　　(牧口浩司)

Rand Functional Limitation Battery
全般的な ADL・IADL 評価法の1つ

対象	ADL	尺度	仮間隔	構 成	13(正常)～39(重度)
障害	ADL(D)/IADL(D)	方法	質問紙(自記式)	重要度	★

概要 13項目からなる日常生活動作(ADL)・手段的 ADL(IADL)の評価法．「生活における健康上の制限」を評価することを目的とする．それぞれについて，3段階〔1：いいえ(制限はありません)，2：はい(制限が3か月以内の期間)，3：はい(制限が3か月以上の期間)〕で回答．項目は，1日のうちの過ごす場所の制限(屋内，ベッド・椅子)，食

事・更衣・入浴・トイレから，車の運転，外出，仕事・学校などの社会上生活の制限などまでが含まれている．
評価値の意味 得点が高いほど ADL・IADL に制限があることを示す．
文献
・Wade DT：Measurement in Neurological Rehabilitation. pp227-228, Oxford University Press, 1992
関連項目
・Rand Physical Capacities Battery ➡ 470 頁

(松本憲二)

細川らの拡大 ADL 尺度

在宅障害者や高齢者の ADL を把握するため IADL 項目も組み込んだ尺度

対象	ADL	尺度	仮間隔	構 成	15(自立)〜0(全介助)
障害	IADL(D)	方法	質問紙(自記式)	重要度	★

概要 日常生活動作(ADL)評価法である Barthel Index の 10 項目全部と，手段的 ADL(IADL)評価法である老研式活動能力指標の 13 項目中 5 項目(バスや電車での外出，日用品の買い物，食事の用意，請求書の支払い，預貯金の出し入れ)の計 15 項目が組み合わされている．15 項目版から，尿禁制，便禁制，請求書の支払いの 3 項目を除外した 12 項目版もある．

評価値の意味 Barthel Index の 10 項目は自立で 1 点，それ以外は 0 点で採点する．老研式活動能力指標の 5 項目は可能で 1 点，不可能で 0 点となる．拡大 ADL 尺度の得点が高いほど，自分が健康であると意識していると報告されている．在宅高齢者の 12 項目版の平均点(12 点満点)は 65〜69 歳で 11.4 点，70〜74 歳で 10.9 点，75〜79 歳で 10.6 点，80〜84 歳で 9.3 点，85〜89 歳で 8.4 点である．

文献
・細川 徹，ほか：拡大 ADL 尺度による機能的状態の評価. リハ医学 31：399-408，1994
関連項目
・老研式活動能力指標 ➡ 151 頁
・Barthel Index ➡ 463 頁

(細川まみ)

Assessment of Motor and Process Skills(AMPS)

国際的に標準化された観察型の ADL・APDL 評価法

対象	ADL	尺度	仮間隔	構 成	144(自立)〜36(重度)
障害	ADL(D)/IADL(D)	方法	作業課題	重要度	★★★★

概要 対象者を 3〜93 歳とする日常生活動作(ADL)・生活関連動作(APDL)の遂行評価法．対象がなじみのある環境で，慣れている ADL・APDL を遂行したときの動作の質を観察し，ADL・APDL 遂行

能力を評価できる．遂行の質は技能による遂行分析（16の運動技能項目と20のプロセス技能項目を努力量，効率性，安全性，自立度に関する4点尺度で評定）により把握できる．

評価値の意味 本来，AMPSは目標準拠評価であるが，集団準拠評価としても使用できるよういくつかの標準範囲を示している．1つは地域生活における機能レベルは3段階に分けられていて，それぞれのレベルの能力測定値の平均と標準偏差が示されている．また，3〜93歳の年齢別健常者データもある．各年代の平均値（運動/プロセス）は3〜8歳は1.8±0.8/0.8±0.7，9〜15歳は2.6±0.7/1.5±0.7，16〜59歳は3.2±0.6/2.2±0.7，60〜90歳は2.6±0.7/1.8±0.7である．またカットオフ値は運動技能項目で2.0，プロセス技能項目で1.0と定められている．

文献
・Doble SE：Test-retest and inter-rater reliability of a process skills assessment. Occup Ther J Res 11：8-23, 1991 ⇒原典.

関連項目
・Canadian Occupational Performance Measure(COPM) ➡ 460頁
・機能的自立度評価法 ➡ 466頁

（竹林 崇）

Reintegration to Normal Living(RNL) Index
社会参加に関する尺度

対象	QOL	尺度	仮間隔	構成	100（満足）〜0（不満）
障害	QOL(H)	方法	質問紙（自記式）	重要度	★

概要 脳卒中や脊髄損傷などの疾病や外傷の後，どのくらい通常生活に戻っているかを調べる，社会参加に関する尺度．

評価値の意味 社会参加に対する身体的・社会的・精神的な能力に関する11の項目について自記式の質問紙にて答える．原典は1〜4の4段階のスケールだが，ビジュアルアナログスケール（VAS）を用いて答えることもある．素点は，最高点が100になるよう調節され，点数が高ければより社会参加に満足していることを意味する．

文献
・Finch E, et al：Reintegration to Normal Living(RNL) Index. In：Finch E, et al：Physical Rehabilitation Outcome Measures 2nd ed. pp201-203, Lippincott Williams & Wilkins, 2002

関連項目
・ビジュアルアナログスケール ➡ 387頁
・Modified Self-Report Measure of Social Adjustment ➡ 506頁

（土岐めぐみ）

PULSES Profile

身体機能や精神機能を含む ADL の総合評価の先駆け

対象	ADL	尺度	仮間隔	構成	6(正常)〜16(重度)
障害	総合(I/D)	方法	観察	重要度	★★★★

概要 P:physical condition(身体機能:心血管・呼吸その他の内臓疾患),U:upper extremities(上肢機能),L:lower extremities(下肢機能),S:sensory function(感覚機能:言語・視覚・聴覚),E:excretory function(排泄機能),S(support factors):mental and emotional status(社会精神機能)を合わせて PULSES という.それぞれ 1(正常),2(軽度),3(やや重度),4(重度)の 4 段階で評価する.1979 年に改訂版が出され,最低 6 点〜最高 16 点の評価法となった.

評価値の意味 たとえば,P2 であればときどき医療管理が必要なレベル,L3 であれば歩行が制約されているレベル,となる.改訂版の総得点であれば,12 点が境界域,16 点以上は高度障害とされている.

文献
- Granger CV, et al:Outcome of comprehensive medical rehabilitation:measurement by PULSES profile and the Barthel index. Arch Phys Med Rehabil 60:145-154, 1979 ⇒改訂版の原著.
- 西村尚志:PULSES profile.大橋正洋,ほか(編):ADL・IADL・QOL,リハビリテーション MOOK vol.9.pp24-25,金原出版,2004 ⇒その他の ADL 評価法についてもわかりやすく解説されている.

関連項目
- Barthel Index ➡ 463 頁
- 機能的自立度評価法 ➡ 466 頁

(道免和久)

英国人口統計情報局社会調査部能力低下尺度
Office of Population Census and Surveys(OPCS)Disability Scale

基本的な ADL のほか,感覚機能,精神機能を含む広範な能力低下の評価法

対象	ADL	尺度	仮間隔	構成	0(正常)〜21.4(重度)
障害	総合(I/D)	方法	面接	重要度	★

概要 移動能力(11.5 点),四肢の伸展(9.5 点),手指の巧緻性(10.5 点),視力(12.0 点),聴力(11.0 点),身辺動作(11.0 点),排泄(11.5 点),会話(12.0 点),問題行動(10.5 点),記憶力(13.0 点),嚥下機能(0.5 点)よりなる.上位 3 つの高得点を示す機能領域の得点を「(最高得点+0.4)×(第 2 の得点+0.3)×第 3 の得点」の式により算出する.0〜21.4 点までの得点により評価を行う.

評価値の意味 点数が大きいほど障害は重度である.障害なしは 0 点となる.

文献
- Martin J, et al:The prevalence of disability among adults:OPCS surveys of disability in Great Britain, Report 1. HMSO, 1988

ADL/作業療法関連/その他　475

関連項目
・Barthel Index ➡ 463 頁
・機能的自立度評価法 ➡ 466 頁

(宮越浩一)

マイクロタワー法
Micro TOWER

ワークサンプル法による職業適性評価					
対象	作業療法関連	尺度	仮間隔	構 成	数値(%)
障害	職業能力(D)	方法	作業課題	重要度	★

概要 1970 年代に米国 ICD(international center for the disabled)が開発した. TOWER とは「testing, orientation, and work evaluation in rehabilitation」の略である. ビンの蓋閉めや箱詰めなど 13 種目のワークサンプルが, それぞれ 5 つの領域(運動神経能力, 空間知覚, 事務的知覚, 数的能力, 言語能力)に分類されている. 本検査は, ①小集団で実施する, ②被検者に内省報告を求める, ③実施条件が標準化されている, ④全般的な適性を把握できる, などの特徴がある.

評価値の意味 種目ごとに粗得点と基準集団のデータを比較して, どの程度達成できているのかをプロフィール上でとらえることができる. 達成率 80%以上で「上上」, 20%以下で「下下」のレベルと判断される.

文献
・石川 齊, ほか(編):図解作業療法技術ガイド 第 2 版. pp212-215, 文光堂, 2003
・鵜沢耕一, ほか:職能評価(マイクロタワー)に関する実証的研究. 平成 6 年厚生科学研究(精神保健医療研究事業)精神保健における就労援助に関する研究報告書, pp95-104, 厚生省, 1996

関連項目
・障害者用就職レディネス・チェックリスト ➡ 次項
・VPI 職業興味検査 ➡ 477 頁

(佐野恭子)

障害者用就職レディネス・チェックリスト
Employment Readiness Checklist for the Disabled(ERCD)

障害者の働く準備の評価					
対象	その他	尺度	仮間隔	構 成	A(準備整う)〜D(不十分)
障害	職業能力(D)	方法	観察/面接	重要度	★

概要 雇用職業総合研究所(現労働政策研究・研修機構)で開発された. 8 領域(就業への意欲, 職業生活の維持, 移動, 社会生活や課題の遂行, 手の機能, 姿勢や持久力, 情報の受容と伝達, 理解と学習能力)と一般的属性を合わせた 44 項目について評価する. 採点盤は障害別に 6 種類準備されている. 各項目は 2〜6 段階で評定され, チェックされた段

階から合計点を算出し,就労準備状態を A〜D の 4 段階で判断する.

評価値の意味 結果は,プロフィールと就職レディネス尺度という形で示される.プロフィールは心理・行動などの側面での準備状態を,就職レディネス尺度は諸条件を総合したうえでの就職準備性を知ることができる.本検査は機能的自立度評価法(FIM)と有意な相関があり,医療リハビリテーション領域における復職評価としての有効性が示唆されている.

文献
- 松為信雄:障害者用就職レディネス・チェックリストの考え方と作成.リハビリテーション研究 56:15-21,1988
- 福井信佳:脳卒中者に対する障害者用就職レディネス・チェックリストによる職業前評価.日職災医誌 55:95-99,2007

関連項目
- 機能的自立度評価法 ➡ 466 頁
- マイクロタワー法 ➡ 475 頁
- VPI 職業興味検査 ➡ 477 頁

(佐野恭子)

General Aptitude Test Battery(GATB)

汎用されている職業適性検査

対象	その他	尺度	順序	構 成	N/A
障害	職業能力(D)	方法	作業課題/言語・認知課題	重要度	★★★★★

概要 一般職業適性検査.9 つの適性能(知的能力,言語能力,数理能力,書記的知覚,空間判断力,形態知覚,運動共応,指先の器用さ,手腕の器用さ)を測定する.12 項目に分かれ,8 項目は筆記試験,4 項目は実技試験からなる(厚生労働省編では筆記試験が 11 項目あり,合計 15 項目).制限時間内にできるだけ早く正確に解答する最大能力検査である.

評価値の意味 個人の理解や適職領域の探索など,望ましい職業選択を行うための情報を提供することを目的として使用される.高校や職業訓練校など集団で行われることが多く(個人でも使用は可能),コンピュータによる総合的な採点や評価が出されることが多い.それぞれの適性能力に対して,H(基準を満たしている),M(基準をほぼ満たしている),L(基準を満たしていない)の 3 分方式となっており,13 領域・40 適性職業群に編成され設定された基準と,個人の適性能プロフィールを照合することによって評価される.

文献
- Giessen R:The General Aptitude Test Battery(GATB)in the practice of industrial psychology.Ned Tijdschr Psychol 15:472-496,1960

(坂本己津恵)

VPI 職業興味検査
Vocational Preference Inventory(VPI)

新規就労を求める際の職業興味の評価

対象	その他	尺度	名義	構 成	分類
障害	職業能力(D)	方法	質問紙(自記式)	重要度	★★★★

概要 米国の Holland により開発された VPI の日本語版である。被検者は 160 の具体的な職業に対する興味・関心の有無を回答する。個別・集団いずれも実施可能で，15 分程度で終了できる。6 つの興味領域(現実的，研究的，慣習的，社会的，企業的，芸術的)に対する興味の程度と 5 つの傾向尺度(自己統制，男性-女性，地位志向，稀有反応，黙従反応)がプロフィールで示される。

評価値の意味 示されたプロフィールによって，職業的な興味・認知に関する心理的特徴を知ることができるほか，自己理解を進め，望ましい職業探索を促すための動機付けを提供することが可能である。

文献
- 岩崎テル子，ほか(編)：標準作業療法学 専門分野―作業療法評価学. p627, 医学書院, 2005

関連項目
- マイクロタワー法 ➡ 475 頁
- 障害者用就職レディネス・チェックリスト ➡ 475 頁 (佐野恭子)

生活満足度尺度 A
Life Satisfaction Index A(LSIA)

心地のよい充実した生活かどうかを重視した QOL 尺度

対象	QOL	尺度	仮間隔	構 成	20(満点)〜1(不満足)
障害	QOL(H)	方法	面接	重要度	★★★★

概要 心地のよい充実した生活かどうかについて，QOL に着目して作成された質問表による評価法。生活充実感を測定する評価法として開発された。日常生活において十分な満足状態にある高齢者に対する聞き取り調査に基づくものである。5 つの生活満足感(熱意を持った生活，あらゆるストレスに負けない決意，目標や到達点の調和，ポジティブシンキング，情緒が安定している状態)の基本的構成要素を抽出した 20 問からなる。

評価値の意味 得点が高いほど生活に満足している。各質問に対する回答選択肢のなかで下線が引かれた選択に対しては 1 点ずつ加算される。

文献
- 米本恭三，ほか(編)：リハビリテーションにおける評価 Ver.2. 臨床リハ別冊, 医歯薬出版, 2001

関連項目
・日常生活満足度 ➡ 次項

(谷田夏奈)

日常生活満足度
Satisfaction in(with)Daily Life(SDL)

日常生活の満足度測定

対象	QOL	尺度	順序	構成	28(満足)〜0(不満足)
障害	QOL(H)	方法	質問紙(自記式)	重要度	★

概要 日常生活の7項目(身体機能,家庭生活,社会生活,勤労生活,自己啓発,レクレーション,所得・資産)に関する自分の気持ちを,5段階(不満足,やや不満足,どちらでもない,やや満足,満足)で分類する自記式の評価方法.

評価値の意味 7項目に対し,それぞれ0〜4点まで得点を配し,全体の合計は0〜28点となる.点が高いほど満足度が高い.

文献
・田中正一,ほか:難病患者におけるADLとSDL(日常生活満足度).総合リハ 21:928-934,1993

関連項目
・EuroQol(EQ-5D) ➡ 次項
・SF-36 ➡ 481頁
・Sickness Impact Profile(SIP) ➡ 481頁
・The Nottingham Health Profile(NHP) ➡ 483頁
・WHO/QOL ➡ 484頁

(土岐めぐみ)

EuroQol(EQ-5D)

健康関連のQOL

対象	QOL	尺度	仮間隔	構成	複合
障害	QOL(H)	方法	質問紙(自記式)	重要度	★★★★★

概要 包括的な健康に関連した生活の質(health-related quality of life;HRQOL)を測定する尺度として広く用いられている.現在のバージョン(EQ-5D)は5項目法(5 dimension;5D)と視覚評価法〔ビジュアルアナログスケール(VAS)〕の2部から構成されている.効用値(HRQOLスコア)を算出することができるため,異なる疾患間の比較が可能となり,医療の経済的評価にも適切であるといわれている.

評価値の意味 5Dであらゆる健康状態を,「移動の程度」「身のまわりの管理」「ふだんの活動」「痛み/不快感」「不安/ふさぎ込み」の5つの領域に分解し,それぞれについて3段階で記述し,EuroQolの効用値換算表(タリフ)を用いて,0〜1のHRQOLスコアを算出する.効用値は死亡を0,完全な健康を1とした間隔尺度.VASは垂直に引かれた長さ20 cmの線分が用いられ,上端に「想像できる最もよい健康状

態」，下端に「想像できる最も悪い健康状態」と記されている．
文献
- 池田俊也，ほか：選好に基づく尺度．池上直己，ほか(編)：臨床のためのQOL評価ハンドブック．pp45-49, 医学書院, 2002
- EuroQol Group：EuroQol；A new facility for the measurement of health-related quality of life. Health Policy 16：199-208, 1990

関連項目
- ビジュアルアナログスケール ➡ 387頁
- SF-36 ➡ 481頁
- Sickness Impact Profile(SIP) ➡ 481頁
- The Nottingham Health Profile(NHP) ➡ 483頁
- WHO/QOL ➡ 484頁

(土岐めぐみ)

Quality of Life Index(QLI)

生活の満足度で QOL をはかる尺度

対象	QOL	尺度	仮間隔	構 成	30(満足)～0(不満足)
障害	QOL(H)	方法	質問紙(自記式)	重要度	★★★

概要 QOL をはかる原典に加えて，疾病ごとの多様なバージョンが発表されている．生活のさまざまな面について，それらの満足度とその重要度を同時にはかって評価する．

評価値の意味 1 (not at all satisfied/important)〜6 (very satisfied/important) までの6段階で満足度または重要度を回答する．スコアは全体のほかに health and functioning，psychological/spiritual，social and economic，family の4つの領域に分けて算出する．点数は0〜30点で，点数が高いほど QOL が高いことを意味する．

文献
- Ferrans C, et al：Quality of Life Index：Development and psychometric properties. Adv Nurs Sci 8：15-24, 1985

関連項目
- WHO/QOL ➡ 484頁

(土岐めぐみ)

Quality of Well-being Scale(QWB, QWBS)

健康関連の QOL

対象	QOL	尺度	仮間隔	構 成	1(症状なし)〜0(死)
障害	QOL(H)	方法	面接	重要度	★

概要 訓練された質問者により面接され，計算される主に身体健康関連の QOL スコア．さまざまな疾病で使うことが可能といわれている．完全な得点は難しく，天井効果は SF-36 よりも低いといわれている．より簡易なテストとして，the quality of well-being scale, self-administered(QWB-SA) が開発されており，QWB の3項目に精神的健康を評価する項目も加味されている．

評価値の意味 mobility, physical activity, social activity の 3 つから導き出される機能的なレベルに対応する点数と,症状または問題に対応する点数から計算された点数が QWB(QWBS)となる.0 点が死を,1 点が症状がなく機能に問題がないことを意味している.

文献
・Kaplan RM, et al:Health status index:category rating versus magnitude estimation for measuring levels of well-being. Med Care 17:501-525, 1979
・Kaplan RM, et al:The Quality of Well-being Scale:Comparison of the interviewer-administered version with a self-administered questionnaire. Psychology & Health 12:783-791, 1997

関連項目
・Barthel Index ➡ 463 頁
・機能的自立度評価法 ➡ 466 頁

(土岐めぐみ)

Satisfaction with Life Scale(SWLS)
人生の満足度スケール

対象	QOL	尺度	仮間隔	構成	35(満足)〜5(不満)
障害	QOL(H)	方法	質問紙(自記式)	重要度	★★★

概要 「私は自分の人生・生活(life)に満足している」というような,5 つの人生に関する短い文章にどのくらい同意するか答える心理学的評価.7〔strongly agree(強く同意)〕〜1〔strongly disagree(全く同意できない)〕までの 7 段階で答えて合計する.

評価値の意味
・35〜31:extremely satisfied(とても満たされている)
・26〜30:satisfied(満たされている)
・21〜25:slightly satisfied(少し満たされている)
・20:neutral(どちらでもない)
・19〜15:slightly dissatisfied(少し不満)
・14〜10:dissatisfied(不満)
・9〜5:extremely dissatisfied(かなり不満)

文献
・Diener E, et al:The satisfaction with life scale. J Pers Assess 49:71-75, 1985

関連項目
・生活満足度尺度 K ➡ 155 頁
・生活満足度尺度 A ➡ 477 頁
・日常生活満足度 ➡ 478 頁

(土岐めぐみ)

SF-36
MOS Short-Form 36-Item Health Survey (SF-36)

代表的な健康関連 QOL の包括的尺度

対象	QOL	尺度	仮間隔	構 成	100(QOL 高)〜0(低)
障害	QOL(H)	方法	質問紙(自記式)	重要度	★★★★★

概要 健康関連 QOL 尺度のなかで,最も広く使用されているものの1つ.疾患の種類に限定されない包括的尺度に分類され,アウトカムの測定や異なる集団の比較などさまざまな目的に使用されている.下位尺度として①身体機能(physical functioning;PF),②日常役割機能(身体)(role physical;RP),③身体の痛み(bodily pain;BP),④全体的健康感(general health perceptions;GH),⑤活力(vitality;VT),⑥社会生活機能(social functioning;SF),⑦日常役割機能(精神)(role emotional;RE),⑧心の健康(mental health;MH)の8つの健康概念を測定している.8つの下位尺度は,それぞれ重み付けをされ,2つのサマリースコア(PCS 身体的健康と MCS 精神的健康)にまとめられる.MOS とは medical outcome study の略.

評価値の意味 バージョン1では「0〜100得点」であったが,バージョン2では国民標準値に基づいたスコアリング(norm-based scoring;NBS)が採用されている.NBS とは,国民標準値をもとに平均値が50,標準偏差が10となるように,前記の8つの下位尺度の0〜100得点を換算する方法で,下位尺度やサマリースコアの比較が容易になっている.

文献
・福原俊一,ほか:SF-36v2™日本語版マニュアル.健康医療評価研究機構,2004
・Users Manual for the SF-36v2™ Health Survey.Qualitymetric 社(http://www.qualitymetric.com/)

関連項目
・EuroQol(EQ-5D) ➡ 478頁
・Sickness Impact Profile(SIP) ➡ 次項
・The Nottingham Health Profile(NHP) ➡ 483頁
・Rand Health Insurance Study (HIS)/Medical Outcomes Study (MOS) Batteries ➡ 488頁

(土岐めぐみ)

Sickness Impact Profile (SIP)

健康関連 QOL の評価

対象	QOL	尺度	仮間隔	構 成	0(良)〜100(重度)
障害	QOL(H)	方法	質問紙(自記式)	重要度	★★★★★

概要 SIP は健康に関連する機能不全の影響を示す評価尺度である.対象疾患は急性期から慢性期までの時期のさまざまな疾患で使用されているが,慢性閉塞性肺疾患(COPD),関節リウマチ(RA),脳卒中な

どの慢性疾患の使用頻度が多い．質問紙法による自記式になっており，評価には 20～30 分かかる．身体領域，心理社会領域，独立領域の 3 領域で構成されている．

評価値の意味 合計 136 項目に「はい」「いいえ」で回答する．これらの得点は最大得点に対する割合（%スコア）として表すことができる．この%スコアは 3 領域それぞれ 0～100% となり，0～3 点は障害がない，4～9 点は軽度の障害，10～19 点は中等度の障害，20 点以上が重度の障害を表す．得点が高いほど健康関連 QOL が低い状態を示す．

文献
- Bergner M, et al：The Sickness Impact Profile：development and final revision of a health status measure．Med Care 19：787-805, 1981
- 岩谷 力，ほか（編）：障害と活動の測定・評価ハンドブック―機能から QOL まで．pp145-146, 南江堂，2005
- 内山 靖，ほか（編）：臨床評価指標入門―適用と解釈のポイント．pp297-303, 協同医書出版社，2003

関連項目
- EuroQol(EQ-5D) ➡ 478 頁
- SF-36 ➡ 481 頁
- The Nottingham Health Profile(NHP) ➡ 483 頁
- WHO/QOL ➡ 484 頁
- Functional Limitations Profile ➡ 486 頁

（森下慎一郎）

The Dartmouth Primary Care Cooperative Information Project(COOP) Charts

簡便に施行できる QOL の包括的尺度

対象	QOL	尺度	仮間隔	構成	7(障害なし)～35(重度)
障害	QOL(H)	方法	質問紙(自記式)	重要度	★★★

概要 多忙なプライマリ・ケアの現場において，患者の包括的な機能を簡便に測定できる評価法として発表された．オリジナルは 3 項目，その後 9 項目のバージョンが発表され，現在最も使用されている成人用のバージョン（COOP/WONCA Charts）は 7 項目からなる．このバージョンの各項目は 身体状況，精神状況，日常生活活動（ADL），社会的活動，社会的支援，疼痛，全体的な健康度からなる．評価は，それぞれマンガを交えてイメージしやすいように工夫された質問紙を用い，最近 2～4 週間の状態を 5 段階〔1(障害は全くない)～5(最も障害されている)〕で答える形式をとる（1～2 分で完了）．妥当性の検討は済んでおり，6 項目の思春期患者用のバージョンも発表されている．

評価値の意味 総得点は 7～35 点で得点が高いほうが障害が強いことを示すが，通常臨床の用途では総点は用いない．各項目で 4 点あるいは 5 点の場合は，その項目で問題があることを示す．

文献
- Nelson EC, et al：The functional status of patients： How can it be

measured in physicians' offices? Med Care 28：1111-1126, 1990
関連項目
・SF-36 ➡ 481頁
・Sickness Impact Profile(SIP) ➡ 481頁

(松本憲二)

The Health Utilities Index(HUI)

健康に関連するQOLの評価

対象	QOL	尺度	仮間隔	構成	1.00(完全な健康)～0.00(死)
障害	QOL(H)	方法	質問紙(自記式)	重要度	★★★

概要 健康状態と健康に関連するQOL(health-related quality of life；HRQOL)を質問紙により評価する．インタビュー形式での評価も可能．5歳以上に用いられる．HUI 2とHUI 3の2つのフォームがあり，HUI 2は視覚・聴覚の状態，移動能力，感情，理解力，セルフケア，疼痛の頻度などを3～5段階で評価する．HUI 3はより詳細な視力・聴力，表出，移動能力，巧緻性，幸福感，認知能力，疼痛の程度を5～6段階で評価する．10分未満で記載可能．その結果を0.00(dead)～1.00(perfect health)に変換して用いられる．One study/projectごとにライセンス料(3,000ドル以上)が必要．公衆衛生学的な統計評価のみならず，医療経済や医療政策にもこの評価は利用されている．

評価値の意味 HUI 2，HUI 3 個別にはHRQOLのnegative score (worse than dead)もありうる．最低点はHUI 2で-0.03点，HUI 3では-0.36点である．HRQOLの0.03(0.02～0.04)点以上の違いは臨床上重要な意味を持つといわれている．

文献
・Horsman J, et al：The Health Utilities Index(HUI)：concepts, measurement properties and applications. Health Qual Life Outcomes 1：54, 2003

関連項目
・SF-36 ➡ 481頁

(大田哲生)

The Nottingham Health Profile(NHP)

健康観に関する包括的評価尺度

対象	QOL	尺度	仮間隔	構成	複合
障害	QOL(H)	方法	質問紙(自記式)	重要度	★★★

概要 感情的，社会的，身体的な側面から，健康上の問題を把握するために作成された尺度．「energy level」「pain」「emotional reaction」「sleep」「social isolation」「physical abilities」という6領域で計38の質問から構成されるPart Iと，日常生活に関する7つの質問からなるPart IIに分かれており，被検者は全質問にyes/noで答える．本尺度では，各領域の最高点が100点になるよう，質問に重み付け得点が与

えられている.

評価値の意味 本尺度では,高得点ほど問題があることを表している.スウェーデンの研究では,心疾患や股関節疾患など複数の疾患への治療に伴う被検者の健康観を追跡するのに,本尺度が有用であったとしている.

文献
・Hunt SM, et al : The development of a subjective health indicator. Sociol Health Illn 2 : 231-246, 1980

関連項目
・SF-36 ➡ 481 頁
・Sickness Impact Profile(SIP) ➡ 481 頁

(佐野恭子)

WHO/QOL
World Health Organization/Quality of Life Assessment

身体,心理,社会関係,環境の包括的な QOL 評価法

対象	QOL	尺度	仮間隔	構 成	130(良好)〜26(悪化)
障害	QOL(H)	方法	質問紙(自記式)	重要度	★★★★★

概要 世界保健機関(WHO)により開発された QOL 尺度.疾病や年齢を限定せずより包括的な QOL 尺度として疫学調査にも用いられている.身体的領域,心理的領域,社会関係,環境の 4 領域・24 項目に加え,全般的な生活の質に関する 2 項目を加えた 26 の下位項目から構成されている.「余暇を楽しむ機会はどのくらいありますか」などの設問に,1(全くない)〜5(非常に)の 5 段階で回答する.

評価値の意味 得点範囲は 26〜130 点.得点が高いほど QOL が高いことを示す.

文献
・田崎美弥子,ほか(編):WHO/QOL(クオリティ・オブ・ライフ)―26 手引.金子書房,1997

関連項目
・生活満足度尺度 K ➡ 155 頁
・SF-36 ➡ 481 頁

(髙橋香代子)

主観的負担感尺度
Subjective Burden Scale(SBS)

介護者の主観的負担感の評価

対象	QOL	尺度	仮間隔	構 成	0(負担感なし)〜56(重度)
障害	QOL(H)	方法	質問紙(自記式)	重要度	★★

概要 松田によって開発された 14 項目からなる自己記入式の評価尺度.本邦の介護者の主観的介護負担感を評価するために開発され,本邦の在宅介護の状況に配慮された尺度であり,その信頼性および妥当

性は十分なものであることが報告されている.

評価値の意味 14項目をそれぞれ5段階〔0(思わない)〜4(非常に思う)〕で評価. 全体得点(SBS得点)は0〜56. SBS得点が高い場合, 主観的介護負担感が高いことを示す.

文献
- Matsuda O：Reliability and validity of the subjective burden scale in family caregivers of elderly relatives with dementia. Int Psychogeriatr 11：159-170, 1999

関連項目
- ザリット介護負担尺度 ➡ 104頁
- Caregiver Burden Scale ➡ 105頁
- 介護家族負担感尺度 ➡ 157頁

(川本聖子)

ロンドンハンディキャップスケール
London Handicap Scale

慢性疾患による障害の程度を数字で表現

対象	QOL	尺度	仮間隔	構成	6(自立)〜36(全介助)
障害	QOL(H)	方法	質問紙(自記式)	重要度	★★★★★

概要 国際障害分類(ICIDH)に基づいた, 健康や生活の質をはかるスケール. 慢性・進行性疾患や複数疾患患者を対象とする. 1990年代に成人用として開発され, リハビリテーションなど治療の評価に用いられてきた. 最近の状況を考えて質問紙に答え, 機能障害や環境因子, 個人因子から障害をはかる. 評価項目は, ①移動(mobility)(屋内・外), ②身体的自立度(physical independence)(家事, 買い物, お金の管理, 調理, 洗濯, 更衣, 洗体, 髭剃り, トイレ動作), ③活動(occupation)(家事, 庭いじり, スポーツ, 趣味, 友人との外出, 旅行, 読書, 子どもの世話, テレビを見る, 休日の外出), ④人付き合い(social integration)(家族, 友人, 普段会う人), ⑤認知(orientation)(周囲の状況を聞く, 見る, 話す, 考える, 記憶する), ⑥経済的自立度(economic self sufficiency)(必要なものを十分購入できるか, 収入が健康な頃より減ったか), の6項目.

評価値の意味 ①〜⑥の6項目について, 1(自立)〜6(全介助)でチェックしていき, 合計点が大きいほど介助量が大きいことを示す.

文献
- Harwood RH, et al：Measuring handicap：the London Handicap Scale, a new outcome measure for chronic disease. Qual Health Care 3：11-16, 1994
- Harwood RH, et al：Manual of the London Handicap Scale. University of Nottingham, 1995

関連項目
- 国際障害分類 ➡ 389頁

(山口陽子)

Craig Handicap Assessment and Reporting Technique (CHART)

生活活動に重点をおいた社会的不利の客観的評価法

対象	QOL	尺度	仮間隔	構成	500(良好)～0(重度)
障害	QOL(H)	方法	質問紙(専門職)	重要度	★★★★

概要 社会的不利の客観的評価法の1つ．Craig病院のWhiteneckらが脊髄損傷患者を対象として開発した．特徴は生活活動に重点を置き，車いす移動能力を高く評価していることである．測定領域は身体的自立，移動，時間の過ごし方，社会的統合，経済的自立の5領域からなる．各項目の質問数は，身体的自立3，移動9，時間の過ごし方7，社会的統合6，経済的自立2．1966年に改訂され(Revised CHART)，認知的自立の項目が加わった．現在は脊髄損傷患者だけでなく，頭部外傷や脳卒中患者にも適用されている．この評価法は脊髄損傷患者のうつ状態と関係が深いという報告がある．脳卒中患者では身体的自立，移動，社会的統合に比して時間の過ごし方に関する点数が低くなる傾向がある．またこの傾向は年齢とともに増加すると報告されている．

評価値の意味 各質問の得点は重み付けのうえ加算され，各領域はそれぞれ100点満点，全体の合計は500点満点となる．点数が高いほど社会的不利が少ない．

文献
・千野直一，ほか(編)：リハビリテーションMOOK ADL・IADL・QOL. pp84-87, 金原出版, 2004

関連項目
・Community Integration Questionnaire(CIQ) ➡ 40頁
・国際障害分類 ➡ 389頁

(二宮友美)

Functional Limitations Profile

重み付け総得点が得られるQOLの指標

対象	QOL	尺度	仮間隔	構成	9,923(良好)～0(重度)
障害	QOL(H)	方法	質問紙(自記式)	重要度	★★★★★

概要 sickness impact profileの英国版．12の大項目(歩行，セルフケアと身体運動，移動，家事および周辺動作，レクリエーション，社会的対人関係，情緒，注意力，睡眠と休息，食事，意思疎通，職業)からなり，各項目が10項目程度の小項目からなる．合計136項目．それぞれの項目に答えると，重み付け得点が示してあり，カテゴリーごとの重み付け合計点および総得点(最高9,923点)が得られる．質問は否定するほど良好なQOLとなるような聞き方になっている．

評価値の意味 点数が高いほどQOLが高い．項目数(重み付け得点)は，歩行12項目(1,006点)，セルフケアと身体運動23項目(1,927点)，

移動10項目(727点),家事および周辺動作10項目(685点),レクリエーション8項目(383点),社会的対人関係20項目(1,289点),情緒9項目(693点),注意力10項目(711点),睡眠と休息7項目(591点),食事9項目(706点),意思疎通9項目(685点),職業9項目(520点).

文献
- Wade DT:Measurement in Neurological Rehabilitation(Oxford Medical Publications). Oxford University Press, 1992
- 安藤徳彦, ほか:慢性関節リウマチのFunctional Limitation ProfileによるQOL構造解析―身体的機能と心理的問題との関連性の検討. リハ医学 37:209-218, 2000

関連項目
- Sickness Impact Profile(SIP) ➡ 481頁

(道免和久)

Impact on Participation and Autonomy Questionnaire (IPAQ)

社会制約の程度を評価する自己評価式質問紙

対象	QOL	尺度	順序	構成	複合
障害	QOL(H)	方法	質問紙(自記式)	重要度	★

概要 ハンディキャップを評価するため,ニュージーランドで開発された自己評価式質問紙.移動,セルフケア,家庭生活,金銭管理,レジャー,社会交流,周囲への支援,仕事・ボランティア活動,教育・技術に関する9項目について質問が設定され,うまくできているか(0~4点),あるいは,どの程度問題となるか(0~2点)をそれぞれ回答する.下位項目は31項目あり,食べること,旅行に行くこと,お金を使うことなど具体的な質問となっている.ドイツ,スウェーデンなど諸外国での妥当性が検討されているが,日本語版はない.

評価値の意味

〈うまくできているか?〉
- very good(とてもうまくできている):0点
- good(うまくできている):1点
- fair(まあまあできている):2点
- poor(あまりうまくできていない):3点
- very poor(うまくできていない):4点

〈どの程度問題となっているか?〉
- no problems(全く問題ない):0点
- minor problems(やや問題あり):1点
- major problems(問題あり):2点

文献
- Cardol M, et al:The development of a handicap assessment questionnaire:the Impact on Participation and Autonomy(IPA). Clin Rehabil 13:411-419, 1999

関連項目
- Functional Assessment Measure(FAM) ➡ 40 頁
- 機能的自立度評価法 ➡ 466 頁

(大川直子)

Rand Health Insurance Study(HIS)/Medical Outcomes Study(MOS) Batteries

米国で開発された健康関連のアウトカムバッテリー

対象	QOL	尺度	仮間隔	構成	N/A
障害	QOL(H)	方法	質問紙(自記式)	重要度	★

概要 米国のシンクタンクの1つである Rand 社の Rand Health Insurance Study(HIS)のために作られた評価法群で、調査や医療サービスのアウトカムなどで用いられる。身体的健康、生理的健康、精神的健康、社会的な健康、健康の認知などを含んでいる。さまざまな改訂を繰り返し、それぞれ単独のバッテリーとしても用いられており、現在広く使われている the short form-36 health survey questionnaire (SF-36)の基にもなっている。

評価値の意味 主なバッテリーの評価内容は次の通り。

- physical health battery：セルフケア、移動、身体機能、役割機能、家事動作などの身体的健康を評価する。
- mental health battery：general well-being questionnaire から構成されている。改訂され、健康や行動、感情、思考、感覚の自己制御だけではなく、特にうつや不安といった気分障害の症状も計測可能となっている。
- depression screener：うつのスケールである疫学的うつ病評価尺度 (CES-D)と構造化面接(diagnostic interview schedule；DIS)の一部から作られている。うつ症状のスクリーニングテスト。
- social health battery：家庭、家族、交友関係、社会的または地域での生活について質問され、社会的な健康やサポート状況、社会的交流や資源を評価しているが、満足度は評価していない。
- social support scale：次の4つのタイプの社会的サポートが必要なときに得られるかを評価。物質的な助成や行動の補助などを含む実態的なサポート/愛情のこもったサポート/娯楽のために頼れるようなよい社会的交流関係/共感や励まし・アドバイスなどを受ける感情や情報のサポート
- general health perceptions battery：全般的な健康感を評価。
- SF-36：HIS の MOS のために開発された包括的健康状態の評価。短縮版として SF-12、SF-8 も使われる。

文献
- Bowling A：Measuring Broader Health Status. In：Bowling A：Measuring Health：A Review of Quality of Life Measurement Scales, 3rd ed. Open University Press, 2004

関連項目
- EuroQol(EQ-5D) ➡ 478 頁
- SF-36 ➡ 481 頁
- Sickness Impact Profile(SIP) ➡ 481 頁
- The Nottingham Health Profile(NHP) ➡ 483 頁

(土岐めぐみ)

Functional Status Questionnaire
プライマリ・ケアにおける患者の自己管理機能評価

対象	その他	尺度	仮間隔	構成	100(最良)〜0(不良)
障害	総合(I/D/H)	方法	質問紙(自記式)	重要度	★★★

概要 質問項目は,身体機能〔基本的日常生活動作(BADL)(3項目),手段的 ADL(IADL)(6項目)〕,精神機能(5項目),社会的役割〔就労能力(6項目),社会活動(3項目),社会的相互作用(5項目)〕で構成され,過去1か月間を振り返り,0〜4点もしくは0〜6点のポイントで自己採点する.また補足として6項目の単独の質問が用意されている(検査に要する時間は概ね15分程度).これら全34項目は,コンピュータにより集計され,大きく6つの要素に分けて得点化される.

評価値の意味 利用者は,インターネット上で各項目についての点数を入力することで,どこからでも判定と説明を受けることができるようになっている.100点を最良とし,0〜100点の範囲で判定,各要素について警告域(69〜87点以下)が設定されている.なお,スコアリングのためのソフトウエアは,Michael McCoy MD より入手可能.

文献
- Jette AM, et al：The Functional Status Questionnaire：reliability and validity when used in primary care. J Gen Intern Med 1：143-149,1986
- Jette AM, et al：Functional disability assessment. Phys Ther 67：1854-1859,1987

関連項目
- 機能的自立度評価法 ➡ 466 頁

(浅野 聡)

福祉用具心理評価スケール(PIADS 日本語版)
Psychosocial Impact of Assistive Devices Scale(PIADS)
福祉用具利用者における心理的適応の評価

対象	その他	尺度	順序	構成	+3(有効)〜-3(有効でない)
障害	QOL(H)	方法	質問紙(自記式)	重要度	★★★

概要 福祉用具利用者における心理的効果を定量的に評価するため,カナダの Jutai らが開発した.福祉用具を使うことで利用者自身がどのように変化したかを評価する自己評価尺度26項目からなる.各項目は-3から+3までの7段階で得点化される(マイナスは「有効でなかった」という意味合いを示す).得点は Competence(効力感)12項

目,Adaptability(積極的適応性)6項目,Self-esteem(自尊感)8項目の3つのサブスケールに分類される.これら3つの項目は生活の質(QOL)の重要な領域を表すものである.

評価値の意味 さまざまに考案され推奨される福祉用具が,利用者のQOLの維持・向上にどの程度貢献しているのかについて,利用者からの率直な意見を点数として把握することができる.

文献
・巌淵 守,ほか:支援技術の効果に関するエビデンス(科学的根拠)に基づいた評価—拡大・代替コミュニケーションにおける米国事情を中心に.リハビリテーション・エンジニアリング 21:43-52,2006

関連項目
・QUEST 福祉用具満足度評価スケール ➡ 次項 　　　　　　　　(佐野恭子)

QUEST 福祉用具満足度評価スケール
Quebec User Evaluation of Satisfaction with Assistive Technology (QUEST)

処方された福祉用具に対する利用者の満足度の判定					
対象	その他	尺度	順序	構成	5(満足度高)〜1(低)
障害	QOL(H)	方法	質問紙(自記式)	重要度	★★★

概要 福祉用具を利用した結果の満足度を利用者に対する質問により判定する主観的指標.用具に対する評価が8項目(大きさ,重量,調整しやすさ,安全性,丈夫さ,使いやすさ,など)と,サービスに対する評価が4項目(入手手続き,修理サービス,専門職の指導・助言,など)の計12項目に関して,それぞれの満足度を5段階で評価する.日本語版(バージョン2.0)もある.

評価値の意味 項目ごとに1(全く満足していない)〜5(とても満足している)で点数化して評価する.導入前から期待が高かった用具ではスコアが低くなりやすいとされている.

文献
・Demers L, et al:Reliability, validity, and applicability of the Quebec User Evaluation of Satisfaction with assistive Technology(QUEST 2.0) for adults with multiple sclerosis. Disabil Rehabil 24:21-30, 2002

関連項目
・福祉用具心理評価スケール(PIADS 日本語版) ➡ 489頁 　　　　(佐藤 満)

CMI 健康調査表
Cornell Medical Index(CMI)

心身両面にわたる自覚症状の評価

対象	臨床心理	尺度	仮間隔	構成	複合
障害	心理(I)	方法	質問紙(自記式)	重要度	★★★★★

概要 1949年に Brodmann らが対象者の心身両面にわたる自覚症状を調べるために作成した検査．1984年，金久が深町とともに，現在本邦で広く用いられている日本版を完成させた．神経症や情緒障害の程度を把握することができる．身体的自覚症状(A～L)と精神的自覚症状(M～R)に関する質問が，男子で211項目，女子で213項目ある．

評価値の意味 深町は，C(心臓脈管系)，I(疲労度)，J(疾病に対する関心)の各項目における身体的訴えと精神的訴えの総数とで，不安障害群と正常群に有意差があることを見出し，領域Ⅰ～Ⅳの判別図を作った．領域Ⅰに近ければ心理的に正常で，領域Ⅳに近いほど不安障害の傾向が強い．

文献
・松原達哉(編著)：心理テスト法入門―基礎知識と技術習得のために 第4版．pp141-142, 日本文化科学社，2002

関連項目
・疫学的うつ病評価尺度，うつ病(抑うつ状態)自己評価尺度 ➡ 345頁
・Self-rating Depression Scale(Zung法) ➡ 350頁
・顕在性不安検査 ➡ 495頁

(佐野恭子)

ミネソタ多面人格目録
Minnesota Multiphasic Personality Inventory(MMPI)

質問紙法を用いた人格検査

対象	臨床心理	尺度	仮間隔	構成	N/A
障害	心理(I)	方法	面接	重要度	★★★★★

概要 精神科における臨床診断に用いるためミネソタ大学で開発されたが，現在では年齢や疾患を限定せず性格・人格検査として幅広く用いられている．550の質問項目に対して，あてはまる，あてはまらない，どちらでもないの3段階で評価する．尺度には妥当性と臨床の2つがある．妥当性尺度は受検態度や人格特徴を示し，?，L，F，Kの4尺度が挙げられる．臨床尺度は10種類の人格パターンを表し，心気症尺度，抑うつ尺度など10尺度が挙げられる．

評価値の意味 評価結果は，質問への採点結果を特定のプロフィール・グラフ上に記入し，被検者の人格解釈に使用．妥当性尺度は結果の妥当性の確認に用い，臨床尺度は10尺度のなかで最も上昇している2つの尺度を人格解釈に使用する．

文献
- Hathaway SR, et al：A multiphasic personality schedule(Minnesota)：I. Construction of the schedule. J Psychol 10：249-254, 1940
- MMPI新日本版研究会（編）：新日本版MMPIマニュアル．三京房，1993．

関連項目
- 東大式エゴグラム ➡ 498頁
- ロールシャッハテスト ➡ 502頁
- モーズレイ性格検査 ➡ 505頁

（髙橋香代子）

POMS 感情プロフィール検査
Profile of Mood States(POMS)

気分障害の評価

対象	臨床心理	尺度	仮間隔	構 成	0(問題なし)〜260(受診要)
障害	心理(I)	方法	質問紙(自記式)	重要度	★★★★★

概要 1968年にWeedが提唱した診療作業システム．過去1週間の気分を表す65項目の質問に，0(全くなかった)〜4(非常に多くあった)の5段階で答える．結果は緊張-不安，抑うつ，怒り-敵意，活気，疲労，混乱の6因子に分類される．

評価値の意味 活気を除く5因子のうち1つでも標準化得点(T得点)が75点以上であれば，専門家の受診を考慮する．粗得点の平均値は，30歳代男性の場合で緊張-不安：11.9 ± 6.0，抑うつ：8.9 ± 9.4のように，性・年齢別に決まっている．平均値±1標準偏差を「健常」，±1〜2.5標準偏差を「他の訴えと合わせて専門医を受診させるか否かを判断する」，±2.5標準偏差外を「専門医受診を考慮する必要あり」とする．

文献
- 横山和仁，ほか：日本版POMS手引．金子書房，1994

関連項目
- ミネソタ多面人格目録 ➡ 491頁
- 顕在性不安検査 ➡ 495頁

（佐野恭子）

状態-特性不安検査
State-Trait Anxiety Inventory(STAI)

不安を状態不安と特性不安とに分けて測定

対象	臨床心理	尺度	仮間隔	構 成	20(軽度)〜80(重度)
障害	心理(I)	方法	質問紙(自記式)	重要度	★★★★★

概要 多くの不安検査は不安になりやすいかどうかを測定しているが，この検査は，現在どのような不安状況下にあるか(state anxiety：状態不安)，性格的に不安になりやすいか(trait anxiety：特性不安)の2つの側面に分けて測定する．各20項目，計40項目の質問からなり，検査時間は10分程度．中学生以上が対象．点数が高いほど不安が大きい．日本語版が作成されている．

評価値の意味

〈状態不安〉
・男性：22以下…非常に低い，23～31…低い，32～40…普通，41～49…高い，50以上…非常に高い
・女性：21以下…非常に低い，22～30…低い，31～41…普通，42～50…高い，51以上…非常に高い

〈特性不安〉
・男性：23以下…非常に低い，24～32…低い，33～43…普通，44～52…高い，53以上…非常に高い
・女性：23以下…非常に低い，24～33…低い，34～44…普通，45～54…高い，55以上…非常に高い

文献
・松原達哉（編著）：心理テスト法入門―基礎知識と技法習得のために 第4版．pp147-149，日本文化科学社，2002

関連項目
・不安傾向診断テスト ➡ 333頁
・顕在性不安検査 ➡ 495頁

(佐藤 満)

日本版主観的健康統制感尺度（日本版 HLC）
Health Locus of Control

健康を統制する主体の位置が自身にあるかほかにあるかを知る

対象	臨床心理	尺度	仮間隔	構成	30（非常にそう思う）～5（全くそう思わない）
障害	心理(I)	方法	質問紙（自記式）	重要度	★

概要 行動と強化の随伴性をどのように認知しているかにかかわる統制位置（Locus of Control；LOC）は，社会的学習理論として Rotter（1966）により提唱された概念である．日本では堀毛（1991）が開発した日本版 HLC が用いられている．日本版 HLC は25の質問項目で構成されており，健康課題の達成に寄与する主体が自分にあると考える傾向（内的統制）が強いか，自分以外にあると考える傾向（外的統制）が強いかを測定する．

評価値の意味 5つの下位尺度（自分自身，家族や周囲の人による温かい配慮，医師などの専門職，偶然，神仏やたたりなど自分を超越する大きな存在）のどれを重視する傾向があるかを各尺度の点数（5～30点）の高低差から判断し，支援の資料とする．

文献
・萬代 隆（監修）：QOL評価法マニュアル―評価の現状と展望．pp90-92，インターメディカ，2001

関連項目
・Quality of Well-being Scale（QWB, QWBS）➡ 479頁
・Psychological General Well-being Index（PGWB）➡ 494頁

(佐野恭子)

Psychological General Well-being Index(PGWB)

健康状態に影響される心理面の変化に関する評価

対象	臨床心理	尺度	仮間隔	構 成	110(幸福感高)〜0(低)
障害	心理(I)	方法	質問紙(自記式)	重要度	★

概要 6領域・22質問項目からなり,自記式・聞き取り式いずれでも実施可能である.身体的健康状態により影響を受ける心理学上の変化を定量化する尺度であり,正負両方を反映することができる特徴を有する.精神面の幸福感に関する一般的尺度であり状況に特異的でない点,介入による精神的幸福感の変化に感受性が高い点が長所として挙げられる.

評価値の意味 点数の高さは幸福感の程度を示している.75点前後が平均値とされている.

文献
・萬代 隆(監修):QOL評価法マニュアル―評価の現状と展望.pp12-13,pp24-27,インターメディカ,2001

関連項目
・生活満足度尺度K ➡ 155頁
・生活満足度尺度A ➡ 477頁
・Quality of Well-being Scale(QWB,QWBS) ➡ 479頁　　　　(佐野恭子)

Psychosocial Adjustment to Illness Scale-Self Report Version(PAIS-SR)

病気による心理社会的適応状況の評価

対象	臨床心理	尺度	仮間隔	構 成	0(正常)〜138(重度)
障害	心理(I)	方法	質問紙(自記式)	重要度	★

概要 病気の結果起こった変化を評価することで,被検者の心理社会的適応状況を測定する.成人対象の自記式尺度である.質問は46項目で構成され,被検者は当日を含む過去30日間の様子について0(問題なし)〜3(明らかな問題あり)の4段階で回答する.結果は心理適応を示す7領域で評価される.

評価値の意味 合計点が0点であれば「全く問題なし」とする.反対に138点の場合は「最も深刻な状態」と解釈される.

文献
・Derogatis LR:The psychosocial adjustment to illness scale(PAIS). J Psychosom Res 30:77-91, 1986

関連項目
・Sickness Impact Profile(SIP) ➡ 481頁　　　　(佐野恭子)

臨床心理　495

不合理的信念テスト
Irrational Beliefs Test(IBT)

問題となる感情や行動の原因となる不合理的な信念を測定

対象	臨床心理	尺度	仮間隔	構成	オリジナル：100(正常)〜500(重度)
障害	心理(I)	方法	質問紙(自記式)	重要度	★★★★

概要 認知行動療法の技法によれば，問題となる感情や行動は，対象を歪曲して認知することによって生じるのであり，その歪曲は個人の持つ不合理な信念(irrational beliefs)によって引き起こされると考える．それを測定する尺度として，1968年にJonesが100項目・10尺度(受容欲求，自己期待，倫理的非難，欲求不満反応，情動的無責任，不安，問題回避，依存，無力感，完全主義)の設問(私は欠点のない人間でなければならない，常に指示してくれる人がいなければならない，など)を1(全くそう思わない)〜5(全くそう思う)で評価する5件法のテストを開発した．松村らは，70項目・7尺度の日本語版(JIBT)を1991年に開発している．

評価値の意味 合計点は100〜500点で，点数が高いほどその尺度での不合理的信念が高く，さまざまな情緒的障害(神経症など)を来たしやすいとされる．

文献
・松村千賀子：日本版 Irrational Beliefs Test(JIBT)開発に関する研究. 心理学研究 62：106-113, 1991

関連項目
・自動思考質問紙 ➡ 346頁
・ベック抑うつ評価尺度 ➡ 351頁
・非機能的態度尺度 ➡ 352頁

(松本憲二)

顕在性不安検査
Manifest Anxiety Scale(MAS)

個人の不安を包括的に測定する検査

対象	臨床心理	尺度	仮間隔	構成	5(正常)〜1(重度)
障害	心理(I)	方法	質問紙(自記式)	重要度	★★★★★

概要 多面的な人格特徴を検査するミネソタ多面人格目録(MMPI)から慢性不安を反映していると思われる50項目を抽出して作成された質問紙による検査である．日本版では15項目のL尺度(虚偽尺度)を追加した65項目で構成されており，各項目につき3件法で回答を求める．

評価値の意味 合計得点から1〜5段階に分類される．1段階が「高不安群」，2段階が「かなり不安が高い群」である．3〜5段階は正常範囲と判定される．本検査が測定する不安は，ある出来事を背景にその時

期に限定して惹起される不安ではなく,被検者がもともと持っている特性としての不安である.

文献
・Tayor JA, et al(著),日本MMPI研究会(訳):日本語版MMPI顕在性不安検査(MAS)使用手引.三京房,1968

関連項目
・General Health Questionnaire(GHQ) ➡ 348頁
・ミネソタ多面人格目録 ➡ 491頁

(佐野恭子)

自尊感情尺度(Rosenberg)
自己有用感・肯定感の評価

対象	臨床心理	尺度	仮間隔	構成	0(低)~30(高)
障害	心理(I)	方法	質問紙(自記式)	重要度	★

概要 自尊心研究においてよく使われる尺度.自尊感情とは,「self-esteem(セルフエスティーム)」の訳語ともいわれ,「自分をかけがえのない存在と考える感情」「自分を価値ある存在と肯定的にとらえる気持ち」(自己有用感,自己肯定感)であり,人間が外界や他者と力強くかかわる主体となるための心理的土台と考えられている.10項目の質問に対して4段階で回答し,合計点数を評価する.

評価値の意味 10項目の質問に対し,それぞれ,「強くそう思う」「そう思う」「そう思わない」「全くそう思わない」の4段階で回答する.質問は,自己肯定的な内容と否定的な内容があり,肯定的な質問に対しては3,2,1,0で採点し,否定的な質問に対しては逆に0,1,2,3で採点する.合計点数が高いほど,自尊感情が高いとされる.

文献
・Rosenberg M:Society and the Adolescent Self-image.Princeton University Press,1965

(坂本己津恵)

社会的再適応評価尺度
Social Readjustment Rating Scale(SRRS)
社会的出来事のストレスを測る尺度

対象	臨床心理	尺度	仮間隔	構成	0(ストレスなし)~1,516 (ストレス最高)
障害	心理(I)	方法	質問紙(自記式)	重要度	★★★★★

概要 1967年,社会学者Holmesと内科医Racheらは,人生や日常生活を大きく変えるイベントや出来事を43項目抽出し,「このような経験をしたあとで元気を取り戻して,再び社会に溶け込む(再適応)までには,どれくらいの時間とエネルギーがかかりますか?」という質問を,被検者にテストし,その結果をもとに,配偶者の死を「100」と設定し,ストレス度の大きいものから順番に並べたもの.

表　SRRS：出来事とそのストレス度

出来事	ストレス度	出来事	ストレス度
配偶者の死	100	子どもの独立	29
離婚	73	親戚とのトラブル	29
夫婦の別居	65	自分の特別な成功	28
拘禁や刑務所入り	63	妻が仕事を始める，辞める	26
家族の死	63	就学・卒業	26
自分の怪我や病気	53	生活条件の変化	25
結婚	50	個人的な習慣の変化	24
失業	47	上司とのトラブル	23
夫婦の和解調停	45	労働条件の変化	20
退職	45	転居	20
家族の病気	44	転校	20
妊娠	40	趣味やレジャーの変化	19
性の悩み	39	宗教活動の変化	19
新しい家族ができる	39	社会活動の変化	19
ビジネスの再調整	39	100万以下の借金	17
経済状態の変化	38	睡眠習慣の変化	16
友人の死	37	家族団らんの回数の変化	15
転職	36	食習慣の変化	15
配偶者との喧嘩の数	35	休暇	13
100万以上の借金	31	クリスマス	12
借金やローンの抵当流れ	30	軽微な法律違反	11
職場での責任の変化	29		

評価値の意味　イベントや出来事ごとのストレス度は**表**の通り．過去1年間で経験した出来事の当てはまる出来事の合計点が150点以下なら37%，151〜300点なら53%，301点以上なら80%が心身に変調を来たすとされている．

文献
・Holmes TH, et al：The social readjustment rating scale. J Psychosom Res 11：213-218, 1967

（松本憲二）

主観的良好状態評価一覧
General Well-being Schedule

個人の主観的良好状態の判定

対象	臨床心理	尺度	仮間隔	構成	105(良好)〜0(重度)
障害	心理(I)	方法	質問紙(自記式)	重要度	★★

概要　1970年，米国で開発された「心理的良好および苦悩状態」を評

価する自己記入式質問表(Dupuy). 最近 1 か月間の心理的良好・苦悩状態に関する 6 因子モデル・18 項目の回答から, 個人の主観的良好状態を判定. 中山らによる日本語版は 3 因子モデル・17 項目. 所要時間 5~15 分.

評価値の意味

- Dupuy 版の 6 因子:不安, うつ, 積極的心理, 自己制御感, 活力, 全般的健康度(0~110 点)
- 日本語版の 3 因子:うつ, 健康関心, 生活満足度と情緒的安定性(0~105 点)

状態が良好なほど高得点.

文献

- Dupuy H:Self-representations of general psychological well-being of American adults. Paper presented at American Public Health Association Meeting, 1978 ⇒原著.
- 中山健夫, ほか:主観的良好状態評価一覧(General Well-Being Schedule:GWBS)日本語版の開発. 厚生の指標 49:8-11, 2002

関連項目

- General Health Questionnaire(GHQ) ➡ 348 頁
- Self-rating Depression Scale(Zung 法) ➡ 350 頁
- 状態-特性不安検査 ➡ 492 頁

(宮崎博子)

東大式エゴグラム
Tokyo University Egogram Ver. Ⅱ(TEGⅡ)

自我状態(性格特性)の分析に用いられる検査

対象	臨床心理	尺度	仮間隔	構 成	数値(複合)
障害	心理(I)	方法	質問紙(自記式)	重要度	★★

概要 Berne の交流分析理論では, 自我状態の分析に, 親らしさの P(Parent), 大人らしさの A(Adult), 子供らしさの C(Child)の 3 要素を用いたが, Dusay は P と C をさらに 2 つに細分化し, 計 5 つの尺度を用いて自我状態を分析しグラフで示した. これがエゴグラムである. その後, 客観性の高いエゴグラムとして本邦で開発されたのが東大式エゴグラムである. CP(批判的な親の自我状態), NP(養育的な親の自我状態), A(大人の自我状態), FC(自由気ままな子どもの自我状態), AC(順応した子どもの自我状態)の 5 つの尺度それぞれ 10 項目について, はい(2 点), どちらでもない(1 点), いいえ(0 点)とする 3 件法で回答. 全体で 50 項目からなる.

評価値の意味 それぞれ長所⇔短所の両面で解釈できる.

〈CP〉
- 得点の高い人:責任感が強い⇔建前にこだわる
- 得点の低い人:物事にこだわらない⇔規則を守らない

〈NP〉
- 得点の高い人:他人の世話をする⇔おせっかい

- 得点の低い人：あっさりしている⇔冷淡である

〈A〉
- 得点の高い人：論理的である⇔人間味に欠ける
- 得点の低い人：素朴である⇔情に流される

〈FC〉
- 得点の高い人：創造性に富む⇔自己中心的
- 得点の低い人：素直である⇔引っ込み思案

〈AC〉
- 得点の高い人：協調性に富む⇔優柔不断
- 得点の低い人：マイペース⇔自分勝手

文献
- 東京大学医学部心療内科（編）：東大式エゴグラム/実施マニュアル．金子書房，1999

関連項目
- ミネソタ多面人格目録 ➡ 491 頁
- ロールシャッハテスト ➡ 502 頁

（松本憲二）

バーンアウトスケール
燃え尽き症候群の評価法

対象	臨床心理	尺度	仮間隔	構成	3.0 未満（健康）〜4.0 以上（バーンアウト症候群）
障害	心理(I)	方法	質問紙（自記式）	重要度	★★★

概要 バーンアウト（燃え尽き症候群）とは，Maslash（1976）によれば，「極度の身体疲労の感情の枯渇を示す症候群」であると定義されている．特に医療従事者のようなヒューマンサービス従事者などにおいて，長時間にわたり人に援助する過程で，心的エネルギーが絶えず過度に要求された結果，抑うつ感，無力感，極度の疲労感，罪悪感などを来たす状態である．この評価法は 21 項目からなり，1（全くない）〜7 点（いつもある）で採点する（採点項目によりその点数をマイナスする項目もある）．本邦では Pine による burn out scale を見かけることが多いが，研究などでは，Maslach による Maslach Burnout Inventory（MBI）が使われることが多く，日本語版バーンアウト尺度もこちらを参考にしたものである．17 項目からなる．

評価値の意味 21 項目に対して 1〜7 点で採点．そのうち 4 項目はバーンアウトの状態としては否定的な項目で A とし，それ以外の 17 項目を B とする．

バーンアウトスコア = (B + 32 − A)/21

- 3.0 未満：精神的に安定し，心身ともに健康である
- 3.0 以上 4.0 未満：バーンアウト予備軍
- 4.0 以上：バーンアウト症候群

日本語版バーンアウト尺度は 17 項目からなり，5 段階で評定．下位

尺度が3つに分かれ，情緒的消耗感尺度が5〜25点，脱人格化尺度・個人的達成感の低下尺度が6〜30点．全体のバーンアウト尺度は17〜85点となる．現時点では得点基準はなく，得点の高低により相対的に評価される．

文献
・増子詠一，ほか：医師・看護婦など対人サービス職業従事者の「燃えつき症候群」(1)—Maslach Burnout Inventory による因子構造の解析と SDS うつスケールとの関連．産業医学 31：203-215，1989

(坂本己津恵)

Hospital Anxiety and Depression Scale(HADS)
身体的疾患を有する患者の精神症状の測定

対象	臨床心理	尺度	仮間隔	構成	0(正常)〜42(重度)
障害	心理(I)	方法	質問紙(自記式)	重要度	★★★★★

概要 入院や通院の身体症状を有する患者を対象に，身体症の影響を排除して抑うつや不安などの感情障害を評価する尺度．抑うつ項目は「以前楽しんでいたことを今も楽しめますか？」「くよくよした考えが心に浮かびますか？」などの7項目で，不安項目は「緊張感を感じますか？」「今にもひどいことが起こりそうな恐ろしい感じがしますか？」などの7項目であり，合計14項目を評価する．日本版 HADS も作成されている．

評価値の意味 偶数が不安，奇数が抑うつ．それぞれ0〜3点の4段階評価(うち8項目は逆得点)．合計点は0〜42で，点数が高いほど重度．

文献
・Zigmond AS, et al：The hospital anxiety and depression scale．Acta Psychiatr Scand 67：361-370，1982 ⇒原著．
・八田宏之，ほか：Hospital Anxiety and Depression Scale 日本語版の信頼性と妥当性の検討—女性を対象とした成績．心身医学 38：309-315，1998

関連項目
・Self-rating Depression Scale(Zung法) ➡ 350頁
・状態-特性不安検査 ➡ 492頁

(宮崎博子)

Nottingham Adjustment Scale 日本語版 1.1(NAS-J1.1)
疾患や障害に対する心理的適応を評価する尺度

対象	臨床心理	尺度	仮間隔	構成	100(適応良)〜0(悪)
障害	心理(I)	方法	質問紙(自記式)	重要度	★

概要 1990年に Dodds らが視覚障害者の心理的適応を調べる目的で作成した．「不安・うつ」「自尊感情」「視覚障害者への態度」「ローカス・オブ・コントロール」「障害の受容」「自己効力感」「帰属スタイル」に関する計32項目で構成されている．項目ごとに1〜4または5の点数で評定する．NAS-J の妥当性・信頼性が確認された後，2007年11月の時点でパーキンソン病，脳卒中，心不全など7疾患のバージョン

が作成・使用されている.
評価値の意味 高得点ほど心理的適応が高いことを示す.
文献
・鈴鴨よしみ,ほか:視覚障害への心理的適応を測定する尺度,The Nottingham Adjustment Scale 日本語版の開発.心身医学 41:609-618, 2001
関連項目
・SF-36 ➡ 481 頁

(佐野恭子)

TAT 絵画統覚検査
Thematic Apperception Test(TAT)
潜在的な衝動,感情,葛藤を明らかにする検査

対象	臨床心理	尺度	N/A	構 成	N/A
障害	心理(I)	方法	面接	重要度	★★★

概要 人物が描かれた図版 29 枚と白紙の図版 1 枚が用意され,1 枚ずつについて「どんなことを描いた絵なのか」「以前にどんなことがあったのか」「どういうわけでこの絵のようなことが起こったのか」「今,何をしようとしているのか」「この後にどうなるのか」を自由に語らせる検査.
評価値の意味 作られた話には被検者の内面が投影されると考えられる.内容は,木村らの分析リストに基づき,欲求,圧力,解決様式,結末,水準分析などの側面から分類・解釈される.
文献
・北尾倫彦,ほか:グラフィック心理学.pp149-150,サイエンス社,1997
・松原達哉(編著):心理テスト法入門—基礎知識と技法習得のために 第 4 版.pp191-195,日本文化科学社,2002
関連項目
・ロールシャッハテスト ➡ 502 頁
・P-F スタディ ➡ 503 頁
・SCT 文章完成法テスト ➡ 504 頁
・バウムテスト(樹木画テスト) ➡ 505 頁

(佐野恭子)

情緒支援ネット
人と人がどのように心でつながっているのかを評価

対象	臨床心理	尺度	仮間隔	構 成	10(強)〜0(弱)
障害	心理(I)	方法	質問紙(自記式)	重要度	★★

概要 障害によるストレス反応を呈する場合でも,身近に親しい人がいて支援を得られれば多くの問題に対処できる.情緒支援ネットはそのネットワークの度合いを評価するもの.10 の質問があり,それぞれの項目に当てはまる人がいる(1 点),いない(0 点)で採点.
評価値の意味 全 10 項目で 10 点満点.
・0〜5 点:ネットワークが弱い

- 6～7点：普通
- 8点以上：強い

文献
- 宗像恒次：健康と病気の社会，心理，文化的背景．宗像恒次：最新 行動科学からみた健康と病気．pp1-14，メヂカルフレンド社，1996 ⇒開発者．

関連項目
- Environmental Assessment：non-standard ➡ 513頁

(奥野太嗣)

内田クレペリン精神検査
Uchida-Kraepelin Psychodiagnostic Test

精神作業能力の評価

対象	臨床心理	尺度	N/A	構成	N/A
障害	性格傾向(I)	方法	作業課題	重要度	★★★★★

概要 1桁の加算作業を，休憩5分を挟んで前半・後半各15分間続けたときに描かれる作業曲線を通して，被検者の作業能力・態度や性格の特徴を判定する目的で作成された．代表的な作業法検査の1つである．

評価値の意味 定型曲線からのずれの程度と作業量をもとに判定する．非定型の特徴は，①誤答の多発(過半数が誤答の行が多い)，②大きい落ち込み(ある行の作業量が前後より1/3以上少ない)，③大きい突出(②の逆)，④動揺の過大(平均作業量の1/3にもなる振幅が多い)，⑤動揺の欠如(全行同一作業量，単調減少・増加)，⑥後期の下落，⑦後期初頭の著しい低位，⑧曲線範囲の過大(前期か後期で最大作業量と最小作業量の差が平均の60%以上)，⑨作業量の減少(前期が10以下，後期が15以下)である．これらのどれにも該当しなければ広義の定型とする．しかし，必ずしも非定型＝性格の偏りではない．

文献
- 外岡豊彦(監修)，日本・精神技術研究所(編)：内田クレペリン精神検査・基礎テキスト．日本・精神技術研究所，1973

関連項目
- マイクロタワー法 ➡ 475頁
- 障害者用就職レディネス・チェックリスト ➡ 475頁

(佐野恭子)

ロールシャッハテスト
Rorschach Psychodiagnostic Plates

インクの染みに対する反応からパーソナリティを把握する検査

対象	臨床心理	尺度	N/A	構成	N/A
障害	性格傾向(I)	方法	面接	重要度	★★★★★

概要 インクの染みでできた10枚の左右対称の図形を見せ，何に見えるかを自由に反応させる心理検査．基本的には，反応を求める自由

反応段階と，出された反応について「どこを見てそう思ったのか」「なぜそう見えたのか」などを明確にする質問段階の2部構成になっている．

評価値の意味 反応は反応領域(全体，部分，異常部分，空白)，反応決定因(形態，運動，陰影，色彩)，反応内容(人間，動物，植物など)の要素にスコアリングされ，形態水準および平凡反応という側面から評価される．最終的にはこれらを整理した Summary Scoring Table に基づく構造的量的解釈が行われるのが一般的である．

文献
・北尾倫彦，ほか：グラフィック心理学．p148，サイエンス社，1997
・松原達哉(編著)：心理テスト法入門―基礎知識と技法習得のために 第4版．pp182-185，日本文化科学社，2002

関連項目
・TAT絵画統覚検査 ➡ 501頁
・バウムテスト(樹木画テスト) ➡ 505頁　　　　　　　　　　(佐野恭子)

P-Fスタディ
Picture Frustration Test

被検者の反応の背景にある人格の独自性を把握する検査

対象	臨床心理	尺度	N/A	構成	N/A
障害	性格傾向(I)	方法	面接	重要度	★★★★★

概要 Rosenzweig の欲求不満理論と個性力学の考えによる．日常経験する24の欲求不満場面(自我阻害場面，超自我阻害場面の2つで構成されている)を絵で示し，被検者が空白の吹き出しに記入した会話文の内容からアグレッション(主張性)の型と方向を組み合わせた11の反応評点因子に分類する．

評価値の意味 アグレッションの型には障害優位型，自我防衛型，要求固執型，方向には外罰，内罰，無罰傾向がある．得られた反応について整理表を用い，①場面別評定記入欄，②集団一致評点，③プロフィール欄，④超自我因子欄，⑤反応転移分析欄，⑥全体的パターン，に分けてプロトコールを作成する．解釈は，普遍的標準，集団的標準，個性的標準という3つの標準に関して言及される．

文献
・松原達哉(編著)：心理テスト法入門―基礎知識と技法習得のために 第4版．pp196-201，日本文化科学社，2002

関連項目
・TAT絵画統覚検査 ➡ 501頁
・ロールシャッハテスト ➡ 502頁
・SCT文章完成法テスト ➡ 504頁
・バウムテスト(樹木画テスト) ➡ 505頁　　　　　　　　　　(佐野恭子)

SCT 文章完成法テスト
Sentence Completion Test (SCT)

パーソナリティの全体像を被検者の自発的表現から把握する検査

対象	臨床心理	尺度	N/A	構成	N/A
障害	性格傾向(I)	方法	作業課題	重要度	★★★

概要 「子供のころ…」「父に対し私は…」などの短い刺激文に対して，被検者が思うように文章を完成させる検査．刺激文はパートⅠ・Ⅱの各30項目（成人用）である．個人・集団を問わず使用可能で，パーソナリティ診断の最初に多く用いられる．

評価値の意味 反応文の内容から，社会的要因（地位，経済的水準など），家庭的要因（家族構成，しつけなど），身体的要因（健康，容姿など），知的側面（知能の程度，精神的分化度など），気質（精神感性など），力動的側面（安定感，劣等感など），指向的側面（願望，人生観など）に関する被検者の性格特性を知ることができる．

文献
- 高橋雅春，ほか：臨床心理学序説．p64，ナカニシヤ出版，1993
- 松原達哉（編著）：心理テスト法入門―基礎知識と技法習得のために 第4版．pp186-190，日本文化科学社，2002

関連項目
- TAT絵画統覚検査 ➡ 501頁
- ロールシャッハテスト ➡ 502頁
- P-Fスタディ ➡ 503頁
- バウムテスト（樹木画テスト） ➡ 505頁

(佐野恭子)

矢田部・ギルフォード性格検査（Y-G性格検査）
Yatabe-Guilford (Y-G) Personality Test

個人の性格の全体構造を把握する検査

対象	臨床心理	尺度	N/A	構成	分類
障害	性格傾向(I)	方法	質問紙（自記式）	重要度	★★★★★

概要 米国のGuilfordらが考案した人格目録をもとに作られた質問紙法による性格検査である．短時間で実施でき，特別な道具が不要（検査用紙と鉛筆のみ）な点，個人検査も集団検査も可能である点が特徴である．本検査では12の性格特性が検出される．

評価値の意味 12の性格特性は，情緒安定性を示す6尺度（抑うつ性，回帰性傾向，劣等感，神経質，客観性の欠如，協調性の欠如）と，向性を示す6尺度（愛想の悪さ，一般的活動性，のんきさ，思考的外向，支配性，社会的外向）からなる．回答結果を点数化して導き出される性格類型にしたがって，性格特徴を考察する．

文献
- 上里一郎（監修）：心理アセスメントハンドブック 第2版．西村書店，2001

関連項目
・ミネソタ多面人格目録 ➡ 491 頁 （佐野恭子）

モーズレイ性格検査
Maudsley Personality Inventory(MPI)

質問紙法による性格検査					
対象	臨床心理	尺度	仮間隔	構成	複合
障害	性格傾向(I)	方法	質問紙(自記式)	重要度	★★★★★

概要 モーズレイ病院の心理学部長であったアイゼンク(Eysenck)による性格理論に基づいて作成され，神経症的傾向，外向性，内向性とを測定することを目的にしている．外向性尺度項目(E)：24，神経症的傾向尺度項目(N)：24，中性項目：12，虚偽発見尺度項目(L)：20の全80項目から構成されている(虚偽発見尺度は日本版で追加された項目)．各質問に対して，「はい」「？」「いいえ」で答える．

評価値の意味 採点は所定の採点盤を用いて，N・E・L尺度別に求めることができる．全体で「？」の数が20以上ある場合は結果がゆがんだものになる恐れがあるので再検査が望ましい．それぞれの尺度得点の組み合わせによっていくつかの性格像を描き出すことができる．判定チャートによってN・E得点の高低による「平均型」も含めて，9類型に分類されている．

文献
・松原達哉(編著)：心理テスト法入門─基礎知識と技法習得のために 第4版．日本文化科学社，2002

関連項目
・ミネソタ多面人格目録 ➡ 491 頁 （坂本己津恵）

バウムテスト(樹木画テスト)
Baum the Tree Test

人格，精神発達，心理治療過程を理解する検査					
対象	臨床心理	尺度	N/A	構成	N/A
障害	性格傾向(I)	方法	作業課題	重要度	★★★★★

概要 性格および精神発達，心理治療過程の理解を目的とする検査である．被検者にA4の白紙と鉛筆，消しゴムを与え，1本の実のなる木をできるだけ充分に描かせる．時間制限はない．結果は，樹木が紙のどの空間にどのように描かれているかによって解釈される．全体的印象，運筆状態，空間領域，冠と幹の比率，形態的側面，形態的発達項目を整理したうえで解釈する．

評価値の意味 本検査の改訂増補第3版に記載されている「グリュンワルドの空間図式」によると，用紙の右側は父性・未来・外向，左は母性・過去・内向を，上は精神・意識，下は物質・無意識などを表す

という．その他の空間についても質的解釈の手がかりが詳細に示されている．

文献
・高橋雅春，ほか：樹木画テスト．文教書院，1986
・松原達哉（編著）：心理テスト法入門—基礎知識と技法習得のために 第4版．pp205-208，日本文化科学社，2002

関連項目
・TAT 絵画統覚検査 ➡ 501頁
・ロールシャッハテスト ➡ 502頁
・SCT 文章完成法テスト ➡ 504頁

(佐野恭子)

Modified Self-Report Measure of Social Adjustment
家庭や社会に対する適合性の評価尺度

対象	臨床心理	尺度	仮間隔	構成	0(正常)～4(重度)
障害	社会適応(H)	方法	質問紙(自記式)/面接	重要度	★★★

概要 Weissman が 1976年に米国で開発した SAS-M の，Cooper (1982)による修正版．過去2週間における仕事や友人などとの社会活動，余暇，家庭生活について評価．①仕事，②家事(就労していない場合は②から開始)，③友人との関係・社会活動・余暇活動，④同居していない家族との関係，⑤同居のパートナーとの関係，⑥子どもとの関係，⑦家族単位としての状況，の7つの下位尺度，45の評価項目で判定する．所要時間10～15分．

評価値の意味 各項目を，常に(4点)，ほとんど(3点)，半分くらい(2点)，たまに(1点)，全くなし(0点)の5段階に評価する．0点が正常．

文献
・Cooper P, et al：Evaluation of a modified self-report measure of social adjustment．Br J Psychiatry 141：68-75，1982 ⇒原著．
・Turner-Strokes L, et al：The use of standardized outcome measures in rehabilitation centres in the UK．Clin Rehabil 11：306-313，1997

関連項目
・General Health Questionnaire(GHQ) ➡ 348頁
・Sedation-Agitation Scale(SAS) ➡ 380頁

(宮崎博子)

コミュニケーションと交流技能評価
Assessment of Communication and Interaction Skills(ACIS)
成人のコミュニケーションと対人交流技能の観察評価法

対象	臨床心理	尺度	仮間隔	構成	80(正常)～20(重度)
障害	コミュニケーション能力(D)	方法	観察	重要度	★★

概要 具体的な場面設定におけるコミュニケーションの仕方を観察し評価する．身体性(6項目)，情報交換(9項目)，相互関係(5項目)の3領

域・20 項目について評価する．遂行技能を観察評価するため各項目は動詞形で表現されており，4 点(良好)，3 点(問題)，2 点(不十分)，1 点(障害のある遂行)の 4 点法で評価，全く観察できない行動は「該当せず」と記録し，3 領域ごとの得点を比較し問題点を特定化していく．場面設定は，3 場面(自然場面，生活役割のシミュレーション場面，生活役割に無関係な場面)，4 状況(開かれた状況，並行課題，協同集団，1 対 1 状況)の合計 12 場面あり，各場面での評価を比較することで，どのような場面で問題が起こりやすいか把握できる．

評価値の意味 20〜80 点の範囲で評価し，点数が高いほど技能的に問題ないことを示す．しかし，総合点よりも，どの場面のどの項目に問題があったかを明らかにし，その問題点に対する解決方法を本人と周囲で検討することこそが重要である．

文献
・Forsyth K, et al(著)，山田 孝(訳)：ACIS—コミュニケーションと交流技能評価使用者用手引き．Version 4.0．日本作業行動研究会，2000

関連項目
・Assessment of Motor and Process Skills(AMPS) ➡ 472 頁　(佐久川明美)

鏡映描写課題
Mirror Tracing Task

知覚・運動学習を評価する検査					
対象	臨床心理	尺度	間隔	構　成	所要時間(秒)，逸脱回数(回)
障害	運動機能(I)	方法	作業課題	重要度	★★★

概要 Starch(1910)によって開発された，鏡映描写を用いて知覚・運動協応過程，両側転移効果を評価する検査．鏡の反射を通してのみ図形が見える鏡映描写器〔竹井機器工業(株)製〕を用い，2 本の平行線で構成された図形(星など)を利き手・非利き手にて描写(トレース)させる．平行線の間を 1 周するまでの所要時間と逸脱回数を観察，記録，分析する．検査条件には集中練習条件と分散練習条件とがあり，それぞれ施行数や施行間隔，休憩の有無などが定められている．

評価値の意味 施行ごとの所要時間，逸脱回数を記録することによって学習曲線が得られる．また条件での違い，時間経過における変化を検討することで知覚・運動学習の進行過程を推察する．通常繰り返すことで所要時間や逸脱回数は減少する．成人男性の利き手で星型を 15 回トレースすると所要時間 60 秒，逸脱数 7 回の減少が記録されている．

文献
・Starch D：A demonstration of the trial and error method of learning. Psychol Bull 7：20-23，1910
・Siipola EM：Studies in mirror drawing. Psychological Monographs 46：

66-77, 1935

関連項目
・視覚-運動 統合発達検査 ➡ 301頁

(川本聖子)

身体障害者手帳等級

身体障害の程度を示し，身体障害者手帳交付の際に必要な等級

対象	制度	尺度	順序	構 成	7(軽度)〜1(重度)
障害	その他	方法	計測	重要度	★★★★★

(概要) 障害の種別(11種類)ごとに等級(1〜7級，ただし7級単独では手帳は交付されない)が設定されている．2つ以上の障害が合併した場合は，それぞれの障害等級の指数を合計して総合認定等級が決定する．認定されれば手帳が交付され，福祉機器の交付，医療費の助成，所得税の控除，公共交通機関やタクシー・公共施設・携帯電話の割引，自動車の所得ならびに運用上の補助などを受けることができる．なお，認定等級，障害種別により受けることのできる内容や範囲は異なり，都道府県によっても対応はそれぞれである．

(評価値の意味)

〈等級〉
 1級：当該機能を全廃，2級：当該機能の著しい障害，3〜6級：当該障害の中等度〜軽度の障害，7級：当該機能の軽微な障害

〈障害種別〉
 肢体不自由，音声言語機能障害，咀嚼機能障害，視覚障害，聴覚障害，心臓機能障害，呼吸器機能障害，膀胱または直腸機能障害，小腸機能障害，免疫機能障害

〈障害等級の指数〉
 1級：18，2級：11，3級：7，4級：4，5級：2，6級：1，7級：0.5
 2つ以上の障害が合併している場合は，障害等級の指数を合計した合計指数を算出する．合計指数をもとに総合認定等級を決定する．

〈総合認定等級と合計指数〉
 1級：18以上，2級：17〜11，3級：10〜7，4級：6〜4，5級：3〜2，6級：1

文献
・障害者福祉研究会(監修)：新訂 身体障害認定基準及び認定要領—解釈と運用 補訂版．中央法規出版, 2005

関連項目
・握力 ➡ 390頁
・関節可動域 ➡ 434頁
・徒手筋力検査 ➡ 438頁
・10m最大歩行速度 ➡ 449頁

(曽田幸一朗)

日常生活機能評価

「看護必要度」の一部を改訂した指標

対象	制度	尺度	仮間隔	構成	0(自立度高)〜20(低)
障害	その他	方法	観察	重要度	★★★

概要　「看護必要度」(疾病や重症度に基づいて看護サービスの量を決めるための指標)のB項目「日常生活機能指標」をもとに作成された指標．日常生活での自立度を評価する13項目から構成されている．項目により異なるが，2もしくは3の選択肢から回答する．「平成20年度診療報酬改定」では「回復期リハ病棟入院料1」や「重症患者回復病棟加算」の施設基準で，患者重症度の評価に使用されている．また「地域連携診療計画書」でも利用されている．

評価値の意味　全13項目について，それぞれ0〜2点(うち6項目は0〜1点)を配点する．最高は20点であり，得点が高いほど生活自立度が低い．

文献
- 嶋森好子，ほか(編)：マネジメントツールとしての看護必要度 第2版．中山書店，2007
- 嶋森好子：看護必要度活用の手引き．看護 60：38-58，2009

関連項目
- 介護保険要介護状態区分 ➡ 511頁

(大黒大輔)

高次脳機能障害整理表による4能力の喪失と障害等級

労災保険における高次脳機能障害の認定

対象	制度	尺度	順序	構成	A(わずかに喪失)〜F(全部喪失)
障害	その他	方法	診察	重要度	★★★★★

概要　労災保険における高次脳機能障害の認定に用いられる．高次脳機能障害整理表が作成され，これは障害等級3，5，7，9，12，14級を対象に，高次脳機能障害による労働能力低下を次の4領域から評価する様式になっている．①意思疎通能力(記銘・記憶力，認知力，言語力など)，②問題解決能力(理解力，判断力)，③作業負荷に対する持続力・集中力(身体的な持続力を含む)，④社会行動能力(協調性・攻撃性，易刺激性など)．

評価値の意味　高次脳機能障害整理表では4つの能力が重症度によりA〜Fの6段階に分けられており，医師はこの整理表を参照しながら高次脳機能障害の程度を表現する(表➡次頁)．

文献
- 大橋正洋：労災保険における神経・精神後遺障害認定基準の改訂—高次脳機能障害認定に関して．総合リハ 31：1080-1085，2003

表 4 能力の喪失と障害等級

	整理表による障害喪失の程度	1つ	2つ以上
A	わずかに喪失	14級	
B	多少喪失	12級	
C	相当程度喪失	9級	7級
D	半分程度喪失	7級	5級
E	大部分喪失	5級	3級(以上)
F	全部喪失	3級(以上)	

注1：複数の障害が認められるときは，原則として障害程度の最も重篤なものに着目して評価を行う．
注2：第3級以上に該当する場合は，介護の要否および程度を踏まえて認定する．

関連項目
・脳外傷者の認知-行動障害尺度(TBI-31) ➡ 79頁

(新井秀宜)

労災保険 障害等級

労働社会保険の障害給付に際し，労働能力喪失の程度を示す障害認定基準

対象	制度	尺度	順序	構成	14(軽度)〜1(重度)
障害	その他	方法	診察	重要度	★★★

概要 業務上の事由または通勤による労働者の負傷，疾病，障害または死亡に対して労働者災害補償保険法に基づき，療養給付，障害給付，遺族給付などが支給されるが，その障害給付の基準となるのが労災保険の障害等級である．労災保険法において約140類型の障害状態が第1〜14級の障害等級表に規定されており，実際の障害認定においては，この障害等級表をもとにした障害認定基準に基づき，労災(指定)病院の医師が作成する診断書(労働者災害補償保険診断書)から該当する障害等級が決定されている．

評価値の意味 労働能力喪失率は障害等級第1〜3級は100％，第14級は5％以上となっており，等級により障害給付の支給額が変わる．また，障害給付の種類は，第1〜7級の場合は年金給付，第8〜14級は一時金給付となる．なお，障害等級7級以上に該当し年金給付を受給する者は，医師の診断書を添付した定期報告書を毎年提出することになっており，増悪または軽快したと認められる場合は，該当する障害等級に変更される．ただし，8級以下で一時金給付を受給した者は，その後にどんなに障害の程度が悪化しても，原則として障害等級の変更は行われない．

障害等級表は，目，耳，鼻，口，神経系統または精神，頭部・顔面・頸部，胸腹部臓器，体幹，上肢と部位ごとに分かれている．等級表上

いかなる障害の系列にも属さない場合や該当する身体障害がない場合は，最も近似する等級表を用いることにより決定する（準用）．もし，同一の労災事故により2つ以上の障害を有した場合，重い障害等級が適応されるか，最も重い障害等級が1〜3級繰り上げられる（併合）．また労災事故により既存障害の同一部位に対し，さらに障害の程度が重くなった場合は，労災事故後の障害等級が適応される（加重）．

文献
・労働者災害補償保険法，第十五条，昭和22年4月7日法律第50号

関連項目
・筋ジストロフィー症厚生省機能障害度分類 ➡ 136頁
・身体障害者手帳等級 ➡ 508頁

(花田恵介)

介護保険要介護状態区分

介護保険制度にて介護の必要度に応じて要介護状態を区分

対象	制度	尺度	順序	構 成	要支援1（軽度）〜要介護5（重度）
障害	ADL(D)	方法	面接	重要度	★★★★★

概要 介護保険によるサービスを希望する被保険者に対し，介護が必要であるかどうか，どの程度必要であるかを判定したもので，被保険者の申請により市町村が認定する．公平性と客観性の観点から全国一律の基準が用いられている．この介護区分により，施設サービスの介護保険料や居宅サービスの支給限度額が決定する．要支援では予防給付，要介護では介護給付を受けることができる．なお，自立と判定された場合は介護保険サービスを受けることはできないが，要介護・要支援になる恐れがある場合，特定高齢者介護予防事業が提供される．認定には有効期限（原則6か月）があり，サービス継続には再度更新手続きが必要．また疾病などで要介護状態が変化した場合などは認定の見直しを申請できる（2008年度の規定より）．

評価値の意味
・（非該当）：日常生活動作（ADL），手段的ADL（IADL）を自分で行うことが可能
・要支援1：IADLの一部に若干の低下が認められ，介護予防サービスを提供すれば改善が見込まれる
・要支援2：IADLの一部に低下が認められ，介護予防サービスを提供すれば改善が見込まれる
・要介護1：ADLに見守りや手助けが必要．立ち上がり，歩行などで支えが必要
・要介護2：ADL全般に見守りや手助けが必要．排泄や食事で見守りや手助けが必要
・要介護3：ADLや立ち上がりが一人ではできない．排泄などで全般的な介助が必要

- 要介護4:ADLがかなり低下しており,全面的な介助が必要な場合が多い.行動障害や理解低下がみられることがある
- 要介護5:ADLが著しく低下しており,全面的な介助が必要.多くの行動障害や全般的な理解低下がみられることがある

文献
- 社会保険研究所(編):介護保険制度の解説 平成18年10月版.社会保険研究所,2007

関連項目
- 要介護認定等基準時間の分類 ➡ 149頁

(梶山泰菜)

筋線維タイプ分類
Skeletal Muscle Fiber Type

骨格筋線維の性質による種類分け

対象	その他	尺度	名義	構成	分類
障害	その他	方法	検体検査	重要度	★★★

概要 骨格筋線維は単一ではなく異なった複数のタイプが存在する.その外観的な色の差より赤筋と白筋に分けて呼ばれるようになり,その後,生理学的な差が明らかにされた.動物ではある特定の筋は完全に赤筋のみ,あるいは白筋のみよりなるが,ヒトの骨格筋では赤筋優位,白筋優位はあっても,ほとんどの骨格筋は両者がモザイク状に共存する.組織化学的に筋線維のタイプを同定したり,筋線維タイプの分布異常をみることで神経筋疾患の診断に利用されている.

評価値の意味 赤筋と白筋の特徴の比較は次の通り.
- 赤筋(タイプ1):収縮時間は遅い(tonic).酸化酵素活性は高く,解糖系酵素活性は低い.グリコーゲンは少なく,脂質は多い.ATPase染色では白く染まる.
- 白筋(タイプ2):収縮時間は速い(phasic).酸化酵素活性は低く,解糖系酵素活性は高い.グリコーゲンは多く,脂質は少ない.ATPase染色では黒く染まる.

瞬時に大きな力が必用な場合は白筋が活動し,微力ながらも持続的に力が必用な場合は赤筋が活動する.

染色方法の違いにより,タイプ2はさらに細かく,タイプ2A,2B,2Cに分類され,廃用性筋萎縮や麻痺筋,ステロイドミオパチーでは特にタイプ2Bの萎縮がみられる.

文献
- 埜中征哉:臨床のための筋病理 第2版.日本医事新報社,1993
- 蜂須賀研二:骨格筋の病理診断.千野直一(編):現代リハビリテーション医学 第3版.金原出版,2009

関連項目
- 最大酸素摂取量 ➡ 281頁

(大田哲生)

Charlson Index

予後予測のための指標

対象	その他	尺度	仮間隔	構 成	0(なし)～37(重度)
障害	その他	方法	質問紙(専門職)	重要度	★★★★

概要 1987年に入院患者の死亡率と併存疾患の総数に基づいて重み付けされた指標からなる尺度．交差妥当性を検証するために，685名の乳がん患者において，この指標を用いて10年間の死亡率の縦断研究も行った．これらの研究をもとに，Charlson indexは国際的な疾病分類であるICD-9-CMを参考に19の併存疾患のカテゴリーに分類されている．それぞれの併存疾患は1年以内での死亡率をもとに1・2・3・6点で重み付けされる．死亡率が高い疾患(AIDS，転移性固形がん)は6点で分類される．併存疾患の総数での点数化に加えて，年齢による点数化もされる．40歳では点数は加算されないが，10年ごとに1点が加算され，死亡率がより高くなる(たとえば，60歳の場合では併存疾患総数の点数に2点が加算される)．2005年にICD-10の分類に基づいて更新．疾病分類の表記の仕方により，ICD-9-CMでは2分類で表記されていたものが統合されるなど若干の変更が認められた．

評価値の意味 総点数が低いほど併存疾患が少なく，予後が良好とされる．たとえば685名の乳がん患者の10年間の生存率の割合は，Charlson index scoreが0，1，2，3点の順番で93%，73%，52%，45%という結果が得られた．5点以上になると死亡率は高くなる．

文献
・Charlson ME, et al：A new method of classifying prognostic comorbidity in longitudinal studies：development and validation. J Chronic Dis 40：373-383, 1987

関連項目
・併存疾患スコア ➡ 514頁

(細川まみ)

Environmental Assessment：non-standard

英国で用いられている環境因子のチェックリスト

対象	その他	尺度	名義	構 成	分類
障害	その他	方法	質問紙(専門職)	重要度	★★★★★

概要 患者の環境因子をチェックする際に用いられるリストで，本邦でも適用可能．内容は，①個人的なサポートの有無〔1．同居者：配偶者など，2．近隣(15分以内)に住む人の有無：友人・家族，隣人(緊急時のみ)など〕，②自宅(1．所有者，2．構造)，③部屋の間取り・各種動線，についてチェックし，④日常生活用具(0：所有せず必要なし，1：所有していないが必要，2：所有しているが使っていない，3：所有して使っているがチェックが必要，4：所有して使っており満足である)，さらに，⑤経済状況に関して各種障害者が受け取れる経済支援制

度(0:受け取っていない,利用できない,1:受け取っていない,適用を考慮すべき,2:受け取っている)について評価する.

評価値の意味 チェックリストに基づいて,障害者の環境因子への支援の方法を提案することができる.

文献
・Wade DT:Measurement in Neurological Rehabilitation. pp255-258, Oxford University Press, 1992

関連項目
・国際障害分類 ⇒ 389頁

(松本憲二)

疲労の自覚症しらべ(日本産業衛生学会)

疲労度の数値評価法

対象	その他	尺度	仮間隔	構成	5(正常)〜25(重度)
障害	その他	方法	質問紙(自記式)	重要度	★

概要 日本産業衛生学会産業疲労研究会作成の,作業に伴う疲労自覚症状の経時的変化をとらえるための調査票.原則では作業中1時間ごとに調査票を記入することになっているが,最小限の測定では作業開始時,休憩前後,定時終了時,残業後などに行い,作業状況・内容とリンクしていく.調査票は25項目あり,項目ごとに1(全く当てはまらない)〜5(非常によく当てはまる)までの5段階をチェックしていく.調査票は自由に利用できるが,利用後はデータを産業疲労研究会事務局へ提出する必要がある(eisei@med.nagoya-cu.ac.jp).

評価値の意味 25項目は5項目ごとの5群に分類され,群別に合計スコア(もしくは平均点)を出し群別の疲労状況を評価する.各群別に5〜25点で評価し,点数が高いほどその群での疲労度が高いと判断する.Ⅰ群:ねむけ感(意欲評価),Ⅱ群:不安定感(精神的安定性評価),Ⅲ群:不快感(頭部症状評価),Ⅳ群:だるさ感(身体症状評価),Ⅴ群:ぼやけ感(眼症状評価).

文献
・日本産業衛生学会・産業疲労研究会編集委員会(編):新装 産業疲労ハンドブック.労働基準調査会,1995

(佐久川明美)

併存疾患スコア
Comorbidity Score

リハビリに影響する併存疾患のチェックリスト

対象	その他	尺度	仮間隔	構成	0(併存疾患なし)〜220(重度)
障害	その他	方法	質問紙(専門職)	重要度	★★★★★

概要 主疾患以外に予後や機能に影響を与える併存疾患を層別化し,比較的早期に予後予測をしようとするもの.Kaplan(糖尿病の予後予測),Charlson(併存疾患の総数と重み付け指標による尺度),Greenfield(股関節全置換術後の予後予測), Parkerson(外来患者用尺度), Liu(脳卒中を中心としたリハ領域の予後予測)などがある. Liu はリハ領域で用いうる併存疾患尺度として, 44 項目をチェックした総数(comorbidity index;CI)と各項目を 0〜5 点の 6 段階でスケール化して値の総和(weighted comorbidity index;w-CI)で表している.

評価値の意味 6 段階評価は次のように定義されている.
- 0:併存疾患が存在せず
- 1:併存疾患が存在するが, 治療やリハの制限なし
- 2:治療の必要があるが, リハの制限なし
- 3:リハを行ううえで配慮・注意が必要
- 4:リハを行ううえで十分な配慮・注意が必要
- 5:リハが禁忌または行えない

CI が少なく, w-CI が低いほど予後がよく, 退院時 FIM が高く, 在院日数が短い傾向がある.

文献
- Liu M, et al:Comorbidity measures for stroke outcome research:a preliminary study. Arch Phys Med Rehabil 78:166-172, 1997
- 里宇明元:併存疾患のとらえかた. 浅山滉, ほか(編):脳卒中リハビリテーション外来診療. 臨床リハ別冊, pp45-49, 医歯薬出版, 1997

関連項目
- Charlson Index ➡ 513 頁

(佐久川明美)

Rosser's Classification of Illness States(Rosser Index)
機能障害と心理的状態を組み合わせた健康状態の尺度

対象	その他	尺度	半間隔	構成	1(完全な健康)〜0(死)
障害	QOL(H)	方法	質問紙(専門職)	重要度	★

概要 医療経済のコスト計算などに使われる, quality adjusted life year(QALY:生活の質を調整した生存年)の評価に Rosser scale のなかの Rosser's classification of illness states から導き出された Rosser index として使われていることが多い.

評価値の意味 能力障害を「全くない」から「意識障害」までの 8 段階, 苦痛を「全くない」から「深刻」までの 4 段階に分け, 能力障害と苦痛の組み合わせで得られる 29 の状態に 0(死)〜1(完全な健康)の点数が規定されている. QALY はこの Rosser index に年数をかけて表されることになる.

文献
- Rosser RM, et al:The measurement of hospital output. Int J Epidemiol 1:361-368, 1972

関連項目
- Barthel Index ➡ 463 頁

- 機能的自立度評価法 ➡ 466 頁
- Quality of Well-being Scale(QWB, QWBS) ➡ 479 頁　　　　（土岐めぐみ）

エビデンスレベル分類
Levels of Evidence

エビデンスに基づいて介入がなされているかを表すための分類

対象	その他	尺度	順序	構　成	Ⅰ(信頼性高)〜Ⅳ(低)
障害	N/A	方法	N/A	重要度	★★★★★

概要 疾患の診断や治療ガイドラインなどで，介入方法がどの程度エビデンスに基づいているかの指標となる分類．介入方法(診断，治療，予後)やガイドラインによって使用する分類方法が異なるため，エビデンスレベル分類が明記されているときはどのような分類方法を使用したかを確認することが望ましい．よく参考にされるものとして，agency for healthcare research and quality(AHRQ)や Oxford EBM center のスケールが挙げられる．

評価値の意味 ⅠaからⅣの分類(6段階)での評価が一般的に使用されている．ランダム化，二重盲検，比較対照試験がなされているほど客観性が高く，余計なバイアスが排除されていることになるが，研究のセッティングを揃えることが困難で大規模にならざるを得ないという問題がある．

〈例〉
- Ⅰa：複数のランダム化比較試験によるメタアナリシスから得られたエビデンス
- Ⅰb：少なくとも1つのランダム化比較試験から得られたエビデンス
- Ⅱa：少なくとも1つのよくコントロールされた非ランダム化比較試験から得られたエビデンス
- Ⅱb：少なくとも1つのほかのタイプによる，よくコントロールされた準実験的研究から得られたエビデンス
- Ⅲ：よくデザインされた非実験的記述的研究(比較研究，相関研究，症例対照研究など)から得られたエビデンス
- Ⅳ：専門科委員会のレポートや意見，権威者の臨床的経験から得られたエビデンス

文献
- 篠原幸人，ほか(編)：脳卒中治療ガイドライン2004．協和企画，2004
- 中山健夫：EBMを用いた診療ガイドライン作成・活用ガイド．金原出版，2004

関連項目
- 推奨グレード分類 ➡ 517 頁　　　　　　　　　　　　　　（佐藤健一）

推奨グレード分類
Grades of Recommendations

記載されている介入を行うことがどの程度勧められるかを表記した分類

対象	その他	尺度	順序	構 成	A(推奨度高)〜D(低)
障害	N/A	方法	N/A	重要度	★★★★★

概要 ガイドラインなどで得られたエビデンスの強さと実際的な利点の大きさを反映させ,介入方法をどの程度推奨するかの目安となる分類.ガイドラインによって使用する表記の意味が異なるため,どのような分類を使用したかを確認することが望ましい.

評価値の意味 通常はA〜Eなどの5〜6段階で評価するものが多い.客観的なエビデンスに基づく介入が多いほどグレードが高くなり,より強く推奨される.

〈例〉
・Grade A:行うよう強く勧められる(少なくとも1つのエビデンスレベルⅠの結果)
・Grade B:行うよう勧められる(少なくとも1つのエビデンスレベルⅡの結果)
・Grade C1:行うことを考慮してもよいが,十分な科学的根拠がない
・Grade C2:科学的根拠がないので勧められない
・Grade D:行わないよう勧められる

文献
・篠原幸人,ほか:脳卒中治療ガイドライン2004.協和企画,2004

関連項目
・エビデンスレベル分類 ➡ 516頁

(佐藤健一)

16

一般検査

視力
Visual Acuity

像を識別できる能力の限界

対象	一般検査	尺度	間隔	構 成	約2.0(良)〜0.0(悪)
障害	その他	方法	生理検査	重要度	★★★★★

概要 眼球に入ってきた像を識別できる能力のことで,視覚系の最も基本的な尺度である.通常はランドルト環を用い,ランドルト環の切れ目を判別できる最小の指標の値をその目の視力とされる.厳密には検査条件を一定にして実施する.

評価値の意味 5 m離れたところから直径7.5 mmの輪の1.5 mmの欠損部の方向を判断できたときは,視角が1分となり,そのときの視力(=1/視角)は1.0と評価される.ランドルト環の大きさによって視力は決められており,一番上の0.1が見えないときは検査距離を5 mより短くして(X m),計算(0.1 × X/5)によって算出していく.それでも見えないときは指数弁(検者の指の数を答えさせる),手動弁(検者の手掌の動きの方向を判別する),光覚(暗室にて眼前で照明を点滅させ,明暗を弁別する)などで評価を行っていく.

文献
・水木信久:視力.大野重昭,ほか(編):標準眼科学 第10版.医学書院,2007

(佐藤健一)

聴力
Hearing

音を聞き分ける能力

対象	一般検査	尺度	間隔	構 成	0(正常)〜100(重度)
障害	その他	方法	生理検査	重要度	★★★★

概要 音を聞き分ける力のこと.聴力には気導聴力と骨導聴力があり,通常は気導聴力を使用している.周囲の音が内耳に伝わり,振動が神経刺激に変換されて脳内に達する.その経路に障害があると脳に刺激が伝わらず,聴力低下を来したし,脳の音声を認識する部位が障害されると脳に刺激が伝わっても正しく処理できずに難聴となる.聴力の評価は,通常はオージオメータ(audiometer)を使用して純音にて測定する.気導聴力では125, 250, 500, 1,000, 2,000, 4,000, 8,000 Hzにて測定を行い,正常な耳で聞きうる最小の強さの平均を0 dBとして,そこからどれくらいの強さで聞こえるかを評価する.

評価値の意味 環境により,聞こえ方には差が生じるため,10 dB(10倍)以内の低下は病的とはされない.また,正常では左右差はほとんどみられない.年齢とともに聴力は低下し,特に高音域(4,000, 8,000 Hz)での低下が顕著となる(図).

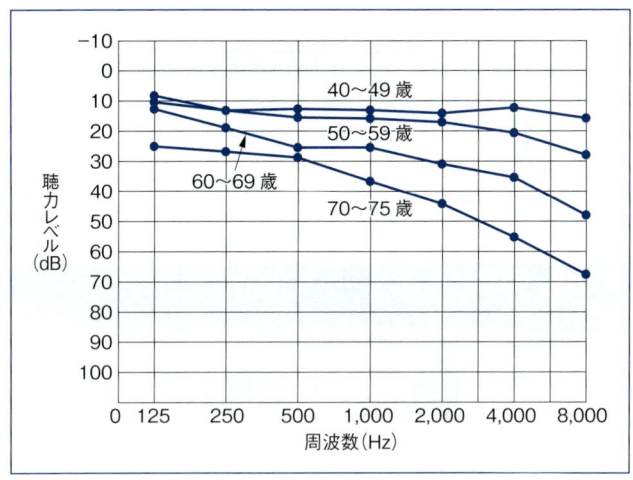

図 聴力の年齢変化
(中井義明：内耳性難聴. 鈴木淳一, ほか：標準耳鼻咽喉科・頭頸部外科学 第3版. p36, 医学書院, 1997)

文献
・野村恭也(編)：新耳鼻咽喉科学 第10版. 南山堂, 2004
・鈴木淳一, ほか：標準耳鼻咽喉科・頭頸部外科学 第3版. 医学書院, 1997

関連項目
・聴覚性検出検査(聴覚的語音反応検査) ➡ 54頁　　　　　　　　　(佐藤健一)

ツベルクリン反応
Tuberculin Skin Test

結核感染を評価する検査

対象	一般検査	尺度	間隔	構成	数値(mm)
障害	疾患	方法	計測	重要度	★★★★★

概要 結核菌の抗原である菌体蛋白(PPD)0.1 ml を皮内に注入し, 遅延型過敏反応(Ⅳ型アレルギー)の結果としてみられる発赤と硬結を測定する検査方法. 皮膚反応は24~48時間後に最大となるため, 48時間後に注射部位の発赤と硬結を測定する. 本邦では幼時期にBCGを接種しているためツベルクリン反応陽性が正常であり, BCGを接種していない欧米に比べ信頼性が低い.

評価値の意味 発赤長径が0~9 mm を陰性, 10 mm 以上を陽性と判定するとされているが, 国際的には発赤は無視し, 硬結のみを測定することとされている. 重症結核患者, 麻疹, ホジキン病, 免疫抑制薬投与者でもツベルクリン反応が陰性となりうるため注意が必要である.

文献
・泉 孝英(編)：標準呼吸器病学．医学書院，2000
・四元秀毅，ほか：医療者のための結核の知識 第3版．医学書院，2008

関連項目
・ガフキー号数 ➡ 次項
・MTD法 ➡ 523頁
・結核菌PCR法 ➡ 524頁
・アルブミン ➡ 527頁

(佐藤健一)

ガフキー号数
Gaffky Scale

喀痰中の結核菌の量を数字で表したもの

対象	一般検査	尺度	順序	構 成	0(陰性)〜10(多数)
障害	疾患	方法	検体検査	重要度	★★

概要 喀痰の塗抹染色標本における結核菌量を数字で表したもの．定められた視野の検出菌数により，0〜10号に分類される．たとえば，全視野に検出菌数が0個の場合は0号，全視野に1〜4個は1号，数視野に1個は2号というように定義されている．本邦では，塗抹検査結果を表記する方法として，「結核菌検査指針」(1979)にも記載され，従来一般的に用いられてきた．しかし，標本中の菌数による細かい分類は実態に合わず，2000年に改訂された「新結核菌検査指針」では，国際的で簡便な表記方法「−」〜「3+」に改められている．

評価値の意味 数字が大きいほど検出菌数が多いことを示す．最大ガフキー号数×咳の期間(月)で結核患者の感染性を推定する「感染危険度指数」が求められる．

文献
・厚生省(監修)：結核菌検査指針．日本公衆衛生協会，1979
・日本結核病学会抗酸菌検査法検討委員会(編)：新結核菌検査指針2000．結核予防会，2000

関連項目
・ツベルクリン反応 ➡ 521頁
・クォンティフェロンTB-2G検査 ➡ 次項

(前原亜実)

クォンティフェロンTB-2G検査
QuantiFERON® TB-2G(QFT)

ツベルクリン反応検査に代わって結核感染を評価する検査法

対象	一般検査	尺度	間隔	構 成	数値(IU/ml)
障害	疾患	方法	検体検査	重要度	★★★★★

概要 オーストラリアで開発された結核感染の有無を評価する検査法．本邦では，2005年に検査キットの販売開始，2006年に健康保険へ

の採用が認められた．従来はツベルクリン反応検査が一般的であったが，本来の結核菌感染による陽性反応とBCG接種に由来する反応との区別はできなかった．QFTでは，BCGに含まれない結核菌特異抗原EAST-6，CFP-10で全血を刺激し，放出されたインターフェロン(IFN)-γ量を測定．判定は，「陽性」「判定保留」「陰性」「判定不可」のいずれかとなる．対象が多ければ，費用や手間の観点から，先にツベルクリン反応検査を行うこともあるが，基本的にはQFTの使用が推奨される．5歳以下の小児やHIV感染，免疫抑制状態の患者などは判定基準が不十分であり，今後の課題とされている．

評価値の意味 IFN-γ放出量が0.1 IU/ml未満は「陰性」，0.35 IU/ml以上は「陽性」．0.1 IU/ml以上〜0.35 IU/ml未満は「判定保留」で，感染リスクの程度を見直し，慎重に対応することが必要とされる．また，陽性対照が0.5 IU/ml未満の場合は，そもそも細胞の免疫応答が弱まっていると解釈され「判定不可」．単に陰性・陽性の判定だけでなく，臨床結果との総合的な判断が必要となる．

文献
・森 亨（監修）：現場で役に立つQFTのQ&Aと「使用指針」の解説―平成20年度改訂版．結核予防会，2008
・日本結核病学会用語委員会（編）：新しい結核用語事典．南江堂，2008

関連項目
・ツベルクリン反応 ➡ 521頁
・ガフキー号数 ➡ 522頁

(前原亜実)

MTD法
Amplified Mycobacterium Tuberculosis Direct Test(MTD)

短期間で結核感染を評価する検査法

対象	一般検査	尺度	間隔	構成	数値(RLU)
障害	疾患	方法	検体検査	重要度	★★★★★

概要 結核感染を評価する検体検査．核酸増幅法の1つ．検体RNAを増幅し，1〜2日で結核菌の検出・同定が可能．細胞内に多く存在するrRNAを増幅する検査キット，Gen-Probe社製のMTDが有名で，本邦では中外製薬から市販されている．同じ核酸増幅法のpolymerase chain reaction(PCR)に感度・特異性ともに劣らず高い．

評価値の意味 操作後，化学発光測定装置で発光量(relative light unit；RLU)を測定．30,000 RLU以上は「陽性」，30,000 RLU未満は「陰性」．PCR同様に，偽陰性・偽陽性反応や，生菌・死菌の判別問題が残り，並行して塗抹検査や培養検査を行うべきである．

文献
・日本結核病学会抗酸菌検査法検討委員会（編）：新結核菌検査指針2000．結核予防会，2000
・四元秀毅，ほか：医療者のための結核の知識 第3版．医学書院，2008

関連項目
・ツベルクリン反応 ➡ 521頁
・クォンティフェロン TB-2G 検査 ➡ 522頁
・結核菌 PCR 法 ➡ 次項

(前原亜実)

結核菌 PCR 法
Polymerase Chain Reaction (PCR)

短時間で結核感染を評価する検査法

対象	一般検査	尺度	間隔	構成	数値
障害	疾患	方法	検体検査	重要度	★★★★★

概要 結核感染を評価する検体検査．核酸増幅法の1つ．検体 DNA を増幅し，5～6時間で結核菌あるいは非結核性抗酸菌 (Mycobacterium avium-intracellulare complex ; MAC) の検出・同定が可能．本邦では，操作が簡便なロシュ社製のアンプリコア™マイコバクテリウムという検査キットが有名．同じ核酸増幅法の amplified Mycobacterium tuberculosis direct test (MTD) と比べても，より迅速な検査で多く用いられている．

評価値の意味 操作後，波長 450 nm での吸光度が 0.35 以上は「陽性」，0.35 未満は「陰性」．感度や特異性は良好だが，偽陰性・偽陽性反応がみられやすく，また生菌・死菌の判別が困難という問題点もあり，塗抹検査や培養検査も合わせて行うべきである．

文献
・日本結核病学会抗酸菌検査法検討委員会 (編)：新結核菌検査指針 2000．結核予防会，2000
・四元秀毅，ほか：医療者のための結核の知識 第3版．医学書院，2008

関連項目
・ツベルクリン反応 ➡ 521頁
・クォンティフェロン TB-2G 検査 ➡ 522頁
・MTD 法 ➡ 523頁

(前原亜実)

末梢血液一般検査
Peripheral Blood Examination

血液内の細胞成分

対象	一般検査	尺度	間隔	構成	数値 ($\times 10^n$/L)
障害	疾患	方法	検体検査	重要度	★★★★★

概要 血液は血球成分と血漿成分からなる．血球成分は，赤血球 (赤血球数，ヘモグロビン，ヘマトクリット)，白血球 (白血球数，末梢血液像)，血小板 (血小板数) が含まれる．末梢血液一般検査はこれら血球成分の検査のことを指す．赤血球系は貧血にて減少する．白血球は顆粒球 (好中球，好酸球，好塩基球) および単球，リンパ球よりなり，

好中球は桿状核球と分葉核球に分類される．細菌感染症による急性感染症では，好中球の増加を認め，核左方移動(桿状核球の比率の増加)がみられる．また，アレルギー疾患では好酸球が5％以上に増加する．

評価値の意味 基準値は次の通り．

- 赤血球数：男性…4.2～5.7 × 10^{12}/L，女性…3.8～5.5 × 10^{12}/L
- ヘモグロビン：男性…12.4～17.0 g/dl，女性…12.0～15.0 g/dl
- ヘマトクリット：男性…38～51％，女性…33～45％
- 白血球数：4.0～9.0 × 10^9/L
- 末梢血液像：好中球…40～60％，好酸球…2.0～4.0％，好塩基球…0～2.0％，単球…3.0～6.0％，リンパ球…26～40％
- 血小板：100～400 × 10^9/L

文献
- 櫻林郁之介(監修)，矢冨裕，ほか(編)：今日の臨床検査 2009-2010．南江堂，2009
- 日本医師会(編)：日本医師会生涯教育シリーズ—最新 臨床検査のABC．医学書院，2007

関連項目
- プロトロンビン時間(PT) ➡ 次項
- アルブミン ➡ 527頁
- クレアチンホスホキナーゼ ➡ 528頁　　　　　　　　　　(細見雅史)

プロトロンビン時間(PT)

塞栓症のモニタリングおよびワルファリンの治療目標

対象	一般検査	尺度	間隔	構成	数値(秒)
障害	その他	方法	検体検査	重要度	★★★★★

概要 抗凝固療法の効果指標に用いる．プロトロンビン時間(PT)は試薬によるばらつきがあるため，現在はそのばらつきを補正するためのInternational Normalized Ratio(INR)が用いられる．未分画ヘパリンは抗トロンビン作用が強く，活性化部分トロンボプラスチン時間(APTT)を延長させるが，低分子ヘパリンはAPTTを軽度しか延長させないため指標にならない〔活性化全血凝固時間(ACT)がしばしば用いられる〕．アルガトロバンはトロンビンの活性部位に直接結合し，その作用は用量依存性で，可逆的に抗凝固作用を示す)．

評価値の意味

〈抗凝固療法〉

- Grade A：非弁膜性心房細動(NVAF)のある脳梗塞あるいは一過性脳虚血発作(TIA)の再発予防ではワルファリンが第一選択薬であり，INR 2.0～3.0 が推奨される．リウマチ性心臓病，拡張型心筋症などの器質的心疾患を有する症例でも INR 2.0～3.0 が推奨される．人工弁を持つ患者では，INR 2.0～3.0 以下にならないようにコントロールされることが推奨される．
- Grade B：70歳以上のNVAFのある脳梗塞またはTIA患者では，

INR 1.6〜2.6 が推奨される．出血性合併症は INR 2.6 を超えると急増する．

文献
・和田英夫，ほか：抗凝固療法の薬効を反映する新たな血栓止血バイオマーカー．最新医学 61：1661-1668，2006
・篠原幸人，ほか（編）：脳卒中治療ガイドライン 2004．pp82-85，協和企画，2004

関連項目
・D ダイマー ➡ 次項

(児玉典彦)

D ダイマー
D-Dimer

血栓症の診断や病態把握に利用

対象	一般検査	尺度	間隔	構 成	数値(μg/ml)
障害	その他	方法	検体検査	重要度	★★★★★

概要 血栓が形成されると，血栓を溶解する線溶系が活性化し，フィブリノゲンまたはフィブリンがプラスミンによって分解される．フィブリノゲン分解は一次線溶，フィブリン分解は二次線溶と呼ばれ，この分解産物の総称をフィブリン/フィブリノゲン分解産物〔fibrin/fibrinogen degradation products(FDP)〕という．D ダイマーは FDP の1つであり，二次線溶の亢進を反映する．生体内に血栓が存在していると線溶現象が亢進し，D ダイマーは増加する．したがって，血栓形成が認められる病態〔播種性血管内凝固症候群(DIC)，心筋梗塞，脳梗塞など〕では D ダイマーが高値を示す．また，血栓症の診断や治療効果判定，線溶療法のモニタリングなどにも用いられる．

評価値の意味 測定法によって異なるが，一般的な基準値は，0.1 μg/ml 未満(ラテックス凝集法)，400 ng/ml 未満(EIA 法)，150 ng/ml 未満(ELISA 法)である．異常値を示す疾患・病態と D ダイマー値(基準値 0.1 μg/ml 未満の場合)としては，肝硬変などの肝機能障害や pre-DIC では軽度高値を示す(0.1〜4.0 μg/ml)．また，DIC，深部静脈血栓症や肺血栓塞栓症などの広範な血栓症，大量の胸腹水や血腫が存在すると異常高値(40 μg/ml 以上)を示す．

異常値(上昇)を示す病態・疾患としては，DIC，血栓性血小板減少性紫斑病，溶血性尿毒症症候群，妊娠中毒症，種々の炎症性疾患，悪性腫瘍，溶血，熱傷，血栓性静脈炎，心筋梗塞，肺梗塞，体外循環，血栓溶解療法，腎疾患，腎移植後，などがある．

文献
・Medical Practice 編集委員会(編)：臨床検査ガイド 2009〜2010—これだけは必要な検査のすすめかた・データのよみかた．文光堂，2009

関連項目
・プロトロンビン時間(PT) ➡ 次項

(山内真哉)

アルブミン
Albumin

全身の静的な栄養状態をアセスメントする際に重要な指標					
対象	一般検査	尺度	間隔	構 成	数値(g/dl)
障害	その他	方法	検体検査	重要度	★★★★★

概要 血漿蛋白のうち,約 50～65％を占める分子量約 66,000 の蛋白質.体内での役割はさまざまな物質(薬剤を含む)・栄養素の運搬,膠質浸透圧の維持などがある.体内での半減期は 14～20 日程度で血管外プールも多いことから,栄養状態の評価の際は静的栄養アセスメント項目として用いられる.

評価値の意味 血漿中には通常 3.5 g/dl 以上含まれているが,肝臓での合成が低下,栄養状態が悪化したときも低下する.膠質浸透圧の重要な決定因子であるため,低アルブミン血症のときには難治性の浮腫が出現する.

文献
・福井次矢,ほか(日本語版監修):ハリソン内科学 第 2 版.pp411-448,メディカル・サイエンス・インターナショナル,2006
・東口高志(編):ナーシングケア Q&A 全科に必要な栄養管理 Q&A―初歩的な知識から NST の実際まで.pp28-29,総合医学社,2005
・佐藤和人,ほか(編):エッセンシャル臨床栄養学 第 4 版.医歯薬出版,2007

関連項目
・身長 ➡ 410 頁
・体重 ➡ 411 頁
・体脂肪率 ➡ 414 頁
・Body Mass Index(BMI) ➡ 415 頁
・皮下脂肪厚 ➡ 416 頁
・ツベルクリン反応 ➡ 521 頁

(佐藤健一)

アンモニア
Ammonia

血液内に存在するアンモニア量					
対象	一般検査	尺度	間隔	構 成	数値(μg/dl)
障害	その他	方法	検体検査	重要度	★★★★

概要 食事内の蛋白質代謝の過程でアミノ酸から生成される.通常は血流で肝臓に運ばれ,肝細胞内で尿素回路から尿素に分解されたのち,腎臓から体外に排泄されている.肝疾患などで尿素回路が障害されることや,門脈側副血行路が発達して血液中のアンモニアが肝臓で処理されることなく全身に回ることで,高アンモニア血症を呈する.アンモニアには神経毒性があるため脳に障害(肝性脳症)を来たす.

評価値の意味 劇症肝炎,慢性肝炎,肝硬変などでは,基準値 30～80

μg/dl より高値となる．アンモニアの血中濃度と肝性脳症の発生は必ずしも相関しないとされている．以前は安静にすることを重視されていたが，筋肉でもアンモニア代謝が行われるとされており，慢性肝疾患では適度に運動することも勧められている．しかし，肝性脳症では全身状態が安定するまでは安静が必要とされている．

文献
- 櫻林郁之介(監修)，矢冨 裕，ほか(編)：今日の臨床検査 2009-2010．南江堂，2007
- 日本体育協会指導者育成専門委員会スポーツドクター部会(監修)：スポーツ医学研修ハンドブック―基本科目．文光堂，2004
- 佐藤和人，ほか(編)：エッセンシャル 臨床栄養学 第3版．医歯薬出版，2005

(佐藤健一)

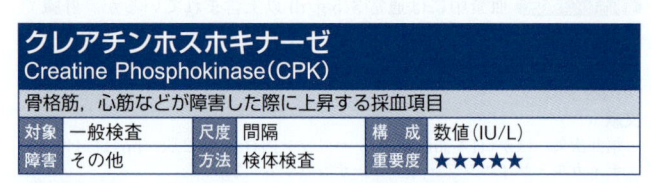

クレアチンホスホキナーゼ
Creatine Phosphokinase(CPK)

骨格筋，心筋などが障害した際に上昇する採血項目

対象	一般検査	尺度	間隔	構成	数値(IU/L)
障害	その他	方法	検体検査	重要度	★★★★★

概要 骨格筋，心筋，平滑筋，脳などに分布する酵素．ATPの再生産

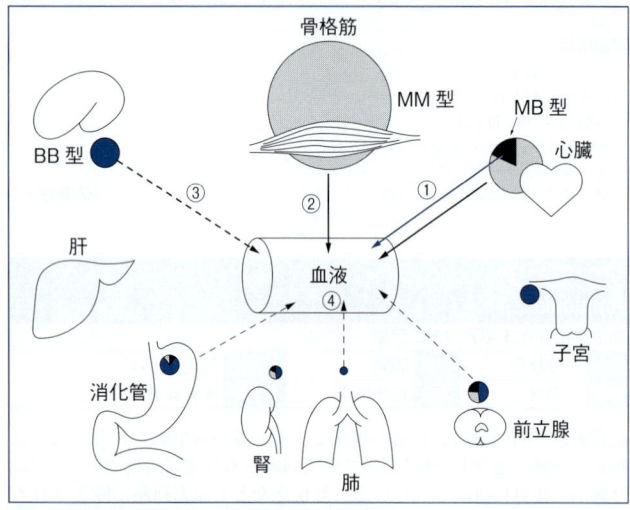

図 CPKの体内分布とCPK高値を示す病態
①心筋障害，②骨格筋障害，③中枢神経疾患，④ある種の腺がん
〔河合 忠，ほか(編)：異常値の出るメカニズム 第5版．p259，医学書院，2008〕

などに関与する．血球中や肝臓などには存在しないため，血液中のCPKが上昇したときは骨格筋，心筋などに障害が起きたことを示している(CPK-MB 型は心筋由来のみ)(図)．M型，B型サブセットによって2量体をなし，3つのアイソザイムが存在する．

評価値の意味 CPK の上昇は組織，特に筋肉の細胞が傷害されていることを示す．そのため，心筋梗塞や心筋炎などの心筋障害，筋炎や筋ジストロフィーなどの筋疾患などで高値を示すが，激しい運動をした後や筋にダメージを与えた後などでも高値になりうるため，問診などでその点を除外することを忘れないようにする．基準値は男性：57～197 IU/L，女性：32～180 IU/L．

文献
- 櫻林郁之介(監修)，矢冨 裕，ほか(編)：今日の臨床検査 2009-2010．南江堂，2007
- 河合 忠，ほか(編)：異常値の出るメカニズム 第5版．医学書院，2008

関連項目
- クレアチンホスホキナーゼ MB アイソザイム ➡ 次項　　　　(佐藤健一)

クレアチンホスホキナーゼ MB アイソザイム
CPK-MB

心筋梗塞などの心筋障害の早期診断のために用いられることの多い検査

対象	一般検査	尺度	間隔	構成	数値(ng/ml)
障害	その他	方法	検体検査	重要度	★★★★★

概要 クレアチンホスホキナーゼ(CPK)の3種類のアイソザイムの1つである MB 型のこと．CPK は M 型(筋型)，B型(脳型)のサブセットが2量体をなして作られている．正常骨格筋はすべて MM 型，心筋は MM 型に加え MB 型が30%程度含まれているため，心筋梗塞などの心筋障害の評価に使用されることが多い．

評価値の意味 CPK-MB 上昇が必ずしも心筋梗塞に結び付くわけではないが，心筋炎，開心術後，心房細動など心筋への障害を示す指標の1つといえる．心筋梗塞の場合，発症4～6時間後から血中に増加がみられ，18～24時間でピークに達する．その後経時的に低下し，72時間後には正常レベルに戻る．そのため，CPK-MB を評価する際は時間的な要因も検討することが必要となる．基準値 7.5 ng/ml 以下．

文献
- 櫻林郁之介(監修)，矢冨 裕，ほか(編)：今日の臨床検査 2009-2010．南江堂，2007
- 河合 忠，ほか(編)：異常値の出るメカニズム 第5版．医学書院，2008

関連項目
- クレアチンホスホキナーゼ ➡ 528頁　　　　(佐藤健一)

血中乳酸値
Blood Lactate Concentration

無酸素代謝の程度を反映

対象	一般検査	尺度	間隔	構成	数値(mg/dl)
障害	その他	方法	検体検査	重要度	★★★★

概要 乳酸は解糖系の最終産物．運動強度が増加すると酸素不足となり，有酸素代謝に加えて無酸素代謝が増加し，組織内に乳酸が蓄積する．血中乳酸が増え始める時点の運動強度を乳酸閾値(lactate threshold；LT)という．LTは無酸素性作業閾値(anaerobic threshold；AT)とほぼ同種で，最大酸素摂取量($\dot{V}o_{2max}$)の55〜65％の強度に相当する．

評価値の意味 正常範囲は4.0〜16.0 mg/dl．不安定だが，著明に増加した場合，通常は強度な運動による無酸素代謝の程度を反映する．糖尿病にみられる糖の過剰摂取および乳酸の過剰生産と利用障害，重症肺疾患や貧血などによる組織の低酸素状態などで上昇する．

文献
・戸塚 実：糖質とその代謝関連物質—血中乳酸とピルビン酸．金井 泉，ほか：臨床検査法提要 改訂第30版．pp543-545，金原出版，1993
・Wasserman K, et al(著)，谷口興一(監訳)：運動負荷テストの原理とその評価法—心肺運動負荷テストの基礎と臨床 原書第2版．南江堂，1999

関連項目
・無酸素性作業閾値，嫌気性代謝閾値 ➡ 281頁

(宮崎博子)

クレアチニンクリアランス
Creatinine Clearance (C_{cr})

腎臓の機能を評価する検査の1つ

対象	一般検査	尺度	間隔	構成	数値(ml/分)
障害	その他	方法	検体検査	重要度	★★★★★

概要 筋肉のエネルギー源であるクレアチンの代謝産物であるクレアチニンが，腎糸球体から濾過された後はほぼ再吸収されずに尿中に排泄されることを利用して腎機能を検査する方法の1つ．糸球体濾過量(GFR)を表す指標となる．

・基準値：70〜130 ml/分(軽度：50〜70 ml/分，中等度：30〜50 ml/分，重度：30 ml/分未満)
・計算式：尿クレアチニン値(mg/dl) × 1分間尿量(ml)/血清クレアチニン値(mg/dl) × 1.48/体表面積(m^2)

評価値の意味 血清クレアチニン値よりも早期に腎機能障害を判定できる．しかし，排尿量の測定間違いで誤差が生じるので注意が必要である．C_{cr}が低下しているときは腎臓の排泄機能が低下していることを示している．そのため，薬剤によっては，投与する際に投与量や投

与間隔を調整する必要が出てくる.

文献
- 櫻林郁之介(監修),矢冨 裕,ほか(編):今日の臨床検査 2009-2010. 南江堂, 2007
- 水島 裕(編):今日の治療薬 2009. 南江堂, 2009

(佐藤健一)

シスタチンC
cystatin C (Cys-C)

腎のGFRのマーカー			
対象 一般検査	尺度 間隔	構成 0.53～0.95(mg/L)	
障害 その他	方法 検体検査	重要度 ★★★★★	

概要 血清シスタチンC検査は,蓄尿を必要とせず,筋肉量や性差・個人差を受けにくいため,腎外性因子の影響を受けることなく鋭敏に腎機能を反映するといわれている.腎の糸球体濾過量(GFR)の指標としては,クレアチニンクリアランス(C_{cr})が用いられているが,24時間蓄尿が必要で,外来や小児への利用が困難.クレアチニンは,筋肉量や尿細管分泌の影響を受けやすい.

評価値の意味 クレアチニンでは異常が出ない程度の軽度の腎機能障害の状態で,シスタチンCは診断感度および診断特異度も高いといわれている.およそ0.9 mg/Lぐらいが基準上限.甲状腺ホルモン,腎移植後,ステロイドホルモンで影響を受けることが報告されており,症例によっては注意が必要.

文献
- 髙久史麿(監修),黒川 清,ほか(編):臨床検査データブック 2009-2010. 医学書院, 2009

関連項目
- クレアチニンクリアランス ➡ 530頁

(土岐めぐみ)

腎不全病期分類

症状と諸検査から臓器合併症の程度により行われる腎不全の分類			
対象 一般検査	尺度 順序	構成 Ⅰ(軽症)～Ⅳ(重症)	
障害 疾患	方法 検体検査	重要度 ★★★★★	

概要 腎不全患者における臓器合併症の程度により第Ⅰ～Ⅳ期の4群に分類される.これらを把握することで腎不全の進行具合を把握し診断と治療を進める.

評価値の意味

- 第Ⅰ期:腎予備力の低下,排泄機能は正常の50%以上,臨床的にも無症状
- 第Ⅱ期:腎機能低下,排泄機能は正常の50～30%,血清クレアチニン値2 mg/dl以上,軽度の高窒素血症があるものの日常生活には支

障がない状態
- 第Ⅲ期:腎不全,排泄機能は正常の30〜10%,血清クレアチニン値は3 mg/dl以上,代償不全に陥り高窒素血症,アシドーシスなどが出現
- 第Ⅳ期:尿毒症,排泄機能は正常の5%以下に低下,血清クレアチニン値は8 mg/dl以上,神経症状などの尿毒症状が出現,要透析状態

文献
- 日本腎臓学会(編):CKD診療ガイド.東京医学社,2007

関連項目
- 高血圧病期分類 ➡ 401頁 (谷田夏奈)

血液ガス検査
Blood Gas Analysis(BGA)

動脈から採取した血液を用いて血液内の酸素量などを求める検査

対象	一般検査	尺度	間隔	構成	数値(複合)
障害	その他	方法	検体検査	重要度	★★★★★

概要 大腿動脈,上腕動脈,橈骨動脈などから動脈血を採取し,血液中の酸素分圧(PaO_2),二酸化炭素分圧($PaCO_2$),pH,酸素飽和度,重炭酸イオン(HCO_3^-),BE(body excess)などを測定する.結果から呼吸状態の評価,体内の酸・塩基平衡の状態を知ることができる.

評価値の意味 単一の項目で判断はせず,複数項目の結果を総合して判断を行う.

〈主な基準範囲〉
- pH:7.36〜7.44
- $PaCO_2$:35〜45 Torr
- HCO_3^-:21〜27 mmol/L

〈主な結果〉
- 呼吸性アシドーシス:pH↓,$PaCO_2$↑,HCO_3^-↑
- 代謝性アシドーシス:pH↓↓,$PaCO_2$→,HCO_3^-↓↓
- 呼吸性アルカローシス:pH↑,$PaCO_2$↓
- 代謝性アルカローシス:pH↑,$PaCO_2$↑,HCO_3^-↑

実際には体内で代償作用が働き結果が修飾されていることがあるので注意が必要である.

文献
- Driscoll P, et al:A Simple Guide to Blood Gas Analysis. BMJ Publishing Group, 1997

関連項目
- 肺胞動脈血酸素較差($AaDO_2$) ➡ 255頁 (佐藤健一)

抗てんかん薬の血中濃度

抗てんかん薬の至適血中濃度

対象	一般検査	尺度	間隔	構成	数値(μg/ml)
障害	その他	方法	検体検査	重要度	★★★★★

概要 抗てんかん薬の血中モニタリングは，治療抵抗性の患者でそのコンプライアンスや十分量を服用できているかの確認や，フェニトイン(PHT)用量の決定，および中毒症状が疑われる場合に行う．一般に使用されている治療域は，おおよその目安としてのみ使用すべきである．治療域以下でも発作が良好にコントロールされている場合や，治療域上限以上のコントロールが必要なときもある．フェニトイン血中濃度は肝臓におけるその代謝が変動しやすいため，時にわずかな増量が血中濃度の大きな変動を起こすため定期的にモニタリングすべきである．バルプロ酸(VPA)の効果は必ずしも血中濃度と相関しない用量変更後，薬剤の濃度が平衡状態になるまで，カルバマゼピン(CBZ)で3～4日，PHTで4～5日かかり，薬物半減期の約5倍かかる．

評価値の意味 治療的血中濃度は，PHT：10～20 μg/ml，フェノバルビタール(PB)：15～40 μg/ml，プリミドン(PRM)：5～12 μg/ml，CBZ：4～8 μg/ml，VPA：50～100 μg/ml，エトスクシミド(ESM)：40～100 μg/ml．

文献
- 久郷敏明：てんかん学の臨床．星和書店，1996
- 日本神経学会治療ガイドライン(http://www.neurology-jp.org/guidelinem/neuro/neuro_guide_index.html)

関連項目
- 薬剤血中濃度 ➡ 534頁

(児玉典彦)

ジゴキシン血中濃度
Blood Digoxin Concentration

ジゴキシンの至適血中濃度

対象	一般検査	尺度	間隔	構成	数値(ng/ml)
障害	その他	方法	検体検査	重要度	★★★★★

概要 ジゴキシンはジギタリス製剤の1つ．心筋の収縮力を高めたり(強心作用)，房室伝導を抑制する作用があり，適応は①心不全(主に慢性期)，②頻脈性上室性不整脈の脈拍調整である．15％が肝臓で分解され，85％が未変化体のまま腎臓から排泄されるため，腎機能低下の患者は中毒になりやすい．また，低カリウム血症もジギタリス中毒になりやすい．

評価値の意味 有効血中濃度は0.8～2.0 ng/mlで，0.8 ng/ml以下では治療効果少．過量投与による副作用，多剤併用による薬物相互作用は重要．副作用は次の通り．

- 消化器：食思不振，悪心，嘔吐，下痢
- 循環器：不整脈，頻脈，高度の徐脈
- 眼：視覚異常
- 精神神経系：頭痛，錯乱
- 過敏症：発疹，じんま疹，紫斑病，浮腫
- その他：まれに女性化乳房

文献
- 村川裕二：循環器治療薬ファイル―薬物治療のセンスを身につける．メディカル・サイエンス・インターナショナル，2002

関連項目
- 抗てんかん薬の血中濃度 ⇒ 533頁

(奥野太嗣)

薬剤血中濃度
Blood Concentration of Drugs

血液中に含まれている各種薬剤の濃度

対象	一般検査	尺度	間隔	構成	数値(μg/ml)
障害	その他	方法	検体検査	重要度	★★★

概要 血液を採取し，そのなかに含まれる抗てんかん薬，ジゴキシン，テオフィリン，アルコールなど特定の薬物の濃度を測定する検査．血中濃度と治療効果・副作用発現が相関する，薬剤の治療域と副作用発現域が近い，濃度依存的に生じる副作用が重篤な薬剤などで実施される．採血の目的が治療効果の判定か副作用の確認かにより採血のタイミングが異なる．薬剤投与直前の測定値はトラフ値，臨床効果が最大となるときの測定値をピーク値という．

評価値の意味
- トラフ値，ピーク値ともに治療域の場合は適切な投与量
- どちらも副作用域のときは投与量過剰
- ピーク値のみ副作用域のときはトラフ値の値を考慮しながら投与量の減量を検討する

〈基準値例〉
- フェノバルビタール：成人…10～30 μg/ml，小児…10～30 μg/ml
- バルプロ酸ナトリウム：成人…40～120 μg/ml，小児…50～100 μg/ml
- ジゴキシン：0.8～2.0 ng/ml
- フェニトイン：10～20 μg/ml
- カルバマゼピン：4～12 μg/ml
- ゾニサミド：10～30 μg/ml
- クロナゼパム：30～60 μg/ml
- テオフィリン：8～20 μg/ml

文献
- 櫻林郁之介(監修)，矢冨裕，ほか(編)：今日の臨床検査 2009-2010．南江

堂，2007
関連項目
・抗てんかん薬の血中濃度 ➡ 533 頁
・ジゴキシン血中濃度 ➡ 533 頁

(佐藤健一)

骨代謝マーカー

骨粗鬆症における骨吸収の評価

対象	一般検査	尺度	間隔	構 成	数値(nmol BCE/mmol・Cr)
障害	その他	方法	検体検査	重要度	★★★

概要 骨強度は骨密度(bone mineral density；BMD)と骨の質(bone quality)が統合されて決定される．骨の質を評価するに当たり，骨代謝マーカーが参考になる．代表的なものとして，Ⅰ型コラーゲン架橋 N- テロペプチド(NTx)とデオキシピリジノリン(DPD)がある．これらは破骨細胞によって骨が破壊されたときに産生される物質である．尿中もしくは血清中の濃度を測定する．骨に特異性が高いため骨吸収を直接反映する．

評価値の意味 下記の値以上で骨吸収が亢進していると考える．この場合，骨折のリスクも高いとされている．異常高値の場合は，骨パジェット病，甲状腺機能亢進症，転移性骨腫瘍，副甲状腺機能亢進症などを疑う．

・NTx(尿)：9.3〜54.3 nmol BCE/mmol・Cr
・NTx(血清)：16.5 nmol BCE/L
・DPD(尿)：7.6 nmol/mmol・Cr

文献
・日本骨粗鬆症学会骨粗鬆症診療における骨代謝マーカーの適正使用に関する指針検討委員会：骨粗鬆症診療における骨代謝マーカーの適正使用ガイドライン(2004 年度版)．Osteoporosis Jpn 12：191-207，2004

関連項目
・Ⅰ型コラーゲン架橋 N- テロペプチド(NTx) ➡ 次項
・骨密度 ➡ 536 頁

(宮越浩一)

Ⅰ型コラーゲン架橋 N- テロペプチド(NTx)

骨粗鬆症の診察方法として最近利用され始めている検査項目

対象	一般検査	尺度	間隔	構 成	数値(nmol BCE/mmol・Cr)
障害	その他	方法	検体検査	重要度	★★★

概要 破骨細胞によって骨が破壊されたときに産生される物質．尿中もしくは血清中の濃度を測定する．骨に特異性が高いため骨吸収を直接反映する．

評価値の意味 尿と血清では参考値は異なり，尿中 NTx 測定時は尿中クレアチニン(Cr)値で補正する必要がある．この値が高値であるほ

ど骨量減少のリスクが高く，それに伴って骨折のリスクも高くなるといわれている．原発性上皮小体機能亢進症，骨パジェット病，転移性骨腫瘍でも高値となるので注意が必要．

〈基準値〉
・尿中 NTx：男性…13.0～66.2 nmol BCE/mmol・Cr，閉経前女性…9.3～54.3 nmol BCE/mmol・Cr，閉経後女性…14.3～89.0 nmol BCE/mmol・Cr
・血清 NTx：男性…9.5～17.7 nmol BCE/L，閉経前女性…7.5～16.5 nmol BCE/L，閉経後女性…10.7～24.0 nmol BCE/L

文献
・日本骨粗鬆症学会：骨粗鬆症診療における骨代謝マーカーの適正使用ガイドライン(2004年度版)．Osteoporosis J 12：191-207, 2004
・櫻林郁之介(監修)，矢冨 裕，ほか(編)：今日の臨床検査 2009-2010．南江堂，2007

関連項目
・骨密度 ➡ 次項　　　　　　　　　　　　　　　　　　　　　　　(佐藤健一)

骨密度
Bone Mineral Density(BMD)

現在一般的に利用されている骨粗鬆症の判定方法の1つ

対象	一般検査	尺度	間隔	構成	数値(%)
障害	その他	方法	画像診断	重要度	★★★★★

概要　骨粗鬆症の評価方法の1つで，最も一般的に使用されている．測定方法も複数あり，X線を使用する方法(dual energy X-ray absorptiometry；DXA)，CTを使用する方法(quantitative computed tomography；QCT)，超音波を使用する方法(quantitative ultrasound method；QUS)があるが，DXA法が一般的．被検者の骨密度を若年成人平均値(young adult mean；YAM)と比較して評価する．

評価値の意味
・正常：YAMの80%以上
・骨量減少：YAMの70%以上，80%未満
・骨粗鬆症：YAMの70%未満

骨折部位での評価はできないことや，X線では骨粗鬆症の診断がつかなくても圧迫骨折を来たす可能性があること，骨密度が増えたからといって圧迫骨折のリスクが軽減するわけではないことなどに注意が必要である．

文献
・日本骨代謝学会骨粗鬆症診断基準検討委員会：原発性骨粗鬆症の診断基準(2000年度改訂版)．日本骨代謝学会雑誌 18：76-82, 2001

関連項目
・I型コラーゲン架橋 N-テロペプチド(NTx) ➡ 535頁　　　　　(佐藤健一)

心電図
Electrocardiogram(ECG)

心臓が収縮・拡張する際に生じている電流を体表から検出する検査方法

対象	一般検査	尺度	N/A	構　成	N/A
障害	心機能(I)	方法	生理検査	重要度	★★★★★

概要　四肢と心臓近くに電極を装着し，心臓の電気的な活動を記録すること．通常は1mmが0.04秒で記録されている．最も一般的なのは12誘導心電図で，4個の電極からの肢誘導(aV_R, aV_L, aV_F)と6個の電極からの胸部誘導($V_{1\sim6}$)を記録する．1心拍ごとの波形はP, Q, R, S, T, (U)で構成されている．P波は心房の電気的興奮，QRS波は心室の電気的興奮，T波は興奮した心室が再分極する際に生じる．

評価値の意味　P波の形と間隔から心房の負荷，PQ(PR)間隔から房室ブロックの有無，QRS波の形状・時間から心室内伝導障害の有無，ST変化から虚血性心疾患の有無，QT時間から心室性不整脈の可能性，T波から虚血性心疾患の有無を評価することが多い(図)．

〈正常値〉
・P波：0.12秒(→心房の収縮)
・PQ(PR)間隔：0.14～0.20秒(→心房から心室への興奮伝導時間)
・QRS波：0.06～0.10秒(→心室の収縮)
・ST部分：0.08秒(→心室の脱分極)
・T波：通常は波形の高さ・向きを評価(→心室の再分極)
・QT時間：0.44秒以内(→心室の収縮時間)

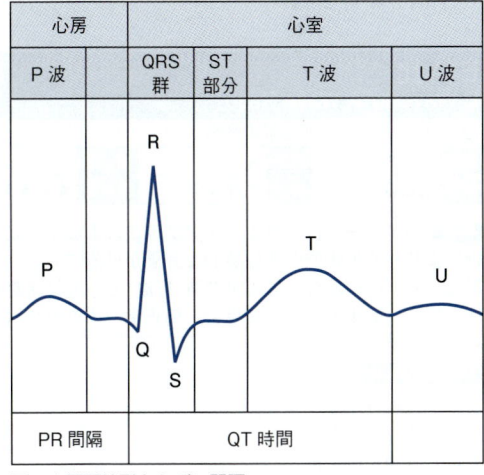

心房	心室			
P波	QRS群	ST部分	T波	U波
P	R / Q S		T	U
PR間隔	QT時間			

図　心電図波形ならびに間隔

文献

- 五島雄一郎, ほか(監修), 大林完二, ほか(編):日本医師会生涯教育シリーズ 心電図のABC 改訂版. 日本医師会, 1999
- Haberl R(原著), 田邉晃久, ほか(訳):ポケット心電図. 医学書院, 2007

関連項目
- ラウン分類 ⇒ 274頁

(佐藤健一)

心胸郭比
Cardiothoracic Ratio(CTR)

胸郭と心臓の比, 心臓が肥大しているかを評価

対象	一般検査	尺度	間隔	構成	数値(%)
障害	心機能(I)	方法	画像診断	重要度	★★★★★

概要 深吸気時に正面から撮られた胸部X線写真を用いて胸郭と心臓の大きさの比を求めた値. CTR(%)＝最大心臓横径/最大胸郭横径×100で求められる. この数値によって心臓が肥大しているかの評価を行うことができる.

評価値の意味 通常は50%以下が正常であるが, 撮影時の身体の傾き, 肥満, 吸気不十分などさまざまな条件によって同じ人物でも異常範囲となりうるため, 評価の際には注意が必要である. また, 透析患者のドライウエイト(基準体重)を決定する際にも使用される.

文献
小川 聡, ほか(編):標準循環器病学. 医学書院, 2001

関連項目
- NYHA分類 ⇒ 270頁

(佐藤健一)

E/A比
E Wave-to-A Wave Ratio

心エコーによる左室拡張能の評価

対象	一般検査	尺度	間隔	構成	数値(ratio)
障害	心機能(I)	方法	生理検査	重要度	★★★★★

概要 心エコーでは, パルス・ドプラ法による左室流入血流波形の分析により左室拡張能の非侵襲的な評価が可能である. 左室流入血流波形は, 洞調律の場合, 拡張早期波(E波)と心房収縮期波(A波)の二峰性を呈し, 臨床上で, 弛緩異常, 偽正常, 拘束の3パターンに分類することができる.

評価値の意味

- 1〜2:正常
- ＜1.0:弛緩異常
- 1.0〜1.5:偽正常
- ＞1.5:拘束

文献
・日本超音波検査学会(監修)：心臓超音波テキスト．医歯薬出版，2001
関連項目
・左室駆出率 ➡ 277 頁 (新井秀宜)

脳波
Electroencephalogram(EEG)
脳の電気活動を経皮的に記録すること

対象	一般検査	尺度	N/A	構成	N/A
障害	疾患/意識(I)	方法	生理検査	重要度	★★★★★

概要 頭部に電極を装着し，脳から発せられる微弱な電気活動を測定する電気生理検査．脳波の電位は 1～100 μV (平均 50 μV) と非常に微弱なため，シールドのされた部屋で検査を実施．電極は国際 10-20 法に定められた 21 か所に装着する．通常は安静・閉眼・覚醒時のみならず，睡眠時，種々の刺激 (開眼・閉眼，光刺激，過呼吸) に対する脳波の変化を記録して解析を行う．脳波は年齢により変化し，通常 15～16 歳までは脳の発育による変化がみられる．

評価値の意味 正常では後頭部および頭頂部優位の 8.5～12 Hz の α 波が中心で，若干の速波が混入してくる．異常脳波では徐波群と棘・鋭波群とに分けられる．徐波群としては脳腫瘍，脳血管障害，外傷，炎症，先天奇形，代謝障害，棘・鋭波群としてはてんかんにみられる．それ以外に評価すべき点は，位相の逆転，左右対称部の電位不等，本来出現するべき波形の欠如，限局する異常波の出現などである．

〈脳波の分類〉
・デルタ(δ)波：4 Hz 未満
・シータ(θ)波：4 Hz 以上，8 Hz 未満
・アルファ(α)波：8 Hz 以上，14 Hz 以下
・ベータ波(β)波：14 Hz より多いもの
・棘波：持続時間が 80 msec 未満の失鋭な波形
・鋭波：持続時間が 80 msec 以上の失鋭な波形

文献
・山浦 晶，ほか(監修)，児玉南海雄，ほか(編)：標準脳神経外科学 第 11 版．医学書院，2008
・大熊輝雄，ほか：脳波判読 step by step 入門編 第 4 版．医学書院，2006
(佐藤健一)

神経伝導検査
Nerve Conduction Study

電気刺激により運動神経や感覚神経の伝導速度などを評価

対象	一般検査	尺度	間隔	構成	数値(複合)
障害	疾患	方法	生理検査	重要度	★★★★★

概要 末梢神経の電気刺激により,脱髄や絞扼障害の有無などを判断する補助診断の1つ.同一神経幹の走行に沿って,異なる2点で刺激を加えた場合,これらの刺激電極の陰極間距離と,その伝導に要する時間から運動神経あるいは感覚神経の伝導速度が計算できる.運動神経の場合は,その神経が支配する筋より得られる複合筋活動電位の潜時で評価し,感覚神経の場合は,その神経上から直接得られる感覚神経活動電位の潜時で評価する.活動電位の導出には針電極を用いる方法もあるが,臨床的には疼痛のない表面電極が通常用いられる.活動電位の振幅や持続時間,波形も神経障害の評価に重要である.

評価値の意味 神経束内には伝導速度の速い線維と遅い線維が含まれ,遅い線維が障害されても速い線維が残っていれば伝導速度は正常範囲となりうる.神経束内での伝導速度のばらつきが大きいと活動電位の持続時間が延長する時間的分散(temporal dispersion)現象が起きる.活動電位の潜時や波形の評価で脱髄か軸索損傷かがある程度判断可能である.神経伝導速度の正常値は皮膚温や年齢の影響を受ける.運動神経伝導速度(m/秒)の正常値(±標準偏差)は正中神経 57.7±4.9,尺骨神経 58.7±5.1,脛骨神経 48.5±3.6,腓骨神経 48.3±3.9で,正常−2標準偏差を異常(速度低下)と判断する.正中神経手関節刺激の遠位潜時は手根管症候群の診断に有用で,4.2 msecを超えると異常と判断する.

文献
・木村 淳:誘発電位と筋電図―理論と応用.pp74-101,医学書院,1990

関連項目
・F波潜時 ➡ 543頁

(大田哲生)

針筋電図
Needle Electromyography(Needle EMG)

神経筋疾患の補助診断として針電極を用いて筋活動電位を評価

対象	一般検査	尺度	順序/間隔	構成	数値(msec, mV)
障害	疾患	方法	生理検査	重要度	★★★★★

概要 針電極を筋肉に刺入し,電極を動かしたときにみられる短い活動電位(刺入時電位)と,安静時の活動電位(安静時電位),軽度の随意収縮時の筋活動電位(運動単位電位),および最大収縮に至る過程の活動電位(漸増と干渉波)を評価する.運動障害を中枢性,末梢性および筋原性に鑑別するのに有用.

評価値の意味 所見には例外もあるため注意が必要であるが，下位運動ニューロン疾患では刺入時電位は増大し，安静時に線維自発電位や陽性鋭波がみられる．しかし，多発性筋炎などの筋原性疾患でも同様の所見がみられるので注意を要する．運動単位電位（通常，振幅0.2〜2.0 mV，持続4〜12 msec）においては，神経原性疾患では高振幅（2.0〜5.0 mV）となり，筋原性疾患では低振幅（0.1〜0.3 mV）となることが多い．干渉波でみると，下位運動ニューロン疾患では運動単位電位は高頻度で発射するが，上位運動ニューロン疾患では低頻度の発射となる．安静時における異常電位は発現頻度によって1+（軽度）〜4+（重度）で記載する．干渉波も1+〜4+の4段階で記載するが，4+が正常，1+が重度となる．

文献
- 木村 淳：誘発電位と筋電図—理論と応用．pp222-285, 医学書院, 1990
- 木村 淳, ほか：神経伝導検査と筋電図を学ぶ人のために．pp166-204, 医学書院, 2003

関連項目
- 神経伝導検査 ➡ 540頁
- F波潜時 ➡ 543頁

（大田哲生）

複合筋活動電位
Compound Muscle Action Potential (CMAP)

運動神経刺激に反応した多数の筋線維からの重合電位

対象	一般検査	尺度	間隔	構成	数値(mV)
障害	疾患	方法	生理検査	重要度	★★★★★

概要 運動神経伝導検査において，神経の電気刺激により，その神経に支配される筋から得られる活動電位のことを複合筋活動電位という．一般的にM波と呼ばれ，その潜時および振幅を計測する．刺激強度を上げるにつれてM波の振幅は増大する．運動神経伝導検査ではM波の振幅が最大になるように刺激を行い，そこからさらに刺激を強くして（最大上刺激），M波の振幅に変化がないことを確認すれば，対象とする神経線維のすべての成分を興奮させたことになる．異なる2点を刺激して2点間の距離をそれぞれの刺激で得られたM波の潜時の差で割ると，運動神経伝導速度が求められる．

評価値の意味 異なる2点の刺激において得られるM波の振幅の差により，その2点間の伝導遮断（conduction block）の有無が評価可能．また，M波の波形の変化を検討すれば，神経束内での伝導速度のばらつきを評価することが可能である．つまり，神経束内での伝導速度の遅い線維の伝導時間が延長すると，M波の持続時間が長くなり多相性の波形となる（temporal dispersion）．電気刺激が強すぎると近隣のほかの神経を刺激し，異なる筋からのCMAPを記録してしまうため，刺激強度には注意が必要．正中神経の手関節部刺激で得られる母指球

のCMAPは通常2相性であり平均振幅は7.0±3.0mV. 尺骨神経の手関節部刺激で得られる小指球筋のCMAPも通常2相性で平均振幅は5.7±2.0mVである.

文献
・木村 淳, ほか:神経伝導検査と筋電図を学ぶ人のために. pp45-66, 医学書院, 2003
・木村 淳:誘発電位と筋電図—理論と応用. pp74-101, 医学書院, 1990

関連項目
・神経伝導検査 ⇒ 540頁

(大田哲生)

反復神経刺激
Repetitive Nerve Stimulation

神経筋接合部の電気生理学的検査方法

対象	一般検査	尺度	間隔	構 成	数値(%)
障害	疾患	方法	生理検査	重要度	★★★★★

概要 2〜3 Hzの反復刺激で複合筋活動電位を連続して記録すると,重症筋無力症の患者では第2反応以降の複合筋活動電位の振幅低下が認められる. 第1刺激による筋電位の振幅と後続反応のうち振幅が最小のものを比較して, その差を第1反応に対する比率(%)で表現する.

評価値の意味 健常者では連続刺激でせいぜい5〜8%の変化が起きるにすぎない. 通常10%を正常値の上限とする. しかし, 手技に問題がなければ10%以下の変動でも神経筋接合部の異常が示唆される. 重症筋無力症におけるこの減衰現象は, 筋肉によってばらつきがあり, 四肢遠位筋での電気的異常が認められなくても, 近位筋や顔面筋で陽性の結果が得られることがある. 短時間(2〜15秒)の強度の随意収縮後では強縮後促通(posttetanic facilitation)と呼ばれるM波の振幅が増大する現象がみられ, 短持続(30〜60秒)の強い随意収縮後の連続刺激では運動終了後2分程度でM波の顕著な振幅低下が認められる. この現象は賦活後抑制(postactivation depression)と呼ばれる.

文献
・木村 淳, ほか:神経伝導検査と筋電図を学ぶ人のために. pp273-274, 医学書院, 2003
　木村 淳:誘発電位と筋電図—理論と応用. pp205-219, 医学書院, 1990

関連項目
・複合筋活動電位 ⇒ 541頁

(大田哲生)

F波潜時
F Wave Latency

末梢神経近位部の運動神経伝導検査

対象	一般検査	尺度	間隔	構成	数値(msec)
障害	疾患	方法	生理検査	重要度	★★★★★

概要 運動神経伝導検査で複合筋活動電位計測時に強い刺激を加えた際,M波に続いて一定の潜時をおいて記録される小さな電位をF波と呼ぶ.F波は運動神経線維が刺激され,その部位からの逆行性インパルスが脊髄前角運動ニューロンの再発火を起こし,運動神経線維に順行性インパルスを生じた結果もたらされるとされる.記録は容易で,臨床的に広く用いられている.波形や潜時には変動があることが特徴であり,正常値として最も短い潜時の値が用いられる.なお,電気刺激で直接Ia線維を刺激し,これが脊髄でシナプスを介して前角ニューロンを興奮させる結果出現する電位はH波と呼ばれる.

評価値の意味 F波の潜時は身長あるいは肢長の影響を受けるので,これらの値を必ず記録する必要がある.F波の潜時は運動神経を脊髄まで逆行し,再び末梢へ伝搬した電位であるため末梢神経全長にわたる伝導が反映される.潜時の遅延を来たす代表的な疾患にはギラン・バレー症候群や,慢性炎症性脱髄性多発神経炎(CIDP),シャルコー・マリー・トゥース病,糖尿病性ニューロパチーなどがある.F波の振幅や出現頻度などで脊髄前角細胞の興奮性を評価することが試みられているが,測定環境によるF波の変動が大きいため結果解釈のうえで注意を要する.正中神経(手関節刺激)の正常値は $26.6±2.3$ msec,脛骨神経(足関節刺激)の正常値は $48.1±4.2$ msec である.

文献
・木村 淳,ほか:神経伝導検査と筋電図を学ぶ人のために.pp67-81,医学書院,2003
・木村 淳:誘発電位と筋電図—理論と応用.pp156-184,医学書院,1990

関連項目
・神経伝導検査 ⇒ 540頁

(大田哲生)

運動誘発電位
Motor Evoked Potential(MEP)

脳や脊髄の磁気刺激によって得られる誘発筋電位

対象	一般検査	尺度	間隔	構成	数値(msec, mV)
障害	疾患	方法	生理検査	重要度	★★★★★

概要 円形や8の字コイルで磁場を作り,大脳皮質運動野の運動ニューロンを興奮させると,脊髄前角運動ニューロンに興奮が伝わる.さらにその神経が支配する筋より記録された筋電図がMEPである.

MEPは主として伝導速度の速い単シナプスの皮質脊髄路を経由していると考えられている．大脳皮質を刺激して頸部で電位を記録すると，皮質運動ニューロンを直接刺激した結果生じるインパルス（D wave）と，皮質内で皮質運動ニューロンに接合する介在ニューロン刺激に由来すると考えられるインパルス（I wave）が記録される．

評価値の意味 筋萎縮性側索硬化症（ALS）や脳血管障害などにより皮質運動ニューロン軸索が減少したり，脱髄により軸索の伝導時間にばらつきがでると，刺激閾値が上昇するとともにMEPの振幅が低下する．いわゆる錐体路の障害がある場合に刺激閾値の上昇と振幅の低下を認める．ALSのような軸索変性でも多発性硬化症（MS）のような脱髄でもMEPはしばしば多相性波形を呈する．磁気刺激法ではいわゆる錐体路の障害を推定することは容易であるが，脱髄か軸索変性かをこれのみで知ることは困難である．発症1週間以内の脳卒中患者の完全麻痺肢からMEPが記録できれば機能予後良好といわれている．MEPの潜時は上肢で約15〜20 msec，下肢で約25〜35 msecであり，振幅は数10 μV〜10 mV程度である．頭部から頸部までの中枢運動伝導時間は約6 msecといわれている．

文献
・木村 淳，ほか：神経伝導検査と筋電図を学ぶ人のために．pp132-140，医学書院，2004
・黒岩義之，ほか（編）：臨床誘発電位ハンドブック．pp245-257，中外医学社，1998
・Barker AT, et al：Non-invasive magnetic stimulation of human motor cortex. Lancet 1：1106-1107, 1985

関連項目
・神経伝導検査 ➡ 540頁

（大田哲生）

体性感覚誘発電位
Somatosensory Evoked Potential（SEP）

末梢神経から頸髄，脳幹，大脳に及ぶ感覚路の反応をみる検査

対象	一般検査	尺度	間隔	構成	数値（msec）
障害	疾患	方法	生理検査	重要度	★★★★★

概要 1947年にDawsonが正中神経などの電気刺激による大脳皮質の反応をはじめて体表から記録したのがSEP記録の最初の報告である．SEPは微弱な電位であるため加算平均法の開発とコンピュータの進歩によりSEPの臨床応用は飛躍的に発展してきた．頭皮上では長い潜時にわたって多相性の電位が生じ，刺激から20 msec以内を短潜時，100 msec以内を中潜時，それ以降を長潜時波と分類する．正中神経刺激や脛骨神経刺激によるSEPが感覚神経の機能診断のため臨床上用いられる．一般的に上向きが陰性電位で潜時18 msecの陰性電位をN18，潜時14 msecの陽性電位をP14というように呼ぶ（N：negative，P：positive）．

一般検査　545

評価値の意味 多相波の各ピークの極性と潜時で評価．短潜時成分と数十 msec までの中潜時成分は大径末梢神経→脊髄後索→内側毛帯系の経路，すなわち深部感覚系機能を反映し，表在覚や痛覚はそれ以降の成分に反映される．振幅の低下や消失，潜時の遅延で感覚神経伝導路の異常を判断する．腕神経叢や脊髄神経根などの体幹近位側での障害や脳血管障害などの感覚障害の診断に用いる．特に失語症でコミュニケーション困難な場合の客観的感覚機能検査として意義がある．ギラン・バレー症候群などの末梢神経近位部の脱髄病変や脊髄空洞症などの頸髄後角の障害時に潜時の遅れや波形の消失を認める．正中神経刺激での上限値(msec)は N9：11.35，N13：15.13，N20：21.47 だが，身長・年齢により正常値は異なる．

文献
- 黒岩義之，ほか：臨床誘発電位ハンドブック．pp115-151，中外医学社，1998
- 千野直一(編)：現代リハビリテーション医学 第 2 版．pp92-97，金原出版，2004
- Dawson GD：Cerebral response to electrical stimulation of peripheral nerve in man. J Neurol Neurosurg Psychiatry 10：134-137，1947

関連項目
- 神経伝導検査 ➡ 540 頁

(大田哲生)

中枢伝導時間
Central Conduction Time(CCT)

中枢神経内の伝導の指標

対象	一般検査	尺度	間隔	構成	数値(msec)
障害	疾患	方法	生理検査	重要度	★★★★★

概要 大脳と脊髄間の中枢神経の伝導を表す指標として用いられている．1978 年に Hume らによって体性感覚誘発電位(SEP)における頸部で記録される電位と，頭部で記録される電位のピーク潜時の差をもって central conduction time(CCT)という言葉で表された．これは感覚系の伝導であるが，磁気刺激出現後，大脳皮質刺激と頸椎および腰椎レベルでの神経根刺激によって得られる運動誘発電位の潜時の差をもって運動系の中枢伝導の評価が行われるようになり，これはcentral motor conduction time(CMCT)という言葉で表され臨床応用されている．

評価値の意味 SEP においては波形の同定が難しく，潜時を明確に決定できないことも少なくないこと，また現段階では SEP 各成分の起源が完全に確定されていないため，CCT として論ずるには問題があると考えられている．また，CMCT も磁気刺激に用いるコイルの種類や，促通の有無により異なってくるなど問題点が多い．一般的には皮質と頸髄の CMCT は 5.0〜9.5 msec，皮質と腰髄の CMCT は 15〜22.5 msec といわれている．運動下行路に障害があると CMCT が延

長するが,錐体路障害があっても CMCT が延長しないこともあり解釈には注意が必要.
文献
- Hume AL, et al：Conduction time in central somatosensory pathways in man. Electroenceph Clin Neurophysiol 45：361-375, 1978
- 黒岩義之, ほか：臨床誘発電位ハンドブック. pp116-137, 中外医学社, 1998
- Shin JO：Clinical Electromyography：Nerve Conduction Studies 2nd ed. pp428-436, Lippincott Williams & Wilkins, 1993
関連項目
- 運動誘発電位 ➡ 543 頁
- 体性感覚誘発電位 ➡ 544 頁

(大田哲生)

髄液検査
脳炎・髄膜炎の鑑別に必要不可欠な検査

対象	一般検査	尺度	間隔	構成	数値(複合)
障害	疾患	方法	検体検査	重要度	★★★★★

概要 髄液を採取し,性状の異常所見により疾患を診断する. 脳炎・髄膜炎の鑑別に欠かすことのできない検査法である. 一般的には腰椎穿刺法を用いるが, 後頭下穿刺法, 頸椎側方穿刺法もある. 禁忌は①頭蓋内占拠性病変による脳圧亢進, ②穿刺部位の感染巣, ③出血傾向である.

評価値の意味 正常腰椎部髄液の性状は次の通り.

①外観：無色透明, ②初圧：75～170 mmH$_2$O, ③ Queckenstedt：陰性, ④ pH：7.34～7.43, ⑤細胞数：5/mm^{3}以下(すべて単球数), ⑥総蛋白：15～45 mg/dl, ⑦ IgG：2.0～5.0 mg/dl, ⑧糖：45～90 mg/dl (血糖の 1/2～2/3), ⑨ Cl$^-$：118～132 mEq/L, ⑩ Glu：20 mg/dl 以下, ⑪ LDH：血清値× 1/10, ⑫ Tryptophan：(−).

文献
- 水野美邦(編)：神経内科ハンドブック―鑑別診断と治療 第 3 版. 医学書院, 2002
- (社)日本臨床衛生検査技師会髄液検査ワーキンググループ：髄液検査法 2002. 日本臨床衛生検査技師会, 2002

関連項目
- 脳波 ➡ 539 頁

(二宮友美)

一般検査　547

活動係数
Activity Factor

活動量に応じて必要となるエネルギー量を増減するための係数

対象	一般検査	尺度	間隔	構成	N/A
障害	その他	方法	N/A	重要度	★★★★★

概要 必要エネルギー量を推定する際に基礎代謝量にかける係数の1つ．安静時は1.0となるが，活動量が上がるごとに消費されるエネルギーも増加するため，その増加量に応じた数値になるよう決められている．

評価値の意味 この項目単独で使用されることはなく，基礎代謝量，ストレス係数とともに使用される．一般的な係数値は，軽労作：1.375，中労作：1.55，重労作：1.725，とされている．

文献
・Cooper DH, et al(eds)：The Washington Manual® of Medical Therapeutics 32nd ed. Lippincott Williams & Wilkins, 2007
・福井次矢，ほか(日本語版監修)：ハリソン内科学 第2版．pp411-448, メディカル・サイエンス・インターナショナル, 2006
・東口高志(編)：ナーシングケアQ&A 全科に必要な栄養管理Q&A―初歩的な知識からNSTの実際まで．pp28-29, 総合医学社, 2005

関連項目
・ストレス係数 ➡ 次項
・基礎代謝量 ➡ 548頁

(佐藤健一)

ストレス係数
Stress Factor

身体にかかる侵襲(ストレス)を考慮するために基礎代謝量にかける係数

対象	一般検査	尺度	間隔	構成	N/A
障害	その他	方法	N/A	重要度	★★★★★

概要 必要エネルギー量を推定する際に基礎代謝量にかける係数の1つ．ストレスがない状態では1.0となるが，生体に侵襲(ストレス)が加わることで代謝の亢進が起こる．それに伴い，必要となるエネルギーも増加するため，増加量に応じた数値になるよう決められている．

評価値の意味 この項目単独で使用されることはなく，基礎代謝量，活動係数とともに使用される．侵襲が大きいほど数値は大きくなるが，絶食・飢餓状態では体内の代謝率が低下しており，腸管への負担を軽減するために1.0以下の値となる．

・飢餓状態：0.6～0.9
・手術：軽度…1.1，重篤…1.2，高度…1.8
・感染症：軽度…1.2，中等度…1.5
・外傷：骨格…1.35，頭部損傷など…1.6，鈍傷…1.35
・褥瘡：1.2～1.6

- 発熱(1℃ごと):0.2倍のエネルギーを加える
- 脳梗塞:1.0

文献
- Cooper DH, et al(eds):The Washington Manual® of Medical Therapeutics 32nd ed. Lippincott Williams & Wilkins, 2007
- 福井次矢, ほか(日本語版監修):ハリソン内科学 第2版. pp411-448, メディカル・サイエンス・インターナショナル, 2006
- 東口高志(編):ナーシングケア Q&A 全科に必要な栄養管理 Q&A―初歩的な知識から NST の実際まで. pp28-29, 総合医学社, 2005

関連項目
- 活動係数 ➡ 547 頁
- 基礎代謝量 ➡ 548 頁

(佐藤健一)

基礎代謝量
Basal Energy Expenditure(BEE)

栄養および筋肉量の評価

対象	一般検査	尺度	間隔	構成	数値(kcal)
障害	疾患	方法	計測	重要度	★★★★★

概要 人間が生きていくために必要な最小のエネルギーのこと. 呼吸や心臓の動き, 体温を保つために使用されており, 安静臥床時に消費されているエネルギーに近い. Harris-Benedict の推定式が使用されているが, 計算式が複雑となるため, 日本人の簡易式も使用されている. 肥満の人は標準体重で計算する.

〈Harris-Benedict の式〉
- 男性(kcal):$66.47+(13.75 \times 体重)+(5.0 \times 身長)-(6.78 \times 年齢)$
- 女性(kcal):$65.14+(9.56 \times 体重)+(1.85 \times 身長)-(4.68 \times 年齢)$

〈日本人の簡易式〉
- 男性(kcal):$(14.1 \times 体重)+620$
- 女性(kcal):$(10.8 \times 体重)+620$

評価値の意味 基礎代謝量は除脂肪量に影響を受ける. そのうち, 臓器の大きさは機能不全がない限り加齢変化を認めないので主に筋肉量が反映されることになる. つまり基礎代謝量の増減で筋肉量の増減が

表 基礎代謝量(厚生労働省) (単位:kcal)

年齢(歳)	男性	女性	年齢(歳)	男性	女性
1～2	710	660	15～17	1,580	1,280
3～5	890	850	18～29	1,510	1,120
6～7	980	920	30～49	1,530	1,150
8～9	1,120	1,040	50～69	1,400	1,110
10～11	1,330	1,200	70 以上	1,280	1,010
12～14	1,490	1,360			

判断できる．一個体内の経時的変動をみるほか，標準との比較を行う場合には，基準値として厚生労働省が発表する日本人の食事摂取基準のなかの基礎代謝基準値と基礎代謝量を参照するとよい(**表**)．変動の要因は主に年齢，性別，体格，妊娠など．

文献
- 高久史麿，ほか(監訳)：ワシントンマニュアル 第11版．メディカル・サイエンス・インターナショナル，2008
- 石田 均(監訳)：栄養．福井次矢，ほか(日本語版監修)：ハリソン内科学 第2版．pp411-448，メディカル・サイエンス・インターナショナル，2006
- 日本病態栄養学会(編)：認定NSTガイドブック2008 改訂版．メディカルレビュー社，2008

関連項目
- 活動係数 ➡ 547頁
- ストレス係数 ➡ 547頁

(上村洋充)

参考資料:一般検査の基準値

検査項目	基準値	原因・病態
血液・凝固・線溶系		
赤血球(RBC)	男性:420〜570×10^4/μl 女性:380〜550×10^4/μl	➡ 524 頁
ヘモグロビン(Hb)	男性:12.4〜17.0 g/dl 女性:12.0〜15.0 g/dl	
ヘマトクリット(Ht)	男性:38〜51% 女性:33〜45%	
白血球数(WBC)	4,000〜9,000/μl	
末梢血液像	好中球:40〜60% 好酸球:2.0〜4.0% 好塩基球:0〜2.0% 単球:3.0〜6.0% リンパ球:26〜40%	
血小板(Plt)	10〜40 ×10^4/μl	
エリスロポエチン(Epo)	8〜36 mU/ml	血液酸素分圧を感知して腎で産生される造血因子
活性化部分トロンボプラスチン時間(APTT)	26.1〜35.6 秒	凝固因子の異常やヘパリン使用時に延長
プロトロンビン時間(PT)	PT:9〜11 秒 PT-INR:1.0 PT%:80〜100%	ワルファリン投与時の薬剤効果の指標となる(➡ 525 頁)
フィブリノゲン	150〜450 mg/dl	播種性血管内凝固(DIC),肝不全などで減少,感染症,血栓症,悪性腫瘍などで増加
FDP	4 μg/ml 以下	DIC,血栓症などで増加
D ダイマー定量	0.5 μg/ml 未満	DIC,血栓症などで増加(➡ 526 頁)
アンチトロンビンⅢ(ATⅢ)	80〜120%	肝で産生される凝固阻害因子.DIC,血栓症,肝硬変などで低下
生化学検査		
ナトリウム(Na)	139〜146 mmol/L	
カリウム(K)	3.7〜4.8 mmol/L	
塩素(Cl)	101〜109 mmol/L	
カルシウム(Ca)	8.1〜10.4 mg/dl	補正 Ca 濃度=Ca 実測値 +(4-Alb 濃度)

(次頁へ続く)

生化学検査(続き)

検査項目	基準値	原因・病態
AST(GOT)	13～33 U/L	主に肝臓,筋細胞内,赤血球内に存在する酵素で,これらの細胞損傷で上昇
ALT(GPT)	男性：8～42 U/L 女性：6～27 U/L	肝逸脱酵素で肝細胞の損傷で上昇
乳酸脱水素酵素(LDH)	119～229 U/L	肝臓,心臓,腎臓,骨格筋などに存在し,これらの細胞の損傷で上昇
アルカリホスファターゼ(ALP)	115～359 U/L	主に肝胆道系疾患で上昇するが,骨・胎盤・小腸由来のものもある
γ-GTP	男性：11～58 U/L 女性：6～46 U/L	肝胆道系疾患で上昇
総ビリルビン(T-Bil)	0.22～1.2 mg/dl	直接ビリルビンと間接ビリルビンの和
直接ビリルビン(D-Bil)	0.05～0.3 mg/dl	肝胆道系疾患で増加
コリンエステラーゼ(ChE)	168～470 U/L	肝細胞で産生される蛋白.高栄養状態,蛋白合成や脂質代謝の亢進で高値となり,肝疾患や低栄養で低値となる
クレアチンホスホキナーゼ(CPK)	男性：57～197 IU/L 女性：32～180 IU/L	心筋と骨格筋の障害で上昇(➡528頁)
CPK-MB	7.5 ng/ml 以下	主に心筋由来で心筋梗塞,心筋炎などで上昇(➡529頁)
アミラーゼ(Amy)	33～120 U/L	膵臓と唾液腺由来
総蛋白	6.6～8.7 g/dl	大部分はアルブミンとγ-グロブリンより成る
アルブミン	3.4～4.8 g/dl	肝障害,炎症性疾患,代謝亢進,栄養不良などで減少
血中尿素窒素(BUN)	8～20 mg/dl	腎不全,脱水,消化管出血などで上昇
クレアチニン(Cr)	0.36～1.06 mg/dl	腎不全,脱水などで上昇
尿酸	男性：3.4～7.0 mg/dl 女性：2.4～7.0 mg/dl	痛風などで上昇
アンモニア	30～80 μg/dl	劇症肝炎や肝硬変などで上昇(➡527頁)

(続く)

検査項目	基準値	原因・病態
生化学検査(続き)		
総コレステロール(T-Chol)	150〜220 mg/dl	脂質系の指標
LDL-コレステロール	70〜140 mg/dl	
HDL-コレステロール	40〜105 mg/dl	
中性脂肪(TG)	30〜150 mg/dl	
血糖	70〜110 mg/dl	
セルロプラスミン	21〜37 mg/dl	感染症,膠原病,悪性腫瘍などでは高値となり,低栄養,肝硬変などで低値となる
プレアルブミン(PA)	22.0〜40.0 mg/dl	栄養摂取不足,炎症性疾患,肝不全で減少.ネフローゼ症候群,甲状腺機能亢進症で増加
レチノール結合蛋白(RTP)	2.4〜7.0 mg/dl	栄養状態,肝胆道疾患,腎疾患の病態把握に有用
ハプトグロビン(Hp)	1-1型:130〜327 mg/dl 2-1型:103〜341 mg/dl 2-2型:41〜273 mg/dl	溶血性疾患,無効造血の亢進などで減少.炎症性疾患で増加
心筋ミオシン軽鎖	2.5 ng/ml 以下	心筋障害の指標で,心筋梗塞などで上昇
ミオグロビン	血清:60 ng/ml 以下 部分尿:10 ng/ml 以下	骨格筋,心筋中に存在し,心筋梗塞,多発筋炎,糖尿病などで増加
心筋トロポニンT	0.10 ng/ml 以下	心筋壊死を反映し,心筋梗塞などで上昇
シアル化糖鎖抗原(KL-6)	500 U/ml 未満	間質性肺炎の活動期などに高値となる線維化マーカー
サーファクタントプロテインD(SP-D)	110 ng/ml 未満	間質性肺炎の活動期に高値となる線維化マーカー
サーファクタントプロテインA(SP-A)	43.8 ng/ml 未満	
クレアチン	0.31〜1.10 mg/dl	筋疾患などで上昇
アルドラーゼ	2.1〜6.1 U/L	心筋,骨格筋,肝,腎などに分布し,急性心筋梗塞,筋炎,肝炎などで上昇

(次頁へ続く)

検査項目	基準値	原因・病態
生化学検査(続き)		
トランスフェリン (Tf)	男性：190〜300 mg/dl 女性：200〜340 mg/dl	主に肝臓で産生される鉄結合性糖蛋白．鉄欠乏性貧血，蛋白同化ホルモン使用時に高値，肝障害，栄養障害などで低値
フェリチン	男性：39.4〜340 ng/ml 女性：3.6〜114 ng/ml	体内鉄貯蔵量を反映し増減．悪性腫瘍，肝障害，心筋梗塞などでは，体内鉄貯蔵量とは無関係に増加
鉄(Fe)	65〜157 μg/dl	出血などによる鉄の喪失，貯蔵鉄を利用できない感染症や膠原病で減少，頻回の輸血などで増加
総鉄結合能 (TIBC)	男性：253〜365 μg/dl 女性：246〜410 μg/dl	血清中のトランスフェリンが結合しうる総鉄量であり，TIBCの増減はトランスフェリンの増減を意味する
不飽和鉄結合能 (UIBC)	男性：104〜259 μg/dl 女性：108〜325 μg/dl	UIBC＝TIBC－血清 Fe
マグネシウム (Mg)	1.9〜2.5 mg/dl	
マンガン(Mn)	0.8〜2.5 μg/dl	
無機リン(P)	2.5〜4.5 mg/dl	
亜鉛(Zn)	65〜110 μg/dl	欠乏すると，成長遅延，皮膚炎，味覚・嗅覚の減退，脱毛などの症状がある
銅(Cu)	68〜128 μg/dl	ウィルソン病などで減少
ビタミン		
ビタミン B_1	20〜50 ng/ml	欠乏症として，ウェルニッケ脳症，脚気などがある
ビタミン B_{12}	180〜914 pg/ml	欠乏症として，巨赤芽球貧血などがある
葉酸	3.1 ng/ml 以上	
1,25-(OH)2-ビタミン D	成人：20〜60 pg/ml 小児：20〜70 pg/ml	カルシウムやリンの代謝を調節しており，副甲状腺機能低下症，慢性腎不全などで減少
感染症検査		
赤血球沈降速度 (赤沈)	男性：2〜10 mm/時 女性：3〜15 mm/時	感染症，炎症性疾患で亢進，DIC などで遅延
C反応性蛋白 (CRP)	0.3 mg/dl 以下	感染症，炎症性疾患で上昇

(続く)

参考資料：一般検査の基準値

検査項目	基準値	原因・病態
感染症検査(続き)		
血清アミロイドA 蛋白(SAA)	8.0 μg/ml 以下	感染症(特にウイルス感染症で有用)などで増加
2-5A 合成酵素活性(2-5AS)	100 pmol/dl 以下	一般にウイルス感染にて高値
エンドトキシン定量	1.0 pg/ml 以下	グラム陰性菌感染症で増加
(1→3)-β-D-グルカン	20.0 pg/ml 以下	真菌感染症で増加
内分泌学的検査		
副腎皮質刺激ホルモン(ACTH)	7.2〜63.3 pg/ml	正常でも変動が激しいため，コルチゾールも同時に測定することや，日内変化なども考慮する必要がある
バソプレシン(抗利尿ホルモン：ADH)	0.3〜3.5 pg/ml	下垂体後葉より分泌される．異所性ADH産生腫瘍やSIADHで高値
甲状腺刺激ホルモン(TSH)	0.500〜5.00 μIU/ml	下垂体前葉で合成，分泌される
遊離サイロキシン(FT4)	0.90〜1.70 ng/dl	甲状腺ホルモン
遊離トリヨードサイロニン(FT3)	2.30〜4.30 pg/ml	
インタクト副甲状腺ホルモン(intact-PTH)	10〜65 pg/ml	副甲状腺機能と関与する
副甲状腺ホルモン関連蛋白(PTHrP)	1.1 pmol/L 以下	各種腫瘍から生成分泌される
カテコールアミン3分画(蓄尿)	アドレナリン：3.4〜26.9(μg/時) ノルアドレナリン：48.6〜168.4(μg/時) ドーパミン：365.0〜961.5(μg/時)	
バニリルマンデル酸(VMA)(蓄尿)	1.5〜4.3 mg/時	カテコールアミンの代謝産物．褐色細胞腫などで高値
アルドステロン	随時 35.7〜240 pg/ml 臥位 29.9〜159 pg/ml 立位 38.9〜307 pg/ml	副腎皮質で主に産生され，電解質や血圧の調節に関与

(次頁へ続く)

検査項目	基準値	原因・病態
内分泌学的検査(続き)		
血漿レニン活性	臥位 0.3～2.9 ng/ml/時 立位 0.3～5.4 ng/ml/時	腎糸球体で産生され，電解質や血圧の調節に関与
コルチゾール	血中：4.0～18.3 μg/dl 蓄尿：11.2～80.3 μg/日	副腎皮質から分泌．体液組成の調節，免疫抑制などの作用がある．ACTHと同時に測定して評価する必要がある
C-ペプチド (CPR)	血中：0.61～2.09 ng/ml 蓄尿：29.2～167 μg/日	内因性インスリン分泌能の指標
HbA_{1c}	4.3～5.8%	過去1～2か月の平均血糖値を反映
乳酸	4.0～16.0 mg/dl	嫌気性解糖の最終産物(➡ 530頁)
ピルビン酸	0.30～0.94 mg/dl	解糖系の最終産物
ヒト脳性ナトリウム利尿ペプチド (BNP)	18.7 pg/ml 以下	心疾患の有無，心不全の診断と重症度把握および予後予測に有用とされる指標 (➡ 279頁)
骨代謝マーカー		
デオキシピリジノリン(DPD)(尿)	7.6 nmol/mmol・Cr	骨吸収マーカー．原発性副甲状腺機能亢進症，甲状腺機能亢進症，転移性骨腫瘍などで高値
I型コラーゲン架橋 N-テロペプチド(NTx)(血清)	男性：9.5～17.7 nmol・BCE/L 閉経前 女性：7.5～16.5 nmol・BCE/L 閉経後 女性：10.7～24.0 nmol・BCE/L	骨吸収マーカー(➡ 536頁)
I型コラーゲン架橋 N-テロペプチド(NTx)(尿)	男性：13.0～66.2 nmol・BCE/mmol・Cr 閉経前 女性：9.3～54.3 nmol・BCE/mmol・Cr 閉経後女性：14.3～89.0 nmol・BCE/mmol・Cr	
I型コラーゲンC末端テロペプチド(I-CTP)(血清)	4.5 ng/ml 未満	骨吸収マーカー．悪性腫瘍の骨転移，慢性腎不全による副甲状腺機能亢進症などで高値

(続く)

検査項目	基準値	原因・病態
骨代謝マーカー(続き)		
骨型アルカリホスファターゼ(BAP)	男性 13.0～33.9 U/L 女性 9.6～35.4 U/L	骨形成マーカー．原発性副甲状腺機能亢進症，甲状腺機能亢進症，転移性骨腫瘍などで高値
オステオカルシン(OC)	2.5～13 ng/ml	骨形成マーカー．原発性副甲状腺機能亢進症，骨粗鬆症などで高値
免疫学的検査		
リウマトイド因子(RF)	陰性(40倍未満)	関節リウマチ，膠原病などで陽性
抗シトルリン化ペプチド(CCP)抗体	4.5未満 U/ml(ELISA)	関節リウマチの早期診断に有用
マトリックスメタロプロティナーゼ-3(MMP-3)	男性 36.9～121.0 ng/ml 女性 17.3～59.7 ng/ml	関節リウマチ患者の関節破壊を反映
抗核抗体	陰性(40倍未満)	多くの自己免疫疾患で陽性
抗DNA抗体	陰性(80倍未満)	全身性エリテマトーデス(SLE)などの膠原病で陽性
抗RNP抗体	10.0 U/ml以下(ELISA)	混合性結合組織病(MCTD)などの膠原病で陽性
抗Sm抗体		SLEで陽性
抗Jo-1抗体		多発筋炎/皮膚筋炎で高値
抗SS-A抗体		シェーグレン症候群，SLEで陽性
抗SS-B抗体		
抗ミトコンドリア抗体	陰性(20倍未満)	原発性胆汁性肝硬変で陽性
抗アセチルコリン受容体抗体(抗AchR抗体)	陰性	重症筋無力症で陽性
抗カルジオリピン抗体 IgG	10 U/ml未満	原発性抗リン脂質抗体症候群，SLEで陽性
MPO-ANCA(p-ANCA)	陰性	顕微鏡的多発動脈炎などで陽性
PR3-ANCA(c-ANCA)	10 EU未満(ELISA)	ウェゲナー肉芽腫症，顕微鏡的多発動脈炎で高値
可溶性インターロイキン2レセプター sIL-2R	145～519 U/ml	リンパ腫などで上昇

(次頁へ続く)

検査項目	基準値	原因・病態
免疫学的検査(続き)		
インターロイキン6(IL-6)	4.0 pg/ml 以下	悪性疾患, 自己免疫疾患などで上昇
クリオグロブリン	陰性(μg/ml 以下)	骨髄腫, 悪性疾患, 膠原病などで陽性
血清補体価	25.0~48.0 CH 50/ml	SLE などで低下
抗 GM1 IgG 抗体	陰性	ギラン・バレー症候群で陽性となり得る. 抗ガングリオシド抗体の1つ
抗 GQ1b IgG 抗体	陰性	フィッシャー症候群で高率に陽性となる
抗アクアポリン4抗体	陰性	視神経脊髄炎(NMO)との関連が知られている
腫瘍マーカー		
α-フェトプロテイン(AFP)	10 ng/ml 以下	肝細胞がん, 急性肝炎, 劇症肝炎回復期, 慢性肝炎, 肝硬変で上昇
PIVKA-Ⅱ	40 mAU/ml 未満	肝細胞がん, 胃がん, ビタミンK欠乏で上昇
CEA	5 ng/ml 以下	主に腺がんで産生される. 大腸がん, 胃がん, 膵がん, 胆道系がん, 肺がんなどで上昇
CA19-9	37 U/ml 以下	膵がん, 胆道系がん, 大腸がん, 卵巣がん, 子宮内膜がん, 乳がんなどで上昇
SPan-1	30 U/ml	膵がんで上昇
DU-PAN-2	400 U/ml	膵がん, 胆道系がんで上昇
STN	45.0 U/ml 以下	卵巣がん, 胃がん, 大腸がん, 肺がん, 膵臓がん, 乳がん, 子宮体がん, 子宮頸がんなどで上昇
CA72-4	4.0 U/ml 以下	
CA546	12.0 U/ml 以下	
CA125	35.0 U/ml 以下	卵巣がん, 子宮体がん, 子宮頸部腺がん, 良性卵巣嚢腫, 子宮内膜症, 子宮筋腫などで上昇
TPA	70.0 U/ml 以下	がん種特異性は少ない. 他の腫瘍マーカーと組み合わせて考える

(続く)

検査項目	基準値	原因・病態
腫瘍マーカー (続き)		
NCC-ST-439	男性 4.5 U/ml 以下 女性 (49 歳以下は 7.0 U/ml 以下, 50 歳以上 4.5 U/ml 以下)	消化器系のがんで上昇
SCC	2.0 ng/ml 以下	主に扁平上皮がんで産生される. 子宮頸がん, 肺がん, 食道がんなどで上昇
PSA	4.0 ng/ml 以下	前立腺特異抗原. 前立腺がん, 前立腺肥大症, 急性前立腺炎などで上昇
CA15-3	28 U/ml 以下	乳がん, 卵巣がんなどで上昇
BCA225	160 U/ml 以下	乳がんで上昇
NSE	10 ng/ml	成人では肺小細胞がん, 甲状腺髄様がん, インスリノーマ, 褐色細胞腫などで上昇. 小児では神経芽細胞腫などで上昇
I 型プロコラーゲン C テロペプチド	200 ng/ml 以下 (RIA 法) 500 ng/ml 以下 (EIA 法)	前立腺がんなど悪性腫瘍の骨転移で上昇
薬剤血中濃度		
フェニトイン (PHT)	成人: 10〜30 μg/ml 小児: 10〜30 μg/ml	➡ 533 頁
フェノバルビタール (PB)	15〜40 μg/ml	
プリミドン (PRM)	5〜12 μg/ml	
カルバマゼピン (CBZ)	4〜8 μg/ml	
バルプロ酸 (VPA)	成人: 50〜100 μg/ml 小児: 50〜100 μg/ml	
エトスクシミド (ESM)	40〜100 μg/ml	
ジゴキシン	0.8〜2.0 ng/ml	
尿検査		
尿 pH	5.0〜7.0	
尿蛋白	陰性	
尿潜血	陰性	腎炎, 尿路感染, 尿路結石などで陽性
尿糖	陰性	糖尿病などで陽性

(次頁へ続く)

検査項目	基準値	原因・病態
尿検査(続き)		
尿ビリルビン	陰性	肝障害,溶血をきたす疾患にて陽性
尿ウロビリノゲン	normal	肝障害にて増加
尿ケトン	陰性	飢餓,糖代謝異常などで陽性
亜硝酸塩	陰性	尿路感染にて陽性
β_2-ミクログロブリン	蓄尿:230 µg/L 以下 部分尿:230 µg/L 以下	尿細管の障害で増加
尿中 N アセチルグルコサミニダーゼ(NAG)	部分尿:7.0 U/L 以下 蓄尿:7.0 U/L 以下	
尿中 3-メチルヒスチジン	113.4〜480.9 µmol/日	低栄養,甲状腺機能低下症などで減少.悪性腫瘍,外科手術,肝硬変などで増加

[注]
基準値については,兵庫医科大学病院で採用している値を記載した
本書で扱っている項目については,参照ページを記載した
参考文献:「2008 年総合検査案内」(株)エスアールエル

評価法 INDEX

ここでは各項目の評価法名を取り上げた．

欧文

■記号・数字

%Ideal-Body-Weight(%IBW) 412
%肺活量(%VC) 250
%理想体重 412
Ⅰ型コラーゲン架橋 N-テロペプチド(NTx) 535
1秒量 246
2 Point Discrimination Test(2PD) 430
2ステップテスト 448
5段階上肢能力テスト 21
6分間歩行距離テスト 257
10 m 最大歩行速度(10 Meter Maximum Walking Speed) 449
10 m 歩行時間(10 Meter Walking Time) 450
10 m 歩行歩数 450
10秒テスト(脳卒中片麻痺手指機能評価用) 21, 452
12分間車いす走行テスト(12-Minute Wheelchair Propulsion Test) 222
12分間歩行距離テスト(12-Minute Walking Test) 256
40 cm 踏み台昇降 290

■A

A Caregiver Burden Inventory 155
A Caregiver Strain Index(CSI) 156
Abnormal Involuntary Movement Scale 142
ABS 尺度 44
ABS 適応行動尺度 301
ACR コアセット(ACR Core Data Set) 237
Acromioclavicular Dislocation 180
Action Research Arm Test (ARAT) 19
Activity Factor 547
Activity Specific Balance Confidence Scale(ABC) 453
Adaptive Behavior Scales(ABS) 301
ADL 評価法，日本リウマチ財団薬効検定委員会による 242
Agitated Behavior Scale 44
Albumin 527
Allen Score for Prognosis of Stroke 2
ALS Functional Rating Scale (ALSFRS) 112
ALS Functional Rating Scale-Revised(ALSFRS-R) 113
Alzheimer's Disease Assessment Scale(ADAS) 103
American Spinal Injury Association Impairment Scale(ASIA Impairment Scale) 221
Ammonia 527
Amplified Mycobacterium Tuberculosis Direct Test(MTD) 523
Amyotrophic Lateral Sclerosis-Assessment Questionnaire-40 (ALSAQ-40) 112
An Illness-Severity Score for Multiple Sclerosis(ISS) 120
Anaerobics Threshold(AT) 281
Anderson 分類 218
Ankle Brachial Pressure Index (ABI) 275
Antetorsion Angle 189
APACHE スコア 382

APGAR Score 295
Arm Motor Ability Test (AMAT) 20
Arm Muscle Circumference (AMC) 417
Arnadottir OT-ADL 神経行動学的評価〔Arnadottir OT-ADL Neurobehavioral Evaluation (A-ONE)〕 32
Arthritis-Impact-Measurement-Scales-(AIMS)-Version-2.0 244
Artz の基準 375
Ashworth Scale 392
Assessment of Communication and Interaction Skills (ACIS) 506
Assessment of Motor and Process Skills (AMPS) 472
Assessment of Preterm Infant's Behavior (APIB) 318
Atlantodental Distance (ADD) 165
Attention Network Test (ANT) 66
Audio-Motor Method 54
Autobiographical Memory Interview (AMI) 57
Automatic Thoughts Questionnaire (ATQ) 346
Awareness Questionnaire (AQ) 79

■ B

Barthel Index 463
Basal Energy Expenditure (BEE) 548
Baseline Dyspnea Index (BDI) 259
Baum the Tree Test 505
Baumann 角 184
Bayley Scales of Infant Development (Bayley-Ⅲ) 317
Beck Depression Inventory (BDI) 351
Behavior Rating Scale for Dementia of the Consortium to Establish a Registry for AD (CERAD-BRSD) 108
Behavioral and Psychological Symptoms of Dementia (BPSD) 52
Behavioral Inattention Test (BIT) 70
Behavioral Pathology in Alzheimer's Disease (Behaved-AD) 158
Behavioural Assessment of the Dysexecutive Syndrome (BADS) 85
Bender-Gestalt Test 92
Benton 視覚記銘検査 (Benton Visual Retention Test) 60
Berg Balance Scale (BBS) 445
Birmingham-Object-Recognition-Battery (BORB) 73
BIT 行動性無視検査日本版 70
Blessed-Dementia Scale 98
Blessed Information-Memory-Concentration Test 107
Blocker の 5 の法則 375
Blood Concentration of Drugs 534
Blood Digoxin Concentration 533
Blood Gas Analysis (BGA) 532
Blood Lactate Concentration 530
Blood Pressure 385
Blue Dye Test 428
Body Fat Percentage 414
Body Mass Index (BMI) 415
Bohler's Angle 208
Bone Mineral Density (BMD) 536
Braden Scale 409
Brain Natriuretic Peptide (BNP) 279
Brazelton Neonatal Behavioral Assessment Scale (BNBAS) 315
Breathing Problems Questionnaire (BPQ) 264
Brief Pain Inventory (BPI) 404
Brief Phychiatric Rating Scale (BPRS) 354
Brunnstrom Stage 15
Burke-Fahn-Marsden (BFM) Scale 141
Burn Index (BI) 372

C

Cadence 446
California Verbal Learning Test (CVLT) 64
Cambridge Multiple Sclerosis Basic Score (CAMBS) 119
Canadian Neurological Scale (CNS) 5
Canadian Occupational Performance Measure (COPM) 460
Cancellation Test 70
Cardiac Output (CO) 278
Cardiothoracic Ratio (CTR) 538
Caregiver Burden Scale 105
Carlyle-Index 229
Carrying Angle 184
Cattell Infant Intelligence Scale 306
Catterallの分類 211
CE角 (Center-Edge Angle) 193
Center for Epidemiologic Studies-Depression (CES-D) Scale 345
Central Conduction Time (CCT) 545
Charlson Index 513
Chedoke-McMaster Stroke Assessment 16
Childhood Autism Rating Scale (CARS) 341
Children's Appercepton Test (CAT) 300
Children's Coma Scale 294
Chronic Respiratory Disease Questionnaire (CRQ) 265
Classification of American Association on Medical Retardation (AAMR) 336
Clinical Assessment for Attention (CAT) 66
Clinical Assessment for Spontaneity (CAS) 80
Clinical Assessment Scale for Contraversive Pushing (SCP) 25
Clinical Dementia Rating (CDR) 94
Clinical Overall Score (COS) 213
Clock Drawing Test 48
CMI健康調査表 491
Cobb's Angle 164
Cognitive Failures Questionnaire (CFQ) 62
Cognitive Failures Questionnaire for others (CFQ 他者用) 67
Cohen-Mansfield Agitation Inventory (CMAI) 101
Columbia Mental Maturity Scale (CMMS) 327
Columbia Rating Scale 126
Communication ADL Test (CADL) 74
Community Integration Questionnaire (CIQ) 40
Comorbidity Score 514
Compound Muscle Action Potential (CMAP) 541
Comprehensive Asthma Inventory (CAI) 266
Congruence Angle 198
COPDの病期分類 249
Cornell Medical Index (CMI) 491
Cost of Care Index (CCI) 156
CPK-MB 529
Craig Handicap Assessment and Reporting Technique (CHART) 486
Creatine Phosphokinase (CPK) 528
Creatinine Clearance (C_{cr}) 530
Crichtonの高齢者行動評価尺度 (Crichton Geriatric behavioral Rating Scale) 49
Criteria for the Classification of Rheumatoid Arthritis 234
cystatin C (Cys-C) 531
Cytodiagnosis 365

D

Dダイマー (D-Dimer) 526

Dartmouth Primary Care Cooperative Information Project (COOP) Charts 482
DAS28 (Disease Activity Score) 234
DBD スケール 102
Dementia Behavior Disturbance Scale (DBDS) 102
DESIGN 408
DESIGN-R 407
Design Fluency Test 86
Developmental Test of Visual Motor Integration (VMI) 301
Diagnostic and Statistical Manual of Mental Disorders, Forth Edition Text Revision (DSM-Ⅳ-TR) 344
Digit Cancellation Test (D-CAT) 55
Digit Span Test 58
Disability Assessment for Dementia (DAD) 93
Disabilities of the Arm, Shoulder and Hand (DASH) Outcome Questionnaire 459
Disability Rating Scale (DRS) 38
Double Product (DP) 278
Dubowitz の神経学的評価 319
Dupuytren's Contracture (Meyerding 分類) 187
Dynamic Canal Stenosis 163
Dynamic Gait Index 145
Dysfunctional Attitude Scale (DAS) 352

E

E/A 比 (E Wave-to-A Wave Ratio) 538
Eating Behavior Questionnaire 413
ECOG Performance Status 366
Edinburgh-2 Coma Scale 384
Edmonton Functional Assessment Tool (EFAT)-2 367
Electrocardiogram (ECG) 537
Electroencephalogram (EEG) 539
Employment Readiness Checklist for the Disabled (ERCD) 475
Environmental Assessment : non-standard 513
Erhardt 発達学的視覚評価〔Erhardt Developmental Vision Assessment (EDVA)〕 320
Erhardt 発達学的把持能力評価〔Erhardt Developmental Prehension Assessment (EDPA)〕 321
European Organization for Research and Treatment of Cancer QLQ-C30 (EORTC QLQ-C30) 369
European Stroke Scale (ESS) 10
EuroQol (EQ-5D) 478
Everyday Memory Questionnaire (EMQ) 59
Expanded Disability Status Scale (Kurtzke) (EDSS) 115

F

F 波潜時 (F Wave Latency) 543
Face Pain Scale 402
Fall Risk Index 443
Falls Efficacy Scale (FES) 159
Family Caregiver Burden Scale (FCS) 157
Femorotibial Angle (FTA) 203
Finger Escape Sign (FES) 221
Finger-Floor Distance (FFD) 453
Finger Function Quotient Test (FQ テスト) 458
Fish 分類 191
Fisher's Classification 3
Fontaine Classification 272
Food Test (FT) 425
Forced Expiratory Volume ($FEV_{1.0}$) 246
Forrester Classification 272
Fracture of Proximal Humerus (Neer) 182
Fracture of the Carpal Scaphoid (Herbert) 185

Frankel Classification　219
Frenchay Arm Test　18
Frenchay Activities Index (FAI)　470
Frontal Assessment Battery (FAB)　83
Fugl-Meyer 脳卒中後感覚運動機能回復度評価法 (Fugl-Meyer Assessment of Sensorimotor Recovery After Stroke)　17
Functional Ambulation Categories (FAC)　23
Functional Assessment Measure (FAM)　40
Functional Assessment of Multiple Sclerosis (FAMS)　117
Functional Assessment Staging Test (FAST)　106
Functional Balance Scale　444
Functional Communication Profile (FCP)　74
Functional Independence Measure (FIM)　466
―― for Children (WeeFIM)　337
Functional Limitations Profile　486
Functional Performance Inventory (FPI)　262
Functional Reach Test (FRT)　440
Functional Status Questionnaire　489

■ G

Gaffky Scale　522
Gait Analysis　447
Galveston Orientation and Amnesia Test (GOAT)　68
Garden Classification　188
General Anxiety Test (GAT)　333
General Aptitude Test Battery (GATB)　476
General Health Questionnaire (GHQ)　348
General Movements (GMs) Assessment　322
General Well-being Schedule　497
Geriatric Depression Scale (GDS)　351
Gesell's Developmental Diagnosis　307
Get Up and Go Test　146
Gibbon's RSD Score　392
Glasgow Assessment Schedule (GAS)　36
Glasgow Coma Scale (GCS)　382
Glasgow Outcome Scale (GOS)　41
Glenohumeral Index　182
Global Assessment of Functioning (GAF)　359
GMs 評価　322
Goal Attainment Scaling (GAS)　460
Goodenough Draw-A-Man Test (DAM)　327
Grades of Recommendations　517
Grip Strength　390
Gross Motor Function Classification System (GMFCS)　304
Gross Motor Function Measure (GMFM)　302
Guillain-Barré Syndrome Disability Scale　123
Guy's Hospital Score　3
Guy's Neurological Disability Scale (GNDS)　116

■ H

Hachinski Ischemic Score (Hachinski Score)　44
Hallux Valgus Angle (HVA)　206
Halstead-Reitan Neuropsychological Test Battery　89
Hamamatsu Higher Brain Function Scale　88
Hamilton Rating Scale for Depression (HAM-D)　349
Hand-Held Dynamometry (HHD)　439
Harris Hip Score　196
Hasegawa Dementia Scale-Revised (HDS-R)　48

Hauser Ambulation Index(AI)　23
Health Locus of Control　493
Health Utilities Index(HUI)　483
Hearing　520
Heart Rate　385
Heart Rate-Oxygen Uptake Co-Efficient　287
Heart Rate Max(HRmax)　282
Heel-Rise Test　438
Height　410
Hemiplegia Function Test(Hand)　14
Hemiplegia Function Test(U/E and L/E)　12
Hemispheric Stroke Scale　6
Herbert 分類　185
HLC Scale　339
Hodkinson Mental Test　99
Hoehn and Yahr Staging　125
Hoffer's Classification　297
Home Screening Questionnaire(HSQ)　340
Hospital Anxiety and Depression Scale(HADS)　500
House-Brackmann Facial Nerve Grading System　34
Hugh-Jones Exercise Test/Grade　258
Hughes Disability Scale　123
Hunt & Kosnik の重症度分類　4

■ I

IKDC 膝靱帯標準評価法　204
Illinois Test of Psycholinguistic Abilities(ITPA)　333
Impact on Participation and Autonomy Questionnaire(IPAQ)　487
Incremental Shuttle Walking Test(ISWT)　257
Intelligence Quotient(IQ)　45
International Classification of Diseases, 10th Revision(ICD-10)　388
International Classification of Functioning, Disability and Health(ICF)　396
International Classification of Impairments, Disabilities and Handicaps(ICIDH)　389
International Continence Society(ICS)　398
International Cooperative Ataxia Rating Scale(ICARS)　132
International Knee Documentation Committee (IKDC) Knee Ligament Standard Evaluation Form　204
International Prostate Symptom Score(IPSS)　399
International Society for Nephrology/Renal Pathology Society のループス腎炎分類　241
Interview for Deterioration in Daily Living Activities in Dementia(IDDD)　50
Irrational Beliefs Test(IBT)　495
Isometric Muscle Strength　431
ITPA 言語学習能力診断検査　333

■ J

Japan Coma Scale(JCS)　383
Japan Home Screening Questionnaire(JHSQ)　340
Japan Shoulder Society(JSS) Shoulder Instability Score　183
Japan Stroke Scale(JSS)　5
Japanese Denver Developmental Screening Test-Revised(JDDST-R)　314
Japanese Knee Osteoarthritis Measure(JKOM)　205
Japanese Sensory Inventory Revised(JSI-R)　306
Japanese Version of Miller Assessment for Preschoolers(JMAP)　303
Jebsen-Taylor Hand Function Test　457

K

K式スケール 410
K-ABC 心理・教育アセスメントバッテリー 330
Karasawa Dementia Scale(KDS) 96
Karnofsky Performance Status 366
Katz Adjustment Scale 356
Katz ADL Index 464
Kaufman Assessment Battery for Children(K-ABC) 330
Kenny Self-Care Evaluation 465
Kienböck's Disease(Lichtman 分類) 186
Killip's Classification 273
Knee Society Clinical Rating System 202
Kohs Block Design Test 50
Kraus-Weber Test 454
Kurtzke 総合障害度評価尺度 115

L

Lambeth Disability Screening Questionnaire 471
Lansbury Index 237
Larsen Classification 238
Lawton's IADL 152
Left Ventricular Ejection Fraction(LVEF) 277
Leiter International Performance Scale 329
Levels of Evidence 516
Levine's Classification 274
Lichtman 分類 186
Life Assessment Scale for the Mentally Ill(LASMI) 355
Life Satisfaction Index A(LSIA) 477
Life Satisfaction Index K(LSIK) 155
Life Situation Questionnaire-Revised(LSQ-R) 224
Line Bisection Test 71
Loewenstein Occupational Therapy Cognitive Assessment(LOTCA) 31
Logical Memory(Paragraph Recall) 61
London Chest Activity of Daily Living Scale(LCADL) 263
London Handicap Scale 485
Lower Urinary Tract Function 398
Lown's Classification 274
Lund and Browder Chart 374
Lung Function Tests 248
Lung Information Needs Questionnaire(LINQ) 260
Luria-Nebraska Neuropsychological Battery 90
Lysholm Score 203

M

Mallet Fracture(Wehbe 分類) 210
Manchester Respiratory ADL Questionnaire(MRADL) 263
Manifest Anxiety Scale(MAS) 495
Manual Function Test(MFT) 19
Manual Muscle Testing(MMT) 438
Mathew Stroke Scale 11
Maudsley Personality Inventory(MPI) 505
Maximal Oxygen Uptake($\dot{V}_{O_2max}$) 281
Maximum Expiratory Mouth Pressure(PEmax) 247
Maximum Inspiratory Mouth Pressure(PImax) 247
Maximum Phonation Time(MPT) 461
Mayo-Portland Adaptability Inventory(MPAI) 39
McGill Pain Questionnaire(MPQ) 403
MDS ケアアセスメントセット 158

Medical Outcomes Study (MOS) Batteries　488
Medical Research Council (MRC) Sumscore　123
Mental Function Impairment Scale (MENFIS)　98
Mental Health-Related Quality of Life Scale (MQS)　224
METs　288
Meyerding 分類　187
Michigan Hand Outcomes Questionnaire (MHQ)　188
Micro TOWER　475
Milani's Developmental Chart　304
Mini-Mental State Examination (MMSE)　47
mini FIM スクリーニング法　468
Mini Nutritional Assessment (MNA)　417
Minimum Data Set (MDS)　158
Minnesota Multiphasic Personality Inventory (MMPI)　491
Mirror Tracing Task　507
MN 式発達スクリーニングテスト　323
Modified Ashworth Scale (MAS)　386
modified Barthel Index　469
Modified Falls Efficacy Scale (MFES)　150
Modified Health Assessment Questionnaire (MHAQ)　243
modified Medical Research Council (m-MRC) Dyspnea Scale　259
Modified Norris Scale (Japanese Version)　114
modified Rankin Scale (mRS)　26
modified Rodnan Total Skin Thickness Score (mRodnan TSS)　236
Modified Self-Report Measure of Social Adjustment　506
Modified Sitting Step Test　451
Modified Stroop Test　87
Modified Tardieu Scale　11
Modified Tsui's Score　140
Modified Water Swallowing Test (MWST)　420
Morse Fall Scale (MFS)　441
MOS (Medical Outcome Study) Short-Form 36-Item Health Survey (SF-36)　481
Motor Activity Log (MAL)　26
Motor Age Test　302
Motor Assessment Scale (MAS)　13
Motor Club Assessment　13
Motor Evoked Potential (MEP)　543
Motor-Free Visual Perception Test (MVPT)　72
Motricity Index (MI)　17
Moving Two-Point Discrimination Test (M2PD)　429
MTD 法　523
Mulcahy's Sitting Ability Scale　436
Multiphasic Early Dementia Examination (MEDE)　95
Multiple Sclerosis Impact Scale (MSIS)-29　117
Multiple Sclerosis Quality of Life-54 Instrument (MSQOL-54)　118

N

N 式精神機能検査　99
N 式老年用精神状態尺度 (NM スケール)　100
N 式老年用日常生活活動能力評価尺度　107
Nagasaki University Respiratory ADL Questionnaire (NRADL)　261
National Institute of Mental Health Screening Test for Dementia (NIMH-STD)　97
National Institutes of Health Stroke Scale (NIHSS)　7
Neck-Shaft Angle　189
Needle Electromyography (Needle EMG)　540

Nerve Conduction Study 540
Neurobehavioral Cognitive Status Examination (NCSE) 96
Neurobehavioral Functioning Inventory (NFI) 38
Neurobehavioral Rating Scale (NRS) 91
Neurologic Rating Scale (NRS) 119
Neurological Disability Score (NDS) 改め Neuropathy Impairment Score (NIS) 121
Neurological Rating Scale from the Scripps Clinic 119
Neurological Symptom Score (NSS) 121
Neuropathy Symptoms Profile (NSP) 122
Neuropsychiatric-Inventory (NPI) 37
New York Heart Association Classification 270
New York Rating Scale 126
NIH 脳卒中スケール 7
Nine-Hole Peg Test 455
Nishimura's Activity of Daily Living Scale (N-ADL) 107
Nishimura's Mental State Scale for the Elderly (NMS) 100
Nishimura's Screening Test for Dementia (N-STD) 99
Norris Scale 113
Northwick Park Index of Independence in ADL 466
Norton Scale 409
Nottingham Adjustment Scale 日本語版 1.1 (NAS-J1.1) 500
Nottingham Extended ADL Index 28
Nottingham Health Profile (NHP) 483
Nottingham Ten-Point ADL Index 27
NPH スケール 124
NPUAP 分類（改訂版） 407

Number of Steps (Step-Meter) 454
Numerical Rating Scale 401
Nurses' Observation Scale for Inpatient Evaluation (NOSIE) 356
Nutrition Screening Initiative (NSI) 419
NYHA 分類 270

■ O

O_2 Pulse 284
Office of Population Census and Surveys (OPCS) Disability Scale 474
OH スケール 406
Open Fracture 208
Orgogozo Score 7
Orthotics and Prosthetics National Office Outcomes Tool (OPOT) 231
Osteoarthrosis of the Hip 193
Oswestry Disability Index (ODI) 179
Oxford Community Stroke Project (OCSP) 分類 (バムフォード) 8
Oxygen Cost Diagram (OCD) 260
Oxygen Debt 283
Oxygen Saturation of Hemoglobin 253
Oxygen Uptake ($\dot{V}O_2$) 283

■ P

P/F ratio 253
P-F スタディ 503
Paced Auditory Serial Addition Test (PASAT) 54
Pain and Distress Scale 393
Pain Disability Index (PDI) 404
Palliative Performance Scale (PPS) 367
Paracheck Geriatric Rating Scale (PGS) 153
Parkinson's Disease : Impairment Index (McDowell et al) 127

Parkinson's Disease：Lieberman's Index　128
Parkinson's Disease Questionnaire-39(PDQ-39)　130
Patient Competency Rating Scale (PCRS)　37
Patient Evaluation Conference System(PECS)　395
Peabody Picture Vocabulary Test-Revised(PPVT-R)　51
Pediatric Evaluation of Disability Inventory(PEDI)　338
Pendulum Test　437
PEQJ (Prosthesis Evaluating Questionnaire：Japanese Version)　231
Percent of Slip・Slip Angle　173
Peripheral Blood Examination　524
Perthes' Disease(Catterallの分類)　211
PGCモラールスケール(Philadelphia Geriatric Center Morale Scale)　159
Physical Self Maintenance Scale (PSMS)　148
Physical Work Capacity 75% Heart Rate max(PWC75%HRmax)　287
Physiological Cost Index(PCI)　290
Picture Block Intelligence Test (PBT)　329
Picture Frustration Test　503
Picture Vocabulary Test(PVT)　331
Pinch Strength　389
Piper Fatigue Scale　368
Polymerase Chain Reaction(PCR)　524
POMS 感情プロフィール検査　492
Ponsford and Kinsella's Attentional Rating Scale　53
Portage Guide to Early Education (P.G.E.E.)　317
Porteusの迷路(Porteus Maze Test)　51
Positive and Negative Syndrome Scale(PANSS)　347
Pre-and Post-Swallowing X-P (SwXP)　423
Pressure Ulcer Stages Revised by NPUAP　407
Primary Reflex　307
Profile of Mood States(POMS)　492
Prognostic Burn Index(PBI)　373
Progressive Deterioration Scale (PDS)　109
Psychiatric Disability Assessment Schedule(DAS)　349
Psychological General Well-being Index(PGWB)　494
Psychosocial Adjustment to Illness Scale-Self Report Version (PAIS-SR)　494
Psychosocial Impact of Assistive Devices Scale(PIADS)　489
PTSD 臨床診断面接尺度(CAPS)　360
Pulmonary Emphysema-ADL (P-ADL)　264
Pulmonary Functional Status and Dyspnea Questionnaire(PFSDQ)　266
Pulmonary Functional Status Scale (PFSS)　251
Pulmonary Ventilation　246
PULSES Profile　474
Purdue Pegboard Test　458

■Q

Q角(Q Angle)　200
Quadriplegia Index of Function (QIF)　223
Quality of Life Index(QLI)　479
Quality of Life Scale(QLS)　358
Quality of Well-being Scale(QWB，QWBS)　479
QuantiFERON® TB-2G(QFT)　522

QUEST 福祉用具満足度評価スケール〔Quebec User Evaluation of Satisfaction with Assistive Technology(QUEST)〕 490

R

Radial Length 185
Ramsay Sedation Scale 380
Ranawat 値 169
Rancho Los Amigos Levels of Cognitive and Functioning Scale (LCFS) 35
Rand Functional Limitation Battery 471
Rand Health Insurance Study(HIS) 488
Rand Physical Capacities Battery 470
Range of Motion(ROM) 434
Rankin Scale 26
Rapid Dementia Screening Test (RDST) 102
Rapid Disability Rating Scale 2 (RDRS2) 153
Rappaport Disability Rating Scale (RDRS) 38
Raven Colored Progressive Matrices(RCPM) 46
Recency Test 64
Recognition Test 56
Redlund-Johnell 値 170
Rehabilitation Evaluation Hall and Baker(REHAB) 357
Reintegration to Normal Living (RNL) Index 473
Repeatable Battery for the Assessment of Neuropsychological Status(RBANS) 91
Repetition Maximum(RM) 435
Repetitive Nerve Stimulation 542
Repetitive Saliva Swallowing Test (RSST) 421
Residual Urine Measurement 405
Respiratory Minute Volume 246
Respiratory Quotient(RQ) 252

Respiratory Rate 387
Rey-Osterrieth Complex Figure Test 69
Rey's Auditory Verbal Learning Test(RAVLT) 62
Richmond Agitation-Sedation Scale (RASS) 381
Rivermead ADL Scales 28
Rivermead Behavioural Memory Test(RBMT) 59
Rivermead Mobility Index(RMI) 30
Rivermead Motor Assessment (Arm Section) 30
Rivermead Perceptual Assessment Battery(RPAB) 73
Roland and Morris Disability Questionnaire(RMDQ) 179
Rorschach Psychodiagnostic Plates 502
Rosser's Classification of Illness States(Rosser Index) 515
R-R 間隔変動 276
Rule of Five 375
Rule of Nine 375
Rutherford Classification 270

S

Salter & Harris 分類 212
SARA 日本語版 133
Satisfaction in(with)Daily Life (SDL) 478
Satisfaction with Life Scale(SWLS) 480
Scale for the Assessment and Rating of Ataxia(SARA) 133
Scandinavian Stroke Scale 10
Schwab & England ADL Scale 129
Screen for Caregiver Burden(SCB) 105
Screening Test of ADL for Children (ADLC-s) 339
Scripps Neurological Rating Scale (SNRS) 119
Scripps scale 119

SCT 文章完成法テスト 504
Seated Postural Control Measure (SPCM) 296
Sedation-Agitation Scale(SAS) 380
Seinsheimer & Bergman の分類 190
Self-Assessment Parkinson's Disease Disability Scale 129
Self Completed Questionnaire for QOL(Quik) 154
Self-rating Depression Scale(Zung 法) 350
Semmes-Weinstein Monofilaments 430
Sensory Integration and Praxis Test(SIPT) 323
Sensory Profile 312
Sentence Completion Test(SCT) 504
Sequential Occupational Dexterity Assessment(SODA) 241
SF-36 481
Sharp Score 235
Sharp 角(Sharp Angle) 194
Short-Form McGill Pain Questionnaire(SF-MPQ) 393
Short Memory Questionnaire (SMQ) 67
Short Orientation-Memory-Concentration Test 46
Short Parkinson's Evaluation Scale (SPES) 128
Short Sensory Profile 313
Siblings Problems Questionnaire (SPQ) 334
Sickness Impact Profile(SIP) 481
Silverman's Retraction Score 295
Simple Motor Test for Cerebral Palsy(SMTCP) 314
Simple Test for Evaluating Hand Function(STEF) 456
Singh 分類(Singh's Index) 212
Sit Up 433
Six-Minute Walking Test 257

Skeletal Muscle Fiber Type 512
Skinfold Thickness 416
SLE の活動性指数〔SLE Disease Activity Index(SLEDAI)〕 236
Slipped Capital Femoral Epiphysis (Fish 分類) 191
Social Adjustment Scale-Self Report(SAS-SR) 358
Social Behaviour Schedule(SBS) 346
Social Readjustment Rating Scale (SRRS) 496
Social Skill Assessment Scale 354
Somatosensory Evoked Potential (SEP) 544
Southern California Sensory Integration Tests(SCSIT) 318
Space Available for the Spinal Cord (SAC) 162
Spasm Frequency Scale 32
Specific Activity Scale(SAS) 291
Speech Questionnaire 76
Spinal Cord Independence Measure (SCIM) 223
S-Score 81
St.George's Respiratory Questionnaire 265
Standard Language Test of Aphasia (SLTA) 76
Stanford Health Assessment Questionnaire(HAQ) 467
STAS 日本語版(STAS-J) 369
State-Trait Anxiety Inventory (STAI) 492
Step Length 446
Steps of 10 Meter Walking 450
Stress Factor 547
Stroke Impact Scale(SIS) 29
Stroke Impairment Assessment Set (SIAS) 9
Subjective Burden Scale(SBS) 484
Sulcus Angle 198
Sunnybrook Facial Nerve Grading System 35

Supervision Rating Scale (SRS) 469

Support Team Assessment Schedule (STAS) 369

Swinyard Stage 135

■T

TAT 絵画統覚検査 501

Test of Visual Perceptual Skills (TVPS) 325

Test of Sensory Functions in Infants (TSFI) 324

Tethered Cord Syndrome 162

Thematic Apperception Test (TAT) 501

Thinking Errors Scale (TES) 347

Thompson & Epstein の分類 189

Timed Balance Test 444

Timed Up and Go Test 150

Tinetti Performance-oriented Mobility Assessment (POMA) 146

Tinkertoy Test (TTT) 85

Tip Palm Distance 457

TMIG Index of Competence 151

TNM 分類 (TNM Stage Classification) 364

Token Test 75

Tokyo University Egogram Ver. II (TEG II) 498

Tone Assessment Scale 33

Toronto Western Spasmodic Torticollis Rating Scale (TWSTRS) 140

Total Active Motion (TAM) 451

Total Body Motion Test in Hemiplegia 15

Touch Inventory for Elementary School Aged Children (TIE) 299

Touch Inventory for Preschoolers (TIP) 298

Tourette's Syndrome Global Scale 344

Tower of Hanoi Puzzle 86

Trail Making Test (TMT) 56

Transitional Dyspnea Index (TDI) 259

Triceps Skinfold Thickness (TSF) 418

Trunk Control Test 22

Tsui の痙性斜頸評価尺度 (変法) 140

Tuberculin Skin Test 521

Tufts Quantitative Neuromuscular Exam (TQNE) 115

TVPS 視知覚技能検査 325

■U

Uchida-Kraepelin Psychodiagnostic Test 502

Ulnar Variance 185

Unified Parkinson's Disease Rating Scale (UPDRS) 127

Urodynamic Study 405

■V

Valvular Area 280

Vesicoureteral Reflux (VUR) 397

Videoendoscopy 425

Videofluorography 424

Vineland Adaptive Behavior Scales (VABS) 93

Visual Acuity 520

Visual Analogue Scale (VAS) 387

Visual Perception Test for Agnosia (VPTA) 72

Vitality Index (鳥羽) 144

Vocational Preference Inventory (VPI) 477

Vojta's Reflex Chart 325

Volar Tilt 185

VPI 職業興味検査 477

■W

W (ワット) 285

Wagner Classification 391

Wakefield Self-Assessment Depression Inventory 352

Walking Rate 446

Wallace の 9 の法則 375

Wechsler Adult Intelligence Scale-Third Edition(WAIS-Ⅲ) 47
Wechsler Intelligence Scale for Children-Third Edition(WISC-Ⅲ) 326
Wechsler Memory Scale-Revised (WMS-R) 63
Wechsler Preschool and Primary Scale of Intelligence-Revised (WPPSI-R) 331
Wehbe 分類 210
Weight 411
Western Aphasia Battery(WAB 失語症検査) 77
Western Ontario and McMaster Universities Osteoarthritis Index (WOMAC) 214
Wisconsin Card Sorting Test (WCST), Keio-Version 81
Wisconsin Gait Scale 24
Wolf Motor Function Test(WMFT) 20
Word Fluency Test(WFT) 78
World Federation of Neurosurgical Societies(WFNS)の重症度分類 2
World Health Organization/Quality of Life Assessment(WHO/QOL) 484
WPPSI 知能診断検査 331

Y

Yanagihara 40 点法 34
Yatabe-Guilford (Y-G) Personality Test 504

Z

Zancolli Classification 218
Zarit Burden Interview 104
Zung 法 350

和文

■あ

アイスマッサージによる嚥下誘発テスト 422
アウェアネス質問表 79
握力 390
アシュワーススケール 392
後出し負けじゃんけん 82
アプガー指数 295
アルツハイマー型認知症行動尺度 158
アルツハイマー病評価尺度 103
アルブミン 527
アンモニア 527

■う

ウィスコンシンカード分類検査,慶應版 81
ウィスコンシン歩行スケール 24
ウェクスラー記憶検査 改訂版 63
ウェクスラー児童用知能検査 326
ウェクスラー成人知能検査 47
ウエスト・ヒップ比 413
上田式 12 グレード片麻痺機能テスト
――,手指 14
――,上下肢 12
内田クレペリン精神検査 502
うつ病(抑うつ状態)自己評価尺度 345
運動誘発電位 543

■え

英国人口統計情報局社会調査部能力低下尺度 474
疫学的うつ病評価尺度 345
エビデンスレベル分類 516
遠位脛腓靱帯損傷の診断 196
嚥下圧,咽頭通過時間,舌圧,咬合力など 422
嚥下前・後 X 線撮影 423
嚥下造影検査(VF 検査) 424
嚥下内視鏡検査(VE 検査) 425

嚥下誘発テスト，アイスマッサージによる 422
遠城寺式乳幼児分析的発達検査法 305

■か

ガーデン分類 188
絵画語彙発達検査 331
介護家族負担感尺度 157
介護保険要介護状態区分 511
改訂長谷川式簡易知能評価スケール 48
改訂版出来事インパクト尺度（IES-R） 360
改訂版デザイン 407
改訂版ピーボディ絵画語彙検査 51
改訂水飲みテスト 420
外反母趾角 206
開放骨折の分類 208
会話明瞭度検査 461
踵上げ検査（爪先立ち検査） 438
下肢切断者の活動度評価表 230
片足立ち時間（片足立位保持時間） 441
滑車面角 198
活動係数 547
活動別バランス自信度尺度 453
カテル小児知能検査法 306
かなひろいテスト 83
ガフキー号数 522
下部尿路機能分類 398
柄澤式「老人知能の臨床的判定基準」 96
カリフォルニア言語学習検査 64
ガルベストンの見当識と健忘テスト 68
簡易栄養状態評価表 417
簡易上肢機能検査 456
簡易精神症状評価尺度 354
簡易前頭葉機能検査 83
感覚発達チェックリスト 306
換気量 246
看護師による入院患者行動観察スケール 356
感情プロフィール検査 492

関節可動域 434
関節弛緩性評価 209
関節リウマチ診断基準 234
環椎歯突起間距離 165

■き

気管支喘息症状調査票 266
義肢関係角数値 229
基礎代謝量 548
機能的コミュニケーションプロフィール 74
機能的上肢到達検査 440
機能的自立度評価法 466
機能的評価ステージ 106
機能の全体的評価尺度 359
ギボンズのRSDスコア 392
ギャンブリング課題 84
鏡映描写課題 507
ギラン・バレー症候群重症度分類，ヒューズの 123
キリップ分類 273
筋萎縮性側索硬化症機能評価スケール（改訂版） 112,113
筋ジストロフィー症 New York 大学式障害ステージ分類 137
筋ジストロフィー症厚生省機能障害度分類 136
筋ジストロフィー症呼吸障害度分類 137
筋ジストロフィー症上肢機能障害度分類 138
筋ジストロフィー心不全評価4期 139
筋線維タイプ分類 512

■く

クォンティフェロン TB-2G 検査 522
グッドイナフ人物画知能検査 327
クラウス・ウエーバーテスト 454
グラスゴーアウトカムスケール 41
グラスゴーコーマスケール（昏睡尺度） 294,382
クレアチニンクリアランス 530
クレアチンホスホキナーゼ 528

け

クレアチンホスホキナーゼ MB アイソザイム　529

け

慶應版ウィスコンシンカード分類検査　81
脛骨顆間隆起骨折の分類(Meyers)　197
脛骨高原骨折の分類(Hohl)　197
携帯用筋力計測機器　439
頸椎後縦靱帯骨化症の分類(津山)　166
頸椎後縦靱帯骨化占拠率　167
頸椎症性脊髄症の病型分類
　——, Crandall　168
　——, 服部　169
ケーデンス　446
ゲゼル検査法　307
血圧　385
血液ガス検査　532
結核菌 PCR 法　524
月状骨軟化症(Lichtman 分類)　186
血中乳酸値　530
嫌気性代謝閾値　281
健康・生活・介護評価表(HLC Scale)　339
言語流暢性課題　78
顕在性不安検査　495
肩関節脱臼の分類　180
原始反射　307
幻肢分類　232

こ

高血圧病期分類　401
高次脳機能障害整理表による4能力の喪失と障害等級　509
抗てんかん薬の血中濃度　533
行動心理徴候　52
コーエン・マンスフィールド Agitation 評価表　101
コース立方体組み合わせテスト　50
ゴール達成スケーリング　460
股関節脱臼骨折(後方)の分類　189
呼吸商　252

呼吸数　387
国際禁制学会分類　398
国際疾病分類第 10 版　388
国際障害分類　389
国際生活機能分類　396
国際前立腺症状スコア　399
国立精研式痴呆スクリーニングテスト　97
国リハ式〈S-S 法〉言語発達遅滞検査　332
骨折に起因した槌指(Wehbe 分類)　210
骨粗鬆症の慈恵医大式分類　210
骨代謝マーカー　535
骨端軟骨板損傷の分類(Salter & Harris 分類)　211
骨頭下降率(肩関節)　180
骨密度　536
子ども
　―― のための機能的自立度評価法　337
　―― の能力低下評価法　338
コブ角　164
コミュニケーションと交流技能評価　506
コロンビア知的能力検査　327
コロンビア評価尺度　126

さ

最大一歩幅　431
最大吸気口腔内圧　247
最大呼気口腔内圧　247
最大酸素摂取量　281
最大心拍数　282
最大反復回数　435
在宅寝たきり老人介護負担度評価尺度　154
最長発声持続時間　461
再認検査　56
座位能力スケール(マーチャーによる)　436
細胞診　365
鎖骨外側端骨折の分類　181
左室駆出率　277
ザリット介護負担尺度　104

ザンコリー分類 218
酸素化指数 253
酸素摂取量 283
酸素必要量指標 260
酸素負債 283
酸素飽和度 253
酸素脈 284
残尿測定 405

■し
視覚‐運動 統合発達検査 301
ジゴキシン血中濃度 533
自己記入式QOL質問表 154
仕事率 285
指床間距離 453
自(叙)伝的記憶検査の質問書 57
シスタチンC 531
姿勢反射評価 308
指尖手掌距離 457
自尊感情尺度(Rosenberg) 496
膝蓋骨の形態の分類(Wiberg) 198
失語症鑑別診断検査(老研版・DD検査) 76
膝内側・外側側副靭帯損傷の分類 199
実用コミュニケーション能力検査 74
自動思考質問紙 346
自発性評価法(S-Score) 81
シャープスコア 235
社会行動評価法 346
社会生活技能評価尺度 354
社会適応スケール自己報告 358
社会の再適応評価尺度 496
社会の出来事検査 57
ジャパンコーマスケール 383
シャラード分類による下肢麻痺と歩行能力 296
舟状骨骨折(Herbert分類) 185
重症心身障害児の分類
——,大島 334
——,厚生省 335
——,文部省 309
重心動揺計によるバランス評価 442

修正版MRC息切れスケール 259
主観的運動強度 286
主観的負担感尺度 484
主観的良好状態評価一覧 497
手根不安定症の指標 186
手指機能指数テスト 458
出生時体重の分類 341
障害者用就職レディネス・チェックリスト 475
障害老人の日常生活自立度判定基準(厚生省/寝たきり度) 147
上肢障害評価表 459
上体起こし 433
状態‐特性不安検査 492
情緒支援ネット 501
小児自閉症評定尺度 341
小児の日常生活動作能力評価表 339
小児用グラスゴー昏睡尺度 294
上腕筋囲 417
上腕骨近位端骨折の分類(Neer) 182
上腕三頭筋皮下脂肪厚 418
上腕周経長 418
食行動質問表 413
食物テスト 425
ジョブセン・テーラー手指機能検査 457
ジョンソンの運動年齢テスト(上肢・下肢) 302
視力 520
シルバーマンの陥没指数 295
心胸郭比 538
新近性検査 64
針筋電図 540
神経系統の機能又は精神の障害に関する障害等級認定基準(労災) 353
神経行動学的機能調査表 38
神経行動尺度 91
神経心理検査アーバンズ 91
心係数 277
神経伝達検査 540
進行性荒廃尺度 109
進行性認知症評価尺度 109

身体活動能力指数(Goldman 基準) 291
身体作業能力 287
身体障害者手帳等級 508
身体的自己管理尺度 148
身長 410
心電図 537
心拍酸素係数 287
心拍出量 278
心拍数 385
新版 K 式発達検査 311
新版 S-M 社会生活能力検査 300
腎不全病期分類 531

■す

髄液検査 546
遂行機能障害症候群の行動評価 85
推奨グレード分類 517
推論の誤り尺度 347
スウィンヤードの分類 135
数字記憶範囲 58
数値的評価スケール 401
スキンスコア 236
スクリプス尺度またはスクリプスクリニック神経症状評価尺度 119
鈴木ビネー知能検査 328
スタインブロッカーの Class 分類,関節リウマチの機能分類 243
スタインブロッカーの Stage 分類 239
スタンフォード健康評価質問紙 467
ステージ分類(病期分類,臨床病期分類) 364
ストレス係数 547

■せ

生活活動強度 416
生活満足度尺度 A 477
生活満足度尺度 K 155
精神機能障害評価票(メンフィス) 98
成人構音障害者用単語明瞭度検査 462
精神障害者社会生活評価尺度 355

精神障害の分類と診断の手引き 344
精神神経科検査表 37
静的 2 点識別覚検査 430
生理的コスト指数 290
聖隷式嚥下質問紙 421
世界脳神経外科連合の重症度分類 2
脊髄係留症候群の分類(榊原) 162
脊髄小脳変性症重症度分類
　　——,厚生省 131
　　——,平山 131
脊柱管前後径 162
脊椎すべり症の分類(Meyerding) 163
摂食・嚥下障害の臨床的病態重症度分類(才藤) 426
摂食・嚥下能力グレード(藤島) 427
摂食状況のレベル 144
切断の分類 228
漸増シャトルウォーキングテスト 257
線分二等分テスト 71

■そ

総自動運動 451
足関節果部骨折の分類(Lauge-Hansen) 207
足関節上腕血圧比 275
足関節ストレス X 線計測法 207
足部潰瘍の重症度分類(ワグナー分類) 391
粗大運動能力尺度 302

■た

体幹下肢運動機能ステージ 134
第 5 腰椎のすべり度・すべり角 173
体脂肪率 414
体重 411
体性感覚誘発電位 544
大腿脛骨角 203
大腿骨顆部特発性壊死の分類(腰野) 199

大腿骨頸体角，前捻角　189
大腿骨転子下骨折の分類　190
大腿骨転子部骨折の分類　190
大腿骨頭すべり症(Fish 分類)　191
田研式社会成熟度診断検査　311
田中ビネー知能検査　328
多発性硬化症
　── の機能障害評価　120
　── の日常生活障害度評価　116
タフツ式定量的神経筋検査　115
多面的初期痴呆判定検査　95

■ち

知覚プロファイル(短縮版)
　　　　　　　　　312, 313
知能指数　45
痴呆行動障害尺度(DBD スケール)
　102
痴呆性老人の日常生活自立度判定基準(厚生省)　147
着色水飲みテスト　428
注意機能スクリーニング検査　55
注意評価スケール(Ponsford)　68
中枢伝導時間　545
聴覚性検出検査(聴覚的語音反応検査)　54
長座位体前屈　436
超重症児(者)の判定基準　336
聴力　520

■つ

ツベルクリン反応　521
津守式乳幼児精神発達質問紙　313

■て

低栄養リスク評価スケール　419
適合角　198
デザイン　408
デュピュイトラン拘縮(Meyerding 分類)　187
デュボヴィッツ(Dubowitz)の神経学的評価　319
転倒危険度スコア　443
転倒予防自己効力感尺度　159

■と

橈骨末端の形態(Volar Tilt, Radial Length)　184
等尺性筋力　431
等速打叩課題　53
東大式エゴグラム　498
疼痛点数　240
動的脊柱管狭窄　163
動的二点識別覚検査　429
糖尿病性腎症の病期　398
動脈血酸素飽和度(SpO_2)　255
トゥレット症候群総合尺度　344
トークンテスト　75
特発性大腿骨頭壊死症
　── の壊死域局在による病型分類　192
　── の病期分類　192
時計描画検査　48
徒手筋力検査　438
トランクコントロールテスト　22
トルクマシンによる等速性筋力計測　432

■な・に

長崎大学 ADL 評価表　261
二重積　278
日常記憶質問紙　59
日常生活機能評価　509
日常生活満足度　478
日本肩関節学会肩関節不安定症評価法　183
日本骨代謝学会骨粗鬆症患者 QOL 評価質問表(JOQOL)(1999 年版)　213
日本語版 ODI　179
日本語版 Short-Memory Questionnaire(SMQ)　65
日本語版 SS-QOL　29
日本整形外科学会
　── 肩関節疾患治療成績判定基準　183
　── 股関節機能判定基準　195
　── 半月損傷治療成績判定基準　201

日本整形外科学会
　——膝靱帯損傷治療成績判定基準　201
　——変形性膝関節症治療成績判定基準　202
　——腰痛疾患治療成績判定基準　178
　——リウマチ膝治療成績判定基準　240
日本整形外科学会頚髄症治療成績判定基準
　——,100点法　172
　——,改定17点法　171
　——,個別法　172
日本脳卒中学会・脳卒中重症度スケール(急性期)　5
日本版修正ノリススケール　114
日本版主観的健康統制感尺度(日本版HLC)　493
日本版デンバー式発達スクリーニング検査　314
日本版乳幼児の家庭環境評価法　340
日本版ミラー幼児発達スクリーニング検査　303
日本版リバーミード行動記憶検査　59
日本リウマチ財団薬効検定委員会
　——の疼痛点数　240
　——によるADL評価法　242
入院患者行動観察スケール,看護師による　356
尿流動態検査　405

■ね

熱傷指数　372
熱傷深度　372
熱傷予後指数　373

■の

脳外傷者の認知-行動障害尺度(TBI-31)　79
脳性ナトリウム利尿ペプチド　279
脳性麻痺簡易運動テスト　314
脳卒中上肢機能検査　19

脳波　539
ノートンスケール　409
ノリススケール　113

■は

パーデュー・ペグボード・テスト　458
バーンアウトスケール　499
肺炎患者の危険度(Pneumonia Patients Outcome Research Teamによる)　251
肺炎の重症度分類　400
肺換気量　246
肺機能検査　248
肺機能状態尺度　251
肺動脈楔入圧　280
肺胞動脈血酸素較差($AaDO_2$)　255
ハウザー歩行能力指標　23
バウムテスト(樹木画テスト)　505
発話特徴抽出検査　462
ハノイの塔課題　86
浜松方式高次脳機能スケール　88
ハミルトンうつ病評価尺度　349
パラチェック老人行動評定尺度　153
バランス安定性時間計測検査　444
ハルステッド・レイタンの神経心理学的テストバッテリー　89
反復神経刺激　542
反復唾液嚥下テスト　421

■ひ

皮下脂肪厚　416
非機能的態度尺度　352
ピクチュアブロック知能検査　329
ビジュアルアナログスケール　387
鼻息鏡による呼気鼻漏出検査　463
ヒュー・ジョーンズ分類　258
標準意欲評価法　80
標準高次視知覚検査　72
標準高次動作性検査　88
標準失語症検査　76
標準注意検査法　66
疲労の自覚症しらべ(日本産業衛生学会)　514

評価法 INDEX　581

ピンチ力　389

■ふ

不安傾向診断テスト　333
フィッシャー分類　3
フェイススケール　402
フォレスター分類　272
フォンテイン分類　272
腹圧性尿失禁の分類　397
複合筋活動電位　541
福祉用具心理評価スケール（PIADS 日本語版）　489
不合理的信念テスト　495
ブラゼルトン新生児行動評価　315
フランケル分類　219
振り子試験　437
ブルンストロームステージ　15
ブレーデンスケール　409
フレンチャイ拡大 ADL 尺度　470
フレンチャイ上肢機能検査　18
フロスティッグ視知覚発達検査　316
プロトロンビン時間（PT）　525

■へ

米国精神遅滞学会による精神遅滞分類　336
米国膝学会評価表　202
併存疾患スコア　514
ベイリー乳幼児発達検査　317
ベーラー角　208
ベック抑うつ評価尺度　351
ベルグバランススケール　445
ペルテス病（Catterall の分類）　211
変形性股関節症の X 線像の評価（日本整形外科学会）　193
変形性膝関節症の分類（腰野）　200
弁口面積　280
ベンダー・ゲシュタルト検査　92
片麻痺全身動作テスト　15

■ほ

ボイタの反射チャート　325
膀胱尿管逆流の分類　397
膀胱変形の分類，小川の分類　220

ホーエン・ヤールの重症度分類　125
ポーテージ乳幼児教育プログラム　317
歩行機能分類　23
歩行速度　448
歩行分析　447
歩行率　446
歩数（万歩計）　454
細川らの拡大 ADL 尺度　472
歩幅　446
ホファーの分類　297

■ま

マイクロタワー法　475
マクギル疼痛質問表　403
マクドウェルらのパーキンソン病機能障害指数　127
末梢血液一般検査　524
抹消試験　70
慢性疲労症候群の重症度分類（厚生省分類）　394

■み

水飲みテスト（原法）　428
南カリフォルニア感覚統合検査　318
ミニメンタルステートテスト　47
ミネソタ多面人格目録　491
三宅式記銘力検査　60
ミラニーの発達チャート　304

■む・め

無酸素性作業閾値　281
メンタルヘルス関連 QOL 尺度　224

■も

モース転倒スケール　441
モーズレイ性格検査　505

■や

薬剤血中濃度　534
矢田部・ギルフォード性格検査（Y-G 性格検査）　504

■よ

要介護認定等基準時間の分類　149
幼児・児童絵画統覚検査　300
陽性・陰性症状評価尺度　347
腰椎椎間板ヘルニアの分類（Macnab）　174
腰椎分離部の X 線像の分類（小宅）　175
腰部脊柱管狭窄
　── の形態の分類　176
　── の国際分類（Arnold）　177
腰部脊柱管前後径の X 線計測法（辻）　177

■ら

ラーセン分類　238
ライター国際動作性知能検査　329
ラウン分類　274
ラザフォード分類　270
ラムゼイ鎮静スケール　380
ランスバリーの活動性指数　237

■り

リショルム膝評価法　203
リバーミード ADL スケール　28
リバーミード運動機能検査（上肢）　30
リバーミード運動機能指標　30
臨床的注意評価スケール　53

■る

ループス腎炎分類　241
ルリア・ネブラスカの神経心理学的テストバッテリー　90
ルンド・ブラウダーの法則　374

■れ

レイ
　── の複雑図形検査　69
　── の聴覚性言語学習検査　62
レーヴン色彩マトリックス検査　46
レバイン分類　274

■ろ・わ

老研式活動能力指標　151
労災保険 障害等級　510
老年期うつ病評価尺度　351
ロートンの手段的日常生活動作　152
ロールシャッハテスト　502
ロンドンハンディキャップスケール　485
論理的記憶（物語再生）　61
ワグナー分類　391

略語 INDEX

ここでは各項目の評価法名から略語を取り上げた．

■記号・数字

%IBW 412
%VC 250
2PD 430

■A

$AaDO_2$ 255
AAMR 336
ABC 453
ABI 275
ABS 301
ACIS 506
ADAS 103
ADD 165
ADLC-s 339
AI 23
AIMS 244
ALSAQ-40 112
ALSFRS 112
ALSFRS-R 113
AMAT 20
AMC 417
AMI 57
AMPS 472
ANT 66
A-ONE 32
APACHE 382
APIB 318
AQ 79
ARAT 19
ASIA 221
AT 281
ATQ 346

■B

BADS 85
BBS 445
BDI(Baseline Dyspnea Index) 259
BDI(Beck Depression Inventory) 351
Behaved-AD 158
BFM 141
BGA 532
BI 372
BIT 70
BMD 536
BMI 415
BNBAS 315
BNP 279
BORB 73
BPI 404
BPQ 264
BPRS 354
BPSD 52

■C

CADL 74
CAI 266
CAMBS 119
CAPS 360
CARS 341
CAS 80
CAT(Children's Apperception Test) 300
CAT(Clinical Assessment for Attention) 66
CCI 156
C_{cr} 530
CCT 545
CDR 94
CE Angle 193
CERAD-BRSD 108
CES-D 345
CFQ 62, 67
CHART 486
CIQ 40
CMAI 101

CMAP 541
CMI 491
CMMS 327
CNS 5
CO 278
COOP 482
COPM 460
COS 213
CPK 528
CRQ 265
CSI 156
CTR 538
CVLT 64
Cys-C 531

D

DAD 93
DAM 327
DAS(Disability Assessment Schedule) 349
DAS(Dysfunctional Attitude Scale) 352
DAS28 234
DASH 459
DBDS 102
D-CAT 55
DP 278
DRS 38
DSM-Ⅳ-TR 344

E

ECG 537
EDPA 321
EDSS 115
EDVA 320
EFAT 367
EMQ 59
EORTC QLQ-C30 369
EQ-5D 478
ERCD 475
ESS 10

F

FAB 83
FAC 23
FAI 470
FAM 40
FAMS 117
FAST 106
FCP 74
FCS 157
FES(Falls Efficasy Scale) 159
FES(Finger Escape Sign) 221
$FEV_{1.0}$ 246
FFD 453
FIM 466
FPI 262
FQテスト 458
FRT 440
FT 425
FTA 203

G

GAF 359
GAS(Glasgow Assessment Schedule) 36
GAS(Goal Attainment Scalling) 460
GAT 333
GATB 476
GCS 382
GDS 351
GHQ 348
GMFCS 304
GMFM 302
GMs 322
GNDS 116
GOAT 68
GOS 41

H

HADS 500
HAM-D 349
HAQ 467
HDS-R 48
HHD 439
HIS 488
HRmax 282
HSQ 340
HUI 483

HVA 206

I

IBT 495
ICARS 132
ICD-10 388
ICF 396
ICIDH 389
ICS 398
IDDD 50
IES-R 360
IKDC 204
IPAQ 487
IPSS 399
IQ 45
ISS 120
ISWT 257
ITPA 333

J

JCS 383
JDDST-R 314
JHSQ 340
JKOM 205
JMAP 303
JSI-R 306

K

K-ABC 330
KDS 96

L

LASMI 355
LCADL 263
LCFS 35
LINQ 260
LOTCA 31
LSIA 477
LSIK 155
LSQ-R 224
LVEF 277

M

M2PD 429
MAL 26

MAS(Manifest Anxiety Scale) 495
MAS(modified Ashworth Scale) 386
MAS(Motor Assessment Scale) 13
MDS 158
MEDE 95
MENFIS 98
MEP 543
MFES 150
MFT 19
MHAQ 243
MHQ 188
MI 17
MMPI 491
m-MRC 259
MMSE 47
MMT 438
MNA 417
MOS 488
MPAI 39
MPI 505
MPQ 403
MPT 461
MQS 224
MRADL 263
mRodnan TSS 236
mRS 26
MSIS 117
MSQOL-54 118
MTD 523
MVPT 72
MWST 420

N

N-ADL 107
NAS-J1.1 500
NCSE 96
NDS 121
Needle EMG 540
NFI 38
NHP 483
NIHSS 7
NIMH-STD 97

NIS 121
NMS 100
NOSIE 356
NPI 37
NRADL 261
NRS 119
NSI 419
NSP 122
NSS 121
N-STD 99
NTx 535

O

OCD 260
OCSP 8
ODI 179
OPCS 474
OPOT 231

P

P.G.E.E. 317
P-ADL 264
PAIS-SR 494
PANSS 347
PASAT 54
PBI 373
PBT 329
PCI 290
PCR 524
PCRS 37
PDI 404
PDQ-39 130
PDS 109
PECS 395
PEDI 338
PEmax 247
PEQJ 231
PFSDQ 266
PFSS 251
PGS 153
PGWB 494
PIADS 489
PImax 247
POMA 146
POMS 492

PPS 367
PPVT-R 51
PSMS 148
PT 525
PVT 331
PWC75%HRmax 287

Q

QFT 522
QIF 223
QLI 479
QLS 358
QUEST 490
Quik 154
QWB(QWBS) 479

R

RASS 381
RAVLT 62
RBANS 91
RBMT 59
RCPM 46
RDRS2 153
RDST 102
REHAB 357
RM 435
RMDQ 179
RMI 30
RNL 473
ROM 434
RPAB 73
RQ 252
RSST 421

S

SAC 162
SARA 133
SAS(Sedation Agitation Scale) 380
SAS(Specific Activity Scale) 291
SAS-M 506
SAS-SR 358
SBS(Social Behaviour Schedule) 346

SBS (Subjective Burden Scale) 484
SCB 105
SCIM 223
SCP 25
SCSIT 318
SCT 504
SDL 478
SEP 544
SF-36 481
SF-MPQ 393
SIAS 9
SIP 481
SIPT 323
SIS 29
SLEDAI 236
SLTA 76
SMQ 65, 67
SMTCP 314
SNRS 119
SODA 241
SPCM 296
SPES 128
SpO_2 255
SPQ 334
SRRS 496
SRS 469
S-Score 81
STAI 492
STAS 369
STEF 456
SWLS 480
SwXP 423

■ T・U

TAM 451
TAT 501
TDI 259
TEG Ⅱ 498
TES 347
TIE 299
TIP 298
TMT 56
TQNE 115
TSF 418
TSFI 324
TTT 85
TVPS 325
TWSTRS 140
UPDRS 127

■ V

VABS 93
VAS 387
VE検査 425
VF検査 424
VMI 301
$\dot{V}{o_2}$ 283
$\dot{V}{o_2}max$ 281
VPI 477
VPTA 72
VUR 397

■ W

WAB 77
WAIS-Ⅲ 47
WCST 81
WeeFIM 337
WFNS 2
WFT 78
WHO/QOL 484
WISC-Ⅲ 326
WMFT 20
WMS-R 63
WOMAC 214
WPPSI-R 331

索引

欧文

■数字

1回心拍出量　278
1秒率　246
2点識別覚　430
12誘導心電図　537

■A

abbreviated mental test score (AMTS)　99
ADL(日常生活動作)　28,472
―――,認知症患者の　50
―――,慢性肺疾患の　261
―――　における患側使用状況　26
―――　の障害,RAによる　243
―――　の総合評価　474
ADL自立度　466
ADL遂行能力評価　32
ADL低下,疼痛による　404
ADL評価(法)
　　27,463-466,470,471
―――,COPD患者の　263
―――,RA患者の　242
―――,がん患者の　366,367
―――,四肢麻痺患者のための　223
―――,小児の　339
―――,脊髄損傷者の　223
―――,肺気腫患者の　264
agency for healthcare research and quality (AHRQ)　516
alveolar ventilation (VA dot)　246
amyotrophic lateral sclerosis (ALS)　112-115
anterior drawer　207
arteriosclerosis obliterans (ASO)　272

asymmetrical tonic neck reflex (ATNR)　309

■B

Barthel Index　469,472
Blockerの5の法則　376
BPRS慶大版　354
brachialgia and cord syndrome　168
Brown-Sequard syndrome　168
BTX　140

■C

category fluency test (CFT)　78
central cord syndrome　168
central motor conduction time (CMCT)　545
children's global assessment scale (C-GAS)　359
chronic fatigue syndrome (CFS)　394
chronic obstructive pulmonary disease (COPD)　249,251,262-265
CI療法　20
closed kinetic chain (CKC)　432
conduction block　541

■D

depression screener　488
dorsal tilt　185
dual energy X-ray absorptiometry (DXA)　536

■E

EDSS　116
excess post-exercise oxygen consumption (EPOC)　284

F

fibrin/fibrinogen degradation products(FDP)　526
finger individual movement test(FIMT)　22
finger tapping test(FTT)　22
forced vital capacity(FVC)　250
full HAQ　467
functional ability scale(FAS)　20
functional independence scale(FIS)　32

G

general health perceptions battery　488
general neuropsychological deficit scale(GNDS)　89
Global Initiative for Chronic Obstructive Lung Disease(GOLD)のガイドライン　249
glomerular filtration rate(GFR)　530

H

Halstead impairment index(HII)　89
hand pronation and supination test(HPST)　22
Harris-Benedictの推定式　548
health-related quality of life (HRQOL)　478,483
HoehnとYahrの重症度分類　128

I

IADL状況，在宅患者の　28
IADL評価　152,470,471
ICIDH　396
ICU入室患者の重症度　382
instrumental activities of daily living(IADL)　28,152
International Normalized Ratio(INR)　525
IQ算出，非言語性の　50
irrational beliefs　495

K

Knee-Heightの推定式　411,412
Kurtzke総合障害度評価尺度　116

L

lactate threshold(LT)　530
letter fluency test(LFT)　78
Locus of Control(LOC)　493
logical thinking errors　347

M

M波　541
maximal voluntary ventilation (MVV)　246
maximum oxygen debt　284
mental health battery　488
Minimal Record of Disability(MRD) for Multiple Sclerosis　120
modified Barthel index　463
modified falls efficacy scale (MFES)　160
motor system syndrome　168
MRC息切れスケール　259
multiple sclerosis(MS)　115,116,119,120,393
―― のQOL評価法　118
Mycobacterium avium-intracellulare complex(MAC)　524
myelopathy hand　221

N

N式老年者用日常生活動作能力評価尺度(N-ADL)　100
neurobehavioral impairment scale (NIS)　32
neurobehavioral pervasive impairment scale(NPIS)　32
neurobehavioral specific impairment scale(NSIS)　32
neuropathy symptoms score　121
norm-based scoring(NBS)　481

O

open kinetic chain(OKC)　432

Oswestry low back pain disability questionnaire　179
oxygenation　254

■ P

percent of slip　173
physical health battery　488
postactivation depression　542
posttetanic facilitation　542
posttraumatic stress disorder (PTSD)　360
pronation-abduction　208
pronation-external rotation　207

■ Q

QOL
　――，下肢切断者の　231
　――，がん患者の　369
　――，健康関連の　478,479,483
　――の指標　486
　――の包括的尺度　482
QOL 尺度　484
　――，COPD 患者の　264
　――，高齢者のための　155
QOL 評価(法)　224
　――，ALS 患者の　112
　――，義足使用者用の　231
　――，重症心身障害児・者の　339
　――，統合失調症患者の　358
　――，脳卒中患者の　29
quality adjusted life year　515
quantitative computed tomography (QCT)　536
quantitative ultrasound method (QUS)　536

■ R

radial length　185
radial shortening　185
recognition memory　56
reflex sympathetic dystrophy (RSD)　392
Revised CHART　486

■ S

self-esteem　496
SF-36　118,488
short HAQ　467
short-memory questionnaire (SMQ)　65
slip angle　173
social and occupational functioning assessment scale(SOFAS)　359
social health battery　488
social support scale　488
standard temperature and pressure, dry(STPD)　283
state anxiety　492
static contraction　431
stroke volume(SV)　278
supination-adduction　208
supination-external rotation　207
symmetrical tonic neck reflex (STNR)　309

■ T・U

talar tilt angle　207
tardive dyskinesia　142
toe out　230
Tower of Tronto　86
trait anxiety　492
transverse lesion syndrome　168
Unified Parkinson's Disease Rating Scale(UPDRS)　128

■ V

vertical subluxation(VS)　169,170
vital capacity(VC)　250
voiding cystourethrography(VCG)　397
volar tilt　185

■ W

Wallace の 9 の法則　375
WHO　396
Wong-Baker face pain scale　402

和文

■あ

悪性腫瘍　366
アルツハイマー型認知症(病)
　　44,93,94,108,109
アルツハイマー型認知症患者の重症度　106

■い

息切れ　260,266
医原性脊柱管狭窄　177
意識障害　382-384
意識状態，乳幼児の　294
異常呼吸　387
痛み　387,393,402,403
　── ，関節リウマチによる　240
　── の強さ　401
意味カテゴリー流暢性検査　78
意欲　80
　── ，高齢者の　144
陰性支持反応　308
咽頭通過時間　422

■う

ヴィジランス　53
ウィプシ　331
うつ病　345,349,351
運動機能　302
運動機能検査　30
運動機能障害　136
　── の評価　137
運動機能テスト　12,14
運動強度　285,288
　── ，有酸素運動における　281
運動後酸素摂取過剰量　284
運動神経伝導検査　543
運動測定　432
運動チック　344
運動発達　304
運動発達検査　325
運動麻痺，脳卒中による　17

■え・お

栄養状態　417,419
　── ，静的な　527
エゴグラム　498
エネルギー効率，歩行時の　290
エネルギー需要量　285
嚥下圧　422
嚥下機能　428
嚥下機能評価(検査)
　　421,422,425,428
音声チック　344

■か

回外-外旋骨折　207
回外-内転骨折　208
絵画統覚検査　300
介護者ストレス　156
介護(者)負担　104,155
介護負担感　105,156,157
介護負担度　154
介護保険　149
介護量，認知症患者の　50
外傷後ストレス障害　360
外傷後脊柱管狭窄　177
回内-外旋骨折　207
回内-内転骨折　208
開放運動連鎖　432
核酸増幅法　523,524
拡大 ADL 尺度　472
拡張期血圧　385
下肢切断者の QOL　231
ガス交換障害　255
下腿切断　229
肩関節疾患　184
肩関節不安定症　183
肩関節離断　228
がん　366
　── の進行度　364
感覚機能障害，子どもの　324
感覚尺度　429,430
感覚調整障害　306
感覚統合のプロセス　323
感覚統合発達レベル　318
がん患者の QOL　369

環境因子　513
看護必要度　509
環軸関節脱臼　165
環軸椎亜脱臼　169,170
がん性疼痛　404
肝性脳症　527
関節破壊　238,239
関節変形　235
関節リウマチ　240-243
　―― における骨変化　235
　―― による疼痛　240
　―― の(疾患)活動性　234,238
　―― の薬効評価　237
関節裂隙狭小化　235
完全四肢麻痺，頸髄損傷による　218
顔面神経麻痺　34,35
緩和ケア　367,369

■き

記憶　59
　―― の再認検査　65
記憶検査　57,60,63
記憶障害　62,65,67
記憶能力　64
義手　229
気導聴力　520
機能的嚥下能力　421
機能的自立尺度　32
機能的自立度評価法　468
気分障害　492
脚力　431
逆向性健忘　57
臼蓋形成不全　194,195
急性期脳卒中　5,6
急性呼吸窮迫症候群　253
急性心不全　272
急性疼痛　393
急性肺障害　253
鏡映描写器　507
強縮後促通　542
狭心症　291
協調動作　31
強皮症　236
局在性平衡反応　308

距骨傾斜角　207
距骨前方移動距離　207
ギラン・バレー症候群　123
起立性低血圧　386
筋萎縮性側索硬化症　112-115
筋緊張　437
　――，他動運動時の　386,392
筋ジストロフィー
　―― の上肢機能　138
　―― の進行度　135
筋蛋白量　417,418
緊張性頸反射　309
緊張性尿失禁　397
緊張性迷路反射　309
筋トーヌス　13
筋肉量　549
筋力計測　439
筋力検査　438

■く

クスマウル大呼吸　387
屈曲反射　309
くも膜下出血　2-4
クラウス・ウエーバーテスト変法　454
グラスゴーコーマスケール　5
クレアチニン　531

■け

傾斜肢位，脳卒中の　25
痙縮　11,32,33,386
　―― の強度　392
頸髄症　171,172
痙性斜頸　140
頸体角　189
頸椎症性脊髄症　163
ゲシュタルト発達成熟度　92
血液　524
結核感染　521-524
結核菌量，喀痰中の　522
血球成分の検査　524
血腫の分布，くも膜下出血による　3
血小板　524
血清シスタチンC検査　531

血栓症　526
血中酸素飽和度　254
血中ヘモグロビン　253
健康観　484
健康関連QOL
　　130, 224, 265, 478, 479, 481, 483
肩甲胸郭間切断　228
肩甲上腕関節　182
言語学習　64
言語学習能力　333
言語性記憶　62
言語発達　332
倦怠　394

■こ

語彙理解力　331
構音障害　461, 462
抗凝固療法　525
咬合力　422
交叉性伸展反射　309
高次視知覚障害　72
高次脳機能障害　88
　── の認定，労災保険における
　　　　　　　　　　　　　　509
向精神薬の効果判定　354
構成能力　69, 92
拘束性換気障害　137, 250
行動異常　101, 102
行動遂行障害，頭部外傷後の　91
絞扼障害　540
絞扼性神経障害　430
高齢者
　── の移動能力　150
　── の活動能力　151
　── の行動評価　153
　── の知的機能　99
　── の知的レベル　96
高齢者ケアプラン　158
高齢者認知症　97
誤嚥　423
コーレス (Colles) 骨折　185
股関節機能評価法　196
股関節疾患　196
股関節のアライメント評価　190
股関節離断　228

呼気鼻漏出　463
呼吸筋力　247
呼吸困難　258-260, 266
呼吸障害　246, 295
呼吸不全　137
国際障害分類　396
語想起課題　78
骨萎縮の指標　211
骨格筋線維　512
骨化占拠率　167
骨化の形態　166
股継手　230
骨吸収　535
骨強度　535
骨粗鬆症　213, 536
骨端軟骨板損傷，小児の　212
骨導聴力　520
骨びらん　235
骨変化，RAによる　235
子ども
　── の一般的推理能力　327
　── の自発運動　322
コミュニケーション行為　74
混合性脊柱管狭窄　177

■さ

最大換気量　246
最大筋力　435
最大酸素負債量　284
最大トルク，膝関節における　433
最大歩行速度　448, 449
再認記憶　56
座位保持装置　296
作業遂行　460
鎖骨骨折　181
左室拡張能　539
左心不全の重症度　273
擦過細胞診　365
酸素運搬率　255
酸素化　254
酸素摂取量　284

■し

視覚機能，小児の　320
視覚記銘　60

視覚構成能力 60
視覚障害者の心理的適応 500
自覚症状 491
視覚性記憶力 69
視覚認知 60,72
―― ,脳損傷患者の 73
視覚認知検査 73
視覚認知能力 92,325
自我状態の分析 498
糸球体濾過量 530
―― ,腎の 531
軸椎歯突起骨折 218
自己管理機能評価 489
自己肯定感 496
自己有用感 496
四肢麻痺患者 223
姿勢反射 325
姿勢評価法 296
肢体不自由 335
視知覚能力 316
市中肺炎 400
市中肺炎ガイドライン 251
膝蓋骨不安定症 198,201
膝外側角 204
膝関節疾患 240
膝関節靱帯損傷 202,204
膝関節半月損傷 201
膝関節離断 229
失行 88
失語症 76,77
失語症者における日常コミュニケーション能力 74
疾病分類 388
している ADL 466
自閉症 341
脂肪 414
社会活動 506
社会参加 473
社会生活 357
社会生活能力 300,311,338
社会適応 356,358
社会的機能評価,精神疾患患者の 349
社会的不利 40,389,486
収縮期血圧 385

重症心身障害児・者の QOL 339
重度肢体不自由児 335
重度知的障害児 335
自由歩行速度 448
主観的介護負担 157
主観的幸福感,高齢者における 159
手根骨骨折 185
手指屈筋群の張力 390
手指巧緻性の評価 455,457,458
手段的 ADL(IADL) 28,152,470
障害等級 510
障害等級認定基準,労災による 353
障害認定基準 510
症候性大動脈弁狭窄症 277
踵骨骨折 209
上肢(運動)機能検査 18-20,30,456
上肢機能の経時的変化 19
上肢機能評価,軽度脳卒中患者の 21
状態不安 492
小脳失調 133
小脳性運動失調 132
上腕切断 228
初期屈曲角 229
初期内転角 230
職業興味 477
職業適性評価(検査) 475,476
褥瘡 408,409
―― の深達度分類 407
―― のリスクアセスメント 410
褥瘡危険要因 406
褥瘡重症度 408
徐呼吸 387
触覚防衛反応 298,299
心エコー 539
人格 505
―― の独自性 503
人格検査 491
腎機能障害,糖尿病患者の 398
心筋梗塞 529
神経因性疼痛 392
神経行動学的障害尺度 32

神経障害　121
―― の評価，急性期脳卒中の　6
神経心理学的評価法　89
神経発達評価法，新生児の　319
人工膝関節置換術　203
心雑音　274
心室性期外収縮　274
新生児
―― の健康度　295
―― の神経行動発達評価法　315
人生の満足度　480
身体計測基準値　418
身体障害　309
新体力テスト　433
心拍出量　277
心不全　279
―― の重症度　270
心不全病期　139
心ポンプ機能　272
心理社会的障害，脳損傷者の　38
心理社会的適応状況　494
心理治療過程　505

■す

推移期呼吸困難指数　259
遂行機能障害　86
遂行機能の系統的評価　85
垂直性亜脱臼　169, 170
髄膜炎　546
推論の誤り　347
数唱　58
ストレス，社会の出来事の　496
ストレス尿失禁　397
スパイロメトリー　248
スパスム　32

■せ

性格特性　504
生活関連動作（APDL）　472
生活機能　396
生活健忘チェックリスト　59
生活習慣病のリスク　413
正常圧水頭症　124
精神運動発達　323
精神機能，高齢者の　100

精神作業能力　502
精神症状評価　354
精神的健康度　348
精神的幸福感　494
精神発達　310, 505
精神発達遅滞児・者の適応行動評価　301
精神発達年齢　306
静的収縮　431
静的動的運動制御　31
世界保健機関　396
脊髄小脳変性症　133
―― の重症度分類　134
脊髄損傷　219, 221, 223, 224
脊柱管狭窄　162
脊柱側弯症　165
脊椎・脊髄疾患　452
舌圧　422
赤筋　512
赤血球　524
穿刺細胞診　365
全身持久力の評価　290
全身性エリテマトーデス　236
全身性ジストニア　141
喘息　267
全他動運動　451
先天性股関節脱臼　195
前頭前野内側部損傷　84
前頭側頭型認知症　83
前頭葉機能障害　83, 87
線分抹消試験　70
前立腺肥大　399
前腕切断　228

■そ

臓器合併症　401
総自動運動　451
総シャープスコア　235
僧帽弁狭窄症　280
僧帽弁閉鎖不全症　277
足関節底屈筋力　438
足関節離断　229
即時記憶　58
側弯症　164

粗大運動能力 304
——,脳性麻痺児の 314

■た

体幹機能(能力)評価法 22,454
体軸傾斜症候群 25
体脂肪量 418
対称性緊張性頸反射 309
体節性平衡反応 309
大腿骨頸部内側骨折 188
大腿骨頸部の骨梁構造 212
大腿骨頭の転位 188
大腿切断 228
大動脈弁狭窄症 280
大動脈弁閉鎖不全症 277
体力測定法 451
脱髄 540
多発性硬化症 115,116,119,120,393
—— の QOL 評価法 117,118
—— の重症度 119
多発脳梗塞性認知症 44
単語学習能力 62
単語語彙の理解力テスト 51
短時間心拍変動 276

■ち

チェーン・ストークス呼吸 387
知覚・運動学習 507
蓄尿 405
知的障害児 334
知的発達 327
知的発達評価法,小児の 340
知能,小児の 330,331
知能検査 47,328
知能障害 309,335
知能評価法 96
——,高齢者の 99
遅発性ジスキネジア 142
痴呆→「認知症」を見よ
注意 66
—— の持続能力 53
注意障害 55,56
——,脳損傷者の 53
注意力 69

聴覚的言語理解障害 75
長時間心拍変動 276
鎮静状態 380
鎮静評価 381

■つ

槌指 210
椎体の骨梁構造 211
つまみ 390

■て

低出生体重児 341
手関節炎,リウマチ患者における 188
手関節離断 228
適応行動評価,精神発達遅滞児・者の 301
手の屈曲機能診断 457
転換障害 81
転倒,高齢者の 150
転倒リスク 145,440,441,445
伝導遮断 541

■と

統合失調症 347,356,358
橈骨遠位端骨折 185
橈骨短縮 185
動作困難度,リウマチ患者の 243
動作性(知能)検査 329
同時性収縮 432
等尺性収縮 431
統制位置 493
疼痛 404
糖尿病性腎症分類 398
糖尿病性ニューロパチー 121
頭部外傷 38
動脈血 532
動揺性肩関節 181
特異的神経行動的障害尺度 32
特性不安 492
トラフ値 534
努力性肺活量 250
トルクカーブ 433

■ な・に

難聴 520
日常記憶 59
日常生活
　―― における能力低下，上肢の　459
　―― の身体的活動性，高齢者の　148
日常生活動作自立度 466
日常生活能力，高齢者の 107
二分脊椎 296,297
日本語版FAI自己評価表 470
日本語版バーンアウト尺度 499
乳酸閾値 530
尿失禁 397
尿排出機能 405
尿路管理，脊髄損傷患者の 220
認知機能 46,68
認知機能検査 48
認知機能障害 31,103
認知-行動障害，脳外傷者の 79
認知症　48,67,83,95,97,100,102,106,107
　―― の中核症状 52
　―― の評価，介護者による 98
認知症者のADL介護度 147
認知症重症度 49

■ ね

熱傷の重症度 372,375
熱傷面積 374,375

■ の

脳炎 546
脳外傷 35,40,79
脳外傷後遺症 36
脳梗塞 3,7,8
脳出血 3
脳神経障害評価法 11
脳性運動障害 325
脳性麻痺児
　―― の運動能力 314
　―― の分類 304

脳卒中 2,26,29,463
　――，中大脳動脈の 10
脳卒中患者
　―― の運動機能 13
　―― の機能障害 9,16
　―― の身体機能 15
脳卒中急性期
　―― の重症度 5
　―― の神経学的評価 10
脳卒中急性期診療 7
脳卒中後
　―― の運動障害 13
　―― の諸機能 17
脳卒中片麻痺(患者) 15,24
脳損傷 41
脳損傷(外傷)者の生活適応状況 39
脳損傷患者の自発性 81
能力低下 389,471
　――，子どもの 337

■ は

パーキンソン病 125-129
　―― の健康関連QOL尺度 130
パーキンソン病患者のADL能力　129
パーキンソン病統一スケール(UPDRS) 128
把握機能，小児の 321
パーソナリティ 502
パーソナリティ診断 504
肺うっ血 280
肺活量 250
肺気腫 264
肺気量分画 248
背側変位 185
排尿 405
排尿時膀胱尿道造影 397
排尿障害 398
肺胞換気量 246
ハインドクォーター切断 228
白筋 512
破骨細胞 535
白血球 524
発達 305,314

発達障害
　——,小児の　312,313
　—— のスクリーニング　317
発達診断　307,313
発達評価(法),未就学児の
　　　　　　　　　303,317
パパニコロー分類　365
バランス能力,高齢者の　146
バランス評価　444
バランス保持能力　441
パルスオキシメータ　255
汎在性平衡反応　309
反射　308
反射性交感神経性ジストロフィー
　　　　　　　　　392
半側空間無視　70,71
ハンディキャップ　487

■ひ

鼻咽腔閉鎖機能　463
非結核性抗酸菌　524
非言語性知性　51
非言語性知的能力　46
肘関節離断　228
非対称性緊張性頸反射　309
肥満(度)　413,415,416
疲労　394
　——,がんに関連した　368
頻呼吸　387

■ふ

不安　495,500
フィブリン/フィブリノゲン分解産
　物　526
フォークォーター切断　228
賦活後抑制　542
福祉用具　490
復職評価　476
不顕性誤嚥　423,424
不随意運動の評価　142
腹筋　433
プッシャー症候群　25
部分的足部切断　229
部分的手切断　228
ブルンストローム　17

フローボリューム曲線　248
分時換気量　246

■へ

平衡機能障害　442
米国精神医学会　344
閉鎖運動連鎖　432
閉塞性換気障害　246
閉塞性動脈硬化症　270,272
ベースライン呼吸困難指数　259
ヘモグロビン　255
ヘルニア脱出形態の分類　174
変形性股関節症　196,215
変形性膝関節症　202,203,214
変形性脊柱管狭窄　177
片側骨盤切除　228
片麻痺　15

■ほ

包括的QOL評価　244
歩行能力　23,145,448
星印抹消試験　70
ホスピス　369
ボツリヌス毒素局注,痙性斜頸への
　　　　　　　　　140
ボツリヌス毒素療法　140
歩幅　431

■ま・む

末梢循環　277
末梢神経障害　121,122
慢性炎症性脱髄性多発根ニューロパ
　チー　121
慢性気管支炎　256
慢性閉塞性肺疾患
　　　249,251,257,260,262-265
万歩計　454
無酸素性代謝　278

■も

燃え尽き症候群　499
目標到達度　460
文字抹消試験　70
文字流暢性検査　78

■ や・ゆ

役割遂行 354
有酸素運動 281

■ よ

要介護状態 511
陽性支持反応 308
腰椎すべり症 175
腰痛 178-180
余暇 506
抑うつ 346, 347, 500
抑うつ状態 350
抑うつスキーマ 353
抑うつ評価, 在宅女性高齢者の 352
抑制障害 82
予測最大心拍数 282, 287

■ ら・り・る

ランドルト環 520
リウマチ患者の動作困難度 243
リウマチ膝 240
理想体重比 412
立位バランス 444
流暢性評価 86
療育プログラム 317
ループス腎炎 241

■ ろ・わ

老研式活動能力指標 472
労働能力喪失 510
老年期認知症 98
ロンドン塔課題 86
ワークサンプル 475